Schluckstörungen

G. Bartolome · D. Buchholz
H. Feussner · C. Hannig
S. Neumann · M. Prosiegel
H. Schröter-Morasch
A. Wuttge-Hannig

Schluckstörungen

Diagnostik und Rehabilitation

Gudrun Bartolome, München
David Buchholz, Baltimore
Hubertus Feussner, München
Christian Hannig, München

Stefanie Neumann, Baltimore
Mario Prosiegel, München
Heidrun Schröter-Morasch, München
Anita Wuttge-Hannig, München

2. Auflage

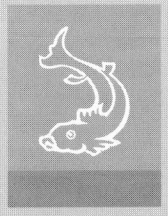

URBAN & FISCHER

München · Jena

Zuschriften und Kritiken an:

Urban & Fischer
Lektorat Fachberufe
Karlsstraße 45
D-80333 München

Die in Kapitel 7 abgebildeten laryngoskopischen Befunde wurden mit Video-Untersuchungseinheiten zur Laryngoskopie (einschließlich Stroboskopie) aufgenommen, die das KURATORIUM ZNS für Unfallverletzte mit Schäden des zentralen Nervensystems e.V./Bonn freundlicherweise dem Städtischen Krankenhaus München-Bogenhausen und dem Neurologischen Krankenhaus München/Tristanstraße gespendet hat. Die Abbildung zu Biofeedbackverfahren in Kapitel 10 entstammt dem Therapiemodul „Swallowing Workstation", dessen Beschaffung dem Städtischen Krankenhaus München-Bogenhausen ebenfalls durch eine Spende des KURATORIUMS ZNS ermöglicht wurde.

Diejenigen Bezeichnungen, die zugleich eingetragene Warenzeichen sind, wurden nicht immer kenntlich gemacht. Es kann also aus dem Fehlen des Warenzeichens nicht in jedem Falle geschlossen werden, daß die Bezeichnung ein freier Warenname ist. Ebensowenig ist zu entnehmen, ob Patente oder Gebrauchsmuster vorliegen.

Wichtiger Hinweis für den Benutzer
Die Erkenntnisse in der Medizin unterliegen laufendem Wandel durch Forschung und klinische Erfahrungen. Herausgeber und Autoren dieses Werkes haben große Sorgfalt darauf verwendet, daß die in diesem Werk gemachten therapeutischen Angaben (insbesondere hinsichtlich Indikation, Dosierung und unerwünschten Wirkungen) dem derzeitigen Wissensstand entsprechen. Das entbindet den Nutzer dieses Werkes aber nicht von der Verpflichtung, anhand der Beipackzettel zu verschreibender Präparate zu überprüfen, ob die dort gemachten Angaben von denen in diesem Buch abweichen und seine Verordnung in eigener Verantwortung zu treffen.

Die Deutsche Bibliothek – CIP-Einheitsaufnahme

Schluckstörungen : Diagnostik und Rehabilitation / Gudrun Bartolome ... – 2. Aufl. – Stuttgart ; Jena ; Lübeck ; Ulm : G. Fischer, 1999
   1. Aufl. u.d.T.: Diagnostik und Therapie neurologisch bedingter Schluckstörungen
   ISBN 3-437-21320-2

Lektorat: Susanne Henning, Heidelberg
Herstellung: Ralf Bogen, Stuttgart
Satz: Gulde-Druck GmbH, Tübingen. Gesetzt in der 8,7/10 pt Concorde Roman in QuarkXPress auf Mac OS D1-8.0
Druck und Bindung: Franz Spiegel Buch GmbH, Ulm
Umschlaggestaltung: pre press Ulm GmbH, Ulm
Gedruckt auf chlorfrei gebleichtem Papier (100 g/m^2 h'frei weiß satiniert Offset)

Aktuelle Informationen finden Sie im Internet unter der Adresse: http://www.urbanfischer.de

Autoren

Gudrun Bartolome
Sprachheilpädagogin
Abteilung Neuropsychologie
Abteilung für Physikalische Medizin und
Rehabilitation
Städtisches Krankenhaus München-
Bogenhausen
Englschalkinger Straße 77
81925 München

David Buchholz, M.D.
Associate Professor of Neurology
The Johns Hopkins Medical Institutions
10753 Falls Road
Lutherville, MD 21093 USA

PD Dr. med. Hubertus Feussner
Arzt für Chirurgie
Chirurgische Klinik und Poliklinik
Klinikum rechts der Isar
Technische Universität München
Ismaninger Straße 22
81675 München

PD Dr. med. Christian Hannig
Arzt für Radiologie
Institut für Röntgendiagnostik
Klinikum rechts der Isar
Technische Universität München
Ismaninger Straße 22
81675 München

Stefanie Neumann
Psycholinguistin, M.A., phil.
The Johns Hopkins Swallowing Center
Department of Radiology
600 North Wolfe Street
Baltimore, MD 21287 USA

Dr. med. Mario Prosiegel
Arzt für Neurologie, physikalische und
rehabilitative Medizin
Neurologisches Krankenhaus München
Tristanstraße 20
80804 München

Dr. med. Heidrun Schröter-Morasch
Ärztin für HNO-Krankheiten, Phoniatrie und
Pädaudiologie
Abteilung Neuropsychologie
Abteilung für Physikalische Medizin und
Rehabilitation
Städtisches Krankenhaus München-
Bogenhausen
Englschalkinger Straße 77
81925 München

Dott. Anita Wuttge-Hannig
Ärztin für Radiologie
Gemeinschaftspraxis für Radiologie
Karlsplatz 3–5
80335 München

Vorwort

Seit dem Erscheinen der Erstauflage dieses Buches hat sich die Einschätzung des Symptomkomplexes „Schluckstörungen" erheblich gewandelt. In Akutkrankenhäusern, Rehabilitationszentren, Pflegeinstitutionen und im Bereich der ambulanten Versorgung wird zunehmend die Notwendigkeit einer umfassenden Diagnostik und gezielten Therapie dieses Störungsbildes erkannt und die Mittel zu den entsprechenden Untersuchungseinheiten, Therapieausrüstungen und den personellen Erfordernissen bereitgestellt. Mehr und mehr interdisziplinäre Gruppen bemühen sich um eine Verbesserung der klinischen Versorgung dieser Patienten. Ein großer Nachholbedarf besteht noch darin den Fachbereich „Schluckstörungen" in die Aus- und Weiterbildungslehrpläne aller beteiligten Berufsgruppen zu integrieren.

Wir haben in der Neubearbeitung unseres Buches die Kapitel von Grund auf überarbeitet und weitere relevante Themenbereiche hinzugefügt. Neben der Auswertung wichtiger Ergebnisse der Literatur und eigener Erfahrungen erhielten wir auch viele Anregungen von den Teilnehmern unserer Fortbildungsveranstaltungen und den Lesern der Erstauflage. Ein großes Informationsdefizit besteht über die Dysphagie nach strukturellen Läsionen, insbesondere nach Therapie von Tumoren des oberen Ärodigestivtraktes. Desweiteren ergeben sich häufig Fragen über die speziellen Behandlungsschwerpunkte bei schluckgestörten Patienten mit progredienten neurologischen Erkrankungen und Patienten mit schwersten Hirnschäden. Wir haben deshalb diese Themen in eigenen Kapiteln berücksichtigt. Die medizinische Basisversorgung wurde ebenfalls neu hinzugefügt, da sie unabdingbare Voraussetzung für eine erfolgreiche Rehabilitation dieser Patienten ist. Inhaltlich bezieht sich auch die Zweitauflage in erster Linie auf die Diagnostik und Rehabilitation von oropharyngealen Dysphagien. Da ein Teil der Patienten gleichzeitig von Funktionsstörungen der Speiseröhre betroffen ist und diese wiederum Folgeschäden im Rachen-Kehlkopfbereich verursachen können, haben wir den Themenbereich ösophageale Schluckstörungen mit aufgenommen.

Obwohl sich das Wissen um das Störungsbild Dysphagie beträchtlich erweitert hat, bleiben immer noch viele Fragen offen und manche Erklärungsversuche unbefriedigend. Besonders wichtig erscheint uns deshalb eine sachliche und kritisch abwägende Darstellung. Dieses Ziel möchten wir nochmals hervorheben.

Die interdisziplinären Beiträge ergeben zwangsläufig eine gewisse Heterogenität. Wir haben uns um eine möglichst verständliche Beschreibung bemüht, ohne dabei zu starke Vereinfachungen in Kauf zu nehmen.

Der Erstauflage wurde großes Interesse und Zustimmung entgegengebracht. Wir hoffen, daß die vorliegende erweiterte Auflage die gleiche Resonanz finden wird. Die Leser bitten wir um kritische Kommentare und zahlreiche Anregungen.

Gudrun Bartolome,
Heidrun Schröter-Morasch

Inhalt

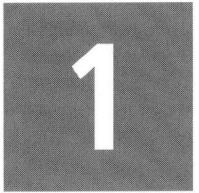

Anatomie des Schluckvorganges

Anita Wuttge-Hannig, Christian Hannig

Einleitung

Zum besseren Verständnis der pathologischen Veränderungen bei neurologischen Erkrankungen, insbesondere der Aspiration, soll nachfolgend ein kurzer Abriß über die Grundlagen der Anatomie am Kreuzungspunkt zwischen Luft- und Speisewegen gegeben werden. Die Fortentwicklung der therapeutischen Ansätze zur Behandlung einer Aspiration oder einer anderen neurologisch bedingten Störung des Schluckaktes hat das Interesse an anatomischen Studien über Pharynx und Larynx wiederbelebt (Donner et al., 1985; Bosma et al., 1986). Eine besondere Bedeutung kommt hierbei der Röntgenmorphologie des oberen Schluckweges zu (Zaino et al., 1977; Curtis 1986; Rubesin et al., 1987, 1988). Die Ausdrücke Naso-, Oro- und Hypopharynx entstammen einer etwas „willkürlichen" aber funktionell zweckmäßigen Drei-Etagen-Teilung des Pharynx (Abb. 1.1).

Die Mundhöhle, der Pharynx und der Larynx sind durch ihren anatomischen Aufbau an verschiedene Funktionen adaptiert: Das Zerkleinern und Vorbereiten der Speisen, das Schlucken, die Aufrechterhaltung des pharyngealen Luftwegs und die Partizipation an sprech- und respiratorischen Leistungen (Bosma et al., 1986).

Funktionell hat sich die Unterteilung in eine orale, eine pharyngeale und eine ösophageale Phase des Schluckaktes bewährt.

Die orale Phase findet in der Mundhöhle und dem Oropharynx statt. Am reflexgetriggerten Schluckakt, der pharyngealen Phase, sind die Strukturen des Pharynx, der Larynx und der Oro- und Hypopharynx sowie der obere Ösophagussphinkter beteiligt. Die ösophageale Phase umfaßt den Transport des Bolus durch die Speiseröhre und die Ampulla oesophagea in den Magen.

Nasopharynx. Der Nasopharynx gehört nicht zum Speiseweg. Er erstreckt sich von der Schädelbasis bis zu einer Verbindungslinie, welche durch den harten Gaumen, durch Teile des weichen Gaumens und durch die vor dem Atlasbogen gelegene Pharynxmuskulatur verläuft. Das Dach des Nasopharynx wird hauptsächlich von der Unterfläche des Keilbeinkörpers und der Pars basilaris des Os occipitale gebildet. Nach vorne besteht eine Verbindung mit den Choanen der Nase. Bei der Phonation von Explosivlauten und beim Schlucken wird durch die Anhebung und Apposition des Velums gegen die Rachenhinterwand der Nasopharynx abgedichtet. Der das Velum opponierende Abschnitt der Rachenhinterwand wird als Passavantsche Wulst bezeichnet.

Oropharynx. Der Oropharynx reicht von der Unterseite des harten und weichen Gaumens bis zum Zungengrund in Höhe des Zungenbeins, wobei die Valleculae und der orale Aspekt der Epiglottis miteinbezogen sind. Nach ventral wird er durch den Zungenrücken, lateral und dorsal von den mittleren und unteren Mm. constrictor pharyngis begrenzt.

Hypopharynx. Der Hypopharynx beginnt am Unterrand der Valleculae in Höhe der pharyngo-epiglottischen Falte und endet am Unterrand des M. cricopharyngeus. Die Be-

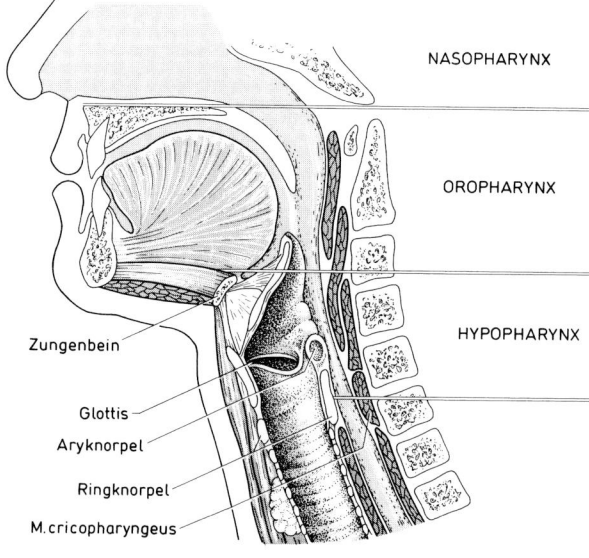

NASOPHARYNX

OROPHARYNX

HYPOPHARYNX

Zungenbein

Glottis

Aryknorpel

Ringknorpel

M. cricopharyngeus

Abb. 1.1 Schematische Darstellung der anatomischen Begrenzungen des Naso-, Oro- und Hypopharynx. Abbildung modifiziert nach Diane Robertson.

grenzung besteht ventral aus dem Aditus laryngis und der Larynxrückwand, lateral und dorsal aus Teilen des mittleren und dem unteren M. constrictor pharyngis sowie dem M. thyreopharyngeus und dem M. circopharyngeus (Pernkopf, 1987; Abb. 1.2).
Die Entleerung bzw. Kontraktion des Pharynxlumens in einer peristaltischen Sequenz resultiert aus einer Bewegung der Zunge, des Zungenbeins, des Larynx und der Kontraktion der pharyngealen Konstriktormuskeln und des M. salpingopharyngeus, palatopharyngeus und stylopharyngeus.

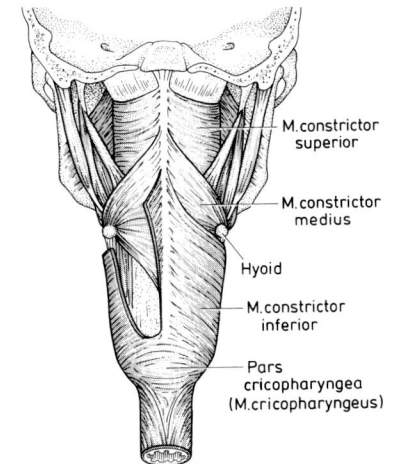

Abb. 1.2 Schematische Darstellung der Pharynxkonstriktoren und des oberen Ösophagussphinkters.

1.1. Die orofaziale Muskulatur, der Mundvorhof und die Mundhöhle mit Zunge

Der Mundvorhof grenzt sich gegenüber der Mundhöhle ventral durch die Wangen und die Lippen, dorsal durch die okkludierten Zahnreihen ab. Der M. orbicularis oris und die Mm. buccinatores bilden die muskuläre Grundlage der Lippen für den Saugakt und den Kauvorgang. Sie sorgen beim Säugling für den luftdichten Abschluß der Mundhöhle beim Umfassen der Brustwarze und für das Einschieben der Bissen aus dem Vorhof zwischen die Zahnreihen (Starck et al., 1972). Sie werden durch Äste des N. facialis ebenso wie die periorale mimische Muskulatur innerviert.
Die Wangenmuskulatur besteht aus dem M. masseter und dem M. buccinator. Der M. masseter grenzt medial an den Corpus adiposum buccae, der in einer durch die Mm. buccinator und masseter gebildeten Loge liegt. Er stützt die Wangenwand beim Saugen und Blähen.
Durch die beiden Mm. masseter wird ein Zerkauen der Nahrung durch mahlende Lateralbewegungen der Zahnreihen erzielt (Starck et al., 1972).

Die Mundhöhle wird kranial durch den harten und den weichen Gaumen von der Nasenhöhle abgetrennt. Die kaudale Begrenzung stellt der Mundboden zusammen mit der Zunge und dem Zungengrund dar. Die ventro-laterale Grenze wird von den Alveolarleisten mit den Zähnen gebildet, welche zu einer suffizienten Auslösung des Schluckreflexes geschlossen sein müssen.
Dorsalseitig wird die Mundhöhle von den vorderen und hinteren Gaumenbögen sowie dem von kranial hängenden Anteil des weichen Gaumens begrenzt. Die Funktion der Gaumenbogenmuskeln, den Mm. palatoglossi und palatopharyngei, werden in Zusammenhang mit dem intradeglutitiven Abschluß des Nasopharynx weiter unten besprochen.
Die Zunge besteht aus dem Apex linguae, dem Corpus linguae und der Radix linguae, dem Zungengrund. Der Sulcus terminalis mit dem Foramen caecum grenzen den Zungenkörper gegen den Zungengrund ab.
Die Zunge weist eine intrinsische und eine extrinsische Muskulatur auf. Letztere ermöglicht die Ortsbewegungen des Organs. Die Binnenmuskeln der Zunge bestehen aus den vertikalen Faserzügen des M. verticalis linguae, die in die Aponeurosis linguae einstrahlen. Sie flachen die Zunge im kontrahierten Zustand ab. Die horizontalen Muskelfasern gliedern sich in einem M.

horizontalis superior und die paarigen Mm. horizontales inferiores, zwischen welchen die extrinsischen Zungenmuskeln, Mm. genioglosi und hyoglossi ansetzen. Die Mm. horizontales durchziehen die Zunge in ihrer Längsausdehnung. Die Kontraktion dieser longitudinalen Faserzüge verkürzt die Zunge. Das quere Muskelbündel, der M. transversus linguae zieht größtenteils zum Septum linguae. Durch seine Kontraktion wird die Zunge länger und schmäler.

Die Außenmuskulatur der Zunge besteht aus drei paarigen Muskeln: Der M. genioglossus zieht von der Spina mentalis des Unterkiefers fächerförmig in den Zungenmuskelkörper. Seine Kontraktion bringt die Zungenspitze nach vorne. Der M. hyoglossus reicht vom Os hyoideum (Korpus und großes Zungenbeinhorn) zum lateralen Rand der Zungenaponeurose. Er zieht die Zunge nach hinten und mundbodenwärts. Der M. styloglossus strahlt vom Processus stylohyoideus in Höhe des hinteren Gaumenbogens in die Zunge ein. Er bewegt die Zunge nach hinten und oben (Starck et al., 1972).

Der schluckbereite Bolus wird im Sulcus medianus der Zunge mit Druck gegen den harten beziehungsweise weichen Gaumen geformt.

Ein Anheben der Zungenspitze preßt bei gleichzeitiger Senkung des Zungengrundes den Bolus über eine Art „Rampe" in den Oropharynx. Die Bolusaustreibung aus der Mundhöhle vollzieht sich durch eine Verkürzung des Mundbodens bei gleichzeitiger Kontraktion der Mm. digastrici und geniohyoidei. Hierdurch wird das Zungenbein und durch die simultane Kontraktion der Mm. thyrohyoidei der Larynx angehoben. Die Elevation der Zungenspitze erzeugt gleichzeitig zusammen mit dem harten und dem weichen Gaumen die zur Bolusaustreibung nötige „vis-a-tergo" (Krmpotic, 1991; Wuttge-Hannig et al., 1991).

Die Rampenform der Zunge wird durch eine willkürliche Kontraktion des Mundbodens erzielt. Die Kontraktion der Mm. digastrici und der geniohyoidei sowie die erste wellenartige Kontration im M. constrictor pharyngis superior leiten den reflexgesteuerten Schluckakt ein. Er besteht aus der extrinsischen Larynxelevation mit einer axialen Verkürzung der Larynxachse sowie dem Verschluß des Aditus laryngis und den Schluß des Kehldeckels durch die intrinsische Larynxmuskulatur. Der Verschluß des Aditus laryngis wird vorwiegend durch die Kontraktion der Mm. aryepiglottici, die die Epiglottis

schließen und durch die simultane Aduktion der Muskulatur der Taschen- und Stimmfalten gewährleistet (Wuttge-Hannig et al., 1992).

1.2.   Die Nasenhöhle und der Nasopharynx

Der Nasopharynx umfaßt die Nasenhöhle mit den Choanen, welche in eine rechte und eine linke Seite durch das Nasenbein sowie den knorpeligen Anteil der Nase unterteilt werden. Nach kranial ist sie durch die Schädelbasisknochen gegen die vordere Schädelgrube, die Stirnhöhle sowie die Keilbeinhöhle begrenzt. In der Lateralwand der Nasenhöhle liegen die Ostien für die Kieferhöhlen und dorsal davon die Tubenöffnungen.

Kaudal ist der Nasopharynx durch den harten Gaumen sowie den nasalen Aspekt des weichen Gaumens vom Oropharynx abgeteilt.

Die Pharynxrückwand wird in Höhe des Nasopharynx von Bindegewebe und dem M. constrictor pharyngis superior gebildet. Sein oberster Anteil wird, wie erwähnt, als Passavantscher Wulst bezeichnet.

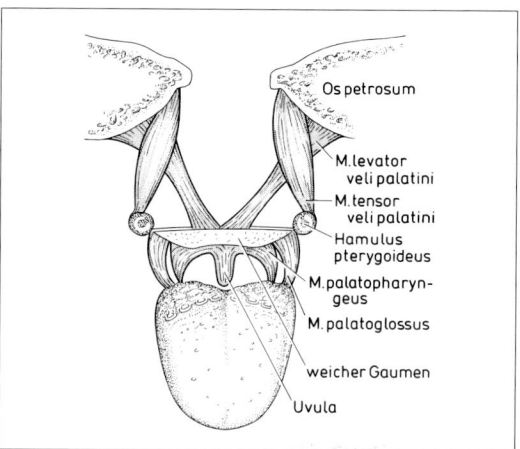

Abb. 1.3 Die muskuläre Steuerung bei der Anhebung des weichen Gaumens. Beim Schlucken wird durch das von den Mm. tensor und levator veli palatini angehobene Gaumensegel bei gleichzeitiger Kontraktion der Pharynxwand seitlich und dorsal eingeengt. Ein Gegendruck gegen die Anhebung des weichen Gaumens wird durch die Kontraktion der Mm. palatoglossi und palatopharyngei aufgebaut (modifiziert nach Benninghof).

Dieser Muskelabschnitt kann bei einem insuffizienten Velumschluß intradeglutitiv eine vikariierende Hyperfunktion als Kompensationsmechanismus entwickeln. Für die Schluckfunktion ist der Verschluß des Velums an der Eminentia Runding entscheidend. Der velopharyngeale Abschluß wird durch die Mm. tensor und levator veli palatini gewährleistet.

Es besteht ein funktionelles Gleichgewicht zwischen den Mm. palatoglossi, palatopharyngei und den Mm. levator und tensor veli palatini (Wirth, 1990; Abb. 1.3).

Die Innervation des M. tensor veli palatini erfolgt durch den N. pterygoideus, einen Ast des R. mandibularis des N. trigeminus. Der M. levator veli palatini wird durch den Plexus pharyngeus, welcher aus Fasern des N. facialis, glossopharyngeus, vagus und dem Sympathikus besteht, innerviert.

Die Mm. palatoglossi und palatopharyngei werden ebenfalls durch Afferenzen aus dem Plexus pharyngeus gesteuert (Farina, 1983).

1.3 Der Pharynx

Die Pharynxkonstriktoren sind an eine Aponeurose diffus einstrahlend adaptiert, welche in einer dorsalen pharyngealen Raphe endet (Abb. 1.3). Ähnlich inserieren die Mm. palatopharyngei, salpingopharyngei und stylopharyngei von innen her an diese Aponeurose. Die Textur die-

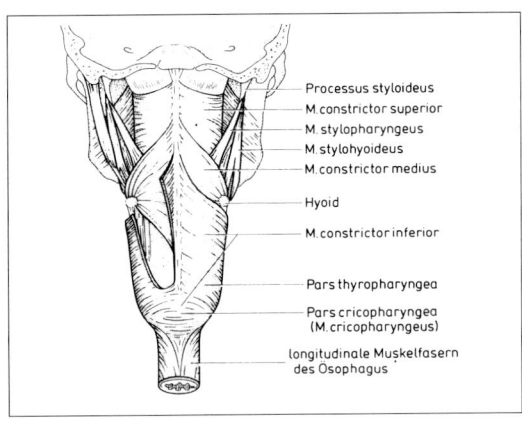

Abb. 1.4 Dorsale Ansicht der Pharynxmuskulatur. Die Mm. constrictor pharyngis superior, medius und inferior führen die Pharynxkontraktion aus.

ser dorsalen Pharynx-Muskel-Aponeurose ist interessant, da durch den schräg oder zum Teil geflechtartigen Faserverlauf eine Verkürzung sowohl in der Längsachse als auch in der Sagittalachse möglich ist, ohne daß es zu einer Faltenbildung in der Aponeurose kommt (Bosma et al., 1986).

Der Muskelschlauch des Pharynx wird durch die Mm. constrictores pharyngis, die „Schlundschnürer" gebildet. Man unterscheidet den M. constrictor pharyngis superior, medius und inferior, deren Fasern sich zeltartig überdecken und mit Ausnahme der Pars fundiformis des M. cricopharyngeus in der oben genannten dorsalen Raphe zusammenlaufen. Diese Muskelzüge bil-

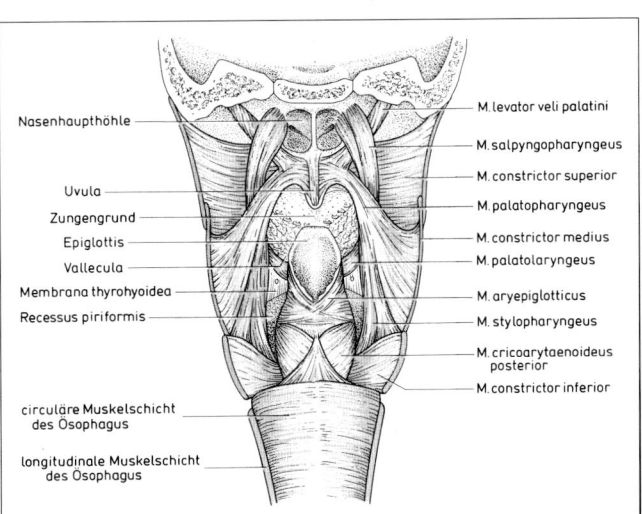

Abb. 1.5 Ventrale Aufsicht auf die Pharynxmuskulatur mit Einsicht in den Larynx, die Mund- und Nasenhaupthöhle.

den die Hinter- und z.T. Seitenwand des Pharynx und überdecken, bzw. setzen die palatopharyngeale Muskulatur nach kaudal fort.

Der *M. constrictor pharyngis superior* setzt an den knöchernen und knorpeligen Strukturen der Schädelbasis (Processus pterygoideus und Os sphenoidale) an und hat auch Faserverbindungen mit der Mandibula und der Zunge. Sein Faserverlauf ist überwiegend horizontal. In seinen kranialen Anteilen strahlt er sehnig über die mediane Raphe in die Schädelbasis ein (Abb. 2.4a und b, 4).

Der *M. constrictor pharyngis medius* inseriert am Zungenbein. Seine Muskelfasern divergieren nach cranial und caudal und bedecken teilweise den M. constrictor pharyngis superior.

Der *M. constrictor pharyngis inferior* gliedert sich in drei muskuläre Anteile (Bosma et al., 1986; Duranceau et al., 1990) (Abb. 1.4 und Abb. 2.5), in die Pars thyreopharyngea, die Pars obliqua und die Pars fundiformis. Die Pars obliqua und fundiformis werden auch als M. cricopharyngeus bezeichnet. Abweichend von der für die Konstriktorengruppe typischen Orientierung umfassen die Muskelfasern der Pars fundiformis als hufeisenförmig durchgehender vertikaler Muskelzug den unteren Abschnitt des Pharynx. Sie nehmen auch nicht an der Bildung der dor-

salen Raphe teil. Dieser auch „Schleudermuskel" genannte Teil des unteren Schlundschnürers inseriert an den beiden lateral gelegenen Cornus inferiores des Schildknorpels und an der Seitenfläche des Ringknorpels an einer Sehnenplatte, wodurch eine den caudalen Hypopharynx von hinten umfassende Muskelschlinge entsteht (Abb.2.5). Vermutlich wird die Aktion der cricopharyngealen Muskelschlinge durch zwei submucöse Venenplexus unterstützt, von denen einer sich dorsal des Ringknorpels, der andere in der gegenüberliegenden Wand befindet (Butler, 1951; Didio et al., 1968; Elze et al., 1918). Wegen der engen Nachbarschaft zum Nervenplexus kann ein zu pralles Anfüllen dieser Venenkissen Fremdkörper-Sensationen, wie zum Beispiel ein Globusgefühl, verursachen (Didio et al., 1968).

Bei dem Pump-Saugmechanismus des Pharynx wird der Bolus durch die Mm. styloglossi, hyoglossi zusammen mit den Muskeln der Gaumenbögen durch den Isthmus faucis als „vis-a-tergo" befördert. Diese Krafteinwirkung wird durch die Mm. palatoglossi und den M.transversus linguae als eine Art Sphinktermechanismus verstärkt.

Die Saugkraft wird durch die Heber des Pharynx, die Mm. palatopharyngei, und die Heber und Dilatatoren des Schlundes, die Mm. stylopharyngei erzielt. Dies entspricht einer „vis-a-fronte".

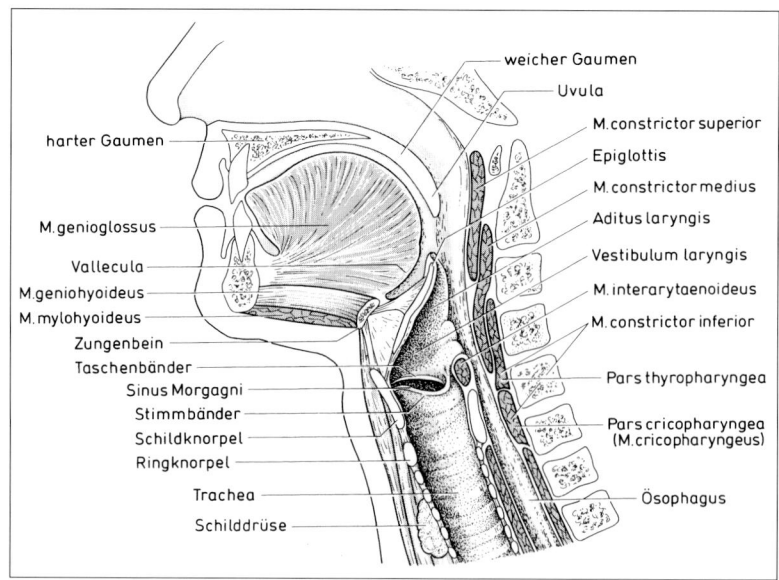

Abb. 1.6 Schematische Darstellung des Pharynx in sagittaler Ansicht.

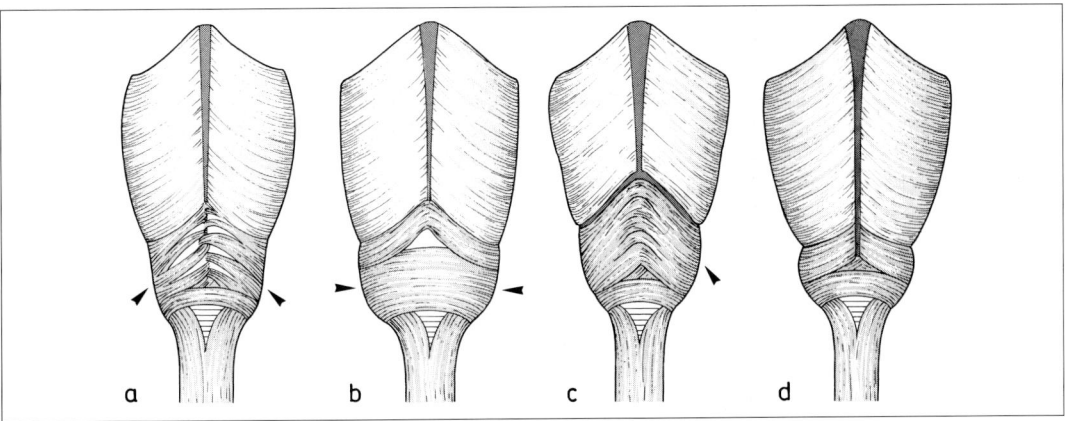

Abb. 1.7 Variationen der Textur der Pharynxhinterwand modifiziert nach Perrott. **a**: Kreuzende Fastern des Pars obliqua des M. cricopharyngeus (Pfeil), **b**: kräftig ausgebildete Pars horizontalis des M. cricopharyngeus (Pfeilkopf); **c**: kräftig ausgebildete Pars obliqua bei schmächtiger Pars horizontalis (Pfeilkopf); **d**: subtotale Verschmelzung der obliquen und der horizontalen Fasern des M. cricopharyngeus.

1.4 Der Larynx

Der Larynx beginnt an dem inferioren Aspekt der Epiglottis (Abb. 1.6). Er umfaßt den Aditus laryngis und endet an der Glottisebene. Das Larynxskelett wird aus den durch das Lig. thyrocricoideum verbundenen Schild- und Ringknorpel gebildet, an welche kaudal die Trachealringe anschließen. Dorsal finden sich in Höhe des Überganges zwischen dem Schild- und Ringknorpel die Arytenoid-Knorpel, an welchen die Stimmbänder inserieren. Die Stellknorpel bilden die kaudale Begrenzung der pharyngo-laryngealen Übergangsregion. Kranial wird diese Übergangsregion durch den inferioren Aspekt der Epiglottis, lateral von den aryepiglottischen Falten begrenzt.

Das Larynxskelett ist durch die Mm. thyrohyoidei an dem Os hyoideum aufgehängt. Kaudal ist es durch die Mm. sternothyroidei an das Sternum fixiert.

Das Os hyoideum ist zwischen der Mandibula, dem Zungengrund, der Schädelbasis und dem Sternum aufgespannt. An der Mandibula ist es durch die Mm. mylohyoidei, geniohyoidei, an dem Zungengrund durch die Mm. hyoglossi fixiert. Die Mm. stylohyoidei und die posterioren Muskelbäuche der Mm. digastrici stellen zusammen mit den als Normvariante verkalkten Lig. stylohyoidea die Aufhängung des Hyoids an der Schädelbasis dar. An das Sternum und die ersten Rippen ist es durch die Mm. sternohyoidei und die Mm. omohyoidei befestigt. Die zwei Muskelbäuche des M. omohyoideus sind unter den Mm. sternocleidomastoidei durch eine ligamentöse Struktur voneinander abgetrennt.

1.5 Der obere Ösophagussphinkter

Killian hat erstmals die Existenz eines oberen Ösophagussphinkters postuliert (Killian, 1907, 1908). Er lokalisierte ihn anhand seiner anatomischen Präparate in den M. cricopharyngeus. Die Unterscheidung der Pars obliqua, die wie die übrigen Pharynxkonstriktoren in die dorsale Raphe inseriert, und der Pars fundiformis mit horizontalem Muskelfaserverlauf geht ebenfalls auf ihn zurück. Er fand die Pars fundiformis sowohl von der Pars obliqua als auch von der anschließenden Ringmuskulatur des zervikalen Ösophagus deutlich abgrenzbar. Die Muskellücke zwischen diesen Faserbündeln wird als Killiansches Dreieck bezeichnet.

Laimer und Abel konnten diese strenge Teilung des M. cricopharyngeus nicht nachvollziehen (Laimer, 1883; Abel, 1913). Perrott zeigte 1962 in einer brillanten anatomischen Studie die Varianten der muskulären Textur des pharyngo-ösophagealen Überganges an 40 Leichenpräparaten (Perrott, 1962). Er fand vier verschiedene Grundformen:

In 40% der Präparate war die Pars fundiformis schmächtig entwickelt. Die Pars obliqua wies zwischen sich kreuzenden Strängen mehrere kleine Muskellücken auf (Abb. 2.6a). In 30% fand sich der von Killian beschriebene Aspekt mit einer deutlichen Lücke zwischen Pars obliqua und der kräftig ausgebildeten Pars fundiformis, wodurch die pharyngobasilare Faszie sichtbar wurde (Abb. 1.7b).

Bei weiteren 30% waren Pars obliqua und Pars fundiformis nicht voneinander zu trennen. In dieser Gruppe fanden sich gleich häufig zwei unterschiedliche Ausprägungsmuster. Bei einem Typus war eine kräftige Pars obliqua mit dem M. thyropharyngeus verschmolzen (Abb. 1.7c), bei dem anderen setzte sie sich gegenüber dem M. thyreopharyngeus deutlich ab (Abb. 1.7d). Nach neueren manometrischen, elektromyographischen und radiologischen Ergebnissen beschränkt sich die Verschlußzone des oberen Ösophagussphinkters nicht auf den M. cricopharyngeus. Es werden kaudale Teile des unteren Schlundschnürers (M. thyreopharyngeus) und kraniale Abschnitte der zervikalen Ringmuskelschicht des Ösophagus funktionell mit einbezogen (Zaino et al., 1970; Goyal et al., 1981).

Eine grundlegende systematische Arbeit über die Anatomie des Pharynx stammt von Bosma aus dem Jahre 1956 (Bosma, 1956).

In der anatomischen Literatur sind die Angaben über den muskulären Aufbau des pharyngo-ösophagealen Überganges und des tubulären Ösophagus sehr unscharf und zum Teil auch kontrovers (Treacy et al., 1963; Stelzner et al., 1968; Lierse et al., 1968; Duranceau et al., 1991).

Wegen der unterschiedlichen physiologischen Eigenheiten dieser Fasertypen ist gerade bei der Analyse von Motilitätsstörungen des Pharynx und Ösophagus eine genaue Kenntnis des Verteilungsmusters dieser Muskulatur von Interesse. Dies ist auch für die Pharmakoradiographie des Ösophagus von großer Bedeutung.

Die strenge Trennung der Muskelschichten in eine äußere Längs- und eine innere Ringmuskulatur ist in der Literatur vereinzelt angezweifelt worden. Sie wird von einigen Autoren als postmortales Artefakt angesehen (Kaufmann et al., 1968). Nach dieser Theorie beginnen die Muskelfasern der Muscularis propria in Längsrichtung im äußeren Teil der Wand, um sich dann zum Lumen hin schraubenförmig schrägzustellen. Diese Schrägstellung erfolgt apolar, das

Tab. 1.1 Innervation der oro-pharyngealen Muskulatur.

N. trigeminus	V	M. palatoglossus
		M. palatopharyngeus
		M. myohyoideus
Nucleus trigeminus		M. digastricus anterior
N. facialis	VII	M. orbicularis oris
		M. buccinator
		M. stylohyoideus
Nucleus facialis		M. digastricus posterior
		M. levator veli palatini
N. glossopharyngeus	IX	M. stylopharyngeus
		M. aryepiglotticus
		M. thyroarythenoideus
Nucleus ambiguus		M. cricothyrohyoideus
N. vagus	X	M. constrictor, superior, medius, inferior
N. hypoglossus	XII	M. styloglossus
		M. lingualis
Nucleus hypoglossus		M. genioglossus
Zervikale Nerven		M. genioglossus
		M. hyoglossus
		M. omohyoideus
		M. thyrohyoideus
C 1–3		M. sternohyoideus
		M. sternothyroideus

heißt in beide mögliche Drehrichtungen, so daß ein Netzwerk gebildet wird. Dieses Fasernetz verdichtet sich im distalen Ösophagus, bildet den unteren Ösophagussphinkter und strahlt in die Magenfornix ein.

Andere Autoren (Liebermann-Meffert et al., 1991) halten an der eher wahrscheinlichen Trennung zwischen Ring- und Längsmuskulatur fest. Hierbei soll die Boluspropulsion mittels einer spangenförmigen Kontraktion der Ringmuskelschichten erfolgen.

1.6 Die Innervation

Die sensorische und motorische Innervation des Pharynx und des Larynx liegen in der Medulla oblongata (Weisbrodt, 1976). Die Motoneurone der Konstriktoren, des M. levator veli palatini, des M. palatopharyngeus, M. salpingopharyngeus und der intrinsischen laryngealen Muskeln sind im Nucleus ambiguus lokalisiert und werden über die Fasern des 9. und 10. Hirnnervs vermittelt, wobei der Vagus als gemischter Nerv auch sensorische Fasern aus dem Ganglion nodosum führt. Die motorische Innervation der unteren Pharynxanteile sowie der intrinsischen Larynxmuskeln und des Ösophagus geschehen durch die pharyngealen, oberen laryngealen Nerven, das heißt dem N. laryngeus superior

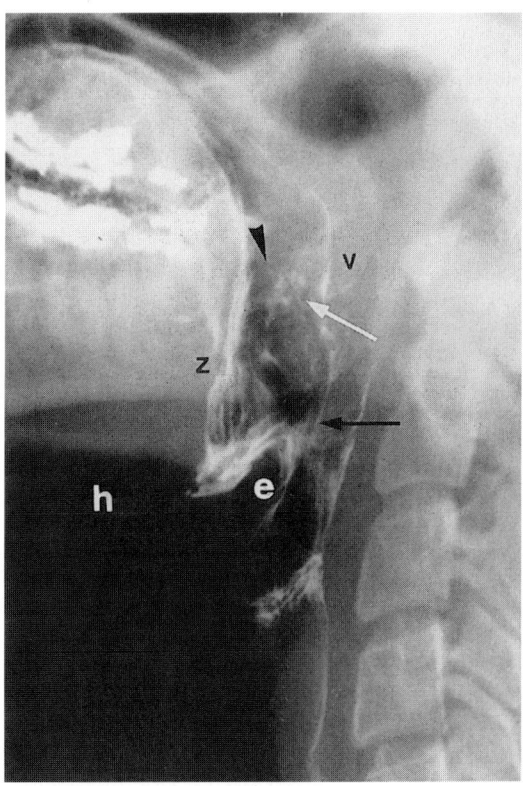

Abb. 1.8 Laterales Pharyngogramm im Doppelkontrast bei „E"-Phonation. – Gut abgrenzbar sind Zungengrund (**z**), weicher Gaumen mit Uvula (**v**), Hyoid (**h**), Epiglottis (**e**), Valleculae seitlich. Die luftgefüllten Räume des Oro- und Hypopharynx lassen parallel zur Pharynx-Hinterwand die palatopharyngeale Falte (schwarzer Pfeil), die die Mm. palatopharyngeus und stylopharyngeus umscheiden, erkennen. Zwischen Zungengrund und weichem Gaumen sind manchmal die sich überlagernden palatoglossalen Falten (schwarzer Pfeilkopf) über dem M. palatoglossus erkennbar. Parallel darunter liegt die pharyngoepiglottische Falte (weißer Pfeil).

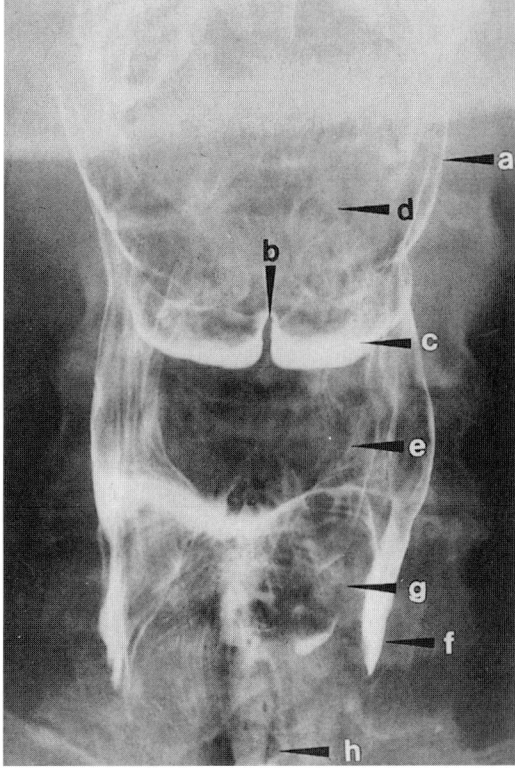

Abb. 1.9 Pharyngogramm in postero-anterioren Strahlengang mit „dosierter" Pharynxdistension. **a**: Membrana thyrohyoidea; **b**: mittlere Plica glossoepiglottica; **c**: Valleculae; **d**: Rand der Epiglottis in Ruhestellung; **e**: Aryepiglottische Falte; **f**: Recessus piriformis; **g**: semizikuläre Faserzüge des M. constrictor, pharyngis inferior; **h**: Trachea.

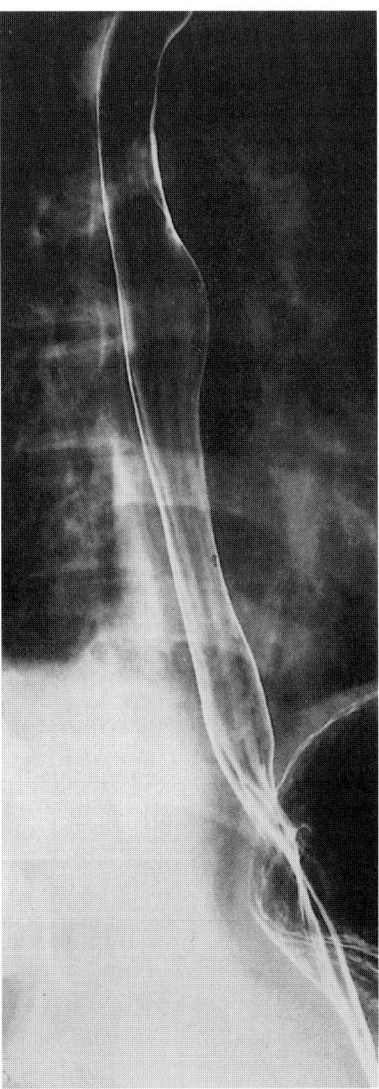
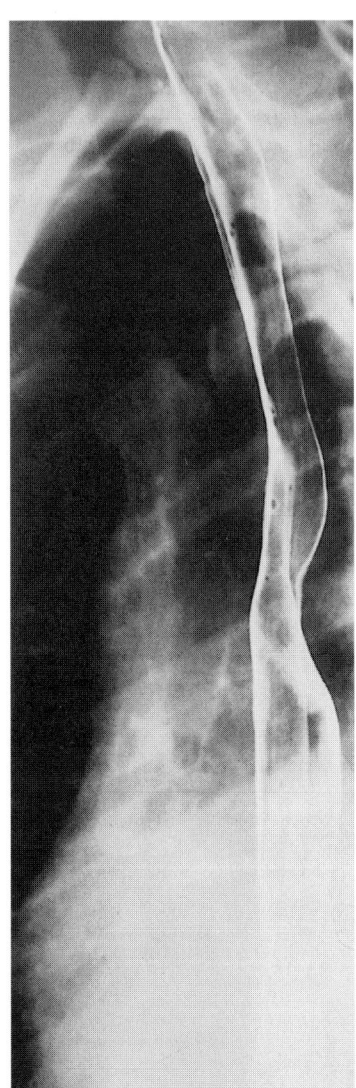

Abb. 1.10 Normalbefund im doppelkontrast-Ösophagogramm. (Hypotonie nach Glucagon i.v.-Gasdistention nach Bicarbonat). In dem durch die Gasfüllung weitgestellten Ösophagus sind zwei der drei physiologischen Engen erkennbar. Im mittleren Drittel findet sich die durch den Aortenbogen und distal die durch den unteren Ösophagussphinkter verursachte Enge.

und den Ästen des N. vagus im N. laryngeus recurrens (Bosma et al., 1986). Die Nervenfasern für den Pharynx münden in den Plexus pharyngeus ein, welcher die mittlere Konstriktormuskulatur von außen umgibt und Fasern des N. vagus, des N. glossopharyngeus und des Ganglion cervicale superius des Sympathikus enthält. Die pharyngeale Peristaltik hängt jedoch keinenfalls allein von der vagalen Innervation ab, sondern geschieht über die Kontrolle intramuraler Nervenplexus (Butler, 1951; Rohen, 1955; Perrott, 1962; Dido et al., 1968; Palmer, 1976). Die identität der sympathischen Komponente ist noch

immer nicht geklärt (Butler, 1951; Perrorr, 1962; Palmer, 1976; Weisbrodt, 1976). Die Innervation der Pharynxmuskulatur ist noch nicht für alle Abschnitte experimentell gesichert. Der derzeitige Stand des Wissens ist in vereinfachter Form in Tabelle 1 wiedergegeben (Donner et al., 1985): Die Innervation des Ösophagus erfolgt gemäß dem aktuellen Wissensstand vorwiegend durch den Plexus myentericus, die Auerbach'schen Nervenplexus und den submucösen Plexus, die Meissner'schen Nervenplexus. Sie gewährleisten die peristaltische Motilität als Antwort auf einen intraluminalen Reiz. Durch Afferenzen aus dem

N. vagus und dem N. sympaticus werden sie moduliert.

1.7 Die Röntgenanatomie

Entsprechend dem Sagittalschnitt durch die Mundhöhle, den Pharynx und den zervikalen Ösophagus wird ein laterales Pharyngogramm in Doppelkonstrasttechnik vorgestellt (Abb. 1.8).

Die normale Röntgenanatomie des Pharynx im postero-anterioren Strahlengang wird in Abbildung 1.9 demonstriert. Bei der Aufnahme wurde der Doppekontrast durch ein Pseudovalsalva-Manöver mit „dosierter" Pharynxdistention erzielt.

Im Doppelkontrast-Ösophagogramm zeigt der normale tubuläre Ösophagus nach Gabe von 1mg Glucagon i.v. und CO_2-Bildnern ein allseits glattes Schleimhautrelief. Neben einer leichten Impression durch den Arcus aorticus und den linken Hauptbrochus, wie in Abbildung 1.10 im rechten Bildteil erkennbar, dürfen beim Gesunden keine pathologischen Verlagerungen, Impressionen oder Infiltrationen nachweisbar sein.

Literatur

Abel, W. (1913), The arrangement of the longitudinal and circular musculature at the upper end of the oesophagus. J. Anat. Physiol. 157: 381–390.

Bosma, F. J. (1956), Myology of the Pharynx of cat, dog and monkey with interpretation of the mechanism of swallowing. Annals of Otology, Rhinology and Laryngology 65(4): 981–992.

Bosma, J. F., Donner, M. W., Tanaka, E., Robertson, D. (Fec. 1986), Anatomy of the pharynx pertinent to swallowing. Dysphagia 1: 23–33.

Butler, H. (1951), The veins of the esophagus. thorax 6: 276–96.

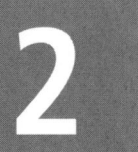

2 Physiologie des Schluckvorganges

Stefanie Neumann

Einleitung

Schlucken ist ein hoch komplexer physiologischer Prozeß zum Transport von Speichel und Nahrung von der Mundhöhle in den Magen. Die einzelnen differenzierten Aktionen des reflexiven Schluckaktes sind kaum wahrnehmbar. Der Vorgang verläuft normalerweise mühelos. Schlucken wird gemeinhin als bewußt eingestuft, da man es willentlich einleiten kann. Trotzdem wird meist unbewußt geschluckt, vor allem zwischen den Mahlzeiten (Dodds, 1989). In der Literatur variieren die Angaben über die Anzahl der Schlucke pro Tag im Wach- und Schlafzustand sehr stark. Die beschriebenen Mittelwerte reichen von 580 (Logemann, 1983) bis zu 2000 (Garliner, 1979). Nach Dodds et al. (1990) schluckt man im Wachzustand außerhalb der Mahlzeiten ungefähr einmal in der Minute (je nach Speichelproduktion zwischen 0,5 und 1,5 ml pro Minute). Alle 20 Sekunden wird geschluckt, wenn man ein Bonbon lutscht, und man benötigt etwa sechs Minuten und 32 Schlucke, um eine kleine Mahlzeit einzunehmen (Martin et al., 1994). Während des Tiefschlafs hören Speicheln und Schlucken fast auf. „Clusters of swallows" (Dodds, 1989) zeigen sich beim Einschlafen und beim Aufwachen.

Der Schluckvorgang ist teils willentlich steuerbar und teils eine komplexe Reflexkette. Das zentrale Nervensystem steuert während des Schluckens die Aktivität von 50 gepaarten Muskeln. Verarbeitung und Transport jeglicher Nahrung und Flüssigkeit sind durch das koordinierte Zusammenspiel der Muskelpaare gewährleistet (Cunningham et al., 1990). Die folgende Beschreibung der Physiologie des Schluckaktes wird schwerpunktmäßig so dargestellt, daß therapeutisch relevante Vorgänge des reflexiven Ablaufs besonders hervorgehoben werden, um die Kompensationen durch willkürlich intendierte Bewegungen (Kap. 10) verständlich zu machen. Ein kurzer Abriß der Physiologie mit der röntgenanatomischen Grundlage des Schluckaktes findet sich in Kapitel 6.

Der Schluckakt wird traditionell als ein Drei-Phasen-Ereignis dargestellt: orale, pharyngeale und Ösophagusphase (Magendie, 1836). Logemann (1983) unterscheidet **vier Phasen**:

1. Die **orale Vorbereitungsphase** dient dem Kauen und Vermischen der Speise mit Speichel.
2. Die **orale Phase** beinhaltet die Bolusbeförderung über die Hinterzunge in den Oropharynx bis zur Auslösung des Schluckreflexes.
3. In der **pharyngealen Phase** wird der Bolus durch eine reflexgesteuerte Bewegungskette durch den Pharynx in den Ösophagus befördert, während der Luftweg geschlossen ist.
4. Die **Ösophagusphase** dient dem Bolustransport durch den Ösophagus in den Magen mittels peristaltischer Wellen (Abb. 2.1a-g).

Perlman et al. (1997) schlagen vor, bei den klassischen drei Phasen zu bleiben und die orale Phase als aus zwei unterschiedlichen Phasen bestehend zu beschreiben. Orale Vorbereitungs- und orale Phase sind aber so unterschiedlich, daß ich an der Vierphaseneinteilung nach Logemann festhalten möchte.

Abb. 2.1a-g: Der Schluckvorgang (modifiziert nach Donner et al., 1985).

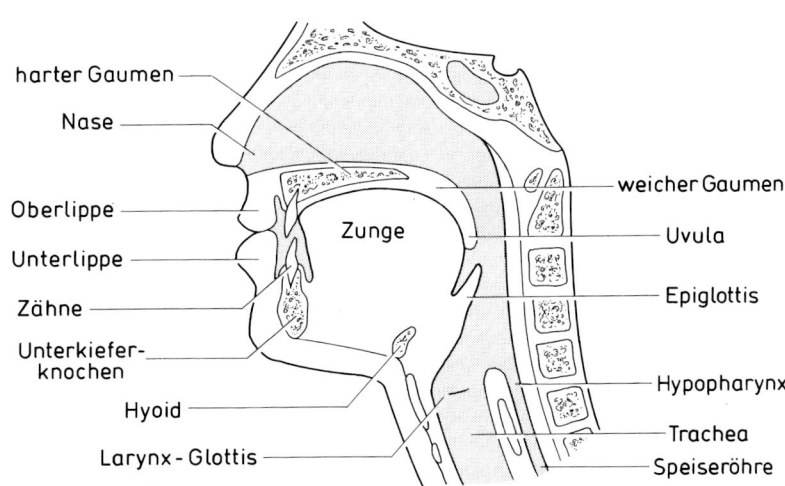

Abb. 2.1a: Schluckorgane in Ruhestellung.

harter Gaumen
Nase
Oberlippe
Unterlippe
Zähne
Unterkieferknochen
Hyoid
Larynx - Glottis

weicher Gaumen
Uvula
Epiglottis
Hypopharynx
Trachea
Speiseröhre

Zunge

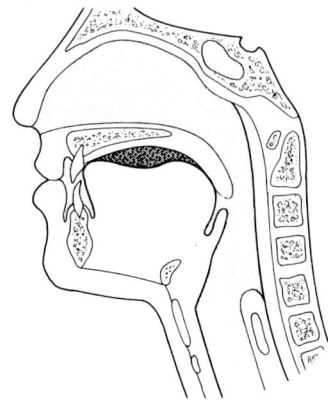

Abb. 2.1b: Bolus in Zungenschüssel (orale Vorbereitungsphase).

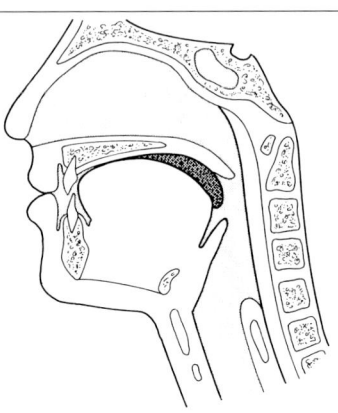

Abb. 2.1c: Bolus in Zungenschüssel (orale Vorbereitungsphase).

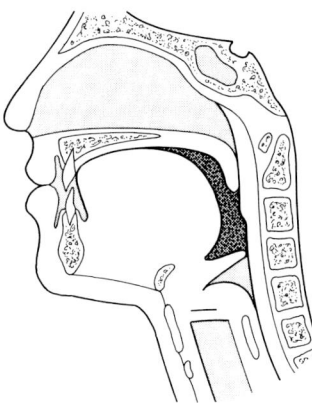

Abb. 2.1d: Bolus im Oropharynx (Auslösung des Schluckreflexes).

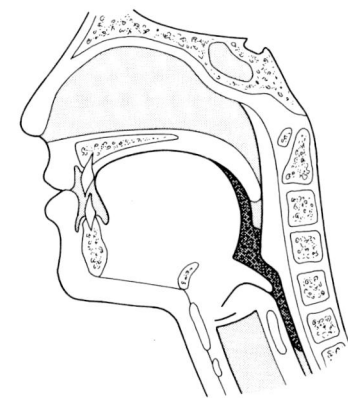

Abb. 2.1e: Bolus im Oropharynx, Hypopharynx, CP-Bereich (pharyngeale Phase).

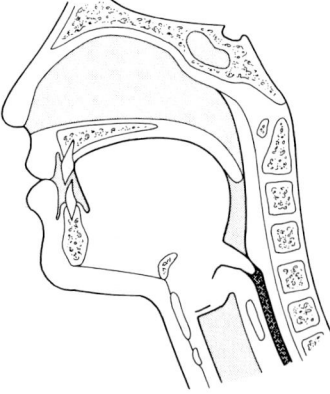

Abb. 2.1f: Bolus im Hypopharynx, CP, Ösophagus (pharyngeale Phase).

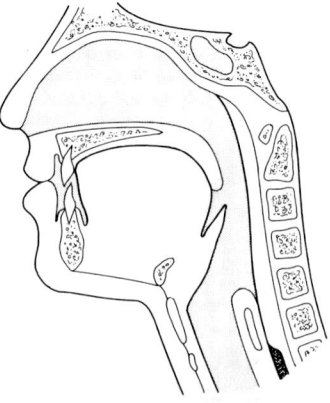

Abb. 2.1g: Bolus im Ösophagus (Ösophagusphase).

2.1 Orale Vorbereitungsphase

- Lippenschluß, -rundung, -retraktion.
- Kieferbewegungen nach inferior-superior, medial-lateral, anterior-posterior.
- Zungenbewegungen nach inferior-superior, medial-lateral, anterior-posterior.
- Tonisierung der Wangen.
- Anteriorstellung des Velums (für Nahrungsmittel, die nicht gekaut werden).

Die orale Vorbereitungsphase ist vollständig willentlich steuerbar. Sie beinhaltet die Aufnahme von Speisematerial in den Mund, das Zerkleinern im Fall von festen oder halbfesten Speisen, das Vermischen mit Speichel und die Plazierung des schluckfertigen Bissens (Bolus) auf der Zunge.

Nachdem die Speise im Mund auf das vordere bis mittlere Zungendrittel gebracht ist, wird sie über verschiedene Rezeptoren auf Beschaffenheit, Geruch, Geschmack, Temperatur und Volumen analysiert, d. h. sie wird als zum Essen geeignet oder ungeeignet identifiziert. Das durchschnittliche Volumen pro Bolus ist abhängig von Geschmack, Hunger, Umgebung und Motivation etc. In der Literatur variieren die Durchschnittsangaben. Nach Dziadziola et al. (1992) beträgt das Volumen für Flüssigkeiten zwischen 13,6 und 20 ml für Frauen, 21,3 und 25 ml für Männer und 4,6 ml für Kinder. Das durchschnittliche Volumen pro Bolus ist kleiner für Material von höherer Viskosität (Dziadziola et al., 1992).

Die Bewegungen, die während des Kauens und der intraoralen Manipulation beobachtet werden, variieren stark. Es gibt verschiedene Substanzen, Konsistenzen und Bolusvolumen, individuelle Eigenarten beim Essen und Variationen von Schluck zu Schluck (Hamlet et al., 1989). Das Grundbewegungsmuster des Kauens ist eine zyklische Bewegung. Es zeigen sich exakt aufeinander abgestimmte Kiefer-, Zungen-, Wangen- und Hyoidbewegungen, was eine differenzierte neuromuskuläre (motorische und sensorische) Kontrolle erfordert.

Die Kieferbewegungen gehen in folgende Richtungen: inferior-superior (unten-oben), medial-lateral (Mitte-Seite) und anterior-posterior (vor-zurück), und zwar während, vor und nach dem Zahnkontakt. Diese Bewegungen werden durch Gesichts- und Halsmuskelaktivität unterstützt. Das Bewegungsausmaß ist von Volumen und Konsistenz des Bissens abhängig (Thexton, 1992). Der Kiefer kann von einer Extremposition in die andere bewegt werden, ohne eingeschobene Ruhephase (Kennedy et al., 1988). Obwohl Kauen ein bilateral koordinierter Vorgang ist, besteht meist eine deutliche Asymmetrie, d. h. viele Menschen kauen überwiegend auf einer Seite.

Die Zunge macht während des Kauens eine Drehbewegung in Richtung der Seite, auf der der Kauvorgang stattfindet. Der zentrale Teil der Zunge und die Zungenseite, auf der gekaut wird, bewegen sich nach posterior-inferior, während sich der Zungenrand auf der ausgleichenden Seite nach anterior-superior bewegt (Stone et al., 1986; Kennedy et al., 1988). Tonisierung der Wange auf der Kauseite hilft, das Speisematerial von den Mahlflächen der Zähne auf die Zunge zu transportieren und verhindert, daß Material in den lateralen Sulcus gelangt und liegen bleibt. Am Ende der Vorbereitungsphase zieht die Zunge das Speisematerial zu einem Bolus zusammen und hält ihn im vorderen bis mittleren Gaumenbereich rundherum umschlossen. („Zungenschüssel"; Dodds, 1989; Abb. 2.2a-c).

Nach Palmer et al. (1992) wird bei etwa einem Drittel aller Schlucke gekautes Speisematerial vor dem Schlucken aus der Mundhöhle in die Valleculae transportiert. Durch Protraktion (Bewegung nach vorne-oben) der Zunge und des Hyoids preßt die Zunge Speise gegen den Gaumen und drückt sie somit in den Oropharynx, während sich der Hauptanteil des Bolus noch in der Mundhöhle befindet und der Kauvorgang noch nicht beendet ist. Dies kann bis zu einem Mittelwert von 1,1 Sekunden vor der Auslösung des Schluckreflexes geschehen. Das heißt, nicht jeder vorzeitige Bolusaustritt aus der Mundhöhle in den Oropharynx ist pathologisch.

Bei Flüssigkeiten wird der Schluck ebenso, nachdem er im Mund plaziert ist, von der Zunge zusammengezogen und wie oben beschrieben gehalten. Es ist aber auch möglich, die Flüssigkeit erst in der Mundhöhle umherzubewegen und sie dann ganz oder in Portionen in die Stellung zur Einleitung des Schluckens zu bringen. Nahrung von breiiger Konsistenz wird wie Flüssigkeit verarbeitet, manchmal aber auch gekaut. Während der gesamten Vorbereitungsphase ist das Velum für Nahrungsmittel, die nicht gekaut werden, in Anteriorstellung, um zu verhindern, daß Material vorzeitig in den Oropharynx gelangt.

Abb. 2.2 bis 2.8: Schluckvorgang mit Grobdarstellung beteiligter Muskelpaare (modifiziert Donner et al., 1985).

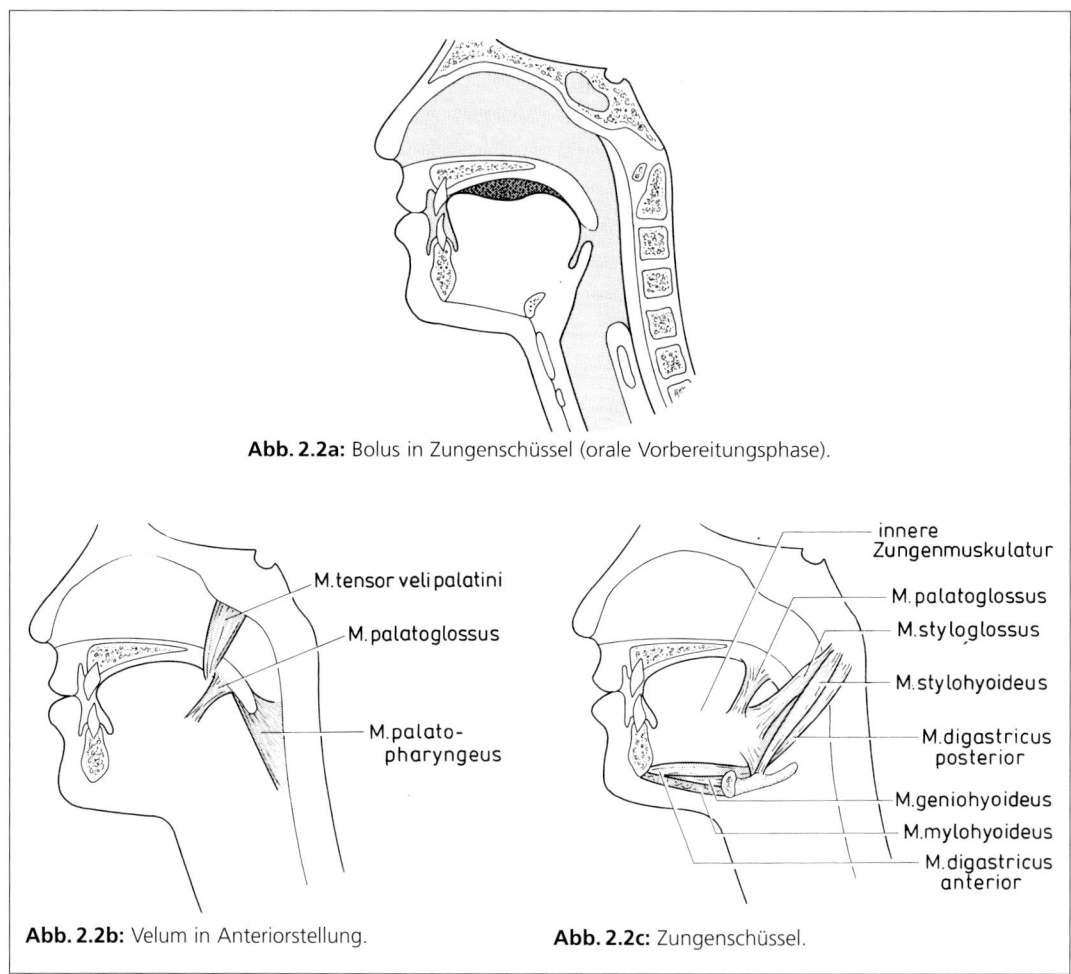

Abb. 2.2a: Bolus in Zungenschüssel (orale Vorbereitungsphase).

M.tensor veli palatini

M.palatoglossus

M.palato-
pharyngeus

innere
Zungenmuskulatur

M.palatoglossus

M.styloglossus

M.stylohyoideus

M.digastricus
posterior

M.geniohyoideus

M.mylohyoideus

M.digastricus
anterior

Abb. 2.2b: Velum in Anteriorstellung.

Abb. 2.2c: Zungenschüssel.

2.2   Orale Phase

● Lippenschluß.
● Tonisierung der Wangen.
● Superior-anterior-Bewegung der Zunge.
● Auslösung des Schluckreflexes.

Nach J. Cook et al. (1989) gibt es zwei Schluck-typen: den Schneidezahntyp (incrisor-type) und den Schöpflöffeltyp (dipper-type). Der Schöpf-löffeltyp positioniert den Bolus im vorderen Mundbodenbereich unter der Zunge (vorderer Unterzungensulcus), während der Schneide-zahntyp ihn auf dem Zungenrücken rundherum umschlossen mit der Zungenspitze an den Al-veolen oder an der Hinterseite der oberen

Schneidezähne hält. Der Schöpflöffeltyp holt den Bolus zu Beginn der oralen Phase mit der Zunge auf die Zungenoberfläche. Mit dieser Be-wegung erreicht die Zungenspitze die oberen Schneidezähne und so verläuft die orale Phase jetzt für beide Typen gleich.

Die Zunge bewegt sich nach superior-anterior. Durch eine sequentielle Wellenbewegung bildet sie Kontakt mit dem harten Gaumen und beför-dert so den Bolus über die Hinterzunge in den Oropharynx. Hierbei wird in der Zunge eine zentrale Furche geformt, die dem Bolus als Ram-pe bei der Bewegung nach hinten dient (Dodds et al., 1990; Abb. 2.3a, b). Die Tiefe der Furche wird entsprechend dem Bolusvolumen modu-liert. Je größer der Bolus, desto tiefer die Furche, die Weite der Furche verändert sich mit steigendem Bolusvolumen, jedoch nicht signifikant (Kahrilas et al., 1993). Hinterzunge und Zungengrund bewegen sich bei der Bolusaustreibung erst zentripedal, dann zentrifugal. Die Lippen sind geschlossen, und die Wangen werden zunehmend tonisiert. Dadurch entsteht ein negativer Sog in der Mundhöhle, der den Transport erleichtert.

Diese Zungenaktion dient nicht nur dem Bolustransport, sondern auch der Auslösung des Schluckreflexes, mit dem die orale Phase beendet wird. Es ist jedoch noch nicht eindeutig geklärt, welche Stimuli genau den Schluckreflex auslösen. Man nimmt an, daß er durch die gleichzeitige Stimulierung der Triggerareale im Oropharynx ausgelöst wird (Wuttge-Hannig et al., 1991). Ein notwendiger Stimulus ist der Bolus, der über sensible Rezeptoren im Gaumenbogen, im Oropharynx und in der Zunge an die Schluckzentren (s. Kap. 3) weiterleitet, daß Speise, Flüssigkeit oder Speichel zu schlucken sind. Über efferente Bahnen wird Reflexantwort gegeben (Donner et al., 1985). Ein weiterer Stimulus ist die Zunge, die beim Austreiben des Bolus aus der Mundhöhle den Bereich der vorderen Gaumenbögen und den Oropharynx berührt und dadurch wahrscheinlich der Rezeptorstimulation zur Auslösung des Schluckreflexes im Oropharynx oder im Zungengrund selbst dient.

Gesichert ist, daß der Input zu den Schluckzentren in der Formatio reticularis des Hirnstamms über sensible Rezeptoren erfolgt. Logemann (1988) nimmt an, daß die zentrale Wahrnehmung sensibler Stimuli durch ein spezielles Wahrnehmungssystem im Hirnstamm vervollständigt wird, so den Stimulus als zum Schlucken geeignet identifiziert und die neuromuskuläre Reaktion auslöst.

2.3 Pharyngeale Phase

- Velopharyngealer Abschluß.
- Zungenabschluß mit der Pharynxrückwand.
- Superior-anterior-Bewegung des Hyoid.
- Superior-anterior-Bewegung des Larynx.
- Larynxverschluß: Glottisschluß – Taschenfaltenschluß – Epiglottisschluß.
- Pharyngeale Kontraktionen.
- Öffnung des oberen Ösophagussphinkters.

Mit der Auslösung des Schluckreflexes beginnt die pharyngeale Phase. Diese ist nicht mehr willentlich steuerbar. Sie ist eine reflektorische Bewegungskette, in der alle Aktionen sehr eng miteinander gekoppelt sind. Tritt der Bolus über die Hinterzunge in den Bereich der Valleculae, hebt sich das Velum und bildet einen Abschluß des Epipharynx, um eine nasale Penetration zu verhindern. Alle folgenden Aktionen, die zeitlich sehr eng mit der Velumelevation verbunden sind, dienen der **Raumerweiterung des Pharynx** für die Boluspassage, dem **Verschluß des Atemwegs**, um eine Aspiration zu verhindern, und dem **Druckaufbau im Pharynx** zum Bolustransport (Abb. 2.4a-e).

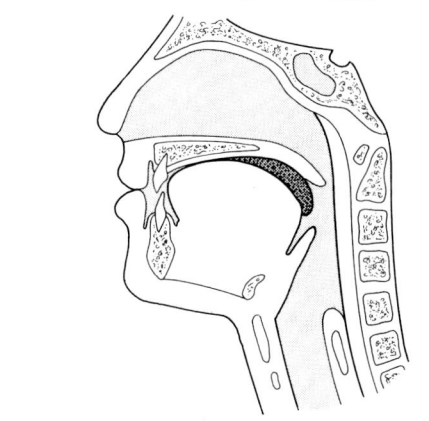

Abb. 2.3a: Bolustransport in den Oropharynx (orale Phase).

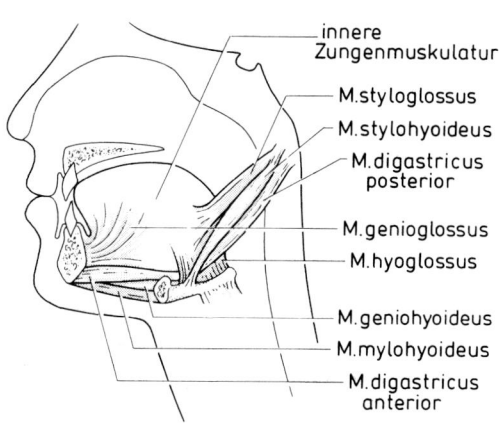

innere Zungenmuskulatur
M.styloglossus
M.stylohyoideus
M.digastricus posterior
M.genioglossus
M.hyoglossus
M.geniohyoideus
M.mylohyoideus
M.digastricus anterior

Abb. 2.3b: Sequentielle Wellenbewegung der Zunge nach superior-anterior.

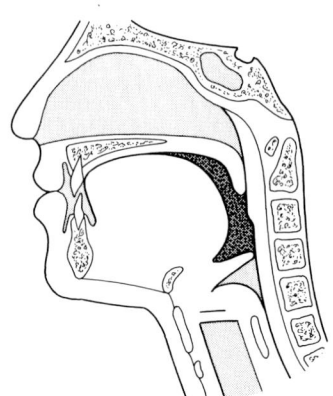

Abb. 2.4a: Bolus im Oropharynx (Auslösung des Schluckreflexes).

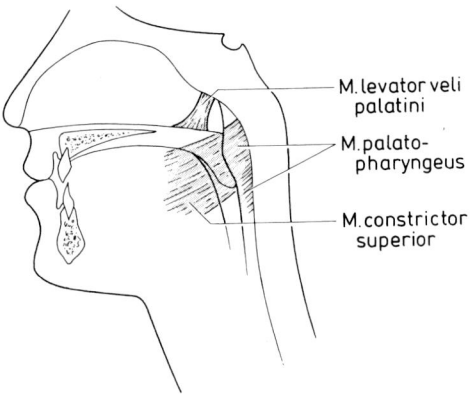

M.levator veli palatini

M.palato-pharyngeus

M.constrictor superior

Abb. 2.4b: Velumelevation, Beginn der pharyn-gealen Kontraktion.

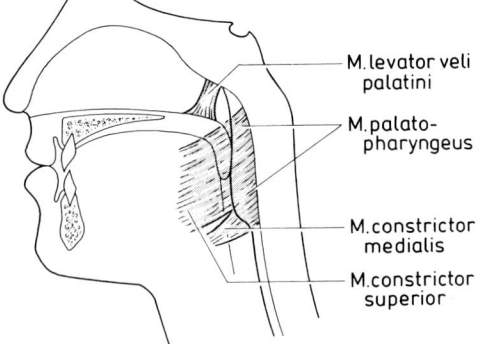

M.levator veli palatini

M.palato-pharyngeus

M.constrictor medialis

M.constrictor superior

Abb. 2.4c: Velum bleibt gehoben, pharyngeale Kon-traktion senkt sich.

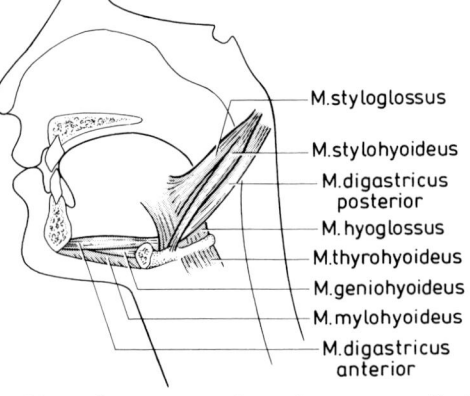

M.styloglossus

M.stylohyoideus

M.digastricus posterior

M.hyoglossus

M.thyrohyoideus

M.geniohyoideus

M.mylohyoideus

M.digastricus anterior

Abb. 2.4d: Zungenrückwärtsbewegung, Hyoid Superior-anterior-Bewegung.

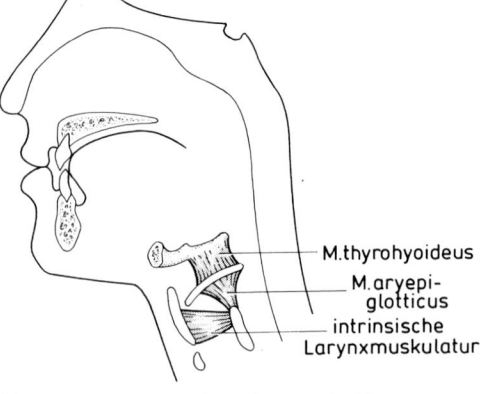

M.thyrohyoideus

M.aryepi-glotticus

intrinsische Larynxmuskulatur

Abb. 2.4e: Larynx Superior-anterior-Bewegung, Laynxschluß.

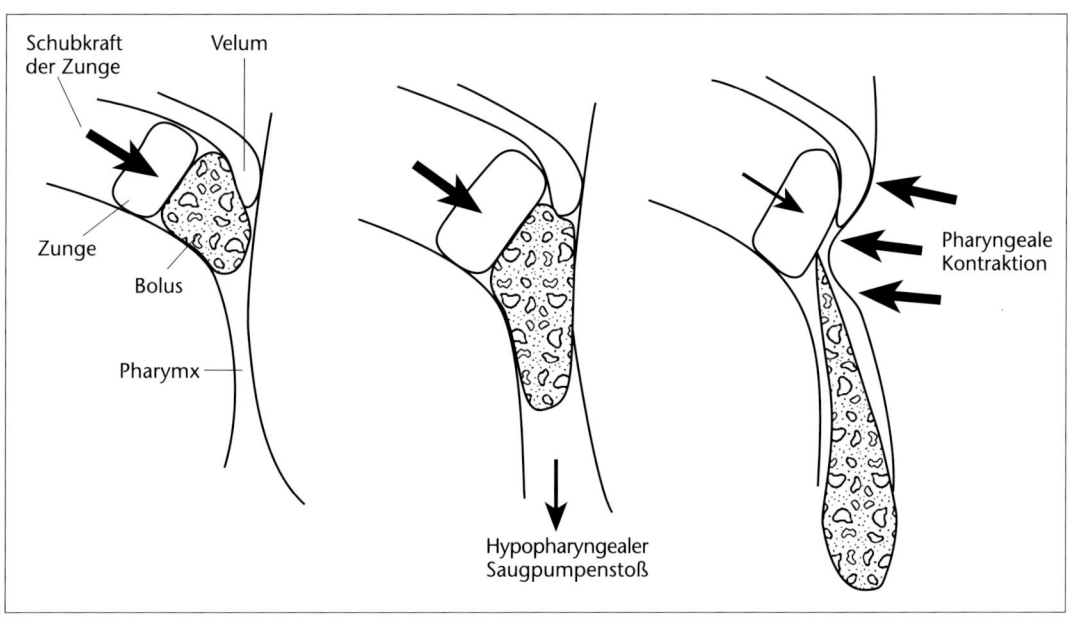

Abb. 2.5: Boluspassage durch den Pharynx.

Mit dem Eintritt des Bolus in den Oropharynx macht die Hinterzunge eine schnelle kolbenartige Rückwärtsbewegung, um den Bolus in den Hypopharynx zu befördern (Hamlet et al., 1989; McConnel et al., 1989; Mendelsohn, 1993; Shawker et al., 1983). Dieser Mechanismus kann, da er Druck erzeugt, mit einer Pumpe verglichen werden. Die Kammer für die Kolbenfunktion der Zunge wird mittels Verdickung der Pharynxrückwand durch sequentielle Kontraktionen der drei Pharynxkonstriktoren gebildet. Diese pharyngeale Kontraktion beginnt am Passavant-Wulst (Querwulst an der Rachenhinterwand, entstehend durch Kontraktion des Musculus constrictor pharyngis superior) und bewegt sich schlundabwärts (vgl. Abb. 2.4 a-e). Hyoid und Larynx heben sich gleichzeitig mit der Zungenbasisrückwärtsbewegung nach superior-anterior (vgl. Abb. 2.4c-e). Das geschieht durch Kontraktion der suprahyoidalen Muskeln. Der Larynx bewegt sich mit dem Hyoid, durch die Verbindung der Membrane thyreohyoidea und der gepaarten thyreohyoidalen Muskeln. Die daraus entstehende Erweiterung des Hypopharynx ermöglicht die Boluspassage. Die Boluspassage durch den Pharynx ist nicht, wie viele Jahre gedacht wurde, durch die pharyngeale Kontraktion gewährleistet, sondern sie ist eine Kombination aus der Schubkraft der Zunge als Hauptkraft (Mendelsohn, 1993), der pharyngealen Kontraktion und dem hypopharyngealen Saugpumpenstoß (McConnel et al., 1989; vgl. Abb. 2.5a-c). Dieser wird im Zusammenhang mit der Öffnung des oberen Ösophagussphinkters beschrieben. Die Zungenschubkraft befördert den Bolus in den Schlund hinab, überträgt sich in Höhe des Aditus laryngis auf den Bolus und wird als Intrabolusdruck gemessen. Der Bolus zieht sich beim Transport durch den Pharynx in die Länge, dadurch zeigt das Bolusende die Form eines umgekehrten „V". Das heißt, die Schubkraft wirkt nur auf den Boluskopf, der sich deswegen schneller bewegt. Die pharyngeale Kontraktion, eine Muskelkontraktion von oben nach unten, beginnt im unteren Teil des oberen Pharynxkonstriktors, treibt das Bolusende aus (Cerenko et al., 1989; Abb. 2.6a-d).

Der Larynxschluß (vgl. Abb. 2.6b) ist ein komplexes Geschehen, bestehend aus dem Glottisschluß, dem Taschenfaltenschluß, dem Schluß der aryepiglottischen Falte und dem Epiglottisschluß. Während des Glottisschlusses kippen die Aryknorpel nach superior-anterior, gleichzeitig bewegt sich der Zungengrund nach hinten zur Pharynxwand, senkt damit die Epiglottis und schließt so den Larynxeingang. Der Epiglottis-

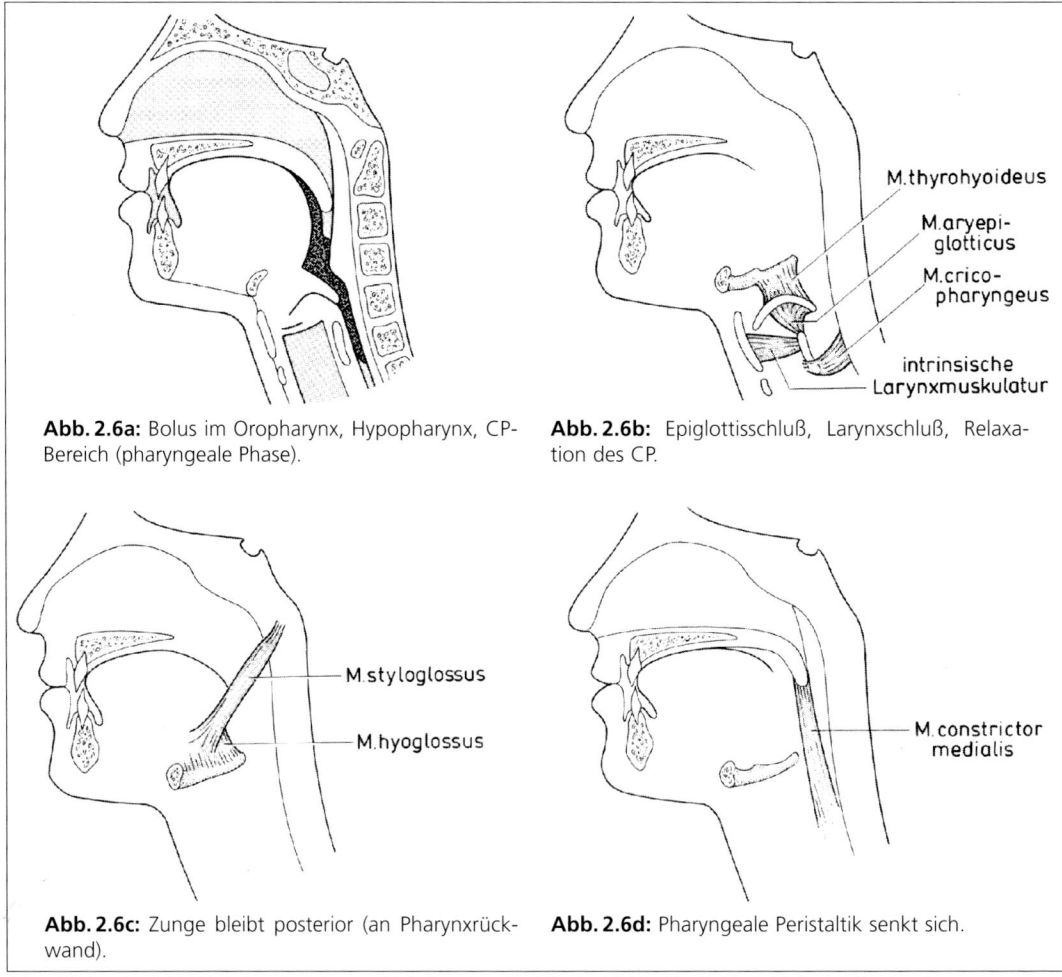

Abb. 2.6a: Bolus im Oropharynx, Hypopharynx, CP-Bereich (pharyngeale Phase).

Abb. 2.6b: Epiglottisschluß, Larynxschluß, Relaxation des CP.

Abb. 2.6c: Zunge bleibt posterior (an Pharynxrückwand).

Abb. 2.6d: Pharyngeale Peristaltik senkt sich.

schluß (vgl. Abb. 2.6b) ist nicht nur durch die Zungengrundbewegung bedingt, sondern eine Kombination aus drei Kräften:
1. Bolusdruck von oben.
2. Muskelzug der aryepiglottischen Muskeln nach unten.
3. Kombinierter Druck durch die Zungengrundrückwärtsbewegung und die Larynxelevation (Logemann, 1988).

Die Öffnung des oberen Ösophagussphinkters (Pharyngoösophagussegment oder Musculus cricopharyngeus. Abb. 2.7a-c) ist ebenfalls ein komplexes Phänomen und läßt sich in fünf Phasen einteilen (Jacob et al., 1989):
1. Relaxation.
2. Öffnung.

3. Erweiterung der Öffnung.
4. „Collapse".
5. Schluß.
Die Relaxation des Musculus cricopharyngeus (CP) geschieht während der Larynxelevation. Die initiale Öffnung wird durch die Larynxbewegung nach superior-anterior bedingt und beträgt ca. 6 mm (Lang et al., 1994). Der CP ist eine Muskelschleuse, die aus dem Musculus cricopharyngeus, den unteren Fasern des Musculus constrictor pharyngis inferior und den oberen Fasern des Ösophagussphinkters besteht. Diese Muskeln stehen in Verbindung zur Ringknorpelplatte, die in Ruhe an der Pharynxrückwand anliegt. Die Muskelverbindungen zwischen Hyoid, Larynx und CP lassen diese drei während des Schluckens als mobile Einheit funktionieren.

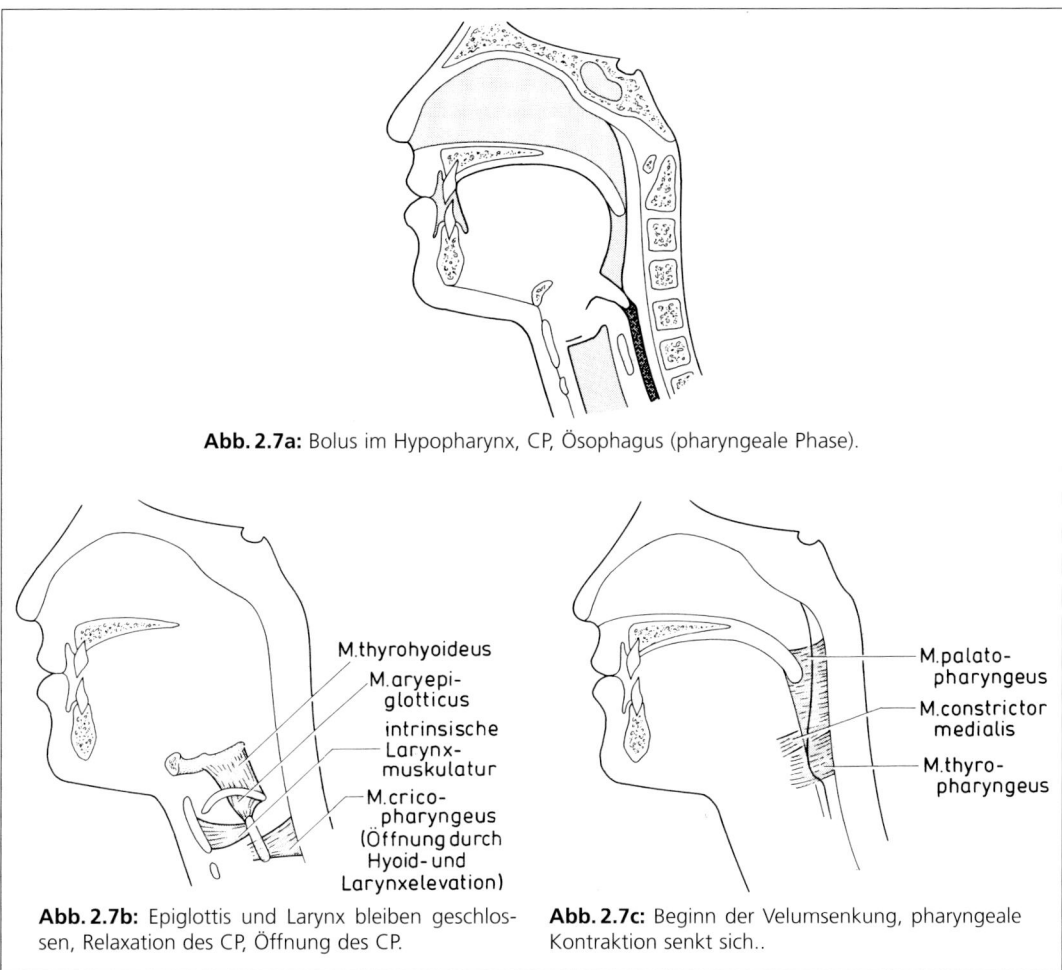

Abb. 2.7a: Bolus im Hypopharynx, CP, Ösophagus (pharyngeale Phase).

M.thyrohyoideus

M.aryepi-
glotticus

intrinsische
Larynx-
muskulatur

M.crico-
pharyngeus
(Öffnung durch
Hyoid- und
Larynxelevation)

M.palato-
pharyngeus

M.constrictor
medialis

M.thyro-
pharyngeus

Abb. 2.7b: Epiglottis und Larynx bleiben geschlossen, Relaxation des CP, Öffnung des CP.

Abb. 2.7c: Beginn der Velumsenkung, pharyngeale Kontraktion senkt sich..

Aus der kräftigen Bewegung des Hyoid und des Larynx nach superior-anterior resultiert also die Öffnung des CP. Sphinkterrelaxation und Sphinkteröffnung sind voneinander unabhängige, aber dennoch koordinierte Ereignisse: Der Sphinkter muß erst entspannen, um durch die Larynxbewegung nach superior-anterior aufgezogen werden zu können (I. Cook, 1993). Die Vergrößerung der CP-Öffnung wird durch den Intrabolusdruck reguliert, der von Volumen und Viskosität des Bolus abhängig ist. Mit steigendem Volumen und/oder steigender Viskosität vergrößert sich der Druck, da die Schubkraft der Zunge steigt und sich auf den Bolus überträgt (McConnel et al., 1989).

Eine weitere Kraft zur Bolusaustreibung ist der hypopharyngeale Saugpumpenstoß, der ïm CP während der Larynxelevation als negativer Druck gemessen werden kann. Die Schubkraft befördert den Bolus durch den Pharynx. Durch den geöffneten und erweiterten CP entsteht der hypopharyngeale Saugpumpenstoß, der den Bolus nach unten zieht (Hamlet et al., 1989; Shawker et al., 1983). Der Intrabolusdruck und die Geschwindigkeit des Bolustransports steigen mit wachsendem Bolusvolumen. Damit vergrößert sich also auch die CP-Öffnung. Die Dauer der CP-Öffnung hängt mit der Dauer der Superior-anterior-Bewegung von Hyoid und Larynx zusammen. Mit steigendem Bolusvolumen erfolgt die Larynx- und Hyoidelevation früher und stärker (Ekberg et al., 1988; Kahrilas, 1993). Bei einem 1-ml-Bolus ist die CP-Region 1/3 der pharyngealen Phase offen, bei einem 20-ml-Bolus

3/4 der pharyngealen Phase. Die Schubkraft der Zunge steigt signifikant mit steigender Viskosität, nicht aber mit steigendem Volumen (Miller et al., 1996). Die genaue neurale Regulation dieser Vorgänge ist noch nicht restlos geklärt. Möglicherweise werden über afferente Impulse aus der Mundhöhle Informationen über Bolusvolumen und Viskosität an das Zentralnervensystem weitergeleitet (Logemann, 1988).

Der Sphinkter „kollabiert", wenn der Bolus in den Ösophagus transportiert und Hyoid und Larynx wieder gesenkt sind. Diese Phase entspricht der Relaxationsphase, d. h. der Muskel ist nicht mehr geöffnet, es besteht noch kein Tonus (vgl. Abb. 2.7c).

Mit dem Ankommen der pharyngealen Kontraktion am CP entsteht der Sphinkterschluß, d. h. es besteht wieder Dauertonus. Der nasopharyngeale Abschluß und die Glottis sind wieder geöffnet, das System ist auf Atmung umgestellt. Die pharyngeale Phase ist damit beendet (Abb. 2.8a-e).

2.4   Ösophagusphase

- Peristaltische Wellen im Ösophagus.
- Öffnung des unteren Ösophagussphinkters.

Die Ösophagusphase beginnt mit dem Ankommen der pharyngeale Kontraktion am CP und dem dann folgenden Schluß des CP (vgl. Abb. 2.8a,e). Der Bolus wird über peristaltische Wellen vom oberen zum unteren Ösophagussphinkter durch die Speiseröhre in den Magen befördert. Man unterscheidet die primäre von der sekundären Peristaltik.

Die **primäre Peristaltik** wird vom Schluckreflex ausgelöst und befördert den Bolus durch die Speiseröhre. Sie verläuft kontinuierlich mit einer Geschwindigkeit von 2 bis 4 cm/s aboralwärts bis zur Ampulla epidiaphragmatica, der ösophagealen Ausweitung unmittelbar vor dem Mageneingang (Hannig et al., 1987). Beim Schlucken in aufrechter Position wird der Transport des Bolus durch die Schwerkraft unterstützt. Die Öffnung des unteren Sphinkters ist schluckreflektorisch gesteuert und geht der primären Welle voraus.

Normalerweise ist die Schlucksequenz mit dem Ankommen der primären Welle am unteren Ösophagussphinkter und dem dann folgenden Schluß des Sphinkters beendet. Die **sekundäre** peristaltische **Welle**, die sogenannte Reinigungswelle, wird durch einen lokalen Dehnungsreiz im Ösophagus ausgelöst (Wuttge-Hannig et al., 1991). Liegengebliebene Nahrungsreste werden somit über die sekundäre Welle in den Magen befördert.

Ist die Schlucksequenz beendet, so besteht auf dem oberen und unteren Ösophagussphinkter Dauertonus. Der obere Sphinkter verhindert das Eindringen von Luft in die Speiseröhre während der Inspiration; der untere Sphinkter verhindert einen Reflux aus dem Magen in die Speiseröhre (Hannig et al., 1987).

2.5   „Transit-time" des Bolus

Unter Transit-time des Bolus versteht man die Zeit, die der Bolus benötigt, um von der Mundhöhle in den Magen zu gelangen. Auch hier wird nach den einzelnen Phasen unterschieden.

Für die orale Vorbereitungsphase wird keine Zeit gemessen, da sie individuell sehr unterschiedlich lange dauert.

Die orale Phase dauert unter einer Sekunde. Man beginnt die Zeitmessung mit dem Einsatz der Zungenspitzenbewegung und stoppt mit der Auslösung des Schluckreflexes.

Die Transitzeit des Bolus in der pharyngealen Phase beträgt eine Sekunde oder weniger. Die Schluckreflexauslösung ist der Beginn, der Schluß des oberen Ösophagussphinkters das Ende der Phase. Die Dauer der pharyngealen Phase nimmt mit wachsendem Bolusvolumen etwas zu, wobei es sich hier um Zehntelsekunden handelt – normalerweise wird die Zeit von einer Sekunde nicht überschritten.

Bei der Ösophagusphase variiert die Dauer der Passage zwischen vier und zwanzig Sekunden. Man mißt vom Eintritt des Bolus in die Speiseröhre bis zum Mageneintritt. Die Ösophagusphase verlängert sich mit steigendem Alter.

2.6   Kindliches Schlucken

Das kindliche Schlucken unterscheidet sich vom Schluckmuster des Erwachsenen. Die Anatomie von Pharynx, Larynx und Mund zeigt andere Größenrelationen. Der Pharynx ist wesentlich kürzer, Larynx und Hyoid liegen höher, die

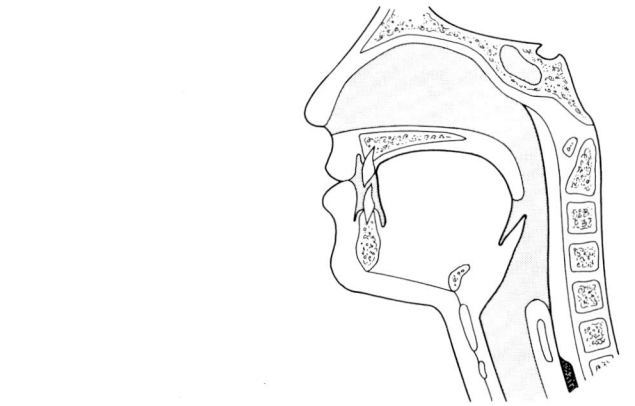

Abb. 2.8a: Bolus im Ösophagus, Umstellung auf Atmung (Ösophagusphase).

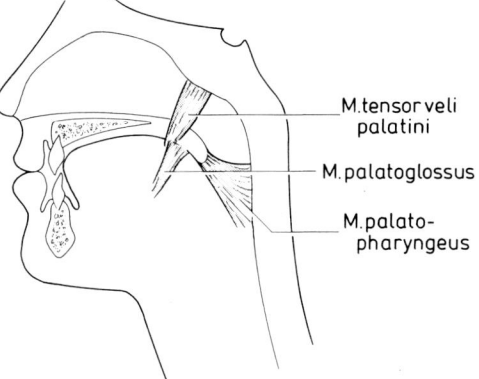

M.tensor veli palatini

M.palatoglossus

M.palato-pharyngeus

Abb. 2.8b: Velum senkt sich.

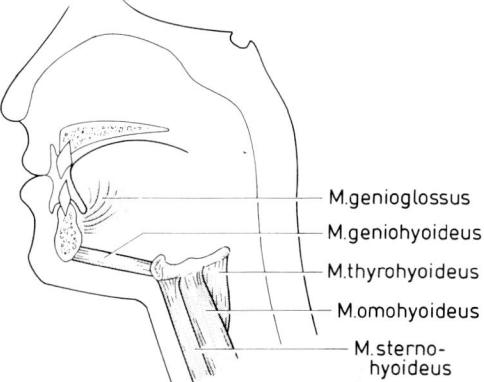

M.genioglossus

M.geniohyoideus

M.thyrohyoideus

M.omohyoideus

M.sterno-hyoideus

Abb. 2.8c: Zunge nach anterior, Hyoid senkt sich.

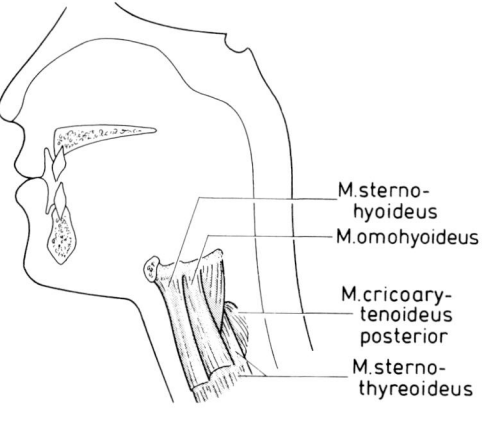

M.sterno-hyoideus

M.omohyoideus

M.cricoary-tenoideus posterior

M.sterno-thyreoideus

Abb. 2.8d: Larynx senkt und öffnet sich.

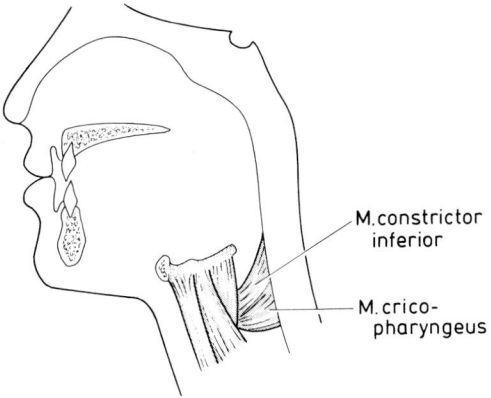

M.constrictor inferior

M.crico-pharyngeus

Abb. 2.8e: Pharyngeale Kontraktion am CP, Schluß des CP.

2

Physiologie

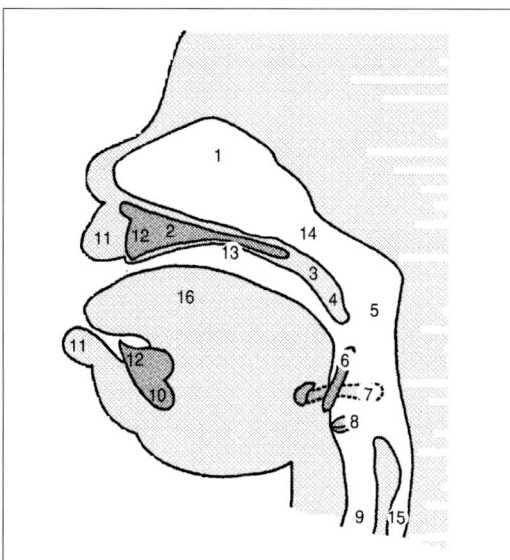

Abb. 2.9: Schematische Darstellung der kindlichern Schluckorgane in Ruhe (nach Logemann, 1989, Swallowing Workshop, Chicago).
1 Nasenhöhle, 2 Oberkiefer, 3 weicher Gaumen, 4 Uvula, 5 Pharynx, 6 Epiglottis, 7 Hyoid, 8 Glottis, 9 Trachea, 10 Unterkiefer, 11 Lippen, 12 Zahnleiste, 13 harter Gaumen, 14 Epipharynx, 15 Ösophagus, 16 Zunge.

Aryknorpel sind im Vergleich zum Larynxeingang größer. Weicher Gaumen, Zunge und Epiglottis stehen enger zusammen. Die Mundhöhle ist viel kleiner, so daß die Zunge den gesamten oralen Raum ausfüllt, außerdem liegt sie mehr anterior als beim Erwachsenen (Abb. 2.9). Während der kindlichen Entwicklung verlängert und vergrößert sich der Pharynx; weicher Gaumen, Larynx und Zunge verändern ihre Position und Dimension.

Schlucken ist die erste Funktion des Pharynx und beginnt in der zwölften Lebenswoche des Fötus (Dellow, 1976). Saugen beginnt etwa mit der achtzehnten Woche. Es erfasst alle oralmotorischen Strukturen (Arvedson et al., 1997). Der Fötus trinkt über Saugbewegungen Fruchtwasser, wobei das Schlucken durch Stimulation der oberen laryngealen oder der glossopharyngealen Nerven ausgelöst wird (Bosma, 1973). Beim Neugeborenen besteht das Saug-Schluck-Muster aus rhythmischen, ganzheitlichen Bewegungen der oralen Motorik (s. Kap. 10.1.2). Jedes Kind zeigt ein typisches, festes Muster von Saugen, Schlucken und Atmen zwischen dem Schlucken. Normalerweise ist es eine 1:1-Beziehung mit Atmen zwischen dem Schlucken. Die Brustwarze liegt im vorderen Mundraum zwischen Zunge und Gaumen. Die Lippen umschließen die Mamilla, der Pharynx ist offen, und es besteht Nasenatmung, die durch den Hochstand des Larynx möglich ist. Die Spitze des Nippels ist von der Zunge völlig umschlossen (Eishima, 1991). Intraoraler Druck wird durch eine Inferiorbewegung des Unterkiefers bei geschlossenem Mund geschaffen. Dann werden Zunge und Unterkiefer gegen den Oberkiefer und die gespannte Oberlippe gehoben. Die Brustwarze wird gedrückt und Flüssigkeit herausgesaugt. Der frei gewordene Bolus dringt durch eine Rückwärtsbewegung der Zunge in die Verbindung von Mund und Pharynx ein und füllt den Oropharynx. Unterkiefer und Zunge verlagern sich nach inferior, so daß die Brustwarze nicht mehr gedrückt wird. Gleichzeitig nähern sich weicher Gaumen und Hinterzunge einander an, wodurch eine Separierung des oralen und pharyngealen Raumes entsteht.

Die pharyngeale Phase beginnt mit der Velumelevation und der Anteriorbewegung der Pharynxrückwand, wodurch der Bolus durch den Hypopharynx in den Ösophagus transportiert wird (Bosma, 1985). Wie beim Erwachsenen wird das CP-Segment durch die Hyoid- und Larynxbewegung nach superior-anterior geöffnet, wobei das Bewegungsausmaß beim Kind kleiner ist, da Hyoid und Larynx in Ruhe höher liegen. Die Anteriorbewegung der Pharynxrückwand ist beim Kind wesentlich größer als beim Erwachsenen (Logemann, 1983).

Das prominente Bewegungsmuster der Zunge bis zum vierten Monat ist eine Vor- und Zurückbewegung, wobei die Rückwärtsbewegung ausgeprägter ist (Bosma, 1992). Ab dem vierten bis sechsten Monat ist der Säugling fähig, den Zungenkörper zu heben und zu senken, wodurch die vertikalen Kieferbewegungen kleiner werden und breiiges Material mit dem Löffel gefüttert werden kann. Anfangs saugt der Säugling das Material mit geschlossenen Lippen vom Löffel, ähnlich wie er den Nippel umschließt.

Ungefähr vom siebten Monat an beginnt das Kind zu beißen, und es zeigen sich langsam seitliche Zungenbewegungen. Das Kauen entwickelt sich etwa zwischen dem zehnten und zwölften Monat und ist im Alter von drei bis sechs Jahren vollständig entwickelt.

2.7   Schlucken im Alter

Die altersbedingten Veränderungen der sensorischen, motorischen und zentralen Funktionen des Schluckens werden mehr und mehr wissenschaftlich untersucht. Bis heute ist jedoch noch nicht eindeutig geklärt, welche Veränderungen der Norm entsprechen und welche durch Erkrankungen bedingt sind, weil bei älteren Erwachsenen (>70 Jahre) die Häufigkeit der Erkrankungen steigt. Trupe et al. (1984) stellten Schluckprobleme bei der Hälfte der Bewohner von Altersheimen fest.

Untersuchungen zeigen, daß die Schluckfunktion in der oralen und pharyngealen Phase sowie auch die Koordination des Schluckens bei älteren Menschen gegenüber jüngeren diskret verändert sein kann (Nilsson et al., 1996; Robbins, 1996; Tracy et al., 1989).

Der Bolus wird bei älteren Erwachsenen weiter hinten im Mund (hinteres Zungendrittel) plaziert. Dadurch verkürzt sich die orale Transit-time des Boluskopfes, der meist deutlich vor der Reflexauslösung die Valleculae erreicht (Tracy et al.,1989). Das bedeutet, Leaking (vorzeitiger Bolusaustritt aus der Mundhöhle in den Bereich der Valleculae) kann hier der Norm entsprechen. Die Transit-time für den gesamten Bolus verkürzt sich nicht, sie kann sogar eher verlängert sein (Robbins,1996). 74 % der älteren Bevölkerung zeigen Mehrfachschlucke für einen einzelnen eingeführten Bissen (Nilsson et al.,1996), was eventuell eher ein verändertes Schluckmuster im Alter reflektiert, als Veränderungen der Morphodynamik.

Ein wesentlicher Unterschied in der Physiologie des Schluckens bei älteren Menschen scheint in der verspäteten Reflexauslösung zu liegen. Der Beginn der laryngealen und pharyngealen Aktionen in Bezug auf den oralen Bolustransport ist im Vergleich zu Jüngeren signifikant später (Robbins, 1996). Die CP-Relaxation ist meist unvollständig, das heißt, der Druck im CP erreicht häufig nicht die Höhe des atmosphärischen Druckes, die bei Jüngeren normal ist (Dejaeger et al., 1994). Die CP-Öffnung kann inkomplett und verkürzt sein. Die Druckverhältnisse im Pharynx während der Bolusaustreibung unterscheiden sich in den beiden Gruppen nicht.

Eine begrenzte Ansammlung von Retentionen nach dem Schlucken in Valleculae und /oder Recessus piriformes ist nach einer Untersuchung von Dejaeger et al. (1997) für die ältere Bevölke-

rung normal, außer es kommt zur postdeglutitiven Aspiration des Materials. Die Retentionen in den Valleculae können durch eine reduzierte Schubkraft der Zunge bedingt sein. Die Ansammlungen in den Recessus piriformes sind durch die inkomplette und verkürzte CP-Öffnung erklärbar.

Normalerweise wird nach dem Schlucken exspiriert. Bei 30 % der älteren Population kommt es zur Inspiration. Ältere zeigen auch Respiration während schnellem wiederholtem Schlucken, was die Ursache für häufigeres Husten während oder sofort nach dem Schlucken sein kann.

Es sind Langzeituntersuchungen notwendig, um die oben beschriebenen Veränderungen zu bestätigen und tiefere Einblicke in die Schluckfunktion im Alter zu bekommen.

Literatur

Arvedson, J., Rogers, B. (1997), Swallowing and feeding in the pediatric patient. In: Perlman, A., Schulze-Delrieu K. (eds), Deglutition and its disorders. Singular Publishing Group, San Diego, CA.

Bosma, J.F. (1973), Physiology of the mouth, pharynx and esophagus. Otolaryngology, Philadelphia W.B. Saunders: 356 – 370.

Bosma, J.F. (1985), Postnatal ontogeny of performances of the pharynx, larynx and mouth. Am. Rev. Respir. 131, Suppl.: 10 – 15.

Bosma, J.F. (1992), Pharyngeal swallow, basic mechanisms in development and impairments. Advances in Otolaryngology-Head and Neck Surgery 6: 225 – 275.

Cerenko, D., McConnel F.M.S., Jackson, R.T. (1989), Quantitative assessment of pharyngeal bolus driving forces. Otolaryngology-Head and Neck Surgery 100: 57 – 63.

Cook, I. (1993), Cricopharyngeal function and dysfunction. Dysphagia 8: 244 – 251.

Cook, J., Dodds, W., Roberto, E., Dantas, R., Mork, K., Kern, M., Massey, B., Shaker, R., Hogan, W. (1989), Timing of videofluoroscopic, manometric events, and bolus transit during the oral and pharyngeal phases of swallowing. Dysphagia 4: 8 – 15.

Cunningham, E., Sawchenko, P. (1990), Central neural control of esophageal motility: a review. Dysphagia 5: 35 – 51.

Dejaeger, E., Pelemans, W., Bibau, G., Ponette, E. (1994), Manofluorographic analysis of swallowing in the elderly. Dysphagia 9: 156 – 161.

Dejaeger, E., Pelemans, W., Ponette, E., Joosten, E. (1997), Mechanisms involved in postdeglutition retention in the elderly. Dysphagia 12: 63 – 67.

Dellow, P. (1976), The general physiological background of chewing and swallowing. In: Sessle, B., Haman, A. (eds), Mastication and Swallowing. University of Toronto Press, Toronto.

Dodds, W. (1989), The physiology of swallowing. Dysphagia 3: 171 – 178.

Dodds, W., Logemann, J.A., Stewart, E. (1990), Physiology and radiology of the normal oral and pharyngeal phases of swallowing. AJR 154: 953 – 963.

Donner, M., Bosma, J.F., Robertson, D. (1985), Anatomy and physiology of the pharynx. Gastrointestinal Radiology 10: 196 – 212.

Dziadziola, J., Hamlet, S., Michou, G., Jones, L. (1992), Multiple swallows and piecemeal deglutition; observations from normal adults and patients with head and neck cancer. Dysphagia 7: 8 – 11.

Eishima, K. (1991), The analysis of sucking behavior in newborn infants. Early Human Devel 27: 163 – 173.

Ekberg, . O., Olsson, R., Sundgren- Borgström, P. (1988), Relation of bolus size and pharyngeal swallow. Dysphagia 3: 69 – 72.

Garliner, D. (1979), Swallow right or else. Warren Green, St. Louis.

Hamlet, S., Muz, J., Patterson, R., Jones, L. (1989), Pharyngeal transit time: assessment with videofluoroscopic and scintigraphic techniques. Dysphagia 4: 4 – 7.

Hannig, Ch., Wuttge-Hannig, A. (1987), Stellenwert der Hochfrequenzröntgenkinematographie in der Diagnostik des Pharynx and Ösophagus. Röntgenpraxis 40: 358 – 377.

Jacob, P., Kahrilas, P., Logemann, J.A., Shah, V., Ha, T. (1989), Upper esophageal sphincter opening and modulation during swallowing. Gastroenterology 97: 1468 – 1478.

Kahrilas, P. (1993), Pharyngeal structure and function. Dysphagia 8: 303 – 307.

Kahrilas, P., Lin, S., Logemann, J.A., Ergun, A., Facchini, F. (1993), Deglutitive tongue action: volume accommodation and propulsion. Gastroenterology 104: 152 – 161.

Kennedy, J., Kent, R. (1988), Physiological substrates of normal deglutition. Dysphagia 3: 24 – 37.

Lang, I., Shaker, R. (1994), An update on the physiology of the components of the upper esophageal sphincter. Dysphagia 9: 229 – 232.

Logemann, J.A. (1983), Evaluation and treatment of swallowing disorders. College-Hill Press, San Diego, CA..

Logemann, J.A. (1988), Swallowing physiology and pathophysiology. Otolaryngologic Clinics of North America 21,4: 613 – 623.

McConnel, F.M.S., Cerenko, D., Mendelsohn, M.S. (1989), Analyse des Schluckaktes mit Hilfe der Manofluorographie. Extracta Otorhinolaryngologica Band 11, Heft 4: 165 – 171.

Magendie, F. (1836), Precis elementaire de physiologie. Paris.

Martin, B.J.W., Nitschke, T., Schleicher, M., Chachere, K., Dodds, W.J. (1994), The frequency of respiration and deglutition: Influence of posture and oral stimuli. Dysphagia 9: 78.

Mendelsohn, M. (1993), New concepts in dysphagia management. J. Otolaryng. 22, Suppl. 1:1 – 24.

Miller, J., Watkins, K. (1996), The influence of bolus volume and viscosity on anterior lingual force during the oral stage of swallowing. Dysphagia 11: 117 – 124.

Nilsson, H., Ekberg, O., Olsson, R., Hindleft, B. (1996), Quantitative aspects of swallowing in an elderly nondysphagic population. Dysphagia 11: 180 – 184.

Palmer, J., Rudin, N., Lara, G., Crompton, A. (1992), Coordination of mastication and swallowing. Dysphagia 7: 187 – 200.

Perlman, A., Christensen, J. (1997), Topography and functional anatomy of the swallowing structures. In: Perlman, A., Schulze-Delrieu, K. (eds), Deglutition and its disorders. Singular Publishing Group, San Diego, CA.

Robbins, J. (1996), Normal swallowing and aging. Seminars in Neurology 16: 309 – 317.

Shawker, T., Sonies, B., Stone, M., Baum, B. (1983), Real time ultrasound visualization of tongue movement during swallowing. J. Clin. Ultrasound 11: 485 – 490.

Stone, M., Shawker, T. (1986), An ultrasound examination of tongue movement during swallowing. Dysphagia 1: 78 – 83.

Thexton, A.J. (1992), Mastication and swallowing: an overview. Brit. Dental J. 173: 197 – 206.

Tracy, J.F., Logemann, J.A., Kahrilas, P.J., Jacob, P., Kobara, M., Krugler, C. (1989), Preliminary observations on the effects of age on oropharyngeal deglutition. Dysphagia 4: 90 – 94.

Trupe, E.H., Siebens, H., Siebens, A.A.(1984), Prevalence of feeding and swallowing disorders in a nursing home. Arch. Phys. Med. Rehabil. 65: 651 – 652.

Wuttge-Hannig, A., Hannig, Ch. (1991), Die Physiologie des Schluckaktes. Therap. Umschau Band 48, Heft 3: 144 – 149.

3 Sensomotorische Steuerung des Schluckvorganges

Mario Prosiegel

Einleitung

Neurogene Dysphagien können durch krankhafte Prozesse auf folgenden Ebenen entstehen (s. auch Kap. 4):
- Kortex bzw. Marklager des Großhirns.
- Schluckzentren und Hirnnervenkerne des Hirnstammes.
- Hirnnerven.
- Neuromuskuläre Übergangsregion.
- Muskulatur.

In diesem Kapitel wird schwerpunktmäßig auf Areale des Zentralnervensystems (ZNS) – also des Großhirns und seiner Marklagerstrukturen, des Hirnstamms und des Rückenmarks – eingegangen, bei deren Läsion es zu neurogenen Dysphagien kommen kann. Ob und in welchem Ausprägungsgrad bei Läsionen von ZNS-Strukturen Schluckstörungen auftreten, hängt ganz wesentlich davon ab, **wo** die jeweiligen Läsionen lokalisiert sind.

In den folgenden drei Abschnitten werden wichtige Zentren und Faserverbindungen in Großhirn und Hirnstamm beschrieben, bei deren Schädigung Störungen der oralen, pharyngealen oder ösophagealen Schluckphase resultieren. Danach erfolgt eine kurze Beschreibung wichtiger Feedback-Schleifen, die eine Modulation des Schluckaktes ermöglichen. Denn beim Schlucken laufen die notwendigen motorischen Programme keineswegs formstarr ab, sondern unterliegen auf vielfältige Weise einer Beeinflussung durch sensible bzw. sensorische Rückmeldungen. Im letzten Abschnitt schließlich werden am Beispiel des Schlaganfalles, der häufigsten Ursache von Schluckstörungen, einige neuroanatomische Detailprobleme etwas näher erörtert.

3.1   Schluckphasen

Die Einteilung des Schluckaktes in mehrere Phasen ist in gewisser Weise willkürlich, da Schlukken ein einheitlicher physiologischer Vorgang ist. Auch sind die verschiedenen Schluckzentren meist nicht nur für eine, sondern für mehrere Phasen des Schluckaktes gleichzeitig zuständig. Dennoch wird aus didaktischen Gründen diese Phaseneinteilung, zumal sie auch in den anderen Kapiteln dieses Buches Verwendung findet, beibehalten. Allerdings werden die orale Vorbereitungsphase und die orale Transportphase hier als **eine** (orale) Phase behandelt.

Da etwa 50 Muskelpaare beim Schlucken in zeitlich-räumlicher Hinsicht koordiniert zusammenarbeiten müssen, verwundert es nicht, daß bezüglich der zentralen Kontrolle dieses komplexen motorischen Aktes unser neuroanatomisches/neuropathologisches bzw. neurophysiologisches/neuropathophysiologisches Wissen noch sehr lückenhaft ist. Zudem basiert ein Großteil unseres Wissens auf Erkenntnissen aus Tierexperimenten, die nicht immer auf den Menschen übertragbar sind. Ausführliche Übersichten über die zentrale Steuerung der einzelnen Schluckphasen finden sich u. a. bei Cunningham et al. (1990), Dodds (1989) und Miller (1986, 1987, 1993).

3.1.1   Orale Phase

Die orale Phase ist die einzige Schluckphase, die willentlich beeinflußbar ist. Allerdings unterliegt sie auch reflektorischen Prozessen, da über eine Stimulation rezeptiver oropharyngealer Schleimhautareale die Schlucktriggerung beeinflußt wird. Innerhalb dieser Schluckphase müssen zahlreiche Muskeln zentral angesteuert werden, unter anderem die hier folgenden:
- Muskeln, die flüssige, breiige oder feste Nahrung/Flüssigkeit „greifen" bzw. ansaugen und dabei die Mundhöhle abdichten.
- Muskeln, die eine Kieferöffnung bzw. einen Kieferschluß und Kaubewegungen bewirken.
- Muskeln, die den Bolus formen und weitertransportieren.

Es darf dabei nicht übersehen werden, daß in der oralen Phase neben diesen muskulären Vorgängen noch viele andere Prozesse zentral gesteuert werden müssen. Als Beispiel sei die Speichelsekretion genannt, die für die Formation des Bolus, aber auch für seine Konsistenzbildung und seinen Weitertransport von Bedeutung ist. Die Hauptrolle in der zentralen Regulation der oralen Phase kommt kortikalen und subkortikalen Großhirnarealen zu.

Unser Wissen darüber basiert überwiegend auf Untersuchungen an Primaten und Subprimaten. Bei diesen Tieren wurden kortikale Läsionen gesetzt, kortikale Stimulationen oder Ableitungen mit Tiefenelektroden durchgeführt sowie Tracermethoden verwendet. Im letzteren Falle handelt es sich um Färbemethoden, bei denen der injizierte Farbstoff über einen anterograden oder retrograden axonalen Transport zu seinem Ziel- bzw. Ursprungsort transportiert wird. Auf der Basis derartiger Studienergebnisse konnte gezeigt werden, daß Nahrungsaufnahme/Trinken, Kauen und die Triggerung des Schluckens u. a. durch Reizung folgender Areale ausgelöst werden können:

- Das **frontoparietale Operculum**, also der unterste Abschnitt des Gyrus praecentralis (primär motorische Rinde) und des Gyrus postcentralis (primär sensible Rinde).
- Die vordere Insel.
- Der **Tractus corticobulbaris**, dessen Fasern vom Gyrus praecentralis über die innere Kapsel zum Hirnstamm ziehen und dort – überwiegend gekreuzt, in geringerem Maße aber auch ungekreuzt – zu den Hirnnervenkernen projizieren.
- Der **prämotorische Cortex**, der sich vor dem Gyrus praecentralis befindet.
- Der **Mandelkern** (Amygdala, Corpus amygdaloideum), ein aus mehreren Unterkernen bestehender Nervenzellkomplex im vorderen Anteil des unteren Schläfenlappens, unmittelbar vor dem Unterhorn des Seitenventrikels gelegen.

Unter den Hirnarealen, bei deren Reizung ein Schluckreflex ausgelöst werden kann, sind noch zu nennen:

- Bestimmte Kerngebiete des dem Zwischenhirn zugehörigen **Hypothalamus**, der für zahlreiche basale Regulationsvorgänge des Organismus wie Körpertemperatur, Stoffwechselvorgänge, hormonelle Abläufe, Trieb- und Instinktverhalten etc. verantwortlich ist.
- Die Area tegmentalis ventralis (ventrale Haubenregion) des Mittelhirns.

Die Bedeutung der genannten Hirnabschnitte für das normale bzw. gestörte Schlucken ist alles andere als hinreichend geklärt. Einige Beispiele sollen dies verdeutlichen:

- Der menschliche Fetus kann schlucken, obgleich die absteigenden Bahnen vom Großhirn zum Hirnstamm noch nicht ausgereift sind.
- Apallische (wach-bewußtlose) Patienten, bei denen durch eine ZNS-Schädigung der Hirn-

stamm vom Großhirn gewissermaßen „abgekoppelt" wurde, können zwar nicht willentlich Nahrung zu sich nehmen, wird die Nahrung jedoch in die Mundhöhle gebracht, ist Schlucken prinzipiell möglich (allerdings in der Regel insuffizient, d. h. mit hoher Aspirationsgefahr).

- Studien an Tieren haben gezeigt, daß nach Entfernung der Hirnabschnitte oberhalb des Hirnstammniveaus der Schluckakt weitgehend normal abläuft.
- Andererseits kommt es bei bilateralen Läsionen des Großhirns, z. B. der kortikobulbären Bahnen, beim Menschen zu erheblichen Störungen der Nahrungsaufnahme, des Kauens sowie der oralen und der pharyngealen Schluckphase.
- Schließlich ist belegt, daß auch einseitige Großhirnläsionen zu Schluckstörungen führen können.

Der Widerspruch scheint also darin zu bestehen, daß einerseits „auf Hirnstammebene" reflektorisches Schlucken möglich ist, andererseits aber Schluckstörungen z. B. bei Läsionen des Großhirns auftreten können. Man kann hierzu aufgrund einiger Untersuchungsbefunde folgende Hypothesen aufstellen:

- Im Normalfall scheinen die „höheren Hirnabschnitte" das Schlucken in **dreifacher** Weise zu beeinflussen: **1.** Sie ermöglichen die willentliche Initiierung von Nahrungsaufnahme, Kauen, Schlucken etc. (dies kann ein bewußtloser Patient definitionsgemäß nicht). **2.** Sie senken die Schwelle für reflektorisch ausgelöstes Schlucken (s. Abschnitt 3.2). **3.** Sie sind beteiligt an motorischen Lernvorgängen (u. a. Integration von Schluckvorgängen mit anderen motorischen Abläufen wie z. B. bestimmten orofazialen Bewegungen).
- Im schwer-pathologischen Zustand (Beispiel: apallischer Patient) kann „auf Hirnstammebene" geschluckt werden, da falsche und somit störende Großhirneinflüsse völlig wegfallen.
- In bestimmten Fällen (beidseitige oder einseitige Großhirnläsionen) gelangen „falsche Informationen" von den „höheren Zentren" zum Hirnstamm; dadurch gerät das dort ablaufende reflektorische Programm in Unordnung, so daß Schluckstörungen resultieren.

Aus meiner Sicht könnte dies bedeuten, daß ein fehlender Einfluß „höherer Zentren/Bahnen" auf den Hirnstamm bezüglich des Schluckens günstiger zu sein scheint als ein Einwirken falscher, und damit offensichtlich störender, Informationen von höheren Zentren auf die Schluckzentren im unteren Hirnstamm.

Die wichtigste vom frontoparietalen Operkulum entspringende deszendierende Bahn ist der bereits erwähnte Tractus corticobulbaris. Er projiziert **überwiegend gekreuzt**, aber auch ungekreuzt, auf die für die orale Phase relevanten motorischen Hirnnervenkerne, und zwar sowohl direkt als auch indirekt (über Interneuronen). In der Brücke (Pons) befinden sich:
- Der **Kern des V. Hirnnerven** (N. trigeminus).
- Der **Kern des VII. Hirnnerven** (N. facialis).

In der Medulla oblongata (verlängertes Rückenmark) liegen:
- Der **Kern des XII. Hirnnerven** (N. hypoglossus), der die Zungenmuskulatur versorgt.
- Der **Nucleus tractus solitarii (NTS)**, das sensible Kerngebiet des V., VII., IX. und X. Hirnnerven (Nn. trigeminus, facialis, glossopharyngeus und vagus).

Stark vereinfacht können die für die orale Schluckphase verantwortlichen Abläufe damit folgendermaßen zusammengefaßt werden: Die kortikalen Schluckzentren steuern über den Tractus corticobulbaris überwiegend die kontralateralen, in geringerem Maße auch die ipsilateralen Kerne der Hirnnerven V, VII, und XII an; durch diese wiederum werden für die orale Schluckphase relevante Muskelgruppen stimuliert; dabei erfolgt eine ständige sensible/sensorische Rückmeldung über entsprechende Fasern des V., VII., IX. und X. Hirnnerven zum NTS; dieser gibt die Meldungen sowohl an die Hirnnervenkerne als auch an sensible Areale des Großhirns weiter, die nun ihrerseits aktiv werden und „Nachkorrekturen" vornehmen. Es handelt sich also um einen sensomotorischen Regelkreis, wobei eine ständige Modulation durch „höhere" Hirnregionen erfolgt.

3.1.2 Pharyngeale Phase

Sobald durch die Schubkraft der Zunge der Bolus die Schlundenge (Isthmus faucium) passiert hat, beginnt die pharyngeale Phase, die nicht mehr dem Willen unterworfen ist, sondern einen reflektorischen Vorgang darstellt. Unter anatomischen Gesichtspunkten nimmt die pharyngeale und ösophageale Muskulatur (letztere, sofern

sie die zwei oberen Ösophagusdrittel betrifft) eine Sonderstellung ein, da es sich um die einzige quergestreifte Muskulatur des menschlichen Körpers handelt, die reflektorischen, jedoch nicht willentlich steuerbaren Prozessen unterliegt. Wieder muß das Zusammenspiel zahlreicher Muskeln zentral angesteuert werden. Unter anderem handelt es sich um folgende Muskelaktionen oder Vorgänge:
- Abdichtung des Nasopharynx.
- Schutz der Atemwege durch Verlagerung von Zungenbein und Kehlkopf nach vorne-oben, durch Anpressen des Kehldeckels an den Kehlkopfeingang, durch reflektorischen Atemstillstand, durch Kontraktion der intrinsischen Kehlkopfmuskeln mit der Folge einer Annäherung der Aryknorpel, durch Verschluß der Taschenfalten und der Stimmbänder, evtl. durch reflektorisches Husten.
- Verhinderung einer Regurgitation des Bolus oralwärts.
- Weitertransport des Bolus in den Ösophagus, wobei der obere Ösophagussphinkter (OÖS) sich zum richtigen Zeitpunkt ausreichend weit öffnen muß.

In jeder Hälfte der oberen Medulla oblongata befinden sich zwei (medulläre) Schluckzentren, die in der pharyngealen Phase eine dominierende Rolle spielen. Es handelt sich um ein **dorsomediales** – hinten und mittelliniennahe gelegenes – und um ein **ventrolaterales** – vorne und seitlich gelegenes – Schluckzentrum. Das dorsomediale Schluckzentrum überlappt sich anatomisch mit dem NTS, das ventrolaterale mit dem Nucleus ambiguus (s. Abb. 3.1). Bereits Ende der 60er Jahre wurden von Robert Doty, einem Pionier der Schluckforschung, im Hirnstamm gelegene sogenannte „Pattern Generators" (PGs) postuliert. Darunter verstand er eine Ansammlung von Zellen, die über multiple Verschaltungen von Interneuronen in der Lage sind, einen komplexen motorischen Vorgang zu koordinieren. Dies heißt, auf das Schlucken bezogen, daß PGs die Hirnnervenkerne in richtiger zeitlicher Reihenfolge ansteuern, wodurch ein koordiniertes räumlich-zeitliches Zusammenspiel der Schluckmuskulatur gewährleistet wird. Die dorsomedialen und ventrolateralen medullären PGs erfüllen diese Bedingungen. So geht aus neueren Studien folgendes hervor (Übersicht bei Miller, 1993):
- In den dorsomedialen PGs befinden sich sogenannte „Master" oder „Generator Neurons"

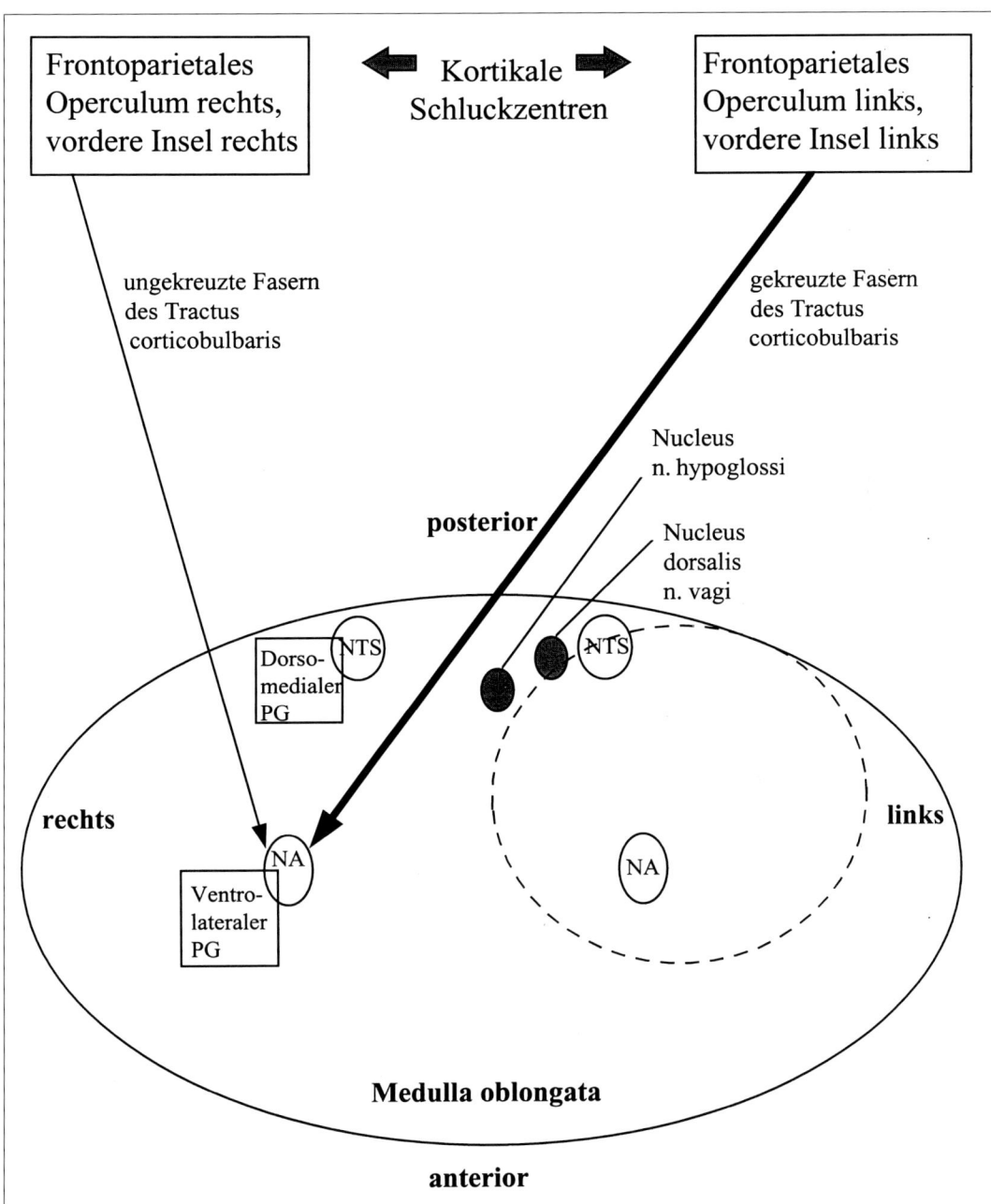

Frontoparietales
Operculum rechts,
vordere Insel rechts

◀ Kortikale ▶
Schluckzentren

Frontoparietales
Operculum links,
vordere Insel links

ungekreuzte Fasern
des Tractus
corticobulbaris

gekreuzte Fasern
des Tractus
corticobulbaris

Nucleus
n. hypoglossi

Nucleus
dorsalis
n. vagi

posterior

NTS

NTS

Dorso-
medialer
PG

rechts

links

NA

Ventro-
lateraler
PG

NA

Medulla oblongata

anterior

Abb. 3.1: Schematische Darstellung der kortikalen Schluckzentren, ihrer gekreuzten und ungekreuzten Faserverbindungen zum rechten Nucleus ambiguus sowie der oberen Medulla oblongata.
Rechte Hälfte der Medulla oblongata (von der Ansicht her links): NTS = Nucleus tractus solitarii; NA = Nucleus ambiguus; PG = Pattern Generator. Linke Hälfte der Medulla oblongata (von der Ansicht her rechts): der Kreis mit gestricheltem Umriß verdeutlicht die Begrenzung eines Infarktes der dorsolateralen Medulla oblongata mit dem klinischen Korrelat des Wallenberg-Syndroms.

3

Sensomotorische Steuerung

für die pharyngeale Phase, die das zeitliche Zusammenspiel der entsprechenden Schluckmuskeln koordinieren.

- Zwischen dem NTS und dem Nucleus dorsalis nervi vagi befindet sich ein Areal, welches für die zeitliche Koppelung der pharyngealen mit der ösophagealen Phase verantwortlich ist.
- In den ventrolateralen PGs besorgen sogenannte „Switching Neurons" die Verteilung der zeitlich koordinierten Impulse auf die jeweiligen motorischen Hirnnervenkerne.
- Außerdem scheinen sich in den ventralen PGs „Master/Generator Neurons" für die ösophageale Phase zu befinden.
- Wichtige sensible bzw. sensorische Rückmeldungen (vgl. auch 3.2) erfolgen hauptsächlich über Fasern des IX. und X. Hirnnerven zum NTS. Dieser ist wiederum über Nervenfasern mit den PGs verbunden. Auf diese Weise entsteht eine geschlossene Funktionsschleife.

Die PGs befinden sich innerhalb des sogenannten lateralen Nebenzentrums der Formatio reticularis. Es handelt sich bei der Formatio reticularis um Nervenzell- bzw. Faseransammlungen, die sich über den gesamten Hirnstamm (also Medulla oblongata, Pons und Mesencephalon = Mittelhirn) erstrecken; das laterale Nebenzentrum der Formatio reticularis weist besonders vielfältige Verbindungen mit bestimmten Abschnitten des limbischen Systems auf und wird deshalb heute von einigen Untersuchern sogar als Teil des limbischen Systems aufgefaßt (Nieuwenhuys et al., 1991).

Bei der Katze wurde noch ein pontines, d. h. in der Pons gelegenes, Schluckzentrum nachgewiesen, welches ebenfalls dem lateralen Nebenzentrum der Formatio reticularis zugehörig ist (Holstege et al., 1983). Ob über die medullären PGs hinaus beim Menschen ein derartiges pontines Schluckzentrum sowie andere, bei verschiedenen Tieren nachgewiesene, Schluckzentren des Hirnstamms von Bedeutung sind, ist umstritten. Besonders wichtig – und entsprechend eigener Erfahrung bei Patienten mit neurogenen Dysphagien sehr oft gestört – ist die suffiziente und zeitgerechte Öffnung des OÖS. Dieser C-förmige Muskel, der überwiegend dem Musculus cricopharyngeus (CP) entspricht und am Ringknorpel inseriert, weist „in Ruhe" einen Dauertonus auf. Bei Druckmessungen finden sich in diesem Bereich dementsprechend sehr hohe Druckwerte. Die tonische Innervation muß bei der Öffnung

kurzfristig aussetzen, d. h. es findet eine Relaxation (Muskelerschlaffung), aber noch keine Öffnung statt. Geöffnet wird der OÖS zum einen „passiv" durch die im Rahmen der pharyngealen Phase stattfindende Verlagerung von Zungenbein und Kehlkopf nach vorne oben (der OÖS wird dadurch „aufgedehnt"); daneben ist die von oben wirkende Bolusschubkraft für die Öffnung des OÖS von Bedeutung; schließlich scheint ein negativer Druck im Hypopharynx und OÖS-Bereich mitzuhelfen, den Bolus in den Ösophagus zu befördern. Die neural vermittelte Relaxation stellt somit zwar eine notwendige, aber nicht eine hinreichende Bedingung für die Boluspassage durch den OÖS dar.

Es sei an dieser Stelle darauf hingewiesen, daß heute anstelle des Begriffes OÖS zunehmend die Bezeichnung pharyngo-ösophageales Segment (PÖS) verwendet wird.

Der OÖS bzw. das PÖS bestehen neben dem Musculus cricopharyngeus aus unteren Anteilen des Musculus constrictor pharyngis inferior (CPI) sowie aus obersten Anteilen des Ösophagus (OÖ). Die Innervationsverhältnisse des OÖS bzw. des PÖS wurden bis vor kurzem kontrovers diskutiert und sind erst kürzlich mittels einer speziellen, an menschlichen Leichen durchgeführten, Färbetechnik endgültig aufgeklärt worden (Mu et al., 1996):

Der CPI wird vom Plexus pharyngeus des Nervus vagus, der CP und OÖ vom Nervus laryngeus inferior („Rekurrens") versorgt; zwischen Rekurrens und Plexus pharyngeus bestehen dabei ausgeprägte Anastomosen. Da der OÖS bzw. das PÖS vom Rekurrens innerviert werden, verwundert es nicht, daß Patienten nach ein- oder beidseitiger Rekurrensschädigung (etwa im Rahmen von Schilddrüsenoperationen) häufig über allerdings meist vorübergehende Dysphagien klagen.

Die reflektorischen Prozesse der pharyngealen Phase stehen – analog zu denen der oralen Phase – unter dem modulierenden Einfluß „höherer" Zentren. Entsprechend kommen Störungen der pharyngealen Phase durchaus auch bei Läsionen des Großhirns vor.

Ergänzung: Die extrinsischen Pharynxmuskeln werden von einem spinalen Ast des XI. Hirnnerven (Nervus accessorius) und den ersten drei Zervikalwurzeln (die mit dem XII. Hirnnerven die sogenannte Ansa cervicalis bilden) versorgt. Diese Tatsache ist wichtig für das Verständnis von Schluckstörungen bei Patienten mit Torticollis spasmodicus (s. Kap. 4). Wird bei diesen Patienten zur Therapie der Bewegungsstörung eine Rhizotomie (Wurzeldurchtrennung) der ersten drei ventralen Zervikalwurzeln sowie eine Durchtrennung von Ästen des XI. Hirnnerven zum Musculus sternocleidomastoideus durchgeführt, so können Dysphagien auftreten bzw. eventuell ohnehin vorhandene Schluckstörungen sich verstärken (Horner et al., 1992).

3.1.3 Ösophageale Phase

Der Ösophagus besteht aus einer inneren Ringmuskelschicht und einer äußeren Längsmuskelschicht. Die Muskulatur im oberen Ösophagus ist quergestreift, im unteren Abschnitt glatt, im Übergangsbereich findet sich glatte neben quergestreifter Muskulatur.

Im Rahmen der ösophagealen Phase wird der Bolus vom Ösophaguseingang zum Magen transportiert. Man unterscheidet eine primäre Ösophagusperistaltik – ausgelöst im Rahmen und infolge des pharyngealen Schluckaktes – von einer sekundären Ösophagusperistaltik, verursacht durch bolusbedingte (Dehnungs-)Reize des Ösophagus, die also nicht an den Schluckakt gekoppelt sind. Die Peristaltik des Ösophagus unterliegt einerseits einer zentralen Kontrolle, andererseits ist sie das Resultat von intrinsischen Mechanismen, d. h. von Vorgängen, die auf neuromuskulären Abläufen im Ösophagus selbst beruhen.

Zahlreiche Studienergebnisse deuten darauf hin, daß Zellen im rostralen (obersten) Abschnitt des Nucleus ambiguus nervi vagi in der Medulla oblongata eine dominierende Rolle bei der zentralen Kontrolle der Peristaltik der quergestreiften Ösophagusmuskulatur spielen. Vom rostralen Nucleus ambiguus ziehen auch Fasern zum Nucleus dorsalis nervi vagi (s. Abb. 3.1), dessen Funktion in Bezug auf die Ösophagusmotilität nach wie vor unklar ist. Es wird vermutet, daß er eine Rolle für die Peristaltik im Bereich der glatten Ösophagusmuskulatur und damit auch für Vorgänge im Bereich des unteren Ösophagussphinkters (UÖS; s. unten) spielt (Mittal et al., 1997).

Der Nerv, der die zentrale Kontrolle für die Peristaltik der quergestreiften Ösophagusmuskulatur vermittelt, ist der Nervus vagus. Auf die mögliche Bedeutung der Tatsache, daß es neurophysiologisch unterscheidbare („short" und „long latency") Vagusfasern gibt, wird hier nicht näher eingegangen. Man vermutet, daß bei der Kontrolle der (primären und sekundären) Peristaltik

des quergestreiften Ösophagus ein Unterkern des NTS – „solitarial subnucleus centralis (NTSc)" – dem Nucleus ambiguus vorgeschaltet ist, ihn also gewissermaßen kontrolliert. Der NTSc wiederum ist auf afferenten Input angewiesen, der im Falle der primären Peristaltik von cholinergen (d. h. Azetylcholin als Transmittersubstanz) Interneuronen der „intermediate zone of the parvicellular reticular formation (ZIRP)" erfolgt. Die ZIRP-Interneuronen dürften mit den „Master/Generator Neurons" der ösophagealen Phase identisch sein (s. Abschn. 3.1.2). Für die sekundäre Peristaltik spielen sensible Vagusfasern, die vom dem Auerbach-Plexus des Ösophagus (s. unten) zum NTSc projizieren, eine wichtige Rolle; diese Fasern sind zumindest teilweise cholinerg. Dehnung (durch den Bolus) stellt den stärksten Reiz für die Auslösung sekundärer Peristaltik dar. Diese Dehnungsreize werden über die folgenden sensiblen Vagusfasern zum NTSc weitergeleitet:

- Über den Nervus laryngeus superior vom OÖS und oberen Ösophagus.
- Über den Nervus laryngeus inferior (recurrens) vom unteren Ösophagus.
- Über thorakale Vagusäste vom untersten Ösophagus und vom UÖS.

Aufgrund von Ergebnissen an Tiermodellen kann angenommen werden, daß bei der Impulsübertragung zwischen NTSc und Nucleus ambiguus unter anderem Somatostatin (SS) und exzitatorische Aminosäuren (Glutamat und Aspartat) als Transmitter eine Rolle spielen.

Der Vagusnerv scheint im glattmuskulären Bereich der Speiseröhre nur eine modulatorische Wirkung zu entfalten, das heißt, daß die Peristaltik in diesem (unteren) Ösophagusbereich überwiegend durch intrinsische nervale bzw. muskuläre Mechanismen gesteuert wird. So befindet sich zwischen der Ring- und Längsmuskelschicht der Auerbach-Plexus; dieses Nervengeflecht wird vom Vagusnerv exzitatorisch – mit Azetylcholin als Transmitter – angesteuert. Daneben existieren noch inhibitorische nichtcholinerge nervale, u. a. über Stickoxid (NO) und vasointestinal inhibitory peptide (VIP) vermittelte Mechanismen. Dem Wechselspiel zwischen exzitatorischen und inhibitorischen Vorgängen kommt also große Bedeutung im Rahmen der Ösophagusperistaltik zu, da distal einer peristaltischen Kontraktion der entsprechende Ösophagusabschnitt jeweils relaxiert. Derartige Relaxationsphänomene – nur in umgekehrter Richtung – sind unter anderem auch von (patho-)physiologischer Bedeutung bei Reflux von Mageninhalt bzw. beim Rülpsen.

Die **Relaxation des UÖS** dürfte sich nach heutigem Kenntnisstand folgendermaßen abspielen: Ösophageale Peristaltik und Relaxation des UÖS werden nach Erregung pharyngealer Rezeptoren durch Schlucken induziert. Die afferenten Impulse aus dem Pharynx werden zum NTS weitergeleitet. Die Folge ist eine Aktivierung des Nucleus dorsalis vagi und des Nucleus ambiguus. Für die zentrale Steuerung der Relaxation des UÖS soll der Nucleus dorsalis nervi vagi hauptverantwortlich sein (Mittal et al., 1997). Ein kleiner Teil des Zwerchfelles – der sogenannte Zwerchfellpfeiler – bildet mit dem UÖS eine funktionelle Einheit und stellt mit ihm zusammen letztendlich die ösophagogastrische Übergangsregion dar. Das Zwerchfell wird durch den Nervus phrenicus innerviert.

Die Tatsache, daß zwei Strukturen – der UÖS und der Zwerchfellpfeiler – an der Bildung der ösophagogastrischen Übergangsregion beteiligt sind, stellt einen doppelten Schutz vor Reflux (vom Magen in die Speiseröhre) dar. Reflux droht zum einen bei Magenperistaltik, die auf reflektorischem Weg zu einer Aktivitätszunahme des UÖS führt. Reflux droht aber auch bei Inspiration, da sich hierbei der ösophageale Druck vermindert und der abdominale Druck (einschl. Mageninhalt) erhöht. Ein im Hirnstamm gelegenes inspiratorisches Zentrum steuert die Motoneurone des Nervus phrenicus im oberen Rückenmark an und führt zu einer entsprechenden Kontraktion des Zwerchfells und damit zu einer Druckzunahme der ösophagogastrischen Übergangsregion bei Inspiration (Mittal et al., 1997).

Zu **Reflux** bzw. zur **Refluxkrankheit** kommt es nach heutigem Kenntnisstand in der Mehrzahl der Fälle nicht wie früher angenommen nur durch einen zu geringen Druck im Bereich des UÖS, sondern ganz wesentlich auch durch eine transiente Relaxation des ösophagogastrischen Segmentes, deren Dauer immerhin 10 bis 60 Sekunden betragen kann.

Bei der **Achalasie** – „Nichterschlaffen" des UÖS und fehlende Peristaltik des Ösophagus – findet sich eine Druckerhöhung im Bereich des UÖS. Ursache ist eine Degeneration von Zellen des Auerbach-Plexus im Bereich des UÖS, begleitet von einem Mangel an NO. Durch Wegfall der inhibitorischen Wirkung des NO auf die Muskulatur des UÖS läßt sich die Druckerhöhung in diesem Bereich erklären. Die Pathogenese dieser

beiden „internistischen" Erkrankungen ist also eigentlich neurologischer Natur.

Es sei in diesem Zusammenhang erwähnt, daß bei der Parkinson-Krankheit eine Achalasie auftreten kann. Lewy bodies, Zelleinschlußkörperchen, die sich bei Patienten mit Parkinson-Krankheit in bestimmten Hirnabschnitten finden, treten dabei auch in Zellen des Auerbach-Plexus auf. Die dadurch bedingte Schädigung dieser Zellen wird als Erklärung für die Achalasie bei Parkinsonpatienten herangezogen (Goyal et al., 1996).

Über den Vagusnerv werden wahrscheinlich auch einige klinische Reflexphänomene vermittelt, die beim Schlucken bzw. beim Reflux von Speisebrei auftreten können, wie Tachykardien und Bradykardien (evtl. verbunden mit Synkopen), zerebrale Anfälle, Apnoe (Atemstillstand) und die Auslösung von Asthma-Anfällen.

Auf die Frage, inwieweit das sympathische Nervensystem und spinale (das Rückenmark betreffende) Areale die ösophageale Phase exzitatorisch und inhibitorisch beeinflussen, wird hier, da bislang widersprüchliche Untersuchungsergebnisse vorliegen, nicht näher eingegangen. Es sei darum abschließend festgestellt, daß zahlreiche Transmitter involviert zu sein scheinen, u. a. Neuropeptid Y (NPY), Calcitonin gene-related peptid (CGRP), Substanz P (SP), Enkephalin (ENK), Somatostatin (SS) und viele mehr. Übersichten über die zentrale Steuerung der ösophagealen Phase und dabei möglicherweise involvierte Transmitter finden sich bei Bieger (1993), Cunningham et al. (1990) sowie Goyal et al. (1996).

3.2 Zentrale und periphere Modulation des Schluckens

Es ist bei der Erörterung der zentralen Kontrolle der einzelnen Schluckphasen bereits mehrfach auf sensible/sensorische Feedback-Schleifen hingewiesen worden. Von besonderem Interesse sind dabei zentrale und periphere Mechanismen, die die Schwelle der Schlucktriggerung senken können. Was zentrale Modulationsmöglichkeiten betrifft, so seien nochmals drei in Abschnitt 3.1.1 erwähnte Hirnregionen hervorgehoben, die bei der Schwellensenkung eng zusammenzuspielen scheinen: der Hypothalamus, das Corpus amygdaloideum und die ventrale Haubenregion des Mittelhirns. Alle drei Areale sind Bestandteile des sogenannten limbischen Systems, welches eine Vermittlerfunktion einnimmt zwischen Reizen einerseits und unseren jeweiligen Reaktionen darauf andererseits. So läuft uns beispielsweise – vermittelt durch dieses System – beim Anblick eines köstlichen Mahles im wahrsten Sinne des Wortes das Wasser im Munde zusammen. Auch die Schwelle der Schlucktriggerung wird hierbei gesenkt, dies natürlich umso stärker, je größer unser momentanes inneres Bedürfnis (z. B. Hunger) ist.

Der Transmitter, der in den genannten drei Hirnarealen bezüglich des Schluckens eine dominierende Rolle zu spielen scheint, ist Dopamin. So konnte am Tier gezeigt werden, daß dopaminerge (die Dopaminkonzentration erhöhende bzw. wie Dopamin wirkende) Medikamente die Schwelle der Schluckreflextriggerung senken können (Bieger et al., 1978). Dies stellt einen interessanten Befund im Hinblick auf mögliche medikamentöse Therapiestrategien bei schluckgestörten Patienten dar.

Eine Vielzahl anderer Transmitter scheint an der Schluckreflextriggerung beteiligt zu sein. Zahlreiche Arbeitsgruppen beschäftigen sich derzeit in Tierexperimenten mit diesem Problem. Eine häufig verwendete Methode besteht darin, den Nervus laryngeus superior zu reizen und zwischen seinen Nervenzellendigungen und dem NTS eine Mikroinjektion von Transmittern vorzunehmen. Es kann auf diese Weise festgestellt werden, welche Transmitter die elektrisch ausgelöste Erregung im Bereich des NTS verstärken oder inhibieren. So konnte man nachweisen, daß dem Glutamat eine starke exzitatorische Wirkung zukommt. Außerdem konnte festgestellt werden, daß die Schwelle der Reflexauslösung durch kombinierte Reizung mehrerer zentralnervöser Strukturen besonders stark gesenkt wird, im Tierexperiment etwa durch gleichzeitige Stimulation des Großhirnkortex und des Nervus laryngeus superior (Miller, 1993).

Bestimmte oro-pharyngo-laryngeale Schleimhautareale sprechen dabei auf verschiedene sensible/sensorische Reize unterschiedlich an: Wasser ist ein besonders effektiver Stimulus im Larynx, gustatorische Reize wirken besonders im Pharynx, Berührung und Druck hingegen im oropharyngealen Bereich. Pommerenke konnte bereits 1928 zeigen, daß taktile Reize bei Gesunden besonders in der Gegend der vorderen Gaumenbögen bezüglich der Schluckreflextriggerung wirksam sind (Pommerenke, 1928). Der Einfluß von thermischen Reizen ist gesichert, nämlich dahingehend, daß oropharyngeal applizierte Kältereize bei Gesunden und bei Schlaganfallpatienten mit neurogener Dysphagie die Schluckreflextriggerung beschleunigen bzw. die Bolustransitzeit verkürzen können (Kaatzke-McDonald et al., 1996; Rosenbek et al., 1996).

Es sei auch betont, daß sensiblen Rückmeldungen bezüglich der Stellung des Unterkiefers (Gelenkrezeptoren, Dehnungs-/Spannungsrezeptoren mandibulärer Muskeln und Sehnen) eine wichtige Bedeutung bei der während des Schluckaktes notwendigen Unterkieferstabilität zukommt. Beispielsweise ist Schlucken bei herunterhängendem, also nicht gut fixiertem, Unterkiefer nur schwer möglich.

Die Anästhesie kleiner Bezirke der Mundhöhle, des Pharynx und des Larynx beeinflußt das Schlucken nicht wesentlich; werden diese Bereiche jedoch großflächig anästhesiert, so wird die Schluckreflextriggerung stark gehemmt. Die zentrale Empfänger- und gleichzeitig Verteilerstation der eintretenden sensiblen Meldungen ist der mehrfach genannte NTS. Die peripheren Nerven, die die sensiblen Informationen weiterleiten, sind der zweite Trigeminusast (Ramus maxillaris), der IX. Hirnnerv und die Rami superior und inferior (Rekurrens) des X. Hirnnerven.

3.3 Schluckstörungen nach Schlaganfall

Der Schlaganfall eignet sich aus mehreren Gründen besonders gut zur Erörterung einiger neuroanatomischer Detailprobleme zentral bedingter Schluckstörungen. Er ist die häufigste Dysphagie-Ursache überhaupt (Groher et al., 1986). Dementsprechend liegen zahlreiche Untersuchungen zum Thema Dysphagie bei Schlaganfall vor. Zum anderen ermöglicht der Schlaganfall aufgrund der vielfältigen möglichen Lokalisationsorte der Läsionen ein besseres Verständnis zentral bedingter Dysphagien: Die Läsionen können das Großhirn und/oder den Hirnstamm betreffen, sie können unilateral oder bilateral vorkommen (im letzteren Falle auch an homologen Stellen), sie können die sprachdominante oder die nicht sprachdominante Großhirnhemisphäre betreffen etc. Schließlich sind die Läsionen beim Hirninfarkt zumindest nach der Akutphase besonders geeignet, um neuroanatomischen Aufschluß über schluckrelevante Hirnareale zu erhalten, da Sekundärphänomene, wie z. B. Hirndruck bei Hirntumoren oder diffuse Marklagerschädigungen etwa nach Schädelhirntraumen weitgehend wegfallen. Schließlich sind Hirninfarkte sowohl mit der cranialen Computertomographie (CCT) als auch – mit noch größerer Sensitivität – mittels der Kernspintomographie lokalisatorisch sehr gut zuzuordnen.

Aufgrund der in den vorangegangenen Abschnitten erörterten neuroanatomischen Fakten verwundert es nicht, daß besonders Hirnstamminfarkte zu schweren Schluckstörungen – oft mit Aspirationen einhergehend – führen. Läsionen im Hirnstamm können je nach Lokalisation die PGs und/oder die motorischen/sensiblen Kerngebiete bzw. die proximalen Fasern der Hirnnerven selbst betreffen. Horner et al. (1991) fanden eine Aspirationshäufigkeit von etwa 65 % aller Patienten mit Dysphagien nach Schlaganfall im Hirnstammbereich. Aufgrund eigener Erfahrung bei Patienten mit Schlaganfällen des Hirnstammes stellen dabei eine unzureichende Öffnung oder ein vorzeitiger Schluß des OÖS ein besonders häufiges Symptom dar.

Klassisches Beispiel einer einseitigen, relativ kleinen ischämischen Läsion im Hirnstammbereich ist der Hirnstamminfarkt mit konsekutivem Wallenberg-Syndrom. Es handelt sich dabei – infolge einer Ischämie im Versorgungsgebiet der Arteria cerebelli inferior posterior (PICA), einem Ast der Arteria vertebralis – um einen Infarkt in der dorsolateralen Medulla oblongata. Das klinische Bild ist unter anderem gekennzeichnet durch ein ipsilaterales zentrales Horner-Syndrom, eine ipsilaterale Parese des IX. und X. Hirnnerven, eine ipsilaterale Hemiataxie, eine kontralaterale dissoziierte Empfindungsstörung (für Schmerz und Temperaturreize), eine ipsilaterale Lateropulsionstendenz mit Fallneigung (einhergehend mit einer Verschiebung der sogenannten subjektiven visuellen Vertikale) und einer mehr oder weniger ausgeprägten Dysphagie. Letztere läßt sich nicht nur auf die Parese des IX. und X. Hirnnerven zurückführen, sondern auch auf direktes Betroffensein der medullären PGs. Wir konnten nachweisen, daß bei Betroffensein beider PGs schwere Dysphagien, bei partieller Affektion beider PGs mittelschwere Dysphagien und bei Betroffensein nur eines PG leichte und transiente Dysphagien resultieren (Prosiegel et al., 1996, 1997).

Auch beim Wallenberg-Syndrom liegt aufgrund eigener Erfahrungen oft eine Dysfunktion des OÖS vor; außerdem besteht insbesondere in der akuten Phase oft eine fehlende oder verzögerte Schluckreflextriggerung. In Abbildung 3.1 (rechte Hälfte) ist ein dorsolateraler Medulla-oblongata-Infarkt schematisch eingezeichnet. Man erkennt, daß er mehrere schluckrelevante Areale erfaßt. Schluckstörungen beim Wallenberg-Syndrom können sich in günstigen Fällen spontan zurückbilden; wenn sie persistieren, sind sie in den meisten Fällen einer Schlucktherapie gut zugänglich (Prosiegel et al., 1996, 1997).

Im Falle beidseitiger Großhirnläsionen schluckrelevanter Areale ist es verständlich, daß schwere Dysphagien resultieren. Ist beidseits das frontoparietale Operkulum betroffen, so spricht man vom **bilateralen anterioren Operculum-Syndrom (Foix-Chavany-Marie-Syndrom)**. Es resultieren eine Plegie der Kau-, Zungen-, Fazialis- und Larynxmuskulatur sowie eine schwere Dysphagie mit sehr schlechter Prognose (s. Kap. 4). Bei bilateraler Unterbrechung kortikobulbärer Bahnen resultiert das Bild der **Pseudobulbärparalyse** (s. Kap. 4).

Während das Vorkommen von Schluckstörungen bei Hirnstammläsionen und beidseitigen Großhirnläsionen in aller Regel anatomisch eine hinreichende Erklärung findet, trifft dies für einseitige Großhirnläsionen nicht zu, da ja die kontralateralen Zentren weiterhin über ihre Fasern (gekreuzt und ungekreuzt) zum Hirnstamm projizieren können. Es ist daher oftmals nicht unmittelbar einsichtig, über welchen Mechanismus einseitige Großhirnläsionen zu Schluckstörungen führen. In einer CCT-Studie über Schluckstörungen nach einseitigen Großhirnläsionen fanden Robbins et al. (1988) häufig Schluckstörungen (s. auch unten) und stellten bezüglich der Lateralität der Läsion folgende Spekulationen an: Es könne sich im Falle rechtshirniger Läsionen um Patienten handeln, die einen „Neglect" für Schlucken („neglect for swallowing tasks") aufweisen oder vorschnell-impulsiv schlucken („impulsive swallowers"); bei den Schluckstörungen der linkshemisphärisch geschädigten Patienten hingegen könne es sich möglicherweise um den Ausdruck einer Apraxie („swallowing apraxia") handeln.

Wir konnten die These, daß einseitige Großhirnläsionen zu **persistierenden** Dysphagien führen, widerlegen (Prosiegel et al., 1997). Bei allen Patienten, bei denen sich bei computertomographisch nachgewiesenen einseitigen Großhirnläsionen persistierende Schluckstörungen nachweisen ließen, gelang es immer, zusätzliche Läsionen- entweder an bilateral-symmetrischer Stelle im Großhirn oder in schluckrelevanten Hirnstammarealen – nachzuweisen. Allerdings dürfen diese Feststellungen nicht dahingehend interpretiert werden, daß Schluckstörungen nach einseitigen Großhirnläsionen nicht vorkommen würden. Sie treten in der (Sub-)Akutphase nach einseitigen Großhirnläsionen oft auf, können dabei sehr schwer ausgeprägt sein und auch zu lebensbedrohlichen Aspirationen führen.

In zwei kürzlich durchgeführten Studien wurde von einer englischen Arbeitsgruppe mittels transkranieller Magnetstimulation bei 10 Gesunden und 20 Patienten nach Schlaganfall die kortikale Repräsention der Schluckzentren untersucht (Aziz et al., 1996; Hamdy et al., 1997). Die Ergebnisse zeigten, daß Pharynx und Ösophagus kortikal zwar bilateral repräsentiert, bzgl. der Größe ihres Repräsentationsareals jedoch asymmetrisch angelegt sind. Aufgrund dieser Befunde kann also gewissermaßen von einer „schluckdominanten" Hemisphäre ausgegangen werden. Die beiden zitierten Studien lassen die Schlußfolgerung zu, daß bei unilateralen Großhirninfarkten dann eine klinisch relevante Dysphagie auftritt, wenn die kortikalen Schluckzentren bilateral betroffen sind – was bereits bekannt war – oder aber wenn die schluckdominante Seite betroffen ist.

Vor kurzem wurde in einer Studie von Daniels et al. (1997) über Dysphagien bei vier Patienten mit relativ isolierter unilateraler Läsion der Insel berichtet: zwei rechtsseitige, zwei linksseitige Läsionen; drei Läsionen der vorderen, eine Läsion der hinteren Insel. Die Autoren fanden, daß die drei Patienten mit Affektion der vorderen Insel eine, auch videofluoroskopisch nachgewiesene, Dysphagie aufwiesen, wobei in einem Fall die Dysphagie zumindest über mehrere Monate persistierte. Die Autoren schlußfolgerten, daß unter den kortikalen Arealen einer unilateralen Läsion der vorderen Insel eine Schlüsselrolle bei der Entstehung von Dysphagien zukäme. Der Patient mit über mehrere Monate persistierender Dysphagie litt unter anderem auch an einem linksseitigen Neglect, so daß wohl von einer ausgedehnteren Läsion ausgegangen werden muß. Kritisch ist ferner anzumerken, daß die neuroradiologischen Untersuchungen computer- und leider nicht kernspintomographisch durchgeführt wurden. Die Aussagekraft der Studie ist damit sehr eingeschränkt.

Schließlich sei noch auf eine relativ häufig vorkommende Erkrankung hingewiesen, die sogenannte subkortikale arteriosklerotische Enzephalopathie (SAE) – früher auch als Morbus Binswanger bezeichnet – eine Kombination aus Leukoaraiose, ischämischen Marklagererweichungen und Lakunen, das sind Infarkte mit einem Durchmesser unter 2 cm. Die SAE findet sich meist bei Patienten mit Bluthochdruck oder Diabetes mellitus. Eine SAE wirkt sich dahingehend auf das Schlucken aus, daß zum einen eine positive Korrelation zwischen Ausmaß der Läsionen und der Dauer der oro-pharyngealen Transitzeit besteht (Levine et al., 1992) und zum anderen das Ausmaß der SAE mit der Schwere von Aufmerksamkeitsstörungen korreliert (Junqué et al., 1990). Diese Befunde sind insofern von Relevanz, als bei schluckgestörten Patienten, die eine umschriebene Hirnläsion aufweisen (z. B. einen einseitigen dorsolateralen Medulla-oblongata-Infarkt mit resultierendem Wallenberg-Syndrom) im Falle des zusätzlichen Vorliegens einer ausgeprägten SAE letztere möglicherweise beim Zustandekommen der Dysphagie mitverantwortlich sein bzw. den Dysphagieschweregrad mitbestimmen kann. Auch die eventuelle Therapieresistenz der Dysphagie kann durch eine SAE mitverursacht sein, da Aufmerksamkeitsstörungen unter den neuropsychologischen Defiziten neben Vigilanz- und Antriebsstörungen das Ergebnis nach Schlucktherapie am negativsten beeinflussen bzw. die Dauer der Schlucktherapie erheblich verlängern (Prosiegel et al., 1996, 1997).

Literatur

Alberts, M.J., Horner, J., Gray, L., Brazer, S.R. (1992), Aspiration after stroke: lesion analysis by brain MRI. Dysphagia 7: 170–173.

Aziz, Q., Rothwell, J.C., Hamdy, S., Barlow, J., Thompson, D.G. (1996), The topographic representation of esophageal motor function on the human cerebral cortex. Gastroenterology 111: 855–862.

Bieger, D., Weerasuriya, A., Hockman, C.H. (1978), The emetic action of L-Dopa and its effect on the swallowing reflex in the cat. Exp. Neurol. 52: 311–324.

Bieger, D. (1993), Central nervous system control mechanisms of swallowing: a neuropharmacological perspective. Dysphagia 8: 308–310.

Cunningham, E.T., Sawchenko, P.E. (1990), Central neural control of esophageal motility: a review. Dysphagia 5: 35–51.

Daniels, S.K., Foundas, A.L. (1997), The role of the insular cortex in dysphagia. Dysphagia 12: 146–156.

3

Sensomotorische Steuerung

Dodds, W.J. (1989), The physiology of swallowing. Dysphagia 3: 171–178.

Goyal, R.K., Hirano, I. (1996), The enteric nervous system. N. Engl. J. Med. 334: 1106–1115.

Groher, M.E., Bukatman, R. (1986), The prevalence of swallowing disorders in two teaching hospitals. Dysphagia 1: 3–6.

Handy, S., Aziz, Q., Rothwell, J.C., Crone, R., Hughes, D., Tallis, R.C., Thompson, D.G. (1997), Explaining oropharyngeal dysphagia after unilateral stroke. Lancet 350: 686–692.

Holstege, G., Graveland, G., Bijker-Biemond, C., Schudeboom, I. (1983), Location of motoneurons innervating soft palate, pharynx and upper esophagus. Anatomical evidence for a possible swallowing center in the pontine reticular formation. Brain Behav. Evol. 23: 47–62.

Horner, J., Buoyer, F.G., Alberts, M.J., Helms, M.J. (1991), Dysphagia following brain-stem stroke: clinical correlates and outcome. Arch. Neurol. 48: 1170–1173.

Horner, J., Riski, J.E., Ovelmen-Levitt, J., Nashold, B.S. (1992), Swallowing in torticollis before and after rhizotomy. Dysphagia 7: 117–125.

Junqué, C., Pujol, J., Vendrell, P., Bruna, O., Jodar, M., Ribas, J.C., Vinas, J., Capdevilla, A., Marti-Vilalta, J.L. (1990), Leuko-araiosis on magnetic resonance imaging and speed of mental processing. Arch. Neurol. 47: 151–156.

Kaatzke-McDonald, M.N., Post, E., Davis, P.J. (1996), The effects of cold, touch, and chemical stimulation of the anterior faucial pillar on human swallowing. Dysphagia 11: 198–206.

Levine, R., Robbins, J., Maser, A. (1992), Periventricular white matter changes and oropharyngeal swallowing in normal individuals. Dysphagia 7: 142–147.

Miller, A.J. (1986), Neurophysiological basis of swallowing. Dysphagia 1: 91–100.

Miller, A.J. (1987), Swallowing: neurophysiologic control of the esophageal phase. Dysphagia 2: 72–82.

Miller, A.J. (1993), The search for the central swallowing pathway: the quest for clarity. Dysphagia 8: 185–194.

Mittal, R.K., Balaban, D.H. (1997), The esophagogastric junction. N. Engl. J. Med. 336: 924–932.

Mu, L., Sanders, I. (1996), The innervation of the human upper esophageal sphincter. Dysphagia 11: 234–238.

Nieuwenhuys, R., Voogd, J., van Huijzen, C. (1991), Das Zentralnervensystem des Menschen (Deutsche Übersetzung von W. Lange). Springer, Berlin.

Pommerenke, W.T. (1928), A study of the sensory areas eliciting the swallowing reflex. Am. J. Physiol. 84: 36–41.

Prosiegel, M., Scheicher, M., Wagner-Sonntag, E. (1996), Neurogene Dysphagien – diagnostik- und therapierelevante Aspekte. Neurologie & Rehabilitation 4: 218–224.

Prosiegel, M., Wagner-Sonntag, E., Scheicher, M. (1997), Neurogene Schluckstörungen. Aktuelle Neurol. 24: 194–203

Robbins, J., Levine, R.L. (1988), Swallowing after unilateral stroke of the cerebral cortex: preliminary experience. Dysphagia 3: 11–17.

Rosenbek, J.C., Roecker, E.B., Wood, J.L., Robbins, J. (1996), Thermal application reduces the duration of stage transition in dysphagia after stroke. Dysphagia 11: 225–233.

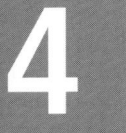

4 Neurologisch bedingte Schluckstörungen

David W. Buchholz, Mario Prosiegel

Einleitung

Neurogene Dysphagien sind durch neurologische Erkrankungen bedingte Schluckstörungen. Die Pathogenese neurogener Dysphagien beruht nicht nur auf Paresen von Schluckmuskeln bzw. sensiblen Defiziten des oro-pharyngo-ösophagealen Bereiches. Vielmehr spielen auch eine verzögerte oder fehlende Schluckreflextriggerung, eine verminderte Hyoid-Larynx-Elevation sowie eine Dysfunktion des oberen Ösophagussphinkters (OÖS) eine Rolle. Die Dysfunktion des OÖS – auch als pharyngo-ösophageales Segment (PÖS) bezeichnet – kann sich in einer fehlenden, inkompletten oder verspäteten Öffnung bzw. einem vorzeitigen Verschluß manifestieren. Da die Pathogenese im Einzelfall auf der Kombination der genannten Dysfunktionen beruht, resultiert bei neurogenen Dysphagien mitunter ein sehr komplexes Störungsmuster (Prosiegel et al., 1996, 1997).

In Abhängigkeit von der Art der zugrundeliegenden neurologischen Erkrankung kann die Dysphagie Haupt- oder Begleitsymptom sein, akut auftreten oder sich subakut bzw. chronisch entwickeln. Besonders wegen der Gefahr von durch Dysphagie bedingten Aspirationen, die klinisch nicht selten unbemerkt verlaufen („silent aspirations") und sich oft erst in Form von Aspirationspneumonien manifestieren, ist es wichtig, häufige mit Dysphagie einhergehende neurologische Erkrankungen zu kennen und an eine neurogene Verursachung der Symptome zu denken.

Neurogene Dysphagien können durch krankhafte Prozesse auf folgenden Ebenen entstehen (s. auch Kap. 3):

- Zentralnervensystem (ZNS).
  - Kortex bzw. Marklager des Großhirns.
  - Schluckzentren und Bahnen des Hirnstamms.
- Hirnnervenkerne und Hirnnerven.
- Neuromuskuläre Übergangsregion.
- Muskulatur.

Die im folgenden genannten Häufigkeitsangaben sind aus dreierlei Gründen mit einer gewissen Vorsicht zu interpretieren: 1. Sie beruhen meist auf Erhebungen an selektiertem Patientengut, sind also meistens nicht wirklich repräsentativ. 2. Die Angaben berücksichtigen oft nicht die Verlaufsart – etwa bulbärer (die Medulla oblongata betreffender) Beginn einer amyotrophen Lateralsklerose – und/oder das Stadium der Erkrankung – etwa lange bestehende Parkinson-Krankheit. 3. Gemäß der International Classification of Impairments, Disabilities and Handicaps (ICIDH) der WHO (1980) entsprechen einige Angaben der Behinderungsebene „Fähigkeitsstörung" (Disability), das bedeutet, die untersuchten Patienten waren durch die Dysphagie funktionell tatsächlich beeinträchtigt, beispielsweise durch Fieberschübe, Aspirationspneumonie, Gewichtsabnahme, Abhängigkeit von Sondennahrung oder Tracheostoma. In anderen Studien wurden auf der Behinderungsebene „Schädigung" (Impairment) Zahlen mitgeteilt, die auf Ergebnissen technischer Untersuchungen beruhen, z. B. radiologisch nachgewiesene präpharyngeale Auffälligkeiten bei Patienten mit Parkinson-Krankheit ohne klinisch im Vordergrund stehende Dysphagie (Leopold et al., 1996).

Dies hat kürzlich zu der berechtigten Frage „What ist dysphagia?" veranlaßt (Buchholz, 1996). Die Ansicht der Autoren dieses Kapitels ist, daß man von neurogener Dysphagie nur im Kontext von Fähigkeitsstörung bzw. resultierenden psychosozialen Folgen einschließlich einer reduzierten Lebensqualität (Handicap) sprechen sollte.

Es würde den Rahmen dieses Kapitels und des Literaturverzeichnisses sprengen, zu sehr ins Detail zu gehen. Deshalb sei an dieser Stelle auf Arbeiten verwiesen, in denen einerseits spezielle klinisch relevante Problemkreise eingehender behandelt werden und in denen andererseits eine reichhaltige Sekundärliteratur angegeben ist (Buchholz, 1994, 1997; Prosiegel et al., 1996, 1997).

4.1 Erkrankungen des Zentral-nervensystems

Die anatomischen Grundlagen für ein besseres Verständnis von Dysphagie verursachenden ZNS-Läsionen wurden bereits in Kapitel 3 abgehandelt. Es wurde dabei vor allem auf die Bedeutung von sensomotorischen Feedbackprozessen hingewiesen, die sich überwiegend auf Hirnstammebene abspielen, jedoch einer modulatorischen Kontrolle durch das Großhirn unterliegen.

4.1.1 Schlaganfall

Der Schlaganfall ist mit etwa 25 % die häufigste Ursache neurogener Dysphagien (Groher et al., 1986). Unter dem Begriff Schlaganfall werden subsumiert: Hirninfarkte, Hirnblutungen (intrazerebrale Blutungen) und Blutungen in die weichen Hirnhäute (Subarachnoidalblutungen). Dabei stehen Hirninfarkte von der Häufigkeit her an erster Stelle. Hirninfarkte sind Gewebsbezirke, in denen es durch Minderdurchblutung zu einem mehr oder weniger starken Ausmaß an Zerstörung von Neuronen gekommen ist. Die Ursache der Minderdurchblutung kann ein Verschluß oder eine Einengung (Stenose) einer hirnzuführenden Arterie sein. Verschlüsse von Hirnarterien entstehen entweder embolisch (z. B. verschlepptes thrombotisches Material aus dem linken Vorhof des Herzens) oder durch lokale thrombotische Prozesse. Dysphagien kommen am häufigsten bei **Hirnstamminfarkten** vor. Ein klassisches „Hirnstammsyndrom", welches mit einer transienten oder persistierenden Dysphagie einhergeht, ist das Wallenberg-Syndrom in der Folge eines Infarktes im Bereich der dorsolateralen Medulla oblongata (s. Kap. 3). Der Schweregrad der Dysphagie bei Wallenberg-Syndrom hängt unter anderem davon ab, ob auf der betroffenen Seite beide medulläre Schluckzentren vollständig oder nur unvollständig in die Läsion miteinbezogen sind, oder ob gar nur ein medulläres Schluckzentrum geschädigt ist (Prosiegel et al., 1996, 1997). **Infarkte** oder **Blutungen des Großhirns** können ebenfalls zu Dysphagien führen. Handelt es sich um einseitige Infarkte oder Blutungen des Großhirns, sind die Dysphagien initial zwar oft schwer und mitunter lebensbedrohlich, aber nur von vorübergehender Dauer (einige Wochen bis

Monate; s. auch Kap. 3). Dabei scheinen nach linksseitigen Großhirninsulten orale Störungen zu dominieren, während nach rechtsseitigen Läsionen vermehrt pharyngeale Störungen und Aspirationen resultieren (Robbins et al., 1988). Beidseitige Großhirninfarkte oder Blutungen können zu schwersten Dysphagien führen, besonders dann, wenn sie im Bereich der sogenannten kortikalen Schluckzentren oder der kortikobulbären Bahnen liegen, die von den kortikalen Schluckzentren zu den Hirnnervenkernen und den Schluckzentren des Hirnstamms projizieren. Sind die beiden kortikalen Schluckzentren betroffen, so resultiert ein als **bilaterales vorderes Operculum-Syndrom** bezeichnetes Krankheitsbild mit schwerster Dysphagie, Anarthrie, Unmöglichkeit des Kauens und sehr schlechter Prognose. Sind die kortikobulbären Bahnen beidseits unterbrochen, so resultiert das Bild der **Pseudobulbärparalyse**. Es liegt meist eine schwere Störung der oralen Boluskontrolle vor. Da das zweite Motoneuron intakt ist, kommt es weder zu Muskelatrophien noch zu Faszikulationen oder Fibrillationen der Muskulatur. Die Reflexe sind gesteigert – etwa in Form eines gesteigerten Masseterreflexes –, weil die hemmende Funktion der absteigenden Bahnen wegfällt.

Unter **lakunären Infarkten** versteht man Infarkte mit einem Durchmesser unter 2 cm. Diese Lakunen liegen meist periventrikulär – d. h. in der Umgebung des Ventrikelsystems – und/oder im Stammganglienbereich und/oder im Bereich des Hirnstamms, oftmals multipel und bilateral. Meist ist die Ursache eine hypertensive oder diabetische Mikroangiopathie. Dysphagien im Rahmen multipler Lakunen entwickeln sich oft subakut oder chronisch, da sich die Auswirkung der Lakunen im Laufe der Zeit häufig „addiert". Allerdings gibt es Fälle, in denen auf einer Hirnseite ein strategisch ungünstig gelegener lakunärer Infarkt (z. B. im Bereich der kortikobulbären Bahn) zunächst keine Ausfälle verursacht, dann aber ein zweiter lakunärer Infarkt, der an bilateral symmetrischer Stelle auftritt, plötzlich zu einer Dysphagie führt.

Zusammenfassend können also lakunäre Infarkte sowohl zu Dysphagien führen, die akut auftreten, als auch zu solchen, die sich chronisch entwickeln. Die Kombination von Lakunen und ischämisch bedingter Marklagererweichung des Großhirns (sogenannte Leukoaraiose) wird als subkortikale arteriosklerotische Enzephalopathie (SAE) bezeichnet. Wie bereits in Kapitel 3 festgestellt wurde, korreliert das Ausmaß der SAE mit der Bolustransitzeit und mit Aufmerksamkeitsstörungen, so daß eine ausgeprägte SAE einen negativen Einflußfaktor bezüglich der Rückbildung von Dysphagien darstellt.

Subarachnoidalblutungen selbst verursachen keine Dysphagien. Kommt es im Rahmen von Subarachnoidalblutungen auch zu Eintritt von Blut in das Gehirn, so gilt das für Hirnblutungen weiter oben Festgestellte. Im Rahmen von Subarachnoidalblutungen treten nicht selten durch Spasmen von Hirngefäßen bedingte Infarkte – sogenannte vasospastische Infarkte – auf. Je nach ihrer Lage können sie zu mehr oder weniger ausgeprägten Dysphagien führen.

Im folgenden seien noch einige Zahlen genannt, die sich auf durch Schlaganfall verursachte Dysphagien beziehen. Innerhalb der ersten zwei Wochen nach einem Schlaganfall klagt etwa die Hälfte der Patienten über Dysphagiesymptome (Gordon et al., 1987). In einer kernspintomographischen Untersuchung an Schlaganfallpatienten, die einer radiologischen Untersuchung des Schluckaktes unterzogen wurden, zeigten 55 % der Patienten Aspirationen (Alberts et al., 1992). Patienten mit Dysphagien nach Hirnstamminfarkt wiesen in über 60 % der Fälle Aspirationen auf (Horner et al., 1991). Aspirationspneumonien innerhalb eines Jahres nach Schlaganfall traten nach einer weiteren Studie bei 48 % der Patienten auf, die wegen einer Dysphagie einer radiologischen Untersuchung des Schluckaktes unterzogen wurden, jedoch nur bei ca. 10 % der untersuchten Gesamtpopulation (Johnson et al., 1993).

Schließlich sei noch festgestellt, daß selbst im Falle schwerer Dysphagien mit eindeutigen sonstigen klinischen Hirnstammzeichen der kernspintomographische Untersuchungsbefund trotz der hohen Sensitivität dieser Methode unauffällig sein kann (Buchholz, 1993).

4.1.2 Amyotrophe Lateralsklerose (ALS)

Die ALS ist eine progrediente, ätiologisch noch nicht aufgeklärte und kausal nicht behandelbare neurodegenerative Erkrankung. Sie betrifft das erste und zweite motorische Neuron. Bei der typischen ALS finden sich sowohl Zeichen der Pseudobulbärparalyse (erstes motorisches Neuron; s. Abschnitt 4.1.1) als auch der Bulbärparalyse (zweites motorisches Neuron). Der Begriff Bulbärparalyse leitet sich davon ab, daß

die Medulla oblongata auch als Bulbärhirn bezeichnet wird. Sind die schluckrelevanten Hirnnervenkerne der Medulla oblongata bei der ALS befallen, so resultieren Muskelatrophien, z. B. der Zunge und der Kaumuskulatur, mit Fibrillieren bzw. Faszikulieren und Reflexverlusten. Die ALS hat eine schlechte Prognose mit einer Überlebensdauer von in der Regel nur einigen Jahren. Beginnt die ALS mit bulbärparalytischen Zeichen, so spricht man von „bulbärem Beginn". Es dominieren dann bereits initial dysphagische Symptome, die Prognose ist bei dieser Verlaufsform besonders schlecht. Je nachdem, ob das erste oder zweite motorische Neuron in stärkerem Ausmaß betroffen ist, können unterschiedliche Störungsmuster resultieren, in aller Regel dominieren jedoch ausgeprägte Störungen der oralen Boluskontrolle. Allerdings findet sich fast immer auch eine Störung der pharyngealen Phase. In Abhängigkeit vom Verlaufstyp und der Dauer der Erkrankung variieren die Häufigkeitsangaben von Dysphagien bei ALS in der Literatur zwischen 48 und 100 % (Kuhlemeier, 1994).

4.1.3 Multiple Sklerose

Die Multiple Sklerose (**MS**) ist eine entzündliche Erkrankung des Zentralnervensystems, deren Ätiologie nicht bekannt ist. In pathogenetischer Hinsicht kommt es zu einem Durchwandern autoaggressiver T-Lymphozyten aus der Blutbahn in das Hirn. Die autoaggressiven Zellen sammeln sich in Form perivenulärer, also um kleine Hirnvenen gelegener, Infiltrate an. Im weiteren Verlauf kommt es zu Demyelinisierungen, d. h. Entmarkungen (Zerstörung der Markscheiden) von Nervenfasern, sog. MS-Herden oder MS-Plaques. Der Krankheitsverlauf ist entweder schubförmig (mit kompletten oder inkompletten Remissionen), schubförmig-progredient (d. h. Schübe einerseits, zwischen den Schüben eine Progredienz andererseits), schubförmig mit sekundärer Progredienz oder primär-progredient. Art, Schweregrad und Häufigkeit von Dysphagien sind vom Verlaufstyp bzw. der Dauer und Schwere der Erkrankung sowie vom Ausmaß und von der Lokalisation der MS-Plaques abhängig. Die Häufigkeit von Dysphagien bei MS wird mit ca. 30 % veranschlagt (Hartelius et al., 1994).

4.1.4 Erkrankungen, die mit Bewegungsstörungen einhergehen

Das **Parkinson-Syndrom** ist gekennzeichnet durch einen Ruhetremor, eine Rigidität der Muskulatur, eine Akinese (Bewegungsarmut) sowie Störungen in der Gleichgewichtsregulation. Der häufigsten Form von Parkinson-Syndromen, der Parkinson-Krankheit, liegt ein ätiologisch noch ungeklärter Untergang dopaminerger Zellen in der Substantia nigra des Mittelhirnes zugrunde. Infolgedessen wird zu wenig Dopamin von der Substantia nigra zum Striatum (Nucleus caudatus und Putamen) transportiert, wodurch sich ein Teil der Symptome erklären läßt. Eine Medikation mit L-Dopa bzw. mit dopaminergen Medikamenten – das sind Substanzen, die wie Dopamin wirken – stellt eine effiziente Therapie dar, die meist durch Krankengymnastik bzw. Schlucktherapie ergänzt werden muß. Die Schluckstörung beginnt in der Regel mit einer Beeinträchtigung der oralen Vorbereitungsphase und der oralen Transportphase. Häufig liegen auch Störungen der Schluckreflextriggerung vor, so daß die Patienten im typischen Fall durch sicht- oder tastbare „Pumpbewegungen der Zunge" versuchen, den Schluckreflex auszulösen. Eine zusätzliche Störung der pharyngealen und ösophagealen Phase bei Morbus Parkinson ist nicht selten (s. auch Kap. 3). Die Häufigkeit von Dysphagien wird mit ca. 40 bis 50 % veranschlagt (Hartelius et al., 1994; Kuhlemeier, 1994).

Dystonien sind unwillkürliche, anhaltende, zu teilweise bizarren Bewegungsabläufen führende Muskelkontraktionen. So führen z. B. fokale Muskelkontraktionen im Bereich der Hals- und Nackenmuskulatur zur sogenannten zervikalen Dystonie (Torticollis spasmodicus). Es kommt dabei zu Kopfdrehungen (rotatorischer Tortikollis) oder Kopffehlstellungen (Anterocollis, Retrocollis, Laterocollis). Die dabei vorkommende Dysphagie kann sowohl durch sekundäre Beeinträchtigungen des oro-pharyngealen Traktes infolge der unkoordinierten Kontraktionen der Hals-/Nackenmuskeln oder primär durch dystone Bewegungen der oro-pharyngealen Muskulatur selbst entstehen (Horner et al., 1993). Die Injektion von Botulinumtoxin (im Abstand einiger Monate verabreicht) führt zu einer „Lähmung" der hyperkinetischen Muskeln. Die Botulinumtoxin-Injektion kann, falls keine Dysphagien vorliegen, in Einzelfällen letztere hervorrufen bzw. bereits vorhandene Dysphagien verstärken (s. auch Kap. 3).

Die **progressive supranukleäre Blickparese (PSP)**, auch als Steele-Richardson-Olszewski-Syndrom bezeichnet, ist eine degenerative Erkrankung, bei der neben parkinsonähnlichen Symptomen eine axiale Dystonie und Rigidität, besonders der Nackenregion, eine vertikale Blickparese insbesondere nach unten, ein dementielles Syndrom sowie pseudobulbäre Zeichen mit Dysphagie in wechselnder Kombination vorkommen. Die mittlere Überlebenszeit beträgt fünf Jahre (1 bis 23 Jahre), das Ansprechen auf Medikamente ist meist schlecht.

Der **Morbus Wilson**, auch als Wilson-Krankheit oder hepatolentikuläre Degeneration bezeichnet, ist eine autosomal-rezessiv vererbte Erkrankung. Es handelt sich um eine Kupferstoffwechselstörung mit übermäßiger Kupfereinlagerung in Leber, ZNS, Hornhaut und andere Organe. Die Erkrankung beginnt entweder früh (zwischen dem 5. und 20. Lebensjahr) oder im Erwachsenenalter (dann meist zwischen dem 20. und 40. Lebensjahr). Im Vordergrund können psychische Auffälligkeiten, ein typischer Tremor, eine Rigidität sowie eine Dysarthrie und auch Dysphagie stehen. Eine medikamentöse Therapie, die letztendlich eine vermehrte Kupferausscheidung zum Ziel hat, steht zur Verfügung.

Auch **tardive Dyskinesien (Spätdyskinesien)**, die nach Langzeitmedikation mit Neuroleptika vorkommen, können mit Schluckstörungen einhergehen.

Die **Chorea Huntington** ist eine autosomal dominante, also nicht geschlechtsgebundene erbliche Erkrankung, die u. a. durch choreatische Hyperkinesen und zunehmende dementielle Entwicklung gekennzeichnet ist. Typischerweise entwickelt sich im Verlauf dieser Erkrankung auch eine Dysphagie. Wie bei vielen anderen mit Hyperkinesen einhergehenden Erkrankungen stehen auch hier oro-pharyngeale Funktionsstörungen im Vordergrund.

4.1.5 Multisystematrophien

Unter dem Begriff **Multisystematrophien (MSA)** werden mehrere sporadische Erkrankungen des Erwachsenenalters zusammengefaßt. Sie sind durch eine variable Kombination von parkinsonähnlichen, zerebellären, pyramidalen und autonomen Symptomen gekennzeichnet. Ihre Häufigkeit ist größer, als früher angenommen. Auf ihre Diagnostik wird nicht näher eingegangen. Es sei hier nur erwähnt, daß Dysphagien vorkommen und über Aspirationspneumonien die Mortalität der medikamentös schlecht angehbaren Erkrankungen beeinflussen.

4.1.6 Demenzen

Als häufigstes Beispiel sei die **Alzheimer-Erkrankung** genannt, die mit einer allmählich zunehmenden Beeinträchtigung zahlreicher kognitiver Funktionen einhergeht. Eine kausale Therapie ist nicht möglich. Die Dysphagie im Rahmen der Erkrankung beruht meist auf einer Störung der (bewußten) oralen Nahrungsaufnahme. Ein spezifisches Schlucktraining ist in fortgeschrittenen Fällen meist wenig sinnvoll, da die motorische Lernfähigkeit fast immer erheblich beeinträchtigt ist.

4.1.7 Infektionen

Die **Poliomyelitis** ist eine Virusinfektion, die die Motoneurone des Hirnstammes und des Rückenmarks befällt und mit Schluckstörungen einhergehen kann, heute jedoch in Europa infolge der Impfungen nur noch sehr selten auftritt. Es ist wichtig, das sogenannte **Postpolio-Syndrom (PPS)** zu kennen. Es tritt im Mittel ca. 30 Jahre nach durchgemachter Poliomyelitis auf, und zwar in zwei Varianten (Borg, 1996). Bei der ersten Variante klagen die Patienten über Muskel- und Gelenkschmerzen sowie über eine Kälteintoleranz bzw. über ein subjektives Kältegefühl. Die zweite Variante geht mit Muskelschwächen – Verstärkung vorbestehender Schwächen oder Schwächen vormals nicht befallener Muskeln – und/oder mit Muskelatrophien einher. Letztere Variante wird seit 1994 als Postpolio-Muskeldysfunktion (PPMD) bezeichnet; im Rahmen der PPMD können Dysphagien auftreten oder vorbestehende Dysphagien sich verstärken (Buchholz et al., 1991). Wir selbst haben kürzlich eine Patientin behandelt, die nach einer Polioauffrischimpfung eine sogenannte postvakzinale, d. h. durch Impfung bedingte, Enzephalitis des Hirnstamms entwickelte, was sehr selten der Fall ist (1 bis 2 Fälle/1 Million Impfungen). **Neurolues und Lyme-Borreliose** sind behandelbare bakterielle Infektionen, die jeden Teil des Nervensystems betreffen können. Der Lueserreger (Treponema pallidum) wird durch Geschlechtsverkehr, Borrelien werden fast aus-

schließlich durch Zeckenbiß übertragen. In Abhängigkeit vom Ort der Läsionen können dabei auch Dysphagien auftreten.
Enzephalitiden und Meningitiden, die durch Viren, Bakterien, Parasiten, Pilze etc. verursacht werden, sind insbesondere bei Hirnstammbefall nicht selten von Dysphagien begleitet. Aufgrund eigener Erfahrung dominieren unter den Erregern mit bevorzugtem Hirnstammbefall und konsekutiver Dysphagie die Listerien (Listerien-Meningoenzephalitis).

4.1.8 Tumoren

Besonders Tumoren des Hirnstamms bzw. in dessen Umgebung (z. B. Ependymome des 4. Ventrikels) führen häufig zu einer Dysphagie, deren Schweregrad von der Art, vom Ort und vom Ausmaß der Raumforderung abhängt. Wir konnten kürzlich in mehreren Fällen nachweisen, daß nach Operationen von Tumoren des 4. Ventrikels auftretende Dysphagien meist dadurch verursacht wurden, daß es zu kleinen operationsbedingten Blutungen im Bereich der hinteren Medulla oblongata und damit der dorsomedialen medullären Schluckzentren kam (Prosiegel et al., 1996, 1997).

4.1.9 Iatrogene Ursachen

Ausführliche Übersichten finden sich bei Buchholz (1994, 1997).
An **Medikamenten**, die über eine ZNS-Beeinflussung Dysphagien verursachen bzw. verschlechtern können, seien genannt: Sedativa (z. B. Benzodiazepine); Dopaminantagonisten, wie z.B Neuroleptika oder das Antiemetikum Metoclopramid; Anticholinergika.
Antibiotika (z. B. Aminoglykoside) oder D-Penicillamin können insbesondere bei Vorliegen einer Myasthenia gravis über eine Störung der Vorgänge im Bereich des neuromuskulären Übergangs Dysphagien verursachen bzw. verstärken.
Botulinumtoxin-Injektionen bei lokalen Dystonien im Halsbereich (s. Abschnitt 4.1.7) können reversible oropharyngeale Dysphagien bewirken. Lokalanästhetika, die insbesondere bei Endoskopien Verwendung finden, führen zu einer Unterbrechung sensibler Feedbackschleifen mit der möglichen Folge meist leichter Schluckstörungen (s. Kap. 3).

Kortikosteroide, bestimmte Lipidsenker, Amiodaron (ein Antiarrhythmikum), Colchicin (ein Gichtmittel) und L-Tryptophan können Myopathien verursachen, die mit Dysphagien einhergehen können.
Thrombendarteriektomien (TEA) bei Karotisstenosen, **Rhizotomien** (Wurzeldurchtrennungen) wegen Torticollis spasmodicus und **ventrale Halswirbelkörperversteifungen** können oropharyngeale Dysphagien verursachen.
Nach **Bestrahlungen** von Tumoren des oropharyngealen Bereiches kommt es nicht selten zu Dysphagien, die unterschiedlichste Ursachen haben: Strahlenschäden an Hirnnerven, bestrahlungsbedingte Verhärtungen von Haut und Bindegewebe im Halsbereich mit mechanischer Behinderung der Larynxelevation und schließlich durch Strahleneinwirkung bedingte Verhärtung der oropharyngealen Muskulatur einschließlich des OÖS. Im Einzelfall ist es daher nach Bestrahlungen oft schwer, den neurogenen Anteil der Dysphagie von den anderen genannten Pathogenesen abzutrennen.

4.1.10 Vitaminmangel

Beispielhaft sei die **funikuläre Myelose** (Synonym: kombinierte spinale Strangdegeneration) genannt, die auf einem Vitamin-B12-Mangel beruht. Es können nicht nur das Rückenmark, sondern auch der Hirnstamm und das Großhirn betroffen sein. Schluckstörungen können deshalb je nach Ort und Ausmaß des Befalls dieser Hirnabschnitte, allerdings eher selten, auftreten. Die funikuläre Myelose ist eine durch Vitamin-B12-Substitution effizient behandelbare Erkrankung. Folsäuremangel führt meist zu Polyneuropathien, seltener zu einer typischen funikulären Myelose.

4.1.11 Schädelhirntrauma

Die Häufigkeit von Dysphagien bei **schweren Schädelhirntraumen** wird mit etwa 25 % angegeben (Winstein, 1983); davon aspirieren ca. 40 % (Lazarus et al., 1987). Die Dysphagien sind meist Folge von hirndruckbedingten sekundären oder primären Hirnstammschädigungen sowie der sogenannten diffusen axonalen Schädigung, worunter man eine vom Marklager des Großhirns bis in den Hirnstamm ziehende Schädigung der weißen Substanz versteht. Oft

sind die Schluckstörungen bei Patienten nach schwerem Schädelhirntrauma mit einer durch Hirnstammschädigung bedingten Aphonie/Dysphonie und/ oder Anarthrie/Dysarthrie assoziiert. Die Prognose von Dysphagien nach schweren Schädelhirntraumen ist insgesamt günstig. So ist anfangs eine vollständig orale Ernährung nur bei knapp 20 % der betroffenen Patienten möglich, nach einem Jahr bei über 90 % (Winstein, 1983).

4.2 Erkrankungen der Hirnnerven

Die von den motorischen Kernen des Hirnstamms ausgehenden Hirnnerven senden ihre Impulse an die für die Steuerung des Schluckaktes verantwortliche Zielmuskulatur. Die Hirnnerven können an jeder beliebigen Stelle ihres Verlaufs, einschließlich des Hirnstamms, des Subarachnoidalraums, der Austrittsöffnung an der Schädelbasis und der Gewebe von Hals und Nacken betroffen sein.

4.2.1 Tumoren

Schädelbasistumoren – Chordome, Meningeome, nasopharyngeale Karzinome etc. – können die Hirnnerven an unterschiedlichsten Stellen ihrer Verlaufsstrecke durch Druck schädigen.
Bei der **Meningiosis carcinomatosa**, einer Aussaat maligner Zellen im Subarachnoidalraum, können Hirnnerven ebenfalls infiltriert bzw. komprimiert werden. Am häufigsten führen Leukämien, Bronchial- und Mammakarzinome zur Meningiosis carcinomatosa.

4.2.2 Entzündliche und immunvermittelte Prozesse

Meningitiden, die durch Viren, Bakterien, Pilze oder andere Erreger verursacht werden sowie **granulomatöse Erkrankungen** – wie die Sarkoidose (Morbus Boeck) – können die Hirnnerven betreffen. Beim **Guillain-Barré-Syndrom (GBS)** liegt eine immunvermittelte Demyelinisierung peripherer Nerven(wurzeln) zugrunde (Polyradikulitis). Oft sind dabei auch Hirnnerven mit resultierenden Dysphagien mitbetroffen.

4.3   Erkrankungen des neuro-muskulären Übergangs

4.3.1   Myasthenia gravis

Die **Myasthenia gravis** ist eine Autoimmunerkrankung, bei der Autoantikörper die Azetylcholinrezeptoren der Muskelendplatte besetzen und damit die Rezeptorbindung von präsynaptisch freigesetztem Azetylcholin blockieren. Die daraus resultierende Schwäche betrifft insbesondere die Muskeln der Augen, der proximalen Extremitätenabschnitte und sehr häufig auch des Pharynx sowie der Kaumuskulatur. Die abnorme Ermüdbarkeit der Muskulatur ist wechselnd ausgeprägt und wird im klassischen Fall besonders deutlich bei Belastung oder am Abend. Bezogen auf die bei Myasthenia gravis vorkommende Dysphagie findet sich häufig eine beidseitige belastungsabhängige Pharynxkontraktionsschwäche. Die Häufigkeit der Dysphagie wird als Erstsymptom mit 17 %, im späteren Verlauf mit 53 % angegeben (Jerusalem, 1979). Auch bei den beiden folgenden Erkrankungen kann eine Dysphagie wie bei der Myasthenia gravis auftreten.

4.3.2   Lambert-Eaton-Syndrom

Das **Lambert-Eaton-Syndrom** ist ein immunvermitteltes paraneoplastisches, d. h. maligne Tumoren begleitendes, Syndrom, dem meist ein kleinzelliges Bronchialkarzinom zugrunde liegt. Antikörper behindern die präsynaptische Freisetzung von Azetylcholin in den synaptischen Spalt, woraus eine Muskelschwäche resultiert.

4.3.3   Botulismus

Das Botulinumtoxin, ein Gift, das am Ort der neuromuskulären Übertragung wirkt und ein Stoffwechselprodukt anaerober Bakterien darstellt, führt zum **Botulismus**. Meist bildet sich dieses Toxin in Nahrungsmitteln, die bakteriell kontaminiert und ohne ausreichende Hygiene verarbeitet wurden. Bei Kindern kann auch eine bakterielle Besiedelung des Darms mit anschließender Toxinproduktion zum Botulismus führen. Das Gift behindert die Freisetzung von Azetylcholin aus den Nervenendigungen und somit auch die Muskelkontraktion.

4.4   Muskelerkrankungen

Es kann generell festgestellt werden, daß bei vielen Muskelerkrankungen Dysphagien auftreten können und die Muskelschwäche dabei meist den gesamten oropharyngealen Bereich betrifft.

4.4.1   Entzündliche Muskelerkrankungen

Die **Polymyositis** und die **Dermatomyositis** sind entzündliche Muskelerkrankungen, die im Sinne von Autoimmunvorgängen sowohl spontan, aber auch im Rahmen von Kollagenosen wie etwa dem systemischen Lupus erythematodes oder – Malignome begleitend – als paraneoplastische Syndrome auftreten können. Die Dysphagiehäufigkeit wird in der Literatur mit 12 bis 54 % veranschlagt (Kuhlemeier, 1994).
Die **granulomatöse Myositis**, meist im Rahmen einer Sarkoidose (Morbus Boeck) vorkommend, sowie die **Trichinose**, ein Muskelbefall durch Trichinen, sind andere Beispiele entzündlicher Muskelerkrankungen.
Häufiger als bisher angenommen führt die **Einschlußkörpermyositis** - in seltenen Fällen sogar initial – zu Dysphagien (Buchholz et al., 1997). Repräsentative Zahlen können bislang nicht genannt werden.

4.4.2   Endokrine und metabolische Myopathie

Muskelschwächen im Rahmen von **Hypo- oder Hyperthyreosen** (Schilddrüsenunterfunktionen/-überfunktionen) sind Beispiele endokriner Myopathien.
Unter den zahlreichen hereditären metabolischen Myopathien seien beispielhaft die **mitochondrialen Myopathien** erwähnt. Es handelt sich um Muskelerkrankungen, die auf einem Defekt eines oder mehrerer mitochondrialer Enzyme, die die Energiegewinnung der Muskelzelle katalysieren, beruhen. In der Trichromfärbung finden sich als typischer mikroskopischer Befund sogenannte „ragged red fibers" („zerlumpte rote Fasern").

4.4.3   Myotonien und Muskeldystrophien

Die **Dystrophia myotonica Curschmann-Steinert-Batten** ist eine Muskelerkrankung, die sehr häufig mit einer Dysphagie einhergeht. Sie ist eine autosomal dominant vererbbare Erkrankung, die eine Schwäche der Gesichts- und Pharynxmuskulatur sowie, anders als die meisten Myopathien, der distalen Extremitätenmuskeln verursacht. Der Ausdruck „Myotonie" weist auf die verzögerte Muskelerschlaffung nach stattgehabter Kontraktion hin. So kann es betroffenen Patienten beispielsweise Schwierigkeiten bereiten, nach einem kräftigen Händedruck die Hand wieder loszulassen.

Bei der **okulopharyngealen Muskeldystrophie** des mittleren bis höheren Erwachsenenalters ist die Muskelschwäche vorwiegend im Bereich der Augen und des Pharynx lokalisiert. Oft wird eine familiäre Häufung beobachtet.

Andere Arten der Muskeldystrophie, beispielsweise die Muskeldystrophie Duchenne, führen selten zu Dysphagien.

4.5 Dysphagie und Alter

Höheres Alter korreliert positiv mit dem Schweregrad einer **subkortikalen arteriosklerotischen Enzephalopathie (SAE)**, außerdem ist höheres Alter mit einer **verlängerten Bolustransitzeit** assoziiert. **Ventrale HWS-Spondylophyten** (knöcherne Spangen der Halswirbelkörper) können, allerdings sehr selten, den Pharynx von hinten so stark einengen, daß Dysphagien resultieren. Außerdem ist die **Elastizität des OÖS (oberer Ösophagussphinkter)** im Alter vermindert. Dies sind nur einige Beispiele von Ursachen altersbedingter Dysphagien (Jaradeh, 1994; Pouderoux et al., 1995).

4.6 Seltene Ursachen

Als Beispiele seltener Ursachen seien genannt: Oft als amyotrophe Lateralsklerose fehlinterpretierte **Anomalien des kraniozervikalen Übergangs**, die **Lewy-body-Dysphagie** und die X-chromosomal vererbte **spinobulbäre Muskelatrophie (SBMA) Typ Kennedy**. Wir sahen kürzlich einen Patienten mit Fahr-Krankheit, dessen Erstmanifestation eine Dysphagie war (Prosiegel et al., 1996, 1997). Ebenfalls selten ist die zu den paraneoplastischen Syndromen zählende **bulbäre Enzephalitis**.

4.7 Anamnese und Diagnostik bei Verdacht auf Dysphagie

Zunächst muß hervorgehoben werden, daß beim Vorliegen von Dysphagien häufig nicht an ursächliche neurologische Erkrankungen gedacht wird. Häufiger werden internistische Erkrankungen, z. B. des Ösophagus, vermutet. Deshalb werden in den beiden folgenden Abschnitten kurz einige anamnestische und (differential-)diagnostische Aspekte neurologischer Erkrankungen, die Dysphagien verursachen können, erörtert.

4.7.1 Anamnese

Eine ursächliche neurologische Erkrankung sollte dann in Betracht gezogen werden, wenn im Bereich der am Schluckakt beteiligten Muskeln Veränderungen des Muskeltonus, des Bewegungsausmaßes, der Bewegungsgeschwindigkeit, der Kraft, Koordinationsstörungen, Mitbewegungen und Ersatzbewegungen sowie Sensibilitätsstörungen im oro-pharyngo-laryngealen Bereich vorliegen.

Diagnostische Hinweise gibt auch der **Krankheitsverlauf**. So spricht ein akutes Auftreten von Symptomen besonders für einen Schlaganfall. Eine über Monate fortschreitende Muskelschwäche ist mit degenerativen Erkrankungen des ersten oder zweiten motorischen Neurons oder einer Polymyositis vereinbar, während sich die Symptome bei einer Muskeldystrophie in der Regel noch langsamer entwickeln. Eine wechselnd ausgeprägte pharyngeale Dysphagie findet man bei MS oder Myasthenia gravis. Weitere Informationen können in differentialdiagnostischer Hinsicht von Bedeutung sein. So weisen z. B. sichtbare Veränderungen der Gesichtszüge und/oder Schwierigkeiten beim Trinken mit dem Strohhalm auf eine Schwäche der Gesichtsmuskulatur hin. Probleme beim Kämmen, Zähneputzen, Herabnehmen von Gegenständen aus Regalen oder Tragen schwerer Lasten zeigen eine proximale Muskelschwäche der Arme an. Treppensteigen oder das Aufstehen von einem Stuhl sind bei einer Schwäche der proximalen Muskulatur erschwert. Ein Ruhetremor oder eine Verkleinerung der Schrift sind Kennzeichen des Parkinson-Syndroms. Besonders im Initialstadium einer allmählich fortschreitenden neurologischen Erkrankung macht sich die Dysphagie oft nur diskret bemerkbar.

Patienten mit neurogener Dysphagie zeigen oder beklagen anamnestisch folgende Symptome:

- Steckenbleiben von Nahrung im Hals.
- Unfähigkeit, den Schluckakt überhaupt auszulösen.
- Feuchte bzw. gurgelnde Stimmqualität.
- Husten nach dem Schlucken.
- Gewichtsabnahme.
- Temperaturerhöhungen.
- Aspirationspneumonien.
- Störung der Speichelkontrolle („Ich muß den Speichel vollständig oder teilweise ausspucken").
- Vermeiden bestimmter Speisen, vorsichtiges Essen.
- Eingeschränkte Lebensqualität, soziale Rückzugstendenz (Insbesondere, was Essen „in der Öffentlichkeit" betrifft) etc.

Allerdings können neurogene Dysphagien vorliegen, ohne daß die Patienten eine „Schluckstörung" im engeren Sinne wahrnehmen („silent neurogenic dysphagia"). In derartigen Fällen gilt es, auf Phänomene zu achten, die den Patienten oft nicht bewußt sind, sondern vielmehr im Sinne kompensatorischer Prozesse allmählich auftreten und dann zunehmend automatisch ablaufen:

- Schneiden von fester Nahrung in kleinere Stücke.
- Schlucken kleinerer Bolusmengen.
- Bewußteres und längeres Kauen bzw. längere Eßdauer.
- Nachschlucken von Flüssigkeiten nach Verzehr solider Boluskonsistenzen.
- Kopfdrehungen bzw. -neigungen etc. (Buchholz et al., 1985).

Besonders gefährdet sind Patienten, die aufgrund schwerer kognitiver Einschränkungen, etwa im Verlauf **dementieller Prozesse**, überhaupt keine Einsicht in Schluckprobleme haben. Schließlich ist besondere Vorsicht geboten bei **bewußtseins- bzw. vigilanzgeminderten Patienten**. Besonders schwer ist es, eine Dysphagie zu erkennen, wenn aufgrund eines gestörten Hustenreflexes – sei es auf der afferenten und/oder efferenten Seite – **stumme Aspirationen („silent aspirations")** vorliegen.

Die allgemeine Anamnese sollte bekannte neurologische Erkrankungen und internistische Leiden, die neurologische Störungen bewirken, abfragen. Zu letzteren gehören die arterielle Hypertonie und der Diabetes mellitus als Risikofaktor der Arteriosklerose und damit des Schlaganfalls, Tumoren, die ins Nervensystem metastasieren können, Schilddrüsenerkrankungen etc. Besonders wichtig ist es, die Einnahme von Psychopharmaka (Sedativa, Neuroleptika etc.) zu eruieren. Die Befragung nach neurologischen Erkrankungen bzw. Dysphagien im Rahmen der Familienanamnese kann spezifische diagnostische Hinweise liefern, z. B. auf eine erbliche Muskelerkrankung.

4.7.2 Untersuchungen

Auf die eigentliche neurologische Untersuchung wird in diesem Kapitel nicht eingegangen. Stattdessen werden im folgenden kurz einige unterstützende diagnostische Verfahren erörtert. Fast immer ist neben einer ausführlichen Anamnese und klinischen Untersuchung bei Verdacht auf eine neurogene Dysphagie eine mehr oder weniger ausführliche apparative Zusatzdiagnostik unverzichtbar. Dabei kommt der **zeitlich hochauflösenden Röntgenkinematographie** (ca. 50 bis 200 Bilder/s) bzw. **Videofluoroskopie** (ca. 25 bis 30 Vollbilder/s oder 50 bis 60 Halbbilder/s) eine dominierende Bedeutung zu.

Eine die radiologische Untersuchung ergänzende, in bestimmten Fällen sogar ersetzende Methode ist die **Endoskopie** (wie die videounterstützte **Lupenlaryngoskopie** bzw. **endonasale Fiberskopie**). Da die Endoskopie eine hohe Aussagekraft besitzt und zudem mangels Strahlenbelastung beliebig häufig wiederholbar ist, nimmt sie einen hohen Stellenwert bei den therapeutischen Entscheidungen im Rahmen der Rehabilitation von Dysphagien ein.

Die **pH-Metrie** kommt bei Verdacht auf Refluxkrankheit zum Einsatz. Auch bei Patienten, bei denen die typischen klinischen Refluxsymptome (retrosternales Druckgefühl, saures Aufstoßen) fehlen, sollte bei chronischem Husten (vor allem nachts) und rezidivierender Heiserkeit bzw. bei Auftreten/Verstärkung pulmonaler Symptome an die Refluxkrankheit gedacht werden, wobei häufig eine posteriore Laryngitis gefunden wird (Waring et al., 1995). Eine Refluxkrankheit kann Dysphagien verstärken und sogar verursachen (Cote et al., 1995).

Die **Manometrie** oder die Kombination von radiologischer und manometrischer Untersuchung **(Radiomanometrie)** sind deshalb von großem Wert, da die Druckverhältnisse im Pharynx und im Bereich des oberen Ösophagussphinkters erfaßt und den Schluckereignissen zugeordnet werden können. Es kann so festgestellt werden, ob ein ausreichender pharyngealer Anschluckdruck gewährleistet ist (ca. $\geq$ 25 mm HG; laborabhängig), das heißt, ob etwa eine Botulinuminjektion in den OÖS oder eine Myotomie des OÖS überhaupt erfolgversprechend wären.

Bei Patienten mit neurogener Dysphagie unklarer Genese ist in Abhängigkeit von der Verdachtsdiagnose neben Anamnese, klinischer und oben genannten apparativen Untersuchungen u. a. die Durchführung folgender Untersuchungen indiziert (Prosiegel et al., 1996, 1997):

- Routineparameter bezüglich Blut und Liquor cerebrospinalis.
- Azetylcholinrezeptoren-Antikörper.
- Lues- und Borrelienserologie.
- Antinukleäre Antikörper.
- Antikörper (z. B. Anti-Yo).
- EMG (evtl. mit repetitiver Stimulation bei Verdacht auf eine Erkrankung des neuromuskulären Überganges).
- Motorische und sensible Neurographie.
- Konventionelle Röntgenuntersuchung des Schädels einschließlich des kraniozervikalen Überganges.
- CCT oder MRT des Schädels.
- Muskel- und/oder Suralisbiopsie.

Ein EMG der Stimmbänder bzw. der Pharynxmuskulatur, insbesondere des Musculus cricopharyngeus ist selten absolut indiziert, kann unter Sicht (endoskopisch) oder transkutan erfolgen und sollte nur von routinierten Untersuchern durchgeführt werden.

Abschließend sei darauf hingewiesen, daß **psychogene Dysphagieursachen** immer eine Ausschlußdiagnose darstellen. Meist sind Frauen im jungen bis mittleren Lebensalter betroffen, wobei phänomenologisch orale Störungen im Vordergrund stehen, die einer bukkofazialen Apraxie ähneln können.

Auch ein Globus pharyngis (eine Mißempfindung im Sinne eines oropharyngealen Kloßgefühls, welches bei Nahrungsaufnahme typischerweise meist abnimmt) kann z. B. durch ein Zenker-Divertikel oder eine Refluxkrankheit verursacht sein. Erst nach Ausschluß aller in Frage kommenden Erkrankungen darf daher die Diagnose eines „**Globus hystericus**" erwogen werden.

Literatur

Alberts, M.J., Horner, J., Gray, L. et al. (1992), Aspiration after stroke: lesion analysis by brain MRI. Dysphagia 7: 170 – 173.

Borg, K. (1996), Post-polio muscle dysfunction. Neuromuscular Disorders 6: 75 – 80.

Buchholz, D.W. (1993), Clinically-probable brainstem stroke presenting primarily as dysphagia and nonvisualized by MRI. Dysphagia 8: 235 – 238.

Buchholz, D.W. (1994), Neurogenic dysphagia: What is the cause when the cause is not obvious. Dysphagia 9: 245 – 255.

Buchholz, D.W. (1996), What is dysphagia? Dysphagia 11: 23 – 24.

Buchholz, D.W. (1997), Neurologic disorders of swallowing. In: Groher, M.E., Dysphagia: diagnosis and management. Butterworth-Heinemann, Boston.

Buchholz, D.W., Bosma, J.F., Donner, M.W. (1985), Adaptation, compensation and decompensation of pharyngeal swallow. Gastroint. Radiol. 10: 235 – 239.

Buchholz, D.W., Jones, B. (1991), Dysphagia occurring after polio. Dysphagia 6: 165 – 169.

Buchholz, D.W., Neumann, S., Ravich, W., O_Brien, R., Jones, B. (1997), Inclusion body myositis presenting as dysphagia: report of 3 cases. Dysphagia 12: 110.

Cote, D.N., Miller, R.H. (1995), The association of gastroesophageal reflux and otolaryngologic disorders. Comprehensive Therapy 21: 80 – 84.

Gordon, C., Hewer, R.L., Wade, D.T. (1987), Dysphagia in acute stroke. Brit. Med. J. 295: 411 – 414.

Groher, M.E., Bukatman, R. (1986), The prevalence of swallowing disorders in two teaching hospitals. Dysphagia 1: 3 – 6.

Hartelius, L., Svensson, P. (1994), Speech and swallowing symptoms associated with Parkinsons disease and multiple sclerosis. Folia Phoniatrica Logopedica 46: 9 – 17.

Horner, J., Buoyer, F.G., Alberts, M.J. et al. (1991), Dysphagia following brain-stem stroke: clinical correlates and outcome. Archives of Neurology 48: 1170 – 1173.

Horner, J., Riski, J.E., Weber, B.A., Nashold, B.S. (1993), Swallowing, speech and brainstem auditory-evoked potentials in spasmodic torticollis. Dysphagia 8: 29 – 34.

Jaradeh, S. (1994), Neurophysiology of swallowing in the aged. Dysphagia 9: 218 – 220.

Jerusalem, F. (1979), Muskelerkrankungen. Thieme, Stuttgart.

Johnson, E.R., McKenzie, S.W., Sievers, A. (1993), Aspiration pneumonia in stroke. Arch. Phys. Med. and Rehabil. 74: 973 – 976.

Kuhlemeier, K.V. (1994), Epidemiology and dysphagia. Dysphagia 9: 209 – 217.

Lazarus, C., Logemann, J.A. (1987), Swallowing disorder in closed head trauma patients. Arch. Phys. Med. and Rehabil. 68: 79 – 84.

Leopold, N.A., Kagel, M.C. (1996), Prepharyngeal dysphagia in Parkinsons disease. Dysphagia 11: 14 – 22.

Pouderoux, P., Kahrilas, P.J. (1995), The pharyngoesophageal segment: Normal structure and function. Diseases of the esophagus 8: 233 – 241.

Prosiegel, M., Scheicher, M., Wagner-Sonntag, E.

(1996), Neurogene Dysphagien – diagnostik- und therapierelevante Aspekte. Neurologie & Rehabilitation 4: 218 – 224.

Prosiegel, M., Wagner-Sonntag, E., Scheicher, M. (1997), Neurogene Schluckstörungen. Akt. Neurol. 24: 194 – 203..

Robbins, J., Levine, R.L. (1988), Swallowing after unilateral stroke of the cerebral cortex: preliminary evidence. Dysphagia 3: 11 – 17.

Waring, J.P., Lacayo, L., Hunter, J. et al. (1995), Chronic cough and hoarseness in patients with severe gastroesophageal reflux disease. Diagnosis and response to therapy. Digestive Diseases Sciences 40: 1093 – 1097.

Winstein, C.J. (1983), Neurogenic dysphagia – Frequency, progression, and outcome in adults following head injury. Physical Therapy 63: 1992 – 1996.

World Health Organisation: International classification of impairments, disabilities, and handicaps. WHO, Geneva (1980).

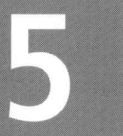

5 Schluckstörungen bei Erkrankungen der oropharyngealen und laryngealen Strukturen

Heidrun Schröter-Morasch

Einleitung

Schädigungen der Gesichts- und Halsmuskulatur, der Muskeln des Oropharynx und Larynx, des stomatognaten Systems, der Schleimhaut und der Speicheldrüsen können durch unterschiedliche Ätiologien bedingt sein. Je nach Lokalisation und Ausmaß beeinträchtigen sie die Nahrungsaufnahme und -zerkleinerung, die Bolusformung mit gleichzeitiger Durchmischung mit Speichel sowie die Boluspropulsion durch den Pharynx in den Ösophagus und/oder den Schutz der tiefen Atemwege durch einen festen und zeitgerechten Verschluß des Larynx. Auch die Wahrnehmung von Geschmacksreizen kann gestört sein. Insofern gleichen die Symptome der Schluckstörungen bei strukturellen Erkrankungen durchaus den Störungen bei neurologischen Erkrankungen, weshalb die Prinzipien der funktionellen Therapie auch bei den erstgenannten Erfolge zeigen (s. Kap. 12). In der Regel ist aber bei strukturellen Störungen der **zentrale Steuerungsmechanismus** des Schluckablaufs erhalten.

Die für eine Dysphagie ursächlichen pathologischen Veränderungen der Strukturen und ihre Folgen sind in Tabelle 5.1 dargestellt. Obwohl die Läsionen durchaus umschrieben sein können, wirken sich die durch sie bedingten Störungen häufig auf mehrere Funktionsbereiche aus. Störungen des Schluckvorgangs aufgrund struktureller Veränderungen können in zwei Gruppen aufgeteilt werden:

1. Schluckstörungen bei Erkrankungen des Oropharynx und Larynx, des Ösophagus, des Halses und der Skelettanteile (Kiefer, Schädelbasis, obere Thoraxapertur, Halswirbelsäule), welche medikamentös, chirurgisch, radiologisch bzw. durch physikalische Therapiemaßnahmen fachspezifisch zu behandeln sind.
2. Schluckstörungen nach chirurgischer, radiologischer und chemotherapeutischer Tumorbehandlung mit Funktionsstörungen des Schluckablaufs, welche durch überwiegend funktionelle Schlucktherapie behandelt werden können.

Die Erkrankungen der ersten Gruppe sollen hier nur im Hinblick auf spezielle Probleme, welche sie für die Schluckfunktion beinhalten können, dargestellt werden, zur eingehenden Erörterung muß auf entsprechende Fachliteratur verwiesen werden.

Eine scharfe Trennung beider Gruppen läßt sich allerdings nicht ziehen. Es gibt durchaus Erkrankungen struktureller Natur (z. B. Vernarbungen nach Verätzung, Verbrennung oder Systemerkrankungen), welche sich durch eine Übungstherapie bessern lassen, andererseits können bei Funktionsstörungen nach Tumorbehandlung auch medikamentöse, physikalische und chirurgische Maßnahmen zusätzlich erforderlich sein.

5.1 Strukturelle Erkrankungen

5.1.1 Kongenitale Erkrankungen

Sie lassen sich einteilen in:

- Fehlbildungen: umschriebene Fehlbildungen (z. B. Choanalatresie, Lippen-Kiefer-Gaumenspalten, Ösophagusatresie, Ösophago-tracheale Fisteln, Pylorusstenose); Fehlbildungen bei einer Vielzahl genetischer Syndrome (s. Arvedson und Brodsky 1993, Schumann und Zenk 1998)
- Iatrogene Schäden: Erfordern unzureichende Reifung des Neugeborenen, neurologische Störungen oder Erkrankungen mit Beeinträchtigung vitaler Funktionen längere Intubation und Beatmung sowie parenterale oder Sondenernährung, kann dies einerseits zu iatrogener Schädigung des oberen Respirations- und Verdauungstraktes führen (Gefahr von Stenosen- und Fistelbildung), andererseits zur

„Deprivation des Saugmechanismus" (Bosma 1997), welcher intrauterin schon ab der 10. Woche vorhanden ist. Dies kann soweit gehen, daß das Kind alle Manipulationen im oralen Bereich ablehnt (Tuchmann, Walter 1994, Rudolph 1994), da es quälende Erfahrungen damit verbindet (z. B. häufiges Absaugen, Schmerzen, Husten, Würgen).

Auf die angeborenen Störungen der Nahrungsaufnahme bei pränataler Hirnschädigung oder Hirnläsionen im Geburtsverlauf sei mit hingewiesen, obwohl es sich dabei um keine strukturellen Schäden im eigentlichen Sinne handelt, sondern um neurologische Störungen. Nicht nur Muskeltonus, Beweglichkeit und Koordination, insbesondere zwischen Atmung und Schlucken (Loughlin et al., 1994; Rogers et al., 1993; McPherson et al., 1992), können gestört sein, sondern auch Wahrnehmung und Reflexverhalten. Entwicklungsstörungen können durch fehlenden altersentsprechenden Abbau von Primitivreflexen, aber auch durch Wahrnehmungsdefizite und motorische Störungen, z. B. fehlende Zunahme der mundmotorischen Geschicklichkeit (vom ausschließlichen Saugen von Flüssigkeiten zum wesentlich differenzierteren Abbeißen, Kauen und Bolusformen fester Nahrung) die Fähigkeit zur oralen Nahrungsaufnahme beeinträchtigen, oft begleitet von erheblicher Aspirationssymptomatik (Arvedson et al., 1993, 1994). Relativ häufig ist eine Funktionsstörung des unteren Ösophagussphinkters mit Rückfluß von Magensaft in den Ösophagus (Reflux), entzündlichen Veränderungen, Erbrechen, Schmerzen und pulmonalen Komplikationen im Säuglingsalter, welche eine chirurgische Intervention erfordern (s. Kap. 14).

Sowohl strukturelle als auch neurologische Störungen können so gravierend sein, daß sie unmittelbar nach der Geburt nicht zu übersehen sind. Diskretere Störungen werden häufig durch die allgemeine Symptomatik auffällig (Mangelernährung mit Entwicklungsverzögerung, rezidivierende pulmonale Infekte, Beschwerden bei der Nahrungsaufnahme), wobei bei Kindern auch das Verhalten im Zusammenhang mit Nahrung Hinweise geben kann (nach Logemann, 1998):

- Zurückweisung von Nahrung (da möglicherweise wegen chronischer Aspiration Beschwerden auslösend).
- Zurückweisung von Nahrung bestimmter Beschaffenheit (Konsistenz, Geschmack, Temperatur; evtl. bedingt durch Wahrnehmungsstörungen und dadurch hervorgerufene Beschwerden).
- Vermehrtes Würgen (Beispielsweise verhindert eine motorische Störung des Kindes etwa im Alter von 6 – 12 Monaten, entwicklungsgemäß alle greifbaren Gegenstände zur Exploration in den Mund zu stecken, die Rückverlagerung des Würgreflexes. Dieser wird im frühen Entwicklungsstadium bereits in der vorderen Mundhöhle ausgelöst. Bleibt die Rückverlagerung aus, kann spätere orale Nahrungszufuhr ein inadäquates Würgen auslösen. Möglicherweise besteht aber auch eine Wahrnehmungsstörung, d. h. die Nahrung wird nicht als zum Essen geeignet, sondern als Fremdkörper empfunden).
- Es besteht kein Mundschluß während der Nahrungsaufnahme (Verlegung der oberen Luftwege, myofunktionelle Störung, vgl. Bigenzahn, 1995).

Störungen der Nahrungsaufnahme bei Kindern bedeuten stets nicht nur eine vitale Bedrohung, sondern ganz besonders auch eine Störung der für ihre Entwicklung notwendigen sozialen Interaktionen. Auch darf die Beeinträchtigung der Eltern-Kind-Beziehung durch die entstehende Belastung nicht vernachlässigt werden sowie die Verminderung der sozialen Akzeptanz (Rudolph, 1994, Gisel et al., 1996).

5.1.2 Entzündliche Erkrankungen und Systemerkrankungen

Entzündungen können durch eine virale oder bakterielle Infektion, Pilzbefall, mechanische Irritationen (fehlerhafter Zahnersatz) oder chemische Reizung entstehen und Schwellungen, Schleimhautbeläge und Schmerzen verursachen. Systemerkrankungen (Erkrankungen in mehr als einem Organbereich) können sich im Oropharynx und Ösophagus manifestieren und sowohl strukturelle Veränderungen als auch Motilitätsstörungen bedingen (Jones et al., 1993). Insbesondere bei Patienten mit kognitiver Beeinträchtigung und Kommunikationsstörungen muß an solche Erkrankungen gedacht werden, wenn sie ohne erkennbare Ursache die Nahrungsaufnahme verweigern oder Zeichen der Mangelernährung und Exsikkose erkennbar sind (Groher, 1997).

Systemerkrankungen zeigen durch unterschiedliche Ätiologien bedingte Veränderungen. Die mögliche vielfache Beeinträchtigung der Schluckfunktion durch entzündlich-degenerative Prozesse verdeutlicht die Symptomatik bei rheumatoider Arthritis: Dislokation und Formveränderungen der zervikalen Wirbelsäule bis zur dramatischen Einengung des Wirbelkanals können durch Kompression der Medulla zur Bulbärparalyse führen, Destruktionen des Kiefergelenkes sowie Funktionsstörungen des Kehlkopfs (Befall des Cricoarytaenoid- und des Cricothyreoidgelenkes), aber auch Ösophagusmotilitätsstörungen können ebenfalls entsprechende Beeinträchtigungen nach sich ziehen (Kaufman et al., 1983; Ekberg et al., 1987). Erkrankungen wie Sklerodermie, Dermatomyositis, Polymyositis, Lupus erythematodes, Sarkoidose und Amyloidose können Strukturen des Oropharynx und Ösophagus einbeziehen, das Sjögren-Syndrom beeinträchtigt die Tränen- und Speicheldrüsenfunktion, mit einer daraus resultierenden Xerostomie, welche nach verschiede-

5

Erkrankungen von Oropharynx und Larynx

Tab. 5.1: Strukturelle Veränderungen, pathophysiologische Folgen und klinische Symptomatik.

Strukturelle Veränderung	Pathophysiologische Auswirkungen	Symptomatik
Gewebsvermehrung (Entzündungen, Ödeme, Tumoren)	• Passagebehinderung • Klappenmechanismus gestört • kein entsprechender Druckaufbau möglich	• Gestörte Boluszerkleinerung, Bolusformung, Boluspropulsion • Retentionen • Fehlerhafter Bolusweg (nasale und laryngeale Penetration, Aspiration) • Evtl. Schmerzen, Mißempfindungen, Taubheitsgefühl • Reduzierte Geschmackswahrnehmung
Defekte und Gewebeveränderungen (angeboren, Narben nach Chirurgie und Radiatio, Verletzungen, Umbau, Atrophie der Muskulatur, Verlust von Zähnen)	• Minderung der Kraft • Klappenmechanismus gestört • Kein entsprechender Druckaufbau möglich • Gestörte Wahrnehmung und Reflexauslösbarkeit	
Beeinträchtigung der peripheren Nerven	Beeinträchtigung von: • Beweglichkeit • Kraft • Koordination • Wahrnehmung und Reflexauslösbarkeit	
Änderung der Schleimhautverhältnisse	• Meist Trockenheit • Entzündliche und ödematöse Veränderung (Beläge) • Atrophie	• Erschwerter Bolustransport • Geschmackswahrnehmung reduziert • Schmerzen, Mißempfindungen

nen Untersuchungsergebnissen z. B. die orale Transitzeit verdoppelt, die Gleitfähigkeit und Formung des Bolus reduziert und die Geschmackswahrnehmung herabsetzt (s. auch Hughes et al., 1987).

5.1.3 Traumen und Fremdkörper

Traumen können durch Gewalteinwirkung, aber auch iatrogen bedingt sein. Besonders gefährlich sind Perforationsverletzungen, welche unentdeckt bleiben und zu Gefäß- oder Nervenverletzungen, Emphysemen, Infektionen und Abszeßbildung führen können, z. B. bei Schuß- und Stichverletzungen, aber auch als Folge von Intubationen und Endoskopien (besonders häufig im Bereich der Recessus piriformes und des Musculus cricopharyngeus). Pneumatische Rupturen des Pharynx treten auf beim Aufblasen von Gummischläuchen und Ballons oder, wenn mit den Zähnen Behälter mit hohem Druck geöffnet werden (Feuerlöscher, CO_2-haltige Getränke). Laugen- und Säureverätzungen führen nach oft dramatischer akuter Symptomatik zu Vernarbungen und Strikturen, welche lebenslange Beschwerden verursachen können. Die häufigsten

Fremdkörper in Oropharynx und Ösophagus sind: Fischgräten, Knochen und Zahnprothesen, meist in den Valleculae, im Sinus piriformis oder oberhalb des Musculus cricopharyngeus steckend bzw. in den Ösophagusengen. Bei Kindern sind die häufigsten Fremdkörper Münzen, Nüsse, Kieselsteine und Ringe (Jones et al., 1991). Es muß natürlich bedacht werden, daß Fremdkörper ihrerseits Verletzungen und Entzündungen auslösen können. Zu iatrogenen Schäden kann es bei endoskopischen Eingriffen in Rachen, Ösophagus oder der Trachea kommen, sowie beim Einführen von Sonden (s. Kap. 9). Besonders hingewiesen werden soll **auf die Störungen der Schluckfunktion nach Langzeitintubation.** Sie werden insbesondere durch eine signifikante Beeinträchtigung der Schluckreflexauslösung verursacht (de Larminat et al.,1995) und könnten die Ursache häufig beschriebener Aspirationspneumonien nach Extubation darstellen.

5.1.4 Altersbedingte Veränderungen

Zu einer **primären Presbyphagie** führen altersbedingte Veränderungen wie Zahnverlust, Umbau der Alveolarkämme mit Änderung des Lippenschlusses, Absinken des Unterkiefers infolge Veränderungen des Kiefergelenkes und trockenere Schleimhaut. Sie bedingen die Notwendigkeit längeren Kauens und eine verlängerte orale Phase sowie eine verspätete Schluckreflextriggerung. Eine stärkere Verknöcherung von Hyoid und Larynx, Abnahme der Kraft des Halteapparates und damit Absinken des Larynx-Hyoid-Komplexes führen zu einer geringeren Anhebung. Diese erreicht wohl ein noch für die Öffnung des oberen Ösophagussphinkters ausreichendes Maß, geht jedoch nicht darüber hinaus, wie bei jüngeren Menschen, das bedeutet, es besteht keine **funktionelle Reserve** (Logemann, 1990, 1998). Die Verringerung der Muskelkraft und Beeinträchtigungen der Kontraktionsfähigkeit der Pharynxmuskulatur durch altersbedingte Wirbelsäulenveränderungen können nach verschiedenen Untersuchungen zu vermehrten Retentionen und, bei Störungen des Larynxeingangsverschlusses, zu häufigerer Penetration führen (Donner et al., 1991). Eine Studie von Shaker und Lang (1994) zeigte allerdings keine Veränderungen der pharyngealen Kontraktion. Die Öffnungszeit des oberen Ösophagussphinkters paßt sich nicht mehr der Viskosität des Bolus an. Motilitätsstörungen des Ösophagus sind möglicherweise durch eine Abnahme der Ganglionzellen des Auerbach-Plexus bedingt. Die **verringerte Flexibilität** und **verminderte funktionelle Reserve** ist nach Logemann (1998) die Ursache eines höheren Aspirationsrisikos alter Menschen bei Schwächung durch Allgemeinerkrankungen, welche nicht unbedingt einen Bezug zum „Schlucksystem" aufweisen müssen. Als **sekundäre Presbyphagie** werden Schluckstörungen angesehen, welche aufgrund von Erkrankungen des vorwiegend höheren Lebensalters entstehen, insbesondere zerebrovaskuläre Erkrankungen und Kopf-Hals-Tumoren.

5.1.5 Erkrankungen der Halswirbelsäule

Sie können in 3 Hauptgruppen unterschieden werden:
1. Entzündliche, degenerative und traumatische Veränderungen, welche mit einer Einengung des Spinalkanals einhergehen, zur Kompression der Medulla und der entsprechenden **neurologischen Symptomatik mit Beeinträchtigung der Schluckzentren** führen.

2. Veränderungen, welche die **Pharynxhinterwand vorwölben** (meist zervikale Osteophyten, Forestier-Krankheit). Sie können eine mechanische Blockierung der Boluspassage darstellen (besonders für feste Speisen), die Dorsalwärtsneigung der Epiglottis und damit einen vollständigen Verschluß des Aditus laryngis sowie die pharyngeale Muskelkontraktion behindern. Entzündliche Begleitreaktionen mögen die Symptomatik verschlimmern (Deutsch et al., 1985; Jones et al., 1991a; DiVito, 1998).
3. Operative Eingriffe oder Traumata, die zur **Läsion peripherer Nerven und der Muskulatur** führen. Am häufigsten kommt es nach Bandscheibenoperationen mit ventralem Zugang und nach operativer Stabilisierung von HWS-Frakturen zu Beeinträchtigungen der Schluckfunktion (Buchholz et al., 1993; Buchholz, 1995; Magoon et al., 1996; Martin et al., 1997). Eine mehr als 3 Wochen andauernde Dysphagie wird nach solchen Eingriffen in etwa 5 bis 6 % der Fälle beschrieben, teilweise mit schweren Aspirationen und der Notwendigkeit mehrmonatiger Sondenernährung.

5.1.6 Tumore

Auf die allgemeinen Folgen raumfordernder Prozesse für die Schluckfunktion wurde zu Anfang des Kapitels hingewiesen. Ihre Ätiologie, Symptomatologie und Therapie muß der entsprechenden Fachliteratur entnommen werden, da diese Thematik nicht der Zielsetzung des vorliegenden Buches entspricht. Da die **Therapien onkologischer Erkrankungen** im Kopf-Hals-Bereich jedoch häufig zu schwersten Störungen der Schluckfunktion führen, müssen ihre Grundprinzipien bekannt sein, um rehabilitative Maßnahmen einleiten zu können.

5.2 Schluckstörungen nach chirurgischer und radiologischer Tumorbehandlung

Maligne Tumore des oberen Aerodigestivtraktes und des Kopf-Hals-Bereichs von der Schädelbasis bis zur oberen Thoraxapertur werden chirurgisch oder radiologisch (evtl. mit zusätzlicher Chemotherapie) behandelt. Häufig sind kombi-

5

Erkrankungen von Oropharynx und Larynx

nierte Verfahren notwendig. Diese Maßnahmen führen zu Substanzdefekten am muskuloskeletalen System und Strukturveränderungen, welche die Ursache sowohl von Störungen der Atmung und des Sprechvermögens (Schönweiler et al., 1996) als auch von Schluckstörungen sein können. Diese tumortherapiebedingten Schluckstörungen sind nach den neurologischen Erkrankungen die am häufigsten auftretenden Dysphagien. Der Schweregrad der Dysphagie ist abhängig von folgenden Faktoren:

● Lokalisation des Defektes.
● Ausmaß der Resektion.
● Rekonstruktionsmaßnahmen.
● Ausprägung von Bestrahlungsfolgen.

(Logemann et al., 1993; Logemann, 1998; Hirano et al., 1992; Lazarus, 1993; Lazarus et al., 1996; Pauloski et al., 1993, 1994; Drechsler, 1994; Kronenberger et al., 1994; McConnel et al., 1994).

Die Behandlungsstrategien von Tumoren richten sich nach Art, Lokalisation und Ausbreitung des Tumors. Alter und Allgemeinzustand des Patienten müssen ebenfalls berücksichtigt werden. Die Ausbreitung der Tumoren kann in vier Stadien eingeteilt werden, welche sich nach dem **TNM-System** aus Tumorgröße bzw. Tumorinfiltration **(T)**, Anzahl und Größe der befallenen Regionallymphknoten **(N)** und Vorhandensein von Fernmetastasen **(M)** ergibt (klinische Klassifikation). Diese Klassifikation erfolgt differenziert nach den anatomischen Bereichen Lippen und Mundhöhle, Oropharynx, Nasopharynx, Hypopharynx, Larynx, Kieferhöhle, Speicheldrüsen und Schilddrüse, da es sich um unterschiedliche Gewebearten und Organe handelt.

Beispielsweise bedeutet ein Tumor mit der Bezeichnung T1 in der **Mundhöhle**, daß es sich um einen Tumor handelt, welcher in der größten Ausdehnung 2 cm mißt oder kleiner ist, T2 be-

deutet eine Ausdehnung bis 4 cm, T3 größer als 4 cm und T4 beinhaltet die Infiltration in Nachbarstrukturen wie Knochen, Zunge oder Halshaut.

An den Stimmlippen bedeutet T1 Begrenzung des Tumors auf eine oder beide Stimmlippen bei erhaltener Beweglichkeit, T2 die Begrenzung auf die Stimmlippe bei eingeschränkter Beweglichkeit bzw. die Ausbreitung auf supra- oder subglottische Strukturen, T3 mit Stimmlippenfixation und T4 eine Ausdehnung jenseits des Larynx. Entsprechende Definitionen gelten für die übrigen oben erwähnten anatomischen Bereiche, ebenso wie für die Bewertung der Regional- und Fernmetastasen. Genauere Ausführungen müssen der Fachliteratur entnommen werden.

Die TNM-Graduierung kann in einer Stadieneinteilung Betreuern und Therapeuten onkologischer Patienten orientierende Hinweise über das Ausmaß der Tumorerkrankung geben (s. Tab. 5.2).

Kleinere Tumoren können **entweder** chirurgisch **oder** radiologisch behandelt werden, bei größeren Tumoren sollte in der Regel chirurgisch der Tumor radikal entfernt und durch nachfolgende Bestrahlung die Ausbreitung und Metastasierung verhindert werden (Logemann, 1998). In manchen Fällen wird eine präoperative Radiochemotherapie zur Tumorverkleinerung durchgeführt. Da in der Mundhöhle Tumoren mit einem Sicherheitsabstand von 1 – 2 cm im gesunden Gewebe reseziert werden sollten, führen selbst kleinere Tumoren nicht selten zu größeren Defekten, welche Rekonstruktionen zur Funktionserhaltung erforderlich machen. Die chirurgische Entfernung kann konventionell oder mit dem Laser erfolgen. Nach Theissing (1996) sind Schluckstörungen nach Laserresektionen weniger gravierend und anhaltend als nach konventionellen Eingriffen. Eine zusätzliche Halslymphknotenausräumung (neck dissection) kann nur die zum unmittelbaren Lymphabfluß gehörenden Lymphknoten umfassen (funktionelle Neck dissektion) oder die Lymphknoten des gesamten Halses entfernen (radikale Neck dissection). Eine evtl. notwendige Bestrahlung beginnt in der Regel 4 – 6 Wochen nach dem Eingriff, nach Laserchirurgie kann sie bereits nach 2 Wochen erfolgen.

Tab. 5.2: Tumorstadieneinteilung nach dem TNM-System.

Stadium	TNM-System
I	T1 N0 M0
II	T2 N0 M0
III	T3 N0 M0 T1, T2, T3 N1 M0
IV	T4 N0, N1 M0 jedes T N2, N3 M0 jedes T jedes N M1

5.2.1 Allgemeine Ursachen der Schluckfunktionsstörung nach Tumorbehandlung

Folgen der chirurgischen Intervention
- Durch die **Entfernung von Muskeln, Knorpeln und Knochen samt Bezahnung** kommt es 1. zur Verringerung der propulsiven und kontraktilen Kräfte, welche der Zerkleinerung, Formung und Weiterbeförderung des Bolus dienen, und 2. zur Störung des Klappenmechanismus, welcher dem Bolus die Bewegungsrichtung vorgibt und die Passage ermöglicht.
- Die **Schädigung peripherer Nerven** kann sowohl zu Paresen als auch zu Sensibiltätsstörungen führen.
- **Vernarbungen und Narbenschrumpfungen** können lange nach Abschluß der Therapie zur Verschlechterung des Schluckvermögens führen.
- Mußte eine **Tracheotomie** durchgeführt werden, so kann diese ihrereseits zur Beeinträchtigung des Schluckens führen (s. Kap. 9).

Folgen der Bestrahlungstherapie
(s. auch Berendes, 1982; Lazarus, 1993, 1996; Logemann, 1998)
Die Folgen einer radiologischen Therapie werden von den einzelnen Patienten unterschiedlich stark empfunden. Im Verlauf oder im Anschluß einer Bestrahlung können beobachtet werden:
- Rötung, Schwellung der Schleimhaut, „Strahlenenanthem", Ulzera (Mucositis)
- submuköses Ödem, welches im Kehlkopfbereich so ausgeprägt sein kann, daß eine Tracheotomie notwendig wird
- verminderte Speichelproduktion durch Schädigung von Speicheldrüsen, dadurch bedingte

Mundtrockenheit, zäheres Sekret, häufig Beläge führen zur schlechteren Gleitfähigkeit des Bolus und erhöhtem Kariesbefall
- Änderung der Bakterienflora des Oropharynx, Candidiasis
- Chondroradionekrose des Kehlkopfs als schwere Komplikation mit Schmerzen, Ödemen, Abszeß- und Fistelbildung
- Osteoradionekrose von Zungenbein und Mandibula

Sowohl im Anschluß an eine Radiotherapie als auch Jahre und sogar Jahrzehnte danach können auftreten:
- Nach etwa 2 bis 5 Monaten Atrophie der Schleimhaut, Gefäßerweiterung.
- Fibrosen der Halsmuskulatur und der Subkutis als Spätfolgen („Holzhals"), Stenosen von Pharynx und Ösophagus.
- Schädigungen des Rückenmarks und der Hirnnerven, welche zum Bild einer neurologisch bedingten Schluckstörung führen können.
- Schädigungen der großen Gefäße mit der Folge von Rupturen oder Stenosen, welche Jahrzehnte nach Abschluß einer Bestrahlung auftreten und zerebrovaskuläre Komplikationen verursachen können.
- Lymphabflußstauungen.
- Einschränkung der Geschmackswahrnehmung.

Aus diesen gravierenden Strukturveränderungen lassen sich die quälenden Störungen des Schluckvorganges bei bestrahlten Patienten erklären, wobei die Symptomatik den im Strahlengang liegenden Bereichen entspricht und am ausgeprägtesten bei Miterfassung von Zungengrund und Larynx ist. Eine reduzierte „oropharyngeale Schluckeffizienz" wird von McConnel et al. (1994) und Lazarus et al. (1996) beschrieben, welche zu reduziertem Bolustransport (Retentionen) und gestörter Schutzfunktion des Kehlkopfs mit Penetration und Aspiration führt. Als Komponenten werden beschrieben:
- Verspätete Schluckreflextriggerung mit verspäteter Anterior- und Anhebungsbewegung des Larynx.
- Unzureichender Verschluß des Aditus laryngis und der Glottis.
- Ungenügende Zungenbasisretraktion.
- Ungenügende Pharynxkontraktion.
- Verminderte und verspätete Öffnung des oberen Ösophagussphinkters.
- Häufig strahleninduzierte narbige Stenosierung des oberen Ösophagussphinkters, welche regelmäßige Bougierungen erfordert.

Diesen Untersuchungen zufolge kann eine alleinige Bestrahlungstherapie nicht als alternative „funktionserhaltende" Methode gegenüber der chirurgischen Behandlung angesehen werden, bei kombinierter Therapie müssen die Beeinträchtigungen beider Verfahren berücksichtigt werden.

5

Erkrankungen von Oropharynx und Larynx

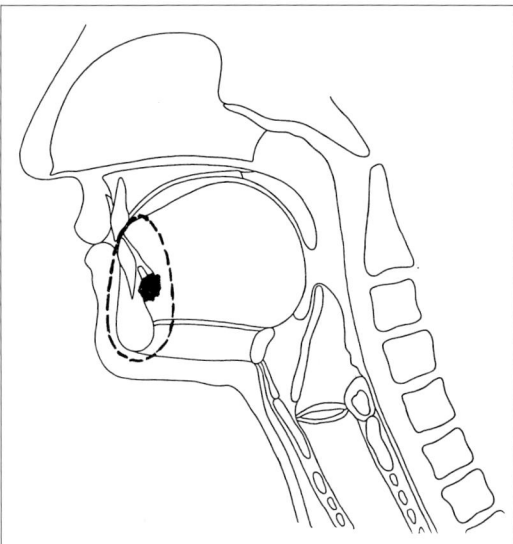

Abb. 5.1: Schematische seitliche Darstellung der Resektionsgrenzen eines Mundbodentumors mit Entfernung von Zungenanteilen, Mandibula und Mundbodenmuskulatur.

Ergebnisse befriedigend sein. Bei großen Tumoren kann eine en-bloc-Resektion von Zungenanteilen, Mundboden und Teilen der Mandibula notwendig sein, einschließlich einer radikalen Neck Dissection. Defektdeckungen können mit umliegender Schleimhaut, Dünndarmtransplantat oder myokutanen bzw. fasziokutanen Transplantaten erfolgen. Abbildung 5.1 zeigt schematisch eine solche Resektion bei einem Mundbodentumor. Aus ihr wird ersichtlich, daß es nach einem so ausgedehnten Eingriff durch Beeinträchtigung der Mundbodenmuskulatur außer zu einer Störung der Zungenbeweglichkeit auch zu einer Verminderung der Larynx-Ventral- und -Anteriorbewegung kommen kann, mit den entsprechenden Störungen der pharyngealen Phase (Hirano et al., 1992).

Im allgemeinen beschränken sich jedoch die Störungen nach Eingriffen in der vorderen Mundhöhle auf die orale Phase (Aufnahme, Zerkleinerung, Halten des Bolus und Transport nach hinten sind gestört, oder ein vorzeitiges Abgleiten in den Pharynx bzw. eine verspätete Schluckreflextriggerung kann zur prädeglutitiven Aspiration führen).

5.2.2 Schluckstörungen nach Tumorentfernung in der vorderen Mundhöhle

Typische Tumorlokalisationen sind Zungenspitze und lateraler Zungenrand, vorderer oder seitlicher Mundboden und Alveolarkamm. Bei kleinen Zungentumoren kann die alleinige Resektion von Zungengewebe mit oder ohne primärem Wundverschluß ausreichend sein, die Funktion ist dann nicht wesentlich beeinträchtigt, wenn weniger als 50 % des freien Zungenkörpers entfernt wurden (Conley, 1960; Hirano et al., 1992; McConnel et al., 1994). Insbesondere die verbleibende Zungenmotilität, nicht so sehr das erhaltene Volumen, bestimmen die Effektivität der Zungenfunktion. Der Gebrauch von verbleibendem Zungengewebe zur Defektdeckung des Mundbodens verschlechtert daher die Zungenfunktion weiter, Hautlappenplastiken (vgl. Naumann et al., 1995) werden als beste funktionserhaltende Methode beschrieben, gefolgt von myokutanen Transplantaten (Kronenberger et al., 1994).

Auch nach Resektionen des vorderen Mundbodens und des oberen Mandibularandes können bei erhaltener Zungenmotilität die funktionellen

5.2.3 Schluckstörungen nach Tumorentfernung in der hinteren Mundhöhle

Zungenbasis, harter und weicher Gaumen, Tonsillen und Pharynxwand können betroffen sein. Dabei wirkt sich eine Resektion der Zungenbasis als einer Schlüsselstruktur für den oralen und pharyngealen Schluckmechanismus besonders gravierend aus. Totale Glossektomien mit (teilweiser) Entfernung des Zungengrundes und Entfernung der supralaryngealen Muskulatur führen in 10 bis 37 % der Fälle zu Aspirationen (Weber et al., 1991), weswegen in manchen Fällen präoperativ sogar eine Laryngektomie in Erwägung gezogen werden muß.

Nur kleine Tumoren des oropharyngealen Raumes können durch Resektion des betreffenden Organbereichs therapiert werden, in den meisten Fällen sind die Mitnahme umliegender Strukturen sowie eine radikale Neck dissection erforderlich. En-bloc-Resektionen von Zungengrund, Tonsillen, Mandibula und Halslymphknoten, manchmal noch durch Entfernung von weichem Gaumen und Pharynxwand erweitert, führen zu erheblichen Störungen der pharyngealen Phase. Sie können jedoch auch bereits die orale Phase beeinträchtigen (Logemann et al., 1993). Entfernungen des harten und weichen Gaumens beeinträchtigen den velopharyngealen Verschluß und die Funktion als Widerlager für die propulsiven Zungenbewegungen, daher ist häufig eine prothetische Versorgung angezeigt (Hurst, 1988).

An Störungen nach oropharyngealen Eingriffen können zusammenfassend vorliegen:

- Erschwertes Kauen, Halten und Rückwärtsbewegen des Bolus mit Resten in der Mundhöhle und am Gaumen.
- Vorzeitiges Abgleiten in den Pharynx.
- Verspätete Schluckreflextriggerung.
- Unvollständige lingual-velare Annäherung, unvollständiger velopharyngealer Verschluß mit nasaler Penetration.
- Unzureichende Zungenbasisretraktion mit ungenügendem Zungenbasis-Pharynxwandkontakt.
- Eingeschränkte Kehlkopfhebung mit Reduzierung der Öffnung des oberen Ösophagussphinkters und unzureichendem Verschluß des Aditus laryngis.
- Ungenügende Pharynxkontraktion.

Daraus können prä,- intra- und postdeglutitive Aspirationen resultieren und eine orale Nahrungsaufnahme ausschließen.

5.2.4   Schluckstörungen nach Teilresektionen des Kehlkopfs

Supraglottische Teilresektionen
Da die Glottisebene eine Grenze des Lymphabflusses bildet, können Tumoren oberhalb der Stimmlippen (Taschenfalten, Epiglottis, aryepiglottische Falten) durch Teilresektionen entfernt werden, welche die Funktion der Stimmbildung erhalten, jedoch zwei Schichten des Dreifachverschlusses des Kehlkopfs beim Schlucken entfernen. Die Resektionen umfassen je nach Lokalisation die genannten Strukturen einschließlich des Zungenbeins, zusätzlich jedoch bei größerer Ausdehnung des Tumors auch Zungengrund und Aryknorpel und Teile des Schildknorpels (s. Abb 5.2), was zu entsprechend ausgeprägteren Störungen führt. Der verbleibende Larynx wird an der Zungenbasis fixiert. Eine gleichzeitige Myotomie des oberen Ösophagussphinkters erleichtert die Boluspassage unter den dann „erschwerten Bedingungen" (s. u.; Hirano et al., 1987). Aus diesem Eingriff können folgende Störungen resultieren:

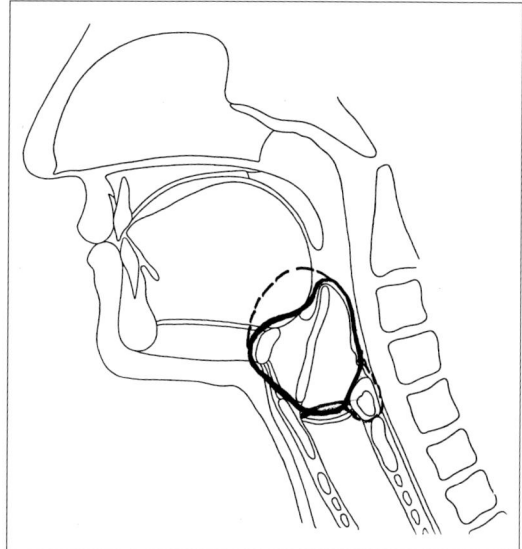

Abb. 5.2: Schematische seitliche Ansicht der supraglottischen Teilresektion (Ausdehnung der Exzision auf Zungengrund und Aryknorpel).

- Der Verschlußmechanismus des Aditus laryngis während des Schluckens fällt weg, die Valleculae sind nicht mehr vorhanden, Nahrung kann direkt über den Zungengrund wie über eine Rampe auf die Glottis bzw. in die Trachea gelangen (s. Abb. 5.3).
- Retentionen werden nicht mehr im Recessus piriformis aufgefangen, sondern gleiten über in die Glottis, da die Barriere der aryepiglottischen Falte fehlt (Flores et al., 1982).
- Die Entfernung des Zungenbeins führt zur verminderten Kehlkopfexkursion mit der Folge einer Sphinkteröffnungsstörung des Ösophagus.
- Schädigungen des Nervus laryngeus superior führen zu gleichseitigen Sensibilitätsstörungen der Glottis (verminderter Schutzreflex des Hustens) und zur Verschlechterung des Glottisschlusses durch reduzierte Stimmlippenspannung und Absinken der Stimmlippe.
- Die Resektion im Zungenbasisbereich bedingt eine verminderte Retraktion sowie evtl. Sensibilitätsstörungen mit der Folge einer reduzierten Schluckreflextriggerung.
- Ödeme und Vernarbungen im Glottisbereich können sowohl die Atmung behindern als auch einen zuverlässigen Stimmlippenschluß

Abb. 5.3 a–d: 58jähriger Patient, 4 Wochen nach supraglottischer Kehlkopfteilresektion.

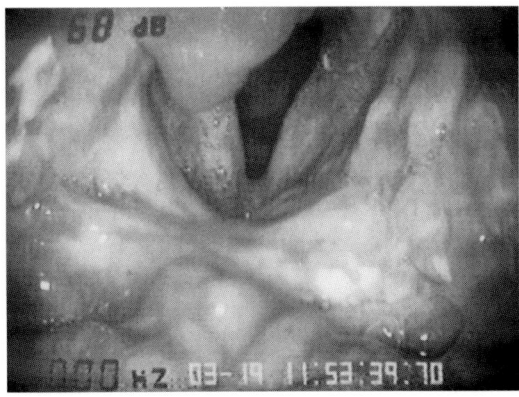

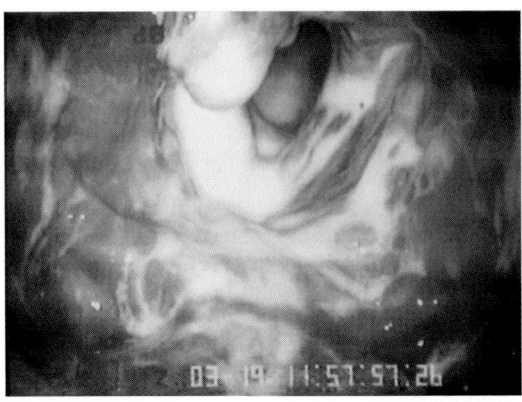

a) Respiration: Epiglottis und Taschenfalten entfernt, rechter Aryknorpel ödematös, Überlauf von Speichel in die Glottis.

b) Nach 1/3 Teelöffel Joghurt massive Aspiration über die vordere Kommissur ohne Hustenreiz (Silent aspiration).

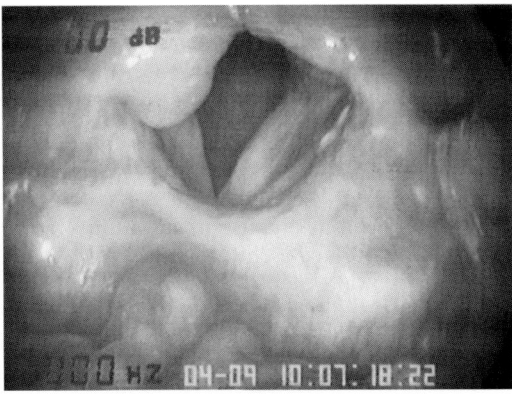

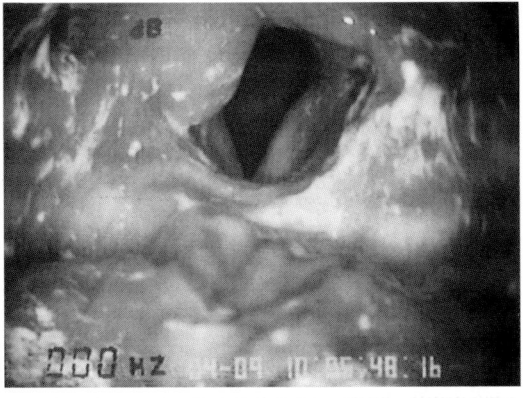

c) 20 Tage nach Beginn der Behandlung kein Speichelaufstau, kein Überlauf in die Glottis mehr.

d) Nach Gabe von 1 Teelöffel Joghurt aspirationsfreies Schlucken möglich, noch etwas Retentionen an der Zungenbasis.

während des Schluckens. Mit diesen Komplikationen ist besonders bei zusätzlicher Bestrahlung zu rechnen.

Aufgrund dieser Störungen ist die Aspirationsgefahr nach solchen Eingriffen außerordentlich hoch (über 50 % der Patienten; Logemann und Bytell, 1978), wobei sowohl prä-, intra- als auch postdeglutitive Aspirationen vorkommen (McConnel et al., 1987; Logemann, 1985). Deren Hauptursachen sind 1. eine verspätete Reflextriggerung, 2. eine reduzierte Larynxelevation und 3. eine reduzierte Zungenkraft, verbleibende Residuen im Pharynx in den Ösophagus zu befördern, welche dann auf die Glottis und nach deren Öffnung in die Trachea fallen.

Ein eindrucksvolles Beispiel dieser Symptomatik zeigt die endoskopische Aufnahme eines 58jährigen Patienten vier Wochen nach supraglottischer Kehlkopfteilresektion mit dem CO_2-Laser wegen eines Epiglottiskarzinoms mit Entfernung von Epiglottis und Taschenfalten beidseits, Freilegung des rechten Aryknorpels und beidseitiger Neck dissection (Abb. 53 a–d). Klinisch bestand eine ausgeprägte Dysphagie mit prä- und intradeglutitiver Aspiration, der Patient konnte nur flüssigbreiige Kost zu sich nehmen, es waren bereits rezidivierende pulmonale Infekte aufgetreten. Die Endoskopie ergab eine Schwellung des rechten Aryknorpels, gerötete Stimmlippen und einen guten Glottisschluß bei Phonation.

Nach Aufnahme eines Drittel Teelöffels Joghurt zeigte sich eine ausgeprägte Aspiration über die vordere Kommissur ohne Hustenreflex! Durch willkürliches Abhusten und kräftiges Nachschlucken konnte der Pa-

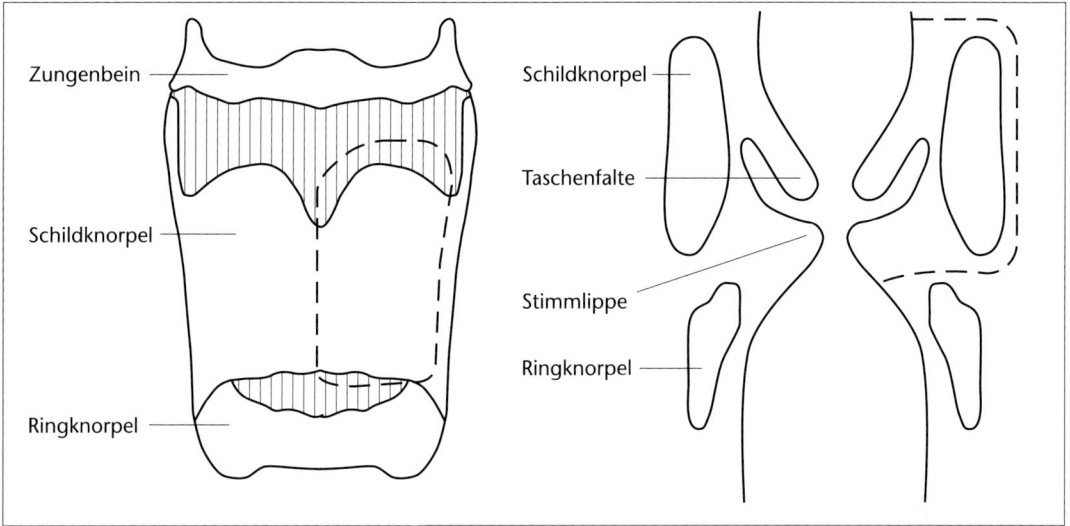

Abb. 5.4 a, b: Schematische Darstellung einer vertikalen Teilresektion.

tient Trachea und Glottis leidlich reinigen. Nach Erlernen kompensatorischer Schlucktechniken (supraglottisches Schlucken in Kombination mit Mendelsohn-Manöver) und Haltungsänderung (s. Kap. 12) war der Patient bereits 20 Tage nach der Erstuntersuchung zum aspirationsfreien Schlucken geeigneter Nahrungskonsistenzen in der Lage.

Vertikale Teilresektion oder Hemilaryngektomie

Einseitige Kehlkopftumoren können durch die Resektion einer Kehlkopfhälfte (Stimmlippe, Ventrikel, Taschenfalte, Teil des Schildknorpels) entfernt werden (s. Abb. 5.4a und b).
Der Defekt wird mit umgebendem Gewebe gedeckt, eine Stimmbandrekonstruktion kann z. B. mit Schildknorpel erfolgen, so daß ein Glottisschluß wieder möglich wird. Wenn Zungenbein und Epiglottis belassen werden können, entwickeln sich in der Regel keine Schluckstörungen. Es kommt zwar aufgrund des Substanzdefektes und der notwendigen Lösung von infrahyoidaler und infralaryngealer Muskulatur einschließlich des Musculus cricothyreoideus vom Kehlkopfskelett zur asymmetrischen Kehlkopfhebung (Schoenrock et al., 1972) und zum ungenügenden Glottisschluß, doch resultieren daraus kein bleibenden Störungen für die Schluckfunktion (Casper et al., 1993).
Sitz (mehr anterior) und Größe des Tumors erfordern jedoch häufig eine Modifikation und Erweiterung dieser Methode: eine zusätzliche Re-

sektion des Schildknorpels über die vordere Mitte hinaus unter Mitnahme der vorderen Kommissur (frontolaterale Teilresektion). Ist es notwendig, bei mehr posteriorem Sitz des Tumors den Aryknorpel mit zu resezieren, besteht eine erhebliche Gefahr des bleibenden unvollständigen Glottisschlusses mit der Gefahr der intradeglutitiven Aspiration (Logemann, 1998). Muß die Teilresektion auf die Entfernung von Epiglottis, aryepiglottischer Falte und Zungenbein erweitert werden, können Störungen wie bei den supraglottischen Teilresektionen auftreten. Bei einer gleichzeitigen Pharyngektomie treten ebenfalls entsprechende Störungen hinzu.

5.2.5   Schluckstörungen nach totaler Laryngektomie

Eine totale Laryngektomie beinhaltet die Entfernung des gesamten Larynx einschließlich des Zungenbeins und eine beidseitige Neck dissection. Es erfolgt damit eine Separation von Luft- und Speisewegen, die Atmung wird über ein Tracheostoma ermöglicht (Verbindung der Trachea mit der äußeren Halshaut). Eine Aspiration, die größte akute Bedrohung bei einer Dysphagie, kann also nicht mehr auftreten. Allerdings kann es zu Störungen der **Boluspassage** kommen. Ursachen können sein:

- Eine Verengung des Pharynx, da die Entfernung des Kehlkopfs als Vorderwand des Hypopharynx einen Substanzdefekt hinterläßt, der geschlossen werden muß (erhöhter Widerstand).
- Es entsteht kein hypopharyngealer Unterdruck oberhalb des Musculus cricopharyngeus mehr durch die fehlende Kehlkopfhebung (verminderte Boluspropulsion).
- Ein Druck der Kanüle auf den zervikalen Ösophagus (erhöhter Widerstand).
- Die Bildung einer Pseudoepiglottis am Übergang von Zungenbasis zum Pharynx (McConnel et al., 1988) oder andere narbige Veränderungen behindern die Passage.

Zusätzlich können durch die Entfernung des Zungenbeins Beeinträchtigungen der Zungenbewegungen auftreten. Mußten bei der Laryngektomie auch Teile des Zungengrundes (z. B. bei Einwachsen des Tumors in die Valleculae) entfernt werden, so vermindert dies die Zungenschubkraft auf den Bolus, ebenso wie nach einer zusätzlichen Pharynxresektion eine reduzierte Pharynxperistaltik sich ungünstig auf den Weitertransport des Bolus auswirken kann. Beide Faktoren werden als Hauptursache einer verlängerten pharyngealen Transitzeit nach Laryngektomie angesehen (McConnel et al., 1988; Walther, 1995). Bei intakter Zunge kann der oben erwähnte erhöhte pharyngeale Widerstand durch eine erhöhte Zungenschubkraft kompensiert werden, wie von McConnel et al. (1986) nachgewiesen wurde.

Ebenso wie bei tracheotomierten Patienten fehlt auch nach totaler Laryngektomie die Geruchswahrnehmung, da die Atemluft das Riechepithel der Nase nicht erreicht. Daraus resultiert auch eine beeinträchtigte Geschmackswahrnehmung für Aromastoffe. Die Wahrnehmung der Grundqualitäten süß, sauer, salzig und bitter erfolgt über die Zunge und kann bei Schleimhaut- und Hirnnervenläsionen ebenfalls beeinträchtigt sein. Eine Bestrahlung kann die Geruchs- und Geschmackswahrnehmung weiter reduzieren.

5.2.6 Schluckstörungen nach Versorgung ausgedehnter Hypopharynx-Larynx-tumoren

Bei ausgedehnten Tumoren des Larynx, Hypopharynx und zervikalen Ösophagus muß nach Exzision dieser Strukturen eine Rekonstruktion des Pharynx (also praktisch eine neue „Röhre") und eine geeignete Verbindung zum verbleibenden Ösophagus geschaffen werden. Die günstigsten Resultate werden erzielt, wenn der Pharynx primär wieder verschlossen werden kann (Berendes, 1982). Zur Rekonstruktion werden in verschiedenen Methoden Hautlappen und myokutane Lappen verwendet, Herberhold und Walther (1995) beschreiben ein Verfahren mit einem vaskularisierter Faszienlappen zum Ersatz des pharyngoösophagealen Segments. Koloninterponate (Transplantation von Dickdarmabschnitten) sind mit einer höheren Komplikationsrate behaftet als die Verwendung von Jejunum (Dünndarm) oder das Hochziehen und Vernähen des Magens mit dem Pharynxstumpf (gastric pull-up). Letztere beiden Methoden haben nach Untersuchungen verschiedener Autoren die besten Resultate hinsichtlich der oralen Nahrungsaufnahme (s. Kronenberger et al., 1994). Da die ursprünglichen kontraktilen Elemente des Pharynx fehlen, sind als Voraussetzung für eine akzeptable Boluspassage zu nennen:

- In Ruhe relativ offen bleibende Transplantate, welche dem ankommenden Bolus möglichst wenig Widerstand entgegensetzen.
- Eine möglichst gut erhaltene Zungenschubkraft, um erhöhten Widerstand aufgrund einer nichtadäquaten Peristaltik z. B. des Jejunums oder kollabierten Transplantationsmaterials zu überwinden (McConnel et al., 1988a).

Obwohl für die verschiedenen Operationsverfahren einschließlich Radio- und Chemotherapie typische und häufige Störungsbilder beschrieben wurden, soll nachdrücklich darauf hingewiesen werden, daß dies nur Anhaltspunkte sein können. Selbst bei gleichem Ausgangsbefund und identischer Vorgehensweise können ganz unterschiedliche funktionelle Ergebnisse resultieren. Unverzichtbar ist daher bei jeder Schluckstörung nach Tumorbehandlung eine eingehende Diagnostik:

- Schluckanamnese, Untersuchung des oropharyngealen Raumes.
- Klinische Schluckprüfung.
- Videoendoskopische Untersuchung und Dokumentation der pharyngolaryngealen Strukturen mittels starrer und flexibler Optik einschließlich Funktionsprüfung und Überprüfung der Schluckfunktion (s. Kap. 7).
- Röntgenkinematographie oder Videofluoroskopie des Schluckvorganges.

Weitere Untersuchungen wie Manometrie und pH-Metrie können erforderlich sein, ebenso wie Bronchoskopie und Röntgen-Thoraxkontrolle zum Ausschluß akuter und chronischer Aspirationen. Gerade diese Patienten bedürfen einer besonders intensiven interdisziplinären Zusammenarbeit, außerdem einer guten Kommunikation zwischen Operateur, nachbetreuendem Arzt und Therapeuten. Engmaschige Kontrollen zur Therapieevaluation, aber auch zur Früherkennung von Operations- und Bestrahlungskomplikationen und Rezidiven sind unabdingbar. Eine einfühlsame Führung der Patienten muß auch berücksichtigen, daß viele von ihnen zumindest vorübergehend oder dauerhaft zusätzlich zur Schluckstörung in ihrer sprechsprachlichen Kommunikationsfähigkeit beeinträchtigt sind.

Literatur

Arvedson, J.C., Rogers, B., Buck, G., Smart, P., Msall, M. (1994), Silent aspiration prominent in children with dysphagia. Int. J. Ped. Otorhinolaryng., 28: 173 – 181.

Arvedson, J.C., Brodsky, L. (eds) (1993), Pediatric swallowing and feeding – assessment and management. Singular Publishing Group, San Diego.

Berendes, J., Link, R., Zöllner, F. (1982), Hals-Nasen-Ohren-Heilkunde in Praxis und Klinik, Bd. IV/1. Thieme, Stuttgart.

Bigenzahn, W. (1995), Orofaziale Dysfunktionen im Kindesalter. Thieme, Stuttgart.

Bosma, J.F. (1997), Development and Impairments of Feeding in Infancy and Childhood. In: Groher, M.E. (ed), Dysphagia, Diagnosis and Management (3rd ed.). Butterworth-Heinemann, Boston.

Buchholz, D.W., Jones, B., Ravich, W.J. (1993), Dysphagia following anterior cervical fusion. Dysphagia 8: 390.

Buchholz, D.W. (1995), Oropharyngeal Dysphagia Due to Iatrogenic Neurological Dysfunction. Dysphagia 10: 248 – 254.

Conley, J.J. (1960), Swallowing dysfunction associated with radical surgery of head and neck. AMA Arch Surg 80:602 – 612

Casper, J.K., Colton, R.H. (1993), Clinical manual for laryngectomy and head and neck cancer rehabilitation. Singular Publishing Group, San Diego.

Deutsch, E.C., Schild, J.A., Mafee, M.F. (1985), Dysphagia and Forestier's Disease. Arch Otolaryngol. 111: 400 – 402.

Di Vito, J. (1998), Cervical Osteophytic Dysphagia: Single and Combined Mechanisms. Dysphagia 13: 58 – 61.

Donner, M.W., Jones, B. (1991), Aging and neurological disease. In: Jones, B., Donner, M.W. (eds), Normal and abnormal swallowing, imaging in diagnosis and therapy. Springer Verlag, New York: 189 – 202.

Drechsler, U. (1994), Dysphagien nach horizontalen Teilresektionen im Larynx-, Pharynx- und Zungengrundbereich. Forum Logopädie 3: 13 – 15.

Ekberg, O., Redlund-Johnell, I., Sjöblom, K.G. (1987), Pharyngeal Function in Patients with Rheumatoid Arthritis of the Cervical Spine and Temporomandibular Joint. Acta Radiologica 28: 35 – 39.

Flores, T.C., Wood, B.G., Levine, H.L. et al. (1982), Factors in successfull deglutition following supraglottic laryngeal surgery. Ann. Otol. Rhinol. Laryngol. 91: 579 – 583.

Gisel, E.G., Applegate-Ferrante, T., Benson, J., Bosma, J.F. (1996), Oral Motor Skills Following Sensorimotor Therapy in Two Groups of Moderately Dysphagic Children with Cerebral Palsy: Aspiration Versus Non-Aspiration. Dysphagia 11: 59 – 71.

Groher, M.E. (ed) (1997), Dysphagia: Diagnosis and Management (3rd ed.). Butterworth-Heinemann, Boston.

Herberhold, C., Walther, E.K. (1995), Dysphagia after pharyngolaryngeal cancer surgery: Part II: Implications for reconstructive procedures. Dysphagia 10: 279 – 281.

Hirano, M., Kurita, S., Tateishi, M., Matsuoka, H. (1987), Deglutition following supraglottic horizontal laryngectomy. Ann. Otol. Rhinol. Laryngol. 96: 7 – 11.

Hirano, M., Kuroiwa, Y., Tanaka, S. et al. (1992), Dysphagia following various degrees of surgical resection for oral cancer. Ann. Otol. Rhinol. Laryngol. 101: 138 – 141.

Hughes, C.V., Baum, B.J., Fox, P.C., Marmary, Y., Yeh, C.K., Sonies, B.C. (1987), Oral-pharyngeal dysphagia: a common sequela of salivary gland dysfunction. Dysphagia 1: 173 – 177.

Hurst, P.S. (1988), The role of the prosthodontist in the correction of swallowing disorders. Otolaryngol. Clin. North Am. 21: 771 – 780.

Jones, B., Donner, M. (1991), Common Structural Lesions. In: Jones, B., Donner, M.W. (eds), Normal and abnormal swallowing, imaging in diagnosis and therapy. Springer Verlag, New York: 119 – 146.

Jones, B., Donner, M. (1991a), Interpreting the study. In: Jones, B., Donner, M.W. (eds), Normal and abnormal swallowing, imaging in diagnosis and therapy. Springer Verlag, New York: 119 – 146.

Jones, B., Ravich, W.J., Donner, M.W. (1993), Dysphagia in Systemic Disease. Dysphagia 8: 368 – 383.

Kaufman, R.L., Glenn, W.V. (1983), Rheumatoid cervical myelopathy, Evaluation by computerized tomography with multiplanar reconstruction. J. Rheumatol. 10: 42 – 54.

Kronenberger, M.B., Meyers, A.D. (1994), Dysphagia Following Head and Neck Cancer Surgery. Dysphagia 9: 236 – 244.

Larminat de, V., Montravers, P., Dureuil, B., Desmonts, J.M. (1995), Alteration in swallowing reflex after extubation in intensive care unit patients. Critical Care Medicine 23: 486 – 490.

Lazarus, C.L. (1993), Effects of radiation therapy and voluntary maneuvers on swallowing functioning in head and neck cancer patients. Clin. Comm. Disord. 3: 11 – 20.

Lazarus, C.L., Logemann, J.A., Pauloski, B.R. et al. (1996), Swallowing Disorders in Head and Neck Cancer Patients Treated With Radiotherapy and Ad-

Erkrankungen von Oropharynx und Larynx

juvant Chemotherapy. Laryngoscope 106: 1157 – 1166.

Logemann, J.A. (1985), Aspiration in head and neck surgical patients. Ann. Otol. Rhinol. Laryngol. 94: 373 – 376.

Logemann, J.A. (1990), Effects of aging on the swallowing mechanism. Otolaryngol. Clin. North Am. 23: 1045 – 1056.

Logemann, J.A. (1998), Evaluation and Treatment of Swallowing Disorders (2nd ed.). PRO-ED, Austin.

Logemann, J.A., Bytell, D.E. (1979), Swallowing disorders in three types of head and neck surgical patients. Cancer 44: 1095 – 1105.

Logemann, J.A., Rademaker, A.W., McConnel, F.M.S. et al. (1993), Speech and swallowing function after tonsil/base of tongue resection with primary closure. J. of Speech and Hear. Res. 36: 918 – 926.

Loughlin, A.M., Lefton-Greif, M.A. (1994), Dysfunctional Swallowing and Respiratory Disease in Children. Advances in Pediatrics 41: 135 – 161.

McConnel, F.M.S., Cerenko, D., Mendelsohn, M.S. (1986), Dysphagia after total laryngectomy. Otolaryngol. Clin. North Am. 21: 721 – 726.

McConnel, F.M.S., Mendelsohn, M.S., Logemann, J.A. (1987), Manofluorography of deglutition after supraglottic laryngectomy. Head Neck Surg. 9: 142 – 150.

McConnel, F.M.S., Mendelsohn, M.S., Logemann, J.A. (1988), Examination of swallowing after total laryngectomy using manofluorography. Head Neck Surg. 9: 3 – 12.

McConnel, F.M.S., Hester, T.R., Mendelsohn, M.S., Logemann, J.A. (1988a), Manofluorography of deglutition after total laryngopharyngectomy. Plast. Reconstr. Surg. 81: 346 – 351.

McConnel, F.M.S., Logemann, J.A., Rademaker, A.W. et al. (1994), Surgical Variables Affecting Postoperative Swallowing Efficiency in Oral Cancer Patients: A Pilot Study. Laryngoscope 104: 87 – 90.

McPherson, K.A., Kenny, D.J., Koheil, R., Bablich, K., Sochaniwskyj, A., Milner, M. (1992), Ventilation and Swallowing Interactions of Normal Children and Children with Cerebral Palsy. Developm. Med. and Child neurol. 34: 577 – 588.

Magoon, K.K., Nelle, S.J. (1996), Dysphagia Subsequent to Cervical Spine Surgery: A Case Report. J. Med. Speech-Language Pathol. 4: 41 – 45.

Martin, R.E., Neary, M.A., Diamant, N.E. (1997), Dysphagia Following Anterior Cervical Spine Surgery. Dysphagia 12: 2 – 8.

Naumann, H.H., Helms, J., Herberhold, C. (Hrsg.) (1995), Kopf- und Halschirurgie. Thieme, Stuttgart

Pauloski, B.R., Logemann, J.A., Rademaker, A.W. et al. (1993), Speech and swallowing function after anterior tongue and floor of mouth resection with distal flap reconstruction. J. Speech Hear. Res. 36: 267 – 276.

Pauloski, B.R., Logemann, J.A., Rademaker, A.W. et al. (1994), Speech and swallowing function after oral and oropharyngeal resections: one-year-follow-up. Head Neck Surg. 16: 313 – 322.

Rogers, B.T., Arvedson, J., Msall, M., Demerath, R. (1993), Hypoxemia During Oral Feeding of Children with cerebral Palsy. Developm. Med. and Child Neurol. 35: 3 – 10.

Rudolph, C.D. (1994), Feeding Disorders in Infants and Children. J. Pediatrics 125: 116 – 124.

Schoenrock, L.D., King, A.Y., Everts, E.C. et al. (1972), Hemilaryngectomy: deglutition evaluation and rehabilitation. TransAm. Acad. Ophth. & Otol. 76: 752 – 757.

Schönweiler, R., Altenbernd, C., Schmelzeisen, R., Ptok, M. (1996), Artikulationsfähigkeit und Verständlichkeit der Sprache bei Patienten mit Mundhöhlenkarzinom. HNO 44: 634 – 639.

Schumann, D., Zenk, W. (1998), Therapie angeborener und erworbener Kieferfehlstellungen. Dt. Ärztebl. 95: A-143 – 151.

Shaker, R., Lang, I.M. (1994), Effect of aging on the Deglutitive oral, pharyngeal, and esophageal motor function. Dysphagia 9: 221 – 228.

Theissing, J. (1996), HNO-Operationslehre (3. Aufl.). Thieme, Stuttgart.

Tuchmann, D.N., Walter, R.S. (eds) (1994), Disorders of feeding and swallowing in infants and children. Singular Publishing Group, San Diego.

Walter, E.K. (1995), Dysphagia after pharyngolaryngeal cancer surgery. Part I: Pathophysiology of postsurgical deglutition. Dysphagia 10: 275 – 278.

Weber, R.S., Ohlms, L., Bowman, J. et al. (1991), Functional results after total or near total glossectomy with laryngeal preservation. Arch. Otolaryngol. Head Neck Surg. 117: 512 – 516.

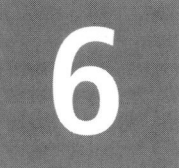

6

Radiologische Funktionsdiagnostik von Schluckstörungen bei neurologischen Krankheitsbildern und bei therapierten onkologischen Kopf-Hals-Erkrankungen

Christian Hannig, Anita Wuttge-Hannig

Einleitung

Die „neurogene Dysphagie" ist ein polyätiologisches Symptom, das nur im interdisziplinären Ansatz diagnostiziert und therapiert werden kann. Gegenstand der folgenden Zusammenstellung sind funktionelle Schluckstörungen auch nach Tumoroperation im Hals-Nasen-Ohren-Bereich, nicht jedoch maligne Veränderungen der Speiseröhre.

In der Arbeitsgruppe für Schluckstörungen am Klinikum rechts der Isar der Technischen Universität München werden seit 1984 röntgenkinematographische bzw. videographische und die von anderen Fachdisziplinen erhobenen Befunde auf regelmäßigen gemeinsamen Sitzungen diskutiert. Im engen interdisziplinären Austausch mit Chirurgen, Gastroenterologen, Neurologen, Otorhinolaryngologen, Psychiatern, Dermatologen sowie Stimm- und Sprachtherapeuten werden das diagnostische und therapeutische Procedere festgelegt (Jonas et al., 1991).

Eine große Zahl von Erkrankungen des zentralen Nervensystems, der peripheren Nerven, der Muskeln und Synap-

sen kann zu Störungen der Schluckfunktion und zur Aspiration führen (Hannig et al., 1987, 1989). Der Beitrag der Röntgendiagnostik umfaßt bei der Abklärung dieser Schluckstörungen das gesamte radiologisch-diagnostische Spektrum vom Ösophagus-Breischluck, der Hochfrequenzkinematographie, der DSI (Digital Spot Imaging) oder der Videoaufzeichnung des Schluckaktes bis gegebenenfalls zur Computertomographie und Kernspintomographie (Groher, 1992).

Da der Breischluck nur morphologische Veränderungen dokumentieren kann, ist er ebenso wie die derzeit noch recht „langsamen" Aufzeichnungsverfahren der CT (Subsekundenscan) oder der funktionellen MRI (maximal 9 Bilder/s) für eine genaue Analyse des Schluckaktes nicht ausreichend. Die DSI ist aufgrund der maximal möglichen 12 Bilder/s ebenfalls nur für langsamere Bewegungsvorgänge – wie bei nichtneurogenen Funktionsstörungen im Pharynx – und zur Dokumentation von ösophagealen Motilitätsstörungen ausreichend. Nur das EBCT (Electron Beam

Computer Tomography) bietet mit bis zu 20 Bildern/s in drei nebeneinandergelegenen Ebenen eine für die schnellen Bewegungsvorgänge ausreichende Auflösung (Wuttge-Hannig, 1996).

In diesem Kapitel wird über den Indikationsbereich und die diagnostischen Aussagemöglichkeiten der Hochfrequenzröntgenkinematographie oder der dynamischen Aufzeichungsmodalitäten wie Videoaufzeichnung oder DSI-Darstellung bei neurologischen Erkrankungen berichtet. Sie nehmen unter den radiologisch-diagnostischen Verfahren eine besondere Stelle ein, die sich aus den physiologischen Gegebenheiten des oro-pharyngo-ösophagealen Transportes ergibt: Für den normalen Ablauf eines Schluckaktes bei gleichzeitigem Schutz der Atemwege ist die wohlkoordinierte Aktion von 5 Hirnnervenbahnen und 24 Muskelgruppen erforderlich. Diese komplexen motorischen Abläufe von der Speisebolusformung und -propulsion im Mund bis zur Passage durch den Oro- und Hypopharynx erfolgen durchschnittlich innerhalb von nur 0,7 Sekunden, so daß ihre Beurteilung in der Durchleuchtungsbeobachtung kaum möglich ist. Zur exakten Analyse funktioneller und zum Teil auch morphologischer Störungen ist daher eine Methode mit hoher Orts- und Zeitauflösung erforderlich. Mit Hilfe der dynamischen hochzeitauflösenden Aufzeichnungsverfahren wie z. B. der Hochfrequenzröntgenkinematographie und den von uns verwendeten Bildsequenzen von 50 Bildern/s auf 35-mm-Filmen ist es möglich, den genauen zeitlichen Ablauf und die Art einer pharyngoösophagealen bzw. pharyngo-laryngealen Funktionsstörung durch eine Bild-bei-Bild Analyse mit einer Genauigkeit von +/-20 ms zu bestimmen. Die Hochfrequenzkinematographie ist heute in der Routine nur für sehr komplexe, schnell ablaufende Störungen des Schluckaktes und für die wissenschaftlichen Analysen reserviert. Die Computertomographie und die Magnetresonanztomographie sind die Methoden der Wahl zur dreidimensionalen Visualisierung von malignen Tumoren der Kopf-Hals-Region und ihrer Lymphknotenmetastasen.

Die Mehrzahl der dynamischen Untersuchungen wird heute mit Hilfe der Videographie mit 25 Bildern/s durchgeführt. Hierbei kommen besondere Techniken wie z. B. das Frame-Grapping zum Einsatz. Das digital spot imaging (DSI) erlaubt derzeit mit 8 – 12 Bildern/s noch keine ausreichende zeitliche Auflösung bei neurologischen Krankheitsbildern. Neben den üblichen radiologischen und neurologischen Untersuchungsverfahren stellt die dynamische Aufzeichnung des Schluckaktes insbesondere in der Differentialdiagnose der trachealen Aspiration eine wertvolle Ergänzung des diagnostischen Spektrums dar. Hierdurch wurde eine Unterteilung der trachealen Aspiration in eine Form vor, während und nach der Triggerung des Schluckreflexes ermöglicht, welche sich als wertvolle Grundlage für das spätere rehabilitative Vorgehen erwies. Die kinematographische Analyse diente in einzelnen Fällen auch der Planung funktionell-chirurgischer Eingriffe. Auch eine Einteilung in Schweregrade wurde semiquantitativ möglich (Wuttge-Hannig et al., 1996).

6.1   Anatomische und physiologische Grundlagen

In den folgenden Abschnitten sollen nur die für die dynamische Darstellung des Schluckaktes in Röntgentechnik wichtigen anatomischen und physiologischen Gegebenheiten besprochen werden. Die Grundlagen wurden bereits in den Kapiteln 1 und 2 ausführlich dargelegt.

6.1.1   Anatomie und Röntgenanatomie

Die Mundhöhle reicht bis zu den Gaumenbögen, der Oropharynx bis zur Basis der Epiglottis. Der obere Ösophagussphinkter (pars horizontalis des M. cricopharyngeus) grenzt den Hypopharynx vom Ösophagus ab. Die Anatomie der Pharynxkonstriktoren wurde bereits in Kapitel 1 abgehandelt.

Wichtig für die radiologische Untersuchung und für das Ansprechen der Ösophagusmuskulatur auf verschiedene Pharmaka ist die muskuläre Textur in Pharynx und Ösophagus. Wie anatomische Studien von Liebermann-Meffert zeigen, reicht die quergestreifte Muskulatur im Ösophagus bis 10 cm unterhalb des Ringknorpels (Liebermann-Meffert et al., 1991). Die glatte Muskulatur ist im Gegensatz zur quergestreiften Muskulatur nur cholinerg innerviert. Daher ist auch nur hier der Einsatz von anticholinergen Substanzen zur Dilatation und Ruhigstellung des Organs sinnvoll.

Das zentrale motorische Kerngebiet – das sogenannte medulläre Schluckzentrum – besteht aus dem Nucleus ambiguus, der Zuflüsse durch den Tractus cortico-nuclearis von beiden Hirnhälften erhält. Hinzu kommen Afferenzen vom Nucleus spinalis des Nervus trigeminus und vom Nucleus tractus solitarii sowie wechselseitige Afferenzen und Impulse von und zur Formatio reticularis

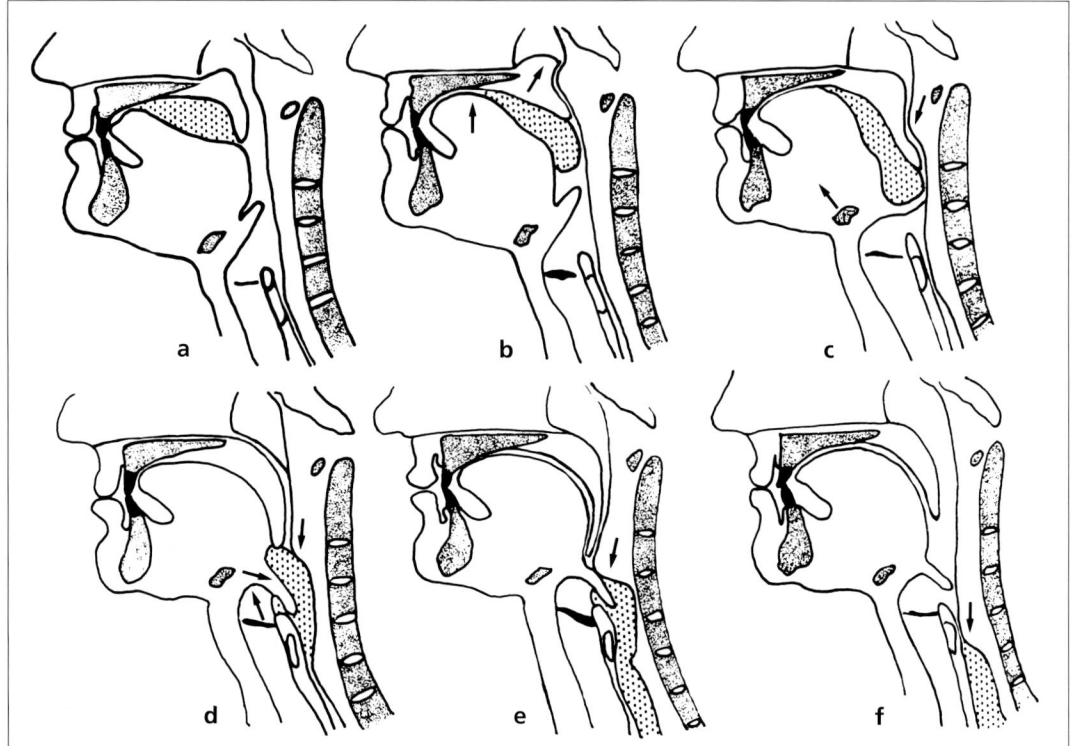

Abb. 6.1a: Schema des Ablaufs eines normalen Schluckaktes im seitlichen Strahlengang (Erklärung im Text).

des Hirnstamms (Der Schluckreflex wird weiter unten illustriert). In Abbildung 6.1 wird die normale Röntgenanatomie des Pharynx in der Ruhephase zwischen zwei Schluckakten gezeigt.

6.1.2 Physiologie und Röntgendarstellung einer Schlucksequenz beim Gesunden

Zum besseren Verständnis der nachfolgend gezeigten pathologischen Patientenbeispiele wird in Abbildung 6.1a und b zunächst die schematische Zeichnung und die Kinosequenz eines normalen Schluckaktes vorangestellt. Nach Zerkleinerung und Einspeichelung des Speisebolus wird er zwischen Zunge, hartem und weichem Gaumen gehalten (Sequenzteil a). Die Bolusaustreibung beginnt mit Anheben der Zungenspitze gegen den harten Gaumen und gleichzeitiger Elevation des weichen Gaumens gegen den Passavant-Wulst (Sequenzteil b). Hierdurch wird der Nasopharynx abgedichtet. Fast gleichzeitig

kommt es zu einer Ventral-kranial-Bewegung des Hyoids und somit zur Larynxelevation (Sequenzteil c). Sowohl der Epiglottisschluß als auch der Eintritt des Bolus in den Hypopharynx und die Öffnung des Ösophagussphinkters werden dadurch erleichtert (Sequenzteil d). Die Pfeile in den Sequenzbildern e und f weisen auf die kräftige peristaltische Schnürwelle hin, die den Bolus durch den offenstehenden oberen Ösophagussphinkter in den zervikalen Ösophagus austreibt.

In der Architektur des Larynx lassen sich drei „Verschlußventile" der Atemwege abgrenzen (Logemann, 1983):
1. Die Epiglottis mit den aryepiglottischen Falten.
2. Die Taschenbänder.
3. Die Stimmbänder.

Ein zusätzlicher Aspirationsschutz wird durch die intradeglutitive Larynxelevation, die vom Nervus trigeminus geregelt wird, und die vom Nervus hypoglossus gesteuerte Larynx-Ventralbewegung erreicht.

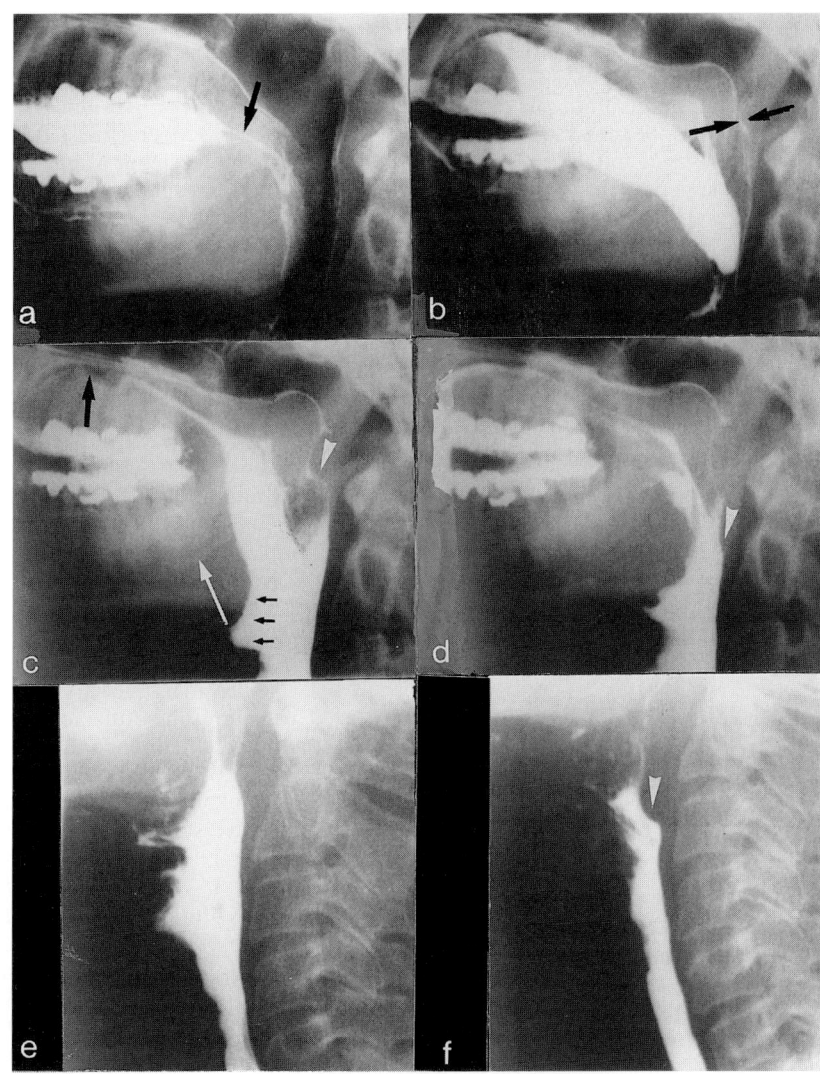

Abb. 6.1b: Entsprechende röntgenkinematographische Sequenz eines Normalschlucks (Erklärung im Text).

Eines der Haupttriggerareale des Schluckaktes liegt in den vorderen Gaumenbögen. Ein nachgeschaltetes Areal soll an der Hinterwand des Oropharynx liegen. Allerdings ist es auch durch Eintröpfeln einer geringen Flüssigkeitsmenge in den Aditus laryngis möglich, einen Schluckakt auszulösen, ohne daß die Flüssigkeit die sensiblen Areale der Mundhöhle oder des Pharynx berührt (Dodds et al., 1975). Auch durch eine Instillation von Flüssigkeiten in die Valleculae oder in die Sinus piriformes kann ein Schluckakt initiiert werden. Den geringsten Anteil an der Triggerung des Schluckreflexes scheinen der weiche Gaumen und die Uvula zu haben.

Eine isolierte lokale Betäubung eines der Triggerareale führt zu keiner wesentlichen Erschwerung der Reflexinitiation. Daher wird angenommen, daß der Schluckakt durch die gleichzeitige Berührung größerer, zusammenhängender Schleimhautareale im Sinne einer Reizsummierung ausgelöst wird. Eine Stimulation mit Berührungs- und Dehnungsreiz bzw. Flüssigkeiten aktiviert die Triggerareale. Die Schluck-Initiationsareale bestehen aus Geschmacks-Chemorezeptoren, spezifischen Flüssigkeitsrezeptoren, langsam adaptierenden Druckrezeptoren und anderen sensorischen, nicht definierten Rezeptoren (Kennedy et al., 1988). Bemerkenswert ist, daß die Instillation von öligen Flüssigkeiten, insbesondere in den Aditus laryngis, keinen Reflex auslöst (Olson, 1970).

Die afferente Innervation aus diesen Rezeptoren zum zentralen Nervensystem wird über Fasern des Nervus vagus mit Bahnen aus dem Nervus laryngeus superior, des Nervus trigeminus und des Nervus glossopharyngeus geleitet. Die Fasern des Nervus trigeminus konvergieren im Nucleus tractus solitarii. Dieser Kern steht, ebenso wie der Vagus- und der Glossopharyngeuskern, mit dem Kortex in Verbindung.

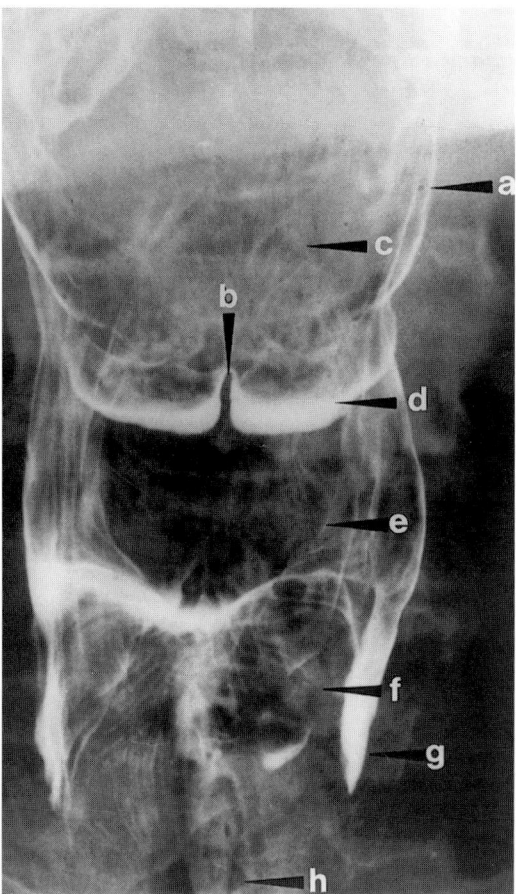

Abb. 6.2: Normales Doppelkontrastpharyngogramm (Ruhephase zwischen zwei Schluckakten). a = Membrana thyrohyoidea. b = Plica glosso-epiglottica. c = Oberrand der Epiglottis. d = Linke Vallecula mit etwas Kontrastmittelrest gefüllt. e = Aryepiglottische Falte. f = Zirkuläre Fasern des Musculus thyreopharyngeus. g = Linker Recessus piriformis. h = Region des oberen Ösophagussphinkters.

Die motorischen Efferenzen werden über 4 Hirnnervenkerne, den Trigeminus-, den Fazialiskern, den Nucleus ambiguus und den Hypoglossuskern, geleitet. Der Nucleus tractus solitarii als sensorischer und der Nucleus ambiguus als motorischer Vaguskern bilden die Hauptelemente des medullären „Schluckzentrums". Auch die umgebende Formatio reticularis ist daran beteiligt. Im dorso-lateralen und im antero-lateralen frontalen Kortex fand man beim Menschen Areale, deren Elektrostimulation Kaubewegungen und Schluckakte auslöste (Miller, 1982). Eine Verbindung kortikaler Bahnen zum Schluckzentrum und eine enge Vernetzung mit dem Atemzentrum konnte nachgewiesen werden. Das Atemzentrum wird während der Aktivität des Schluckzentrums, das Schluckzentrum während der Respiration inhibiert.

6.2   Methodik

Zur Erfassung der schnellen Bewegungsvorgänge der pharyngo-laryngealen Motorik wurde eine dynamische Aufzeichung des Schluckaktes mit unterschiedlichen Methoden durchgeführt: Eines der verwendeten Geräte ist die Arriflex35®,-Kinokamera mit Bildfolgen von 50/s, die an eine Bildverstärker-Fernsehkette für die gastroenterologische Diagnostik angeschlossen ist. Durch Einsatz eines Pulsgenerators wird nur während der Öffnung der Kcamerablende ein Strahlenimpuls abgegeben, wodurch im Vergleich zum Dauerbetrieb eine Röntgendosiseinsparung von 72 % erreicht wird (Brühlmann, 1985). Die heutigen Kinofilme bieten aufgrund der feinen Körnung bei gleichzeitig höherer Empfindlichkeit eine Ortsauflösung im 35-mm-Format, die eine Differenzierung von 5 Linienpaaren/mm zuläßt. Somit hat die Röntgenkinematographie auch gegenüber neuen Video- und Bandspeichersystemen mit 1249 Zeilen und 50 Halbbildern/s eine um den Faktor 6,6 bessere örtliche Auflösung. Die Kinofrequenz kann zudem von 50 auf 200 Bilder/s bei gleicher räumlicher Auflösung gesteigert werden, dagegen ist die Videofrequenz systembedingt auf 25 bzw. 30 Vollbilder/s beschränkt. Nur die digitalen Videoaufzeichnungsmethoden stellen in der heutigen Diagnostik von nicht neurogenen Schluckstörungen bei ähnlicher Qualität eine echte Alternative zur Kinematographie dar.

Bei den Patientenuntersuchungen benützen wir

im Regelfall heute die Videographie in Kombination mit der DSI (Digital Spot Imaging) für den Ösophagus. Die DSI allein erlaubt nur die Analyse von weniger schnell ablaufenden Störungen, wie z. B. von refluxassoziierten Motilitätsstörungen oder evtl. postoperativen Zuständen (Hannig et al., 1994). Nur bei besonders schnell ablaufenden Bewegungsphänomenen und bei wissenschaftlichen Fragestellungen wird heute in der Regel noch die Kinematographie eingesetzt.

6.3 Radiologische Untersuchungsstrategien

Der radiologische Untersuchungsgang wird der Anamnese und dem Beschwerdebild des Patienten angepaßt, wobei Konsistenz und Größe des Bolus sowie die bei der Untersuchung eingenommene Körperhaltung dem Beschwerdebild entsprechend modifiziert werden. Damit soll eine ausreichende Testbelastung zur Erkennung etwaiger Dekompensationen bei gleichzeitiger Vermeidung gefährlicher Komplikationen, wie zum Beispiel einer Impaktation oder einer schweren Aspiration, erreicht werden (Hannig et al., 1989; vgl. Abb. 6.3). Im posterior-anterioren und im latero-lateralen Strahlengang wird der Schluckakt von der Vorbereitungsphase im Mund bis zur kompletten Wiederentfaltung der pharyngealen Recessus dokumentiert.

Bei anamnestisch bekannter schwerer Aspirationsneigung wird die Untersuchung mit einer geringen Menge (ca. 2–4 ml) eines nichtionischen, annähernd isoosmolaren Kontrastmittels wie Iotrolan (Isovist®) begonnen. Da dünnflüssige Materialien in der Regel leichter aspiriert werden als zähere Nahrungspräparationen, ist auf diese Weise sehr schnell eine ausreichende Testbelastung des Patienten erreicht (Logemann et al., 1979; Logemann, 1983; Hörmann et al., 1988). Eine Aspiration oder Fehlfunktion bei flüssigen Speisen spricht für eine prädeglutitive Komponente der neurologischen Störung, wäh-

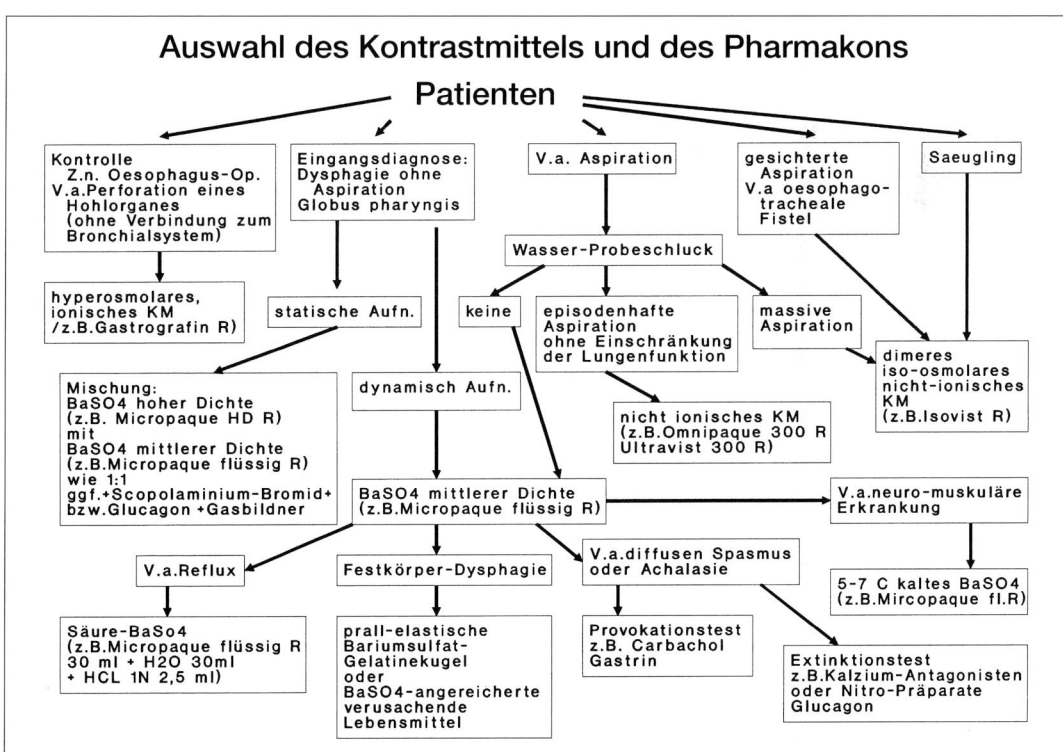

Abb. 6.3: Auswahl des Kontrastmittels und des Pharmakons.

Radiologische Funktionsdiagnostik

6

rend eine Störung des Transportes von festen Boluspräparationen vor allem bei einer postdeglutitiven Störung auftritt, welche häufig durch eine verminderte Larynx-ventral-kranial-Bewegung verursacht wird (Wuttge-Hannig et al., 1995).

Bereits bei anamnestisch geringem Verdacht auf Aspiration werden zunächst unter Durchleuchtung einige Schlucke Wasser gereicht, wobei das Schluckvolumen von 2 bis 15 ml gesteigert wird. Kommt es bei diesen 3 bis 5 „Probeschlucken" im lateralen Strahlengang zu keiner Aspiration, erfolgt die Untersuchung mit einer Bariumpräparation mittlerer Viskosität (Micropaque® flüssig). Die Aspiration ist klinisch an einer Hustenattacke oder einer gurgelnden Stimme erkennbar.

Bei einer klinischen Vorgeschichte, die das Vorliegen einer latenten oder manifesten chronischen Aspiration vermuten lassen, wie zum Beispiel gehäufte Pneumonien oder Bronchitiden, wird heute meist Jotrolan (Isovist®), ein isoosmolares, zuckrig schmeckendes, jodhaltiges Kontrastmittel verwendet. Dieses Kontrastmittel schlucken auch Säuglinge problemlos. Da es recht teuer ist, werden bei weniger aspirationsgefährdeten Patienten Mittel mit einer nur gering

niedrigeren Osmolarität benützt, welche deutlich kostengünstiger sind. Falls eine Jodunverträglichkeit besteht oder eine manifeste, medikamentös nicht sicher einstellbare Hyperthyreose vorliegt, wird eine Untersuchung mit sehr dünnflüssigem Kontrastmittel, wie zum Beispiel dem 1 : 5 mit H_2O verdünnten Micropaque® durchgeführt. Durch die Absenkung der Viskosität läßt sich in der Regel eine Aspiration leichter provozieren. Falls bei diesem Untersuchungsgang keine Aspiration als Ursache der Schluckstörung beobachtet wird, kann zum Ausschluß einer myasthenischen Reaktion ein „Streßtest", d. h. das schnelle Trinken eines Bechers einer in der Viskosität dem Wasser angepaßten $BaSO_4^-$ oder Hytrast®-Lösung, durchgeführt werden. Oft läßt sich hierbei erst in der Ermüdungsphase eine latente Aspiration nachweisen.

Zum Funktionstest mit angedickten oder festen Boluspräparationen kann das Kontrastmittel mit einem Andickungsmittel versetzt oder mit den entsprechenden Speisen vermengt werden. Üblicherweise werden bei der Untersuchung flüssige, semisolide, feste und krümelige Konsistenzen sowie auch zweiphasische Boluspräparationen (fest-flüssig) durchprobiert. Von der Verwendung hypoosmolarer, wasserlöslicher Kontrast-

Tab. 6.1: Neurologische Grundkrankheiten

Region	Krankheit
Cerebrum	ischämischer Infarkt hämorrhagischer
	Schädel-Hirn-Trauma
	Neoplasie
Hirnstamm	Pseudobulbärparalyse
	Hirnstamminsult
diffuse Erkrankungen der Motorneurone	ALS
	MS
	Post-polio-Syndrom Multiinfarkt-Syndrom
Extrapyramidale Syndrome	M. Parkinson Chorea Huntington
Myopathien	Polymyositis
	Andere

mittel, wie Gastrografin®, ist bei aspirationsgefährdeten Patienten aufgrund der möglichen pulmonalen Komplikationen dringend abzuraten. Sie können bis zum Lungenödem mit reflektorischem Herz-Kreislaufstillstand reichen.

Die kinematographische Funktionsdiagnostik ist nur dann möglich, wenn der Patient bei Bewußtsein ist und unterstützt sitzen kann. Bewährt hat sich ein Barhocker, welcher seitlich in das Gerät eingebracht wird. Aufgrund der Höhe wird eine Dokumentation der Boluspassage bis zum Mageneingang ermöglicht. Die Lehne stützt den Patienten dorsal, rechts wird er von der Tischplatte, links vom Bildverstärkerauszug gestützt. Ein Tracheostoma kann ebenso wie eine Ernährungssonde eine Änderung der pharyngealen Peristaltik erzeugen. Diese Funktionsstörungen werden im Einzelfall bei der Auswertung der Untersuchung berücksichtigt.

6.4 Klassifizierung der Aspirationsepisoden

Bei drei Viertel der Patienten, die im Rahmen der interdisziplinären Arbeitsgruppe für Schluckstörungen wegen einer neurologischen Grunderkrankung untersucht wurden, bestand eine mehr oder weniger stark ausgeprägte Aspiration. Wegen der unterschiedlichen Pathogenese und dem

daraus resultierenden Therapieansatz werden drei Formen der Aspiration abgegrenzt:
1. Die **„prädeglutitive" Aspiration**, das heißt eine Aspiration **vor** der Triggerung des Schluckreflexes.
2. Die **„intradeglutitive" Aspiration**, die **während** der Triggerung des Schluckreflexes auftritt.
3. Die **„postdeglutitive" Aspiration nach** Triggerung des Schluckreflexes.

Über die neurologischen Grundkrankheiten unserer Patienten gibt die Tabelle 6.1 Auskunft. In Tabelle 6.2 sind die motorische Dysfunktion des oberen Ösophagussphinkters sowie die Art und der Schweregrad der Aspiration aufgezeigt. Nach amerikanischen Statistiken versterben 6 % der Patienten mit zerebrovaskulären Insulten innerhalb des ersten Krankheitsjahres an einer chronischen Aspirationspneumonie (Logemann et al., 1979). Die Analyse des Pathomechanismus einer solchen Aspiration als Grundlage rehabilitativer Maßnahmen ist also von erheblicher klinischer Bedeutung. Darüber hinaus ist es möglich, die der Aspiration zugrundeliegenden, oft mehrphasischen Störungen der oralen und pharyngo-laryngealen Motilität zu analysieren und ein individuelles, operatives oder neurologisch konservatives Rehabilitationskonzept zu erarbeiten (Hannig et al., 1989; Thumfarth et al., 1996).

Eine Einseitigkeit der Passagefunktion bzw. eine

6

Radiologische Funktionsdiagnostik

Tab. 6.2: Dysfunktion des OÖS und Schweregrad der Aspiration

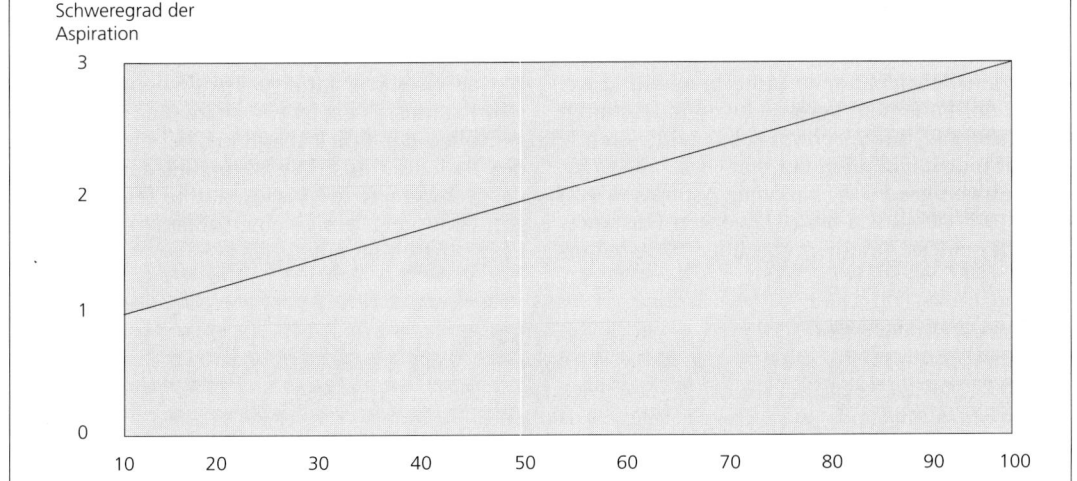

verminderte Tonisierung eines Hemipharynx weist auf ein einseitiges zerebrales Geschehen hin. Eine Bilateralität spricht für eine neuromuskuläre Genese (Wuttge-Hannig et al., 1995). Dilatationen des Hypopharynx treten auch bei Trompetenbläsern und Sprechberufen auf, sind dann aber meist bilateral.

6.5 Quantifizierung der Aspirationsepisoden

Die röntgenkinematographische Analyse des Pathomechanismus der Aspiration ist direkt mit dem Typ und dem Schweregrad der Aspiration verknüpft. In der uns bekannten Literatur ist keine radiologische Einteilung des Schweregrades der Aspiration beschrieben. Basierend auf den röntgenkinematographischen Funktionsanalysen unserer oben genannten Patienten gelangten wir zu einer Klassifikation der Aspiration in vier Schweregrade, wie in Tabelle 6.3 zusammengestellt (Hannig et al., 1995).

Beim **Schweregrad 1** kommt es nur zur Aspiration des im Aditus und Ventriculus laryngis retinierten Materials, wie in Abbildung 6.4 gezeigt. Diese relativ kleinen Volumina können normalerweise ohne große Anstrengung durch einmaliges verschärftes Ausatmen oder kurzes Husten expektoriert werden. Nur knapp ein Viertel der Patienten dieses Schweregrades klagten über gehäufte pulmonale Infekte.

Der **Schweregrad 2** entspricht einem Aspirationsvolumen von ca. 10 % des Bolus bei erhaltenem Hustenreflex. Mehr als 85 % der Patienten mußten die Nahrungsaufnahme bzw. das Trinken von Kontrastmittel wegen einer länger anhaltenden Hustenattacke unterbrechen. Zwei Drittel der Patienten dieses Schwergrades waren anamnestisch durch chronisch rezidivierende Aspirationspneumonien belastet.

Der **Schweregrad 3** ist bei einer Aspiration von unter 10 % des Bolus bei reduziertem Hustenreflex oder einem Volumen von über 10 % bei er-

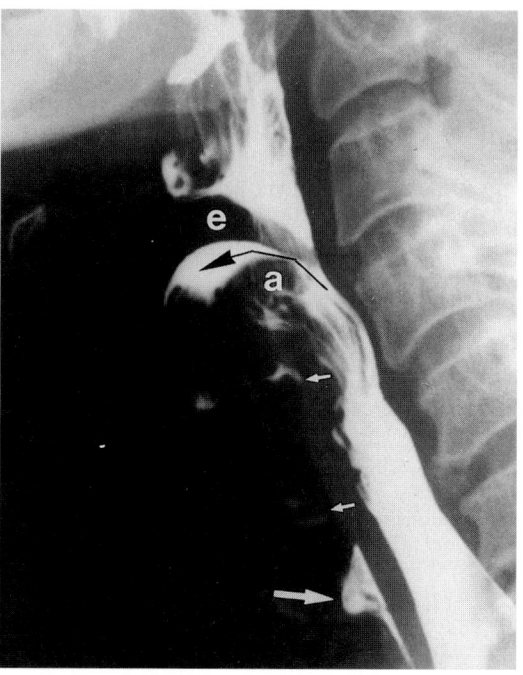

Abb. 6.4: "Laryngeale Penetration". Das Kontrastmittel (Pfeil) gelangt bei der Pharynxkontraktion in den subepiglottischen Raum (e = Epiglottis). Der Aditus laryngis ist hier durch die Aryhöcker (a) und die Epiglottis nicht vollständig verschlossen. Die geringe Kontrastierung des subglottischen Raumes ist das Residuum einer vorausgegangenen kleinen Aspirationsepisode (weiße Pfeilköpfe).

haltenem Hustenreflex gegeben. Etwas mehr als ein Drittel unserer neurologisch gestörten Patienten fielen unter diese Kategorie. Bei fast allen waren im Krankheitsverlauf gehäuft schwere bronchopulmonale Komplikationen aufgetreten. Bei keinem der Patienten des Aspirationsgrades 1 war eine vollständige Insuffizienz des Epiglottisschlusses nachweisbar, im Stadium 2 dagegen blieb der Epiglottisschluß bei einem Drittel der Patienten aus. Die Mehrzahl der Patienten des Schweregrades 3 wiesen eine fehlende Epiglottiskippung, einige einen massiv verzögerten Epiglottisschluß auf.

Tab. 6.3: Schweregrad der Aspiration.

Grad 1	Aspiration des im Aditus und Ventriculus laryngis retinierten Materials bei erhaltenem Hustenreflex.
Grad 2	Aspirationsvolumen von ca. 10 % des Bolus bei erhaltenem Hustenreflex.
Grad 3	Aspiration von unter 10 % des Bolus bei reduziertem Hustenreflex oder einem Volumen von über 10 % bei erhaltenem Hustenreflex.
Grad 4	Aspiration von mehr als 10 % des Bolus bei fehlendem Hustenreflex.

Der **Schweregrad 4** besteht bei einer Aspiration von mehr als 10 % bei gestörtem Hustenreflex. Diese Patienten leiden unter massiver Aspiration, evtl. sogar in Kombination mit einem Fehlen des Schluckreflexes, welche zu rezidivierenden Aspirationspneumonien geführt hat. In der Regel werden sie ausschließlich über eine PEG oder parenteral ernährt (Hannig et al., 1996).

6.6 Ursachen und pathogenetische Faktoren der Aspiration

6.6.1 Orale Faktoren

Ein Teil der Schluckstörungen wird in der oralen Phase, das heißt der dem Willen des Patienten unterstehenden Phase, verursacht. Hierbei muß ein Augenmerk auf die verschiedenen funktionellen Einheiten der oralen Boluszerkleinerung, der Präparation und der Bolushaltung gelegt werden. Im vorderen Mundraum muß sowohl die Vollständigkeit und die Okklusion der Zähne und auch der Sitz eines Zahnersatzes überprüft werden. Fehlender Zahnersatz oder schlecht sitzende Zahnprothesen erlauben keine physiologischen Kaubewegungen, welche z. T. auch eine „Mitstimulation" für den Schluckreflex darstellen. Ein Austritt in das Vestibulum oris erschwert die Bolusformung. Der Lippenschluß zusammen mit dem Tonus der Wangenmuskulatur ermöglicht einen adäquaten Druckaufbau in der Mundhöhle. Die Funktion der Zunge ist für die Bolusaufladung von entscheidender Bedeutung. Hierbei sollte der Bolus im Sulcus medianus der Zunge plaziert werden. Ein operativer Eingriff im Bereich des Zungenkörpers oder der Zungenbasis führt häufig zum vorzeitigen Austritt des Bolus mit Übertritt in die Valleculae, dem sogenannten Leaking. Dieses wird durch eine Schwäche des weichen Gaumens zusätzlich verstärkt. Eine Kompensation dieses Abschlusses kann jeweils zum Teil durch die nicht funktionseingeschränkte Einheit erreicht werden. Die Triggerung des Schluckreflexes findet am Übergang zwischen oraler und pharyngealer Phase statt. Das Leaking und die verspätete Triggerung des Schluckreflexes sind beide mögliche oral bedingte Ursachen der prädeglutitiven Aspiration oder der Penetration in den aditus laryngis (Hannig et al., 1996; Logemann et al., 1998).

6.6.2 Pharyngeale Faktoren

Die Häufigkeit einer verzögerten Öffnung, eines vorzeitigen Schlusses oder einer Öffnungsstörung des oberen Ösophagussphinkters in Abhängigkeit vom Schweregrad der Aspiration und dem Zeitpunkt ist in Tabelle 6.2 aufgelistet. Bemerkenswert ist, daß wenige der Patienten des Aspirationsschweregrades 1 eine Dyskinesie am pharyngo-ösophagealen Übergangssegment zeigten. Sowohl die Häufigkeit als auch die Schwere einer Sphinktermotilitätsstörung nahmen mit den Aspirationsgraden 2, 3 und insbesondere 4 zu.

Der Pathomechanismus und das Ausmaß eines Kontrastmittel- bzw. Boluseintritts in die Luftwege lassen sich röntgenkinematographisch genau definieren (Donner et al., 1965, 1966; Donner, 1974; Curtis et al., 1983, 1987; Hannig et al., 1987, 1989). Die nachweisbaren Störungen der Bewegungsabläufe und die Art der Verteilung des Kontrastmittels im laryngo-trachealen System erlauben dank der dynamischen Aufzeichnung fast regelmäßig eine Identifikation der beteiligten Muskelgruppen. Bei der milden Form eines gestörten Larynxabschlusses läßt sich ein verspäteter Epiglottisschluß durch das Eindringen von Kontrastmittel in den subepiglottischen Raum nachweisen. Er ist in der seitlichen Projektion erkennbar an einem schmalen, bogenförmigen Kontrastmittelsaum zwischen Epiglottisunterrand und Aryhöckern. Verantwortlich dafür ist eine Dysfunktion des Musculus thyreohyoideus und/oder des Musculus aryepiglotticus. Besteht zusätzlich eine Schwäche des M. cricoarytaenoideus lateralis, des M. thyreoarytaenoideus und des M. arytaenoideus obliquus, welche alle vom Nervus laryngeus recurrens innerviert werden, kann man ein weiteres Vordringen des Kontrastmittels in das nicht mehr vollständig geschlossene Vestibulum laryngis und nachfolgend in den Ventriculus laryngis beobachten, wie in Abbildung 6.3 demonstriert. Der Musculus cricothyreoideus, der durch den Nervus laryngeus superior innerviert wird, ist als einziger bei Rekurrensparese nicht betroffen. Er kann zu einer kompensierend übermässigen Spannung der Stimmbänder und damit indirekt zu einem ausreichenden Glottisschluß führen, wie in Abbildung 6.3 gezeigt. Eine primäre Aspiration wird so durch den „behelfsmäßigen" Glottisschluß behindert. Bei der Wiedereröffnung der Glottis, nach Ende des Schluckaktes, tritt das im Vestibulum und im Ventriculus laryngis retinierte Kontrastmittel in die Trachea über. Die Menge des Aspirats ist durch das Volumen dieser Laryngealräume limitiert, weshalb nie eine massive Aspiration beobachtet wird.

Diese von uns unter dem Begriff **„laryngeale Penetration"** subsumierten Dysfunktionen führen in der Regel zu keiner klinisch relevanten trachealen Aspiration. Sie verdienen aber dennoch Beachtung, da es beim Auftreten einer zusätzlichen Funktionsstörung, wie zum Beispiel einer Pharynxentleerungsstörung, zur Dekompensation dieser stellvertretenden Atemschutzfunktion kommen kann. Ekberg (1982) unterscheidet bei der auch von ihm beschriebenen laryngealen Penetration eine Penetration in das obere und untere Segment des Vestibulum laryngis, welches er als subepiglottisches beziehungsweise supraglottisches Segment bezeichnet. Besser als diese eher deskriptive Unterteilung erscheint uns die von uns angewandte Differenzierung, welche auf einer Unterscheidung der Muskeldysfunktionen basiert. In Übereinstimmung mit Ekberg und Curtis konnten wir bei beiden Formen der „laryngealen Penetration" eine weniger bedrohliche, reversible bzw. **passagere** Form von einer während des ganzen Schluckaktes **persistierenden** Variante unterscheiden (Ekberg, 1982; Curtis et al., 1987). Die erstere ist einer verspäteten Muskelaktion der intrinsischen und zum Teil auch extrinsischen Larynxmuskulatur zuzuordnen. Die bedrohlichere zweite Form ist Folge einer persistierenden Muskeldysfunktion bzw. einer Muskelschwäche myogener oder neurogener Art. Es ist daher von klinischer Relevanz, zwischen einer Dyskoordination und Dysfunktion der extrinsischen bzw. intrinsischen Larynxmuskulatur zu unterscheiden, wie es röntgenkinematographisch möglich ist. Liegt lediglich eine Dyskoordination vor, so werden nach unseren Beobachtungen die Kontrastmittelreste im Vestibulum laryngis normalerweise durch den von kaudal nach kranial fortschreitenden Verschluß des Vestibulums und durch die zusätzliche axiale Kompression der Larynxachse während der Larynxelevation wieder in den Hypopharynx ausgepreßt.

Die hier beschriebenen Formen der Kontrastmittel- bzw. Nahrungsmittelpenetration in die Luftwege sollten dem Radiologen als Warnzeichen einer drohenden Dekompensation bekannt sein. Sie erfordern in der Regel noch **keine Behandlung**. Diese Patienten sollten kurzfristigen Kontrolluntersuchungen zugeführt werden. Die **klinisch und radiologisch manifeste, regelmäßig**

auftretende Aspiration größerer Bolusanteile muß hingegen verstärkte diagnostische und vor allem therapeutische Bemühungen nach sich ziehen (Bonanno, 1970; Blitzer, 1985). Patienten mit vermindertem Hustenreflex oder mit durch neurologische Erkrankungen geschwächter Atemmuskulatur sind durch rezidivierende Pneumonien gefährdet. Es können oftmals Lungenabszesse im Verlauf der Erkrankung auftreten (Curtis et al., 1983). Die Letalität nach massiver Aspiration von saurem Magensaft beträgt sogar 30 bis 70 % (Habel et al., 1972; Bartlett et al., 1975; Gay et al., 1984).

Wegen des sehr unterschiedlichen therapeutischen Ansatzes ist daher bei den mittelgradig und stark ausgeprägten Aspirationsformen die Unterscheidung zwischen einer prä-, intra- und postdeglutitiven Aspiration von klinischer Relevanz, das heißt also die Unterscheidung, ob die Aspiration vor, während oder nach der Schluckreflextriggerung auftritt. Logemann (1983) unterscheidet zwischen einer Aspiration vor dem Schlucken, während des Schluckens und nach dem Schlucken. In ihren Ausführungen fehlt jedoch eine Definition für den Beginn des Schluckaktes, was eine zeitliche Zuordnung der von ihr beschriebenen Aspirationsereignisse erschwert. Uns erscheint daher die von uns eingeführte Unterscheidung geeigneter, die sich auf die Triggerung des Schluckreflexes bezieht und röntgenkinematographisch leicht durch die Beobachtung des Beginns der pharyngealen Peristaltik festgelegt werden kann.

Wir definieren den **Beginn des Schluckaktes** als den ersten Moment, an welchem sich eine Ventralbewegung der dorsalen Pharynxwand in Höhe von HWK 2 erkennen läßt. Dieser Beginn der pharyngealen Welle entspricht dem ersten, nur reflexgetriggert auszulösenden Bewegungsphänomen. Die in der Literatur beschriebene Ventral-kranial-Bewegung des Larynx und des Hyoids kann von Patienten unter Therapie willentlich durchgeführt werden, ohne daß ein Schluckreflex stattfindet.

Bemerkenswert ist, daß auch nichtneurogene Ursachen zu einer Aspiration führen können (Wuttge-Hannig et al., 1994). Die Ursachen sind hierbei Pouches oder laterale Divertikel, welche Bolusanteile während der Pharynxpassage zurückhalten und sie dann in den Pharynx entleeren (Lindbichler et al., 1994, 1998). Das Material kann bei entsprechendem Volumen nach „Umschaltung" auf Atmung in den Aditus laryngis gelangen. Dies entspricht einer postdeglutitiven Aspiration. Ein weiterer Mechanismus besteht in der prädeglutitiven Aspiration von im Pharynx retinierten Bolusanteilen während der beginnenden Bolusentleerung eines weiteren Schluckes aus der Mundhöhle. Dies geschieht durch die Verengung des Pharynxschlauches durch die Rampenform der Zunge beim ersten Beginn des willentlichen Schluckaktes. Die Entstehung der Pouches, der lateralen Divertikel oder auch der großen Zenker-Divertikel wird durch eine ösophageale Funktionsstörung, wie z. B. die refluxassoziierte Motilitätsstörung bei Hiatushernie und ausgedehntem Reflux, verursacht. Eine weitere Ursache kann die häufig angetroffene Störung der Öffnung des unteren Ösophagussphinkters sein, welche wohl vagusmediiert sein dürfte. Weiterhin sind die refluxassoziierten und die unspezifischen ösophagealen Motiltätsstörungen häufig bei den zumeist älteren, neurologisch gestörten Patienten anzutreffen (Presbyösophagus).

6.6.3 Einflußfaktoren auf den oberen Ösophagussphinkter

Der obere Ösophagussphinkter wird von mehreren unterschiedlichen Faktoren beeinflußt. Einer dieser Einflußfaktoren ist die Ösophagusmotilität, wie weiter unten erklärt wird. Die neurogene Regelung, welche durch die Triggerung des Schluckreflexes ausgelöst wird, besteht in einer aktiven Öffnung des oberen Ösophagussphinkters durch die Inhibition inhibitorischer Neurone.

Weiterer Einfluß geht von der regelrechten Larynx-ventral-kranial-Bewegung aus, welche passiv den oberen Ösophagussphinkter aufweitet. Insbesondere bei Sängern kommt es zu einer Änderung dieser Larynx-ventral-kranial-Bewegung, da durch das Gesangstraining ein Absenken des Larynx während der Stimmbildung erreicht wird. Dadurch wird ein nichtphysiologisches Bewegungsmuster bei diesen Patienten eingeübt, welches eine verminderte Larynx-ventral-kranial-Bewegung verursacht. Zusammen mit der vermehrten Druckbelastung im Pharynx, welche durch die Gesangsbelastung verursacht ist und dadurch eine Dilatation des Pharynx hervorruft, sind in diesem Personenkreis Aspirationen und laryngeale Penetrationen gehäuft anzutreffen.

6.6.4 Ösophageale Faktoren

Neben den neurogenen Störungen im Pharynx haben Änderungen der ösophagealen Motorik an der Pathogenese einer Schluckstörung häufig einen wesentlichen Anteil. Die ösophageale Peristaltik soll ebenso wie der obere und der untere Ösophagussphinkter vorwiegend durch den Nervus vagus neben Neurotransmittern gesteuert werden. Dies erklärt die Häufigkeit einer Öffnungsstörung des oberen Ösophagussphinkters bei vorwiegend im Hirnstamm lokalisierten Läsionen.

Therapeutisch bedeutsam ist die Unterscheidung folgender Störungen der Pharynxentleerung: Eine nicht zeitgerechte oder insuffiziente Öffnung des OÖS bei regelrechtem Ruhedruck dürfte wohl eher einer konservativen Therapie zugänglich sein als eine Sphinkterstörung mit erhöhtem Ruhedruck. Für diese Differentialdiagnose ist die Manometrie, vor allem in Verbindung mit der Kinematographie zur Lagekontrolle der Meßpunkte bedeutend. Eine Manometrie des oberen Ösophagussphinkters allein ist wegen der bis zu 4 cm betragenden Pharynx-kranial-kaudal-Verschiebung während des Schluckaktes bei radialer Asymmetrie im oberen Ösophagussphinkter nur begrenzt aussagekräftig (McConnel et al., 1989). Im tubulären Ösophagus ist die Manometrie und pH-Metrie zur Objektivierung der Motilitätsstörung beziehungsweise zum Nachweis einer Refluxkrankheit indiziert.

6.7 Radiologische Therapieplanung

6.7.1 Konservative Rehabilitation

Bei neurologischen Erkrankungen ist eine neurologisch-rehabilitative Therapie eine der wirksamsten Möglichkeiten, da weitere Schäden, wie sie z. B. durch eine Operation eventuell an den Triggerarealen entstehen können, hierdurch vermieden werden können. In den Kapiteln 10 und 11 wird auf diese Techniken näher eingegangen. Das individuelle Therapieschema eines Patienten wird durch die dynamische Schluckdarstellung bezüglich der Wirksamkeit verschiedener Bewegungsmuster überprüft.

6

Radiologische Funktionsdiagnostik

6.7.2 Operatives Vorgehen bei Aspiration

Durch die Manometrie können neurogene oder myogene Störungen der ösophagealen Peristaltik differenziert werden. Dies ist bedeutsam, da bei der myogenen Störung durch eine adäquate Therapie die Funktion normalisiert wird und die Indikation zu einer eventuell nötigen operativen Maßnahme am oberen Ösophagussphinkter gezielter gestellt werden kann. Prinzipiell sollte jeder operativen Therapie eine längerfristige konservative Behandlungsphase vorgeschaltet sein. Bei der Indikationsstellung zu einer Operation sind sowohl die zerebro-vaskuläre Versorgungslage des Patienten als auch das Maß der Funktionseinschränkung der sensorischen Triggerareale zu berücksichtigen.

Da bei einer vagalen Fehlfunktion nicht nur der obere Ösophagussphinkter, sondern auch die Ösophagus-Reinigungsfunktion beeinträchtigt ist, sollte nur im Einzelfall eine Myotomie erfolgen, da eine konservative Reaktivierung der ösophagealen Motorik kaum erzielt werden kann. Nächtliche Episoden einer ösophago-pharyngealen und pharyngo-trachealen Aspiration wären bei einer operativ erzielten Weitstellung des pharyngo-ösophagealen Überganges die Folge. Bei dieser Öffnungsstörung des oberen Ösophagussphinkters kann zum Beispiel durch ein „Mendelsohn-Manöver" (s. Kap. 10.2.2.5) eine positive Beeinflussung erreicht werden. Eine Spastik des oberen Ösophagussphinkters ist jedoch durch eine konservative Therapie nur im Einzelfall zu bessern.

Weiter eingreifende, rekonstruktive Operationen sollten derzeit solchen Patienten vorbehalten bleiben, die keine Besserung durch eine konservative Therapie erreichen konnten und bei welchen nur noch eine Trennung der Speise- und Luftwege als ultima ratio verbleibt. Sie müssen zudem kognitiv befähigt sein, für den Schluckakt nötige Haltungsänderungen zuverlässig durchführen zu können. Dies gilt insbesondere für die kinematographisch geplante Laryngo-Hyoido-Mentopexie, bei welcher in aufrechter Haltung geschluckt werden muß (Hannig et al., 1989; Hannig, 1995). Eine ähnliche Methode wurde von Mahieu als Laryngeal Suspension 1996 erneut beschrieben. Hierbei wurde nur der Teil der Laryngo-Mentopexie bei einer großen Anzahl von aspirierenden Patienten durchgeführt.

6.7.3 Botulinusinjektionen

Die Botulinusinjektion ist eine in der hals-nasen-ohrenärztlichen und der neurologischen Praxis seit langem bekannte Methode, welche bisher für andere, vorwiegend laryngologische, Krankheitsbilder verwandt wurde. Hierbei sind insbesondere die spasmodische Dysphonie und der Torticollis spasticus zu erwähnen. Neuere Anwendungen finden sich in der Therapie von ösophagealen Motilitätsstörungen, welche Schluckstörungen verursachen. Die Arbeitsgruppe von Thumfarth, Salzburg (Thumfarth et al., 1996), und die HNO-Klinik Ferrara, haben die Botulinusinjektion auch bei Patienten mit neurologischen Schluckstörungen durchgeführt. Hierbei wird bei der Arbeit von Pastore, Marchese, Ragona, De Grandis et al. eine neue Art des Toxins, das Toxin A und C, angewandt, welches eine kürzere Halbwertszeit aufweist (Pastore et al., 1997). Eine Gefährdung durch das Toxin liegt in der Diffusion, welche insbesondere bei Injektionen im Pharynx aufgrund der fehlenden Sperrschichten auftreten kann. Dies ist vor allem bei Patienten mit mehrfachen Injektionen zu beobachten. Eine Zunahme der Dysphagie ist hierbei eine typische Komplikation, welche sich insbesondere in einer den ganzen Pharynx betreffenden verminderten Aktivität erkennen läßt. Auch „silent aspirations" sind bei diesen Patienten häufig anzutreffen, weshalb eine Abklärung der Schluckfunktion trotz der nicht wahrgenommenen Beschwerden erfolgen sollte. Häufig wird hier eine passagere verminderte Triggerung des Schluckreflexes und eine deutlich eingeschränkte Larynx-ventral-kranial-Bewegung des Pharynx angetroffen. Durch diese eingeschränkte Bewegung wird auch der obere Ösophagussphinkter nur kurzzeitig und inkomplett aufgeweitet. Therapeutisch sollte eine „Kräftigung" der pharyngealen Motilität im Vordergrund stehen, da die Sensibilitätsstörung, die die „silent aspiration" verursacht, meist nur kurz besteht und somit keine rehabilitative Therapie erfordert (Pastore et al., 1997).

6.8 Differentialdiagnose der neurologischen gegenüber der myogenen Schluckstörung

Anhand der funktionellen Röntgenuntersuchung läßt sich eine „Charakterisierung" der neurogenen oder der neuromuskulären Störung erarbeiten. Die Grundlage dieser Beobachtun-

Tab. 6.4: Neurologische, myogene und nichtneuromuskuläre Veränderungen.

	neurologische	myogene	nichtneuro-muskuläre Veränderungen
Mundhöhle:			
Lippenschluß gestört	ja	nicht typisch	negativ
Mastikation gestört	ja	nicht typisch	negativ
Bolusaufladung auf der Zunge	einseitig	symmetrisch	symmetrisch
Bolusformung zwischen hartem und weichem Gaumen und Zungenrücken	gestört*	Störung möglich	negativ
Unwillkürlicher Bolusübertritt aus Mundhöhle	ja*	ja	nein
Pharynx:			
Verspätete Triggerung des Schluck-reflexes	ja*	möglich	nein
Nasopharyngealer Abschluß path.	möglich	möglich	nein
Epiglottiskippung nicht horizontal	möglich	nein	nein
Epiglottisschlußzeit	evtl.verspätet	evtl.verspätet	normal
Epiglottisrelaxationszeit	verlängert od. vorzeitig*/**	verlängert od. vorzeitig	normal normal
Larynx-kranial-Bewegung	vermindert oder fehlt auch einseitig**/***	normal symmetrisch	
Larynx-ventral-Bewegung	vermindert oder fehlt auch einseitig**/***	normal symmetrisch	
Verschluß des Aditus laryngis fehlt	häufig**	fast immer	normal
Einseitige Pharynxpassage	häufig**/***	nie	normal
Pseudotumoreffekt	auch einseitig**/***	symmetrisch	normal
Retention in den Valleculae	auch einseitig**/***	symmetrisch	einseitig möglich
Retention in den Recessus piriformes	auch einseitig***	symmetrisch	einseitig möglich
Pharynxperistaltik	abgeschwächt Teile der Musku-latur betreffend	abgeschwächt die ganze Musku-latur betreffend	normal
Pharynxperistaltikzeit	verlängert**/***	verlängert	selten verlängert
Pharynxpassagezeit	verlängert**/***	verlängert	selten verlängert
Oberer Ösophagussphinkter:			
Verspätete Öffnung des OÖS	häufig**/***	Dyskinesie	häufig
Vorzeitiger Schluß des OÖS	häufig***	Dyskinesie	häufig
Inkomplette Öffnung des OÖS	häufig**/***	fast immer	selten
Koordination des oberen OÖS mit der peristaltischen Welle im Pharynx	fehlt häufig	fehlt fast immer	normal
Verbesserung des Schluckens durch Drehbewegungen des Kopfes	oft***	nein	nein
Ösophagus:			
Funktionelle Passagebehinderung	oft prim. Motilitäts-störungen	oft	bei Reflux
Segmentale/etagenartige Kontraktionen	selten	selten	(siehe oben)
Verzögerter ösophagogastrischer Übergang	selten Motilitätsstörung, Achalasie etc.	selten	refluxassoziierte

Hierbei bedeuten: * prädeglutitive Aspiration   ** intradeglutitive Aspiration   *** postdeglutitive Aspiration

6

Radiologische Funktionsdiagnostik

Tab. 6.5: Folgen der Dysfunktion des OÖS.

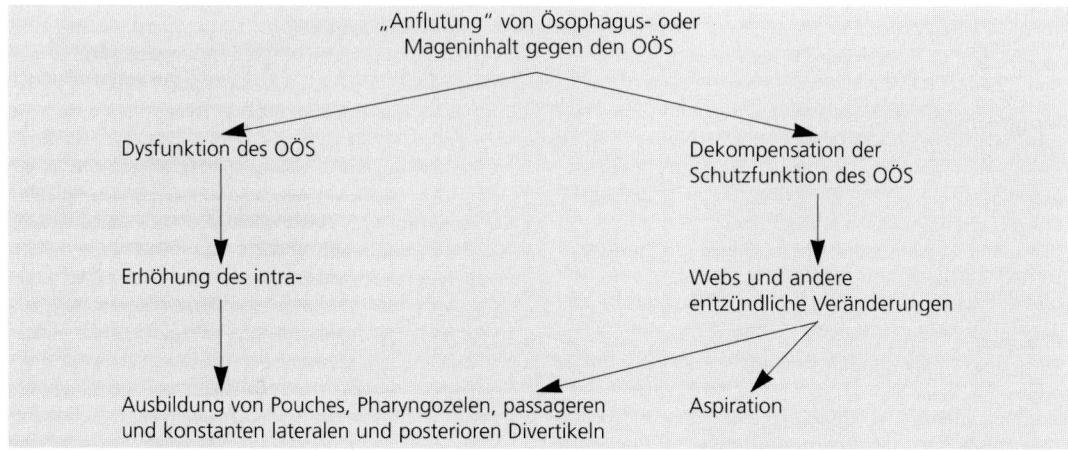

gen wurde an über 800 Patienten mit neurogenen Schluckstörungen erbracht. Hierbei ist besonders auf das Motilitätsmuster und das Timing
der verschiedenen Schluckabläufe und ihre Ver-
knüpfungen zu achten. Die Abweichungen der
Zeitmessung werden in Relation zu den von uns
erstellten Normwerten beurteilt (Hannig, 1995).
Die Peristaltikzeit, gemessen von dem ersten Beginn der dorsalen Welle bei HWK 2 bis zum Verschluß des oberen Ösophagussphinkters, ist
hierbei ein Ausdruck einer neurogen gesteuerten
Bewegungsfunktion. Sowohl die Geschwindigkeit der Welle als auch die Tiefe der Konstriktion
der pharyngealen Welle werden hierbei beurteilt.
Auch die „Verschaltung" der Konstriktion in den
drei verschiedenen Musculi constrictores ist ein
Ausdruck einer innervationsbedingten Störung
des Schluckablaufes.
Die Transitzeit wird gemessen zwischen dem ersten Eintritt des Bolus in die Valleculae und dem

Abschluß der Passage durch den oberen Ösophagussphinkter. Sie ist ein Maß der elastischen
Rückstellkräfte, welche durch Alterung oder vermehrte Druckbelastung verlängert werden können.
Das Motilitätsmuster läßt, wie in nachfolgender
Tabelle 6.4 dargestellt, eine grundsätzliche Einteilung der Schluckstörung in eine neurogene,
eine muskuläre und eine nichtneurogene
Schluckstörung zu. Bei der nichtneurogenen
Schluckstörung sind internistische Krankheitsbilder wie die refluxassoziierte Motilitätsstörung
des Ösophagus ursächlich. Bei dieser Störung,
welche bei den multimorbiden Patienten, wie sie
in Pflegeheimen anzutreffen sind, häufig zusätzlich bestehen, ist hierdurch eine Fehlfunktion
des oberen Ösophagussphinkters erkennbar. Der
Begriff „nichtneurogen" für diese Störungen ist
hier als Ursachenbezeichnung aufzufassen, da
die Mediation der wohl „reflektorischen" Er-

Tab. 6.6: Ursachen für Funktionsstörungen des OÖS.

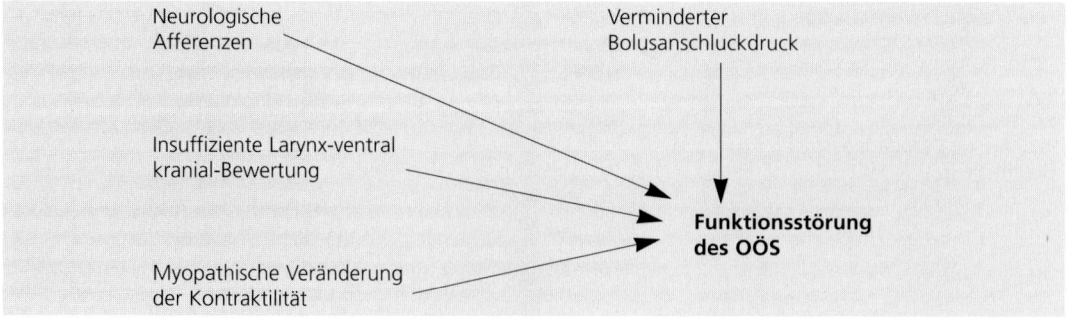

höhung des Ruhetonus am oberen Ösophagussphinkter noch nicht geklärt ist. Diskutiert werden hier neurohumorale Faktoren.

Als nichtneurogene Schluckstörungen werden Krankheitsbilder bezeichnet, welche wie oben erwähnt eine internistisch-chirurgische Ursache haben. Sie können ebenfalls ein Bild, welches an eine neurogene Schluckstörung mit Aspiration erinnert, bieten. Der Kreuzungspunkt zwischen einer neurogenen und einer nichtneurogenen Schluckstörung liegt hierbei am oberen Ösophagussphinkter (Tab. 6.5 und 6.6).

Wie nachfolgend in einem Patientenbeispiel illustriert, kann eine laterale Wandschwäche, ein sogenanntes „Pouch", zu einer postdeglutitiven Aspiration führen. Kontrastmittel wird in der lateralen Aussackung bis zur Pharynxrelaxation retiniert. Es entleert sich nachfolgend in den Hypopharynx und läuft von dort, wenn es volumenmäßig das Fassungsvermögen der Recessus piriformes überschreitet, durch den Aditus laryngis und durch die offenstehende Glottis in die Trachea über. Es handelt sich hierbei um eine lokalisierte Wandschwäche in Höhe der Incisura ventral des Cornu superior in Höhe des Durchtritts der Gefäße und der Nerven. Diese Pforte konnte erstmals durch die Studien mit dem Elektron-Beam-CT in Zusammenarbeit mit der Universität Graz, Prof. Dr. R. Rienmüller, dargestellt werden (Abb. 6.5).

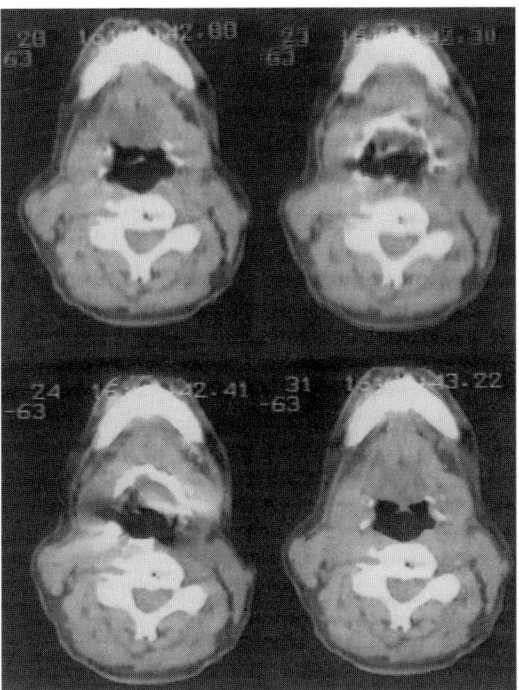

Abb. 6.5: Im Electron-Beam-CT erkennt man in der axialen Ebene die Ausstülpungen der beidseitigen Pouches, welche an der Inzisura thyroidea ventral des Cornu superior des Thyroids austreten.

6.9 Nicht mit einer Aspiration einhergehende bzw. einer Aspiration vorausgehende neurologische Störungen

Neben den aspirationsverursachenden neurologischen Funktionsstörungen sind kompensierte einseitige Pharynxschwächen oder -fehlfunktionen, gegebenenfalls mit einseitiger Passage des Kontrastmittels mit oder ohne Epiglottiskippung, bedeutsam, da sie bei einer Fortentwicklung der Erkrankung zu pulmonalen Komplikationen führen können. Neben Pouches und lokalisierten Wandschwächen bestehen Dysfunktionen der unterschiedlichen Musculi constrictores pharyngis.

Ähnliche Dekompensationsvorgänge treten bei einseitigen Pharynxparesen auf. Die Kontrastmittelretention findet hierbei in der paralytischen Pharynxhälfte statt. Bei Rückkehr des Larynx aus der ventral-kranialen Position nach dem Schluckakt drückt der Larynx partiell den Hypopharynx aus, wobei das hier zurückgebliebene Material in die offenstehenden Luftwege übertreten kann. Bei den einseitigen Pharynxlähmungen sind **zwei Formen** grundsätzlich zu unterscheiden: Bei der **einseitigen schlaffen Parese** wird der Bolus in die erkrankte Seite gedrängt, da hier kein wirksamer Gegendruck zur Kontraktion der gesunden Pharynxhälfte aufgebaut werden kann. Die Passage aus diesem paretischen Hemipharynx in den Ösophagus ist durch den fehlenden Austreibedruck der pharyngealen peristaltischen Welle behindert. Oftmals muß der Bolus erst zur Gegenseite befördert werden, um den Sphinkter passieren zu können. Bei längerfristig nicht behandelten Störungen können sich Pharyngozelen ausbilden, wie in unserem Patientenbeispiel in Abbildung 6.6 gezeigt. Eine operative Pharynxraffung oder eine Drehung des Kopfes zur kranken Seite erlaubt eine verbesserte Entleerung dieser

6

Radiologische Funktionsdiagnostik

Pharyngozelen. Bei der **spastischen Form der Halbseitenlähmung** des Pharynx dürfte eine Passage nur über die gesunde Seite möglich sein. In der Kinematographie erkennt man eine suffiziente Passage nur über den unversehrten Pharynxabschnitt.

Eine einseitig insuffiziente Ventral-kranial-Bewegung des Larynx führt zu ähnlichen einseitigen Passagestörungen. Durch die während des Schluckaktes fortdauernde einseitige Kompression des Larynx auf den Pharynx wird der Eintritt des Bolus in diesen Hemipharynx erschwert. Die Kippung der Epiglottis ist ein sehr sensitiver Indikator für eine Verschiebung der Kräfteverhältnisse im Pharynx. Sie kann durch verschiedene Faktoren hervorgerufen werden. Eine einseitige Bolusaufladung auf dem Zungenrücken führt zu einer einseitig betonten Anschwemmung einer Vallecula. Die Epiglottis neigt sich während der Passage des Bolus in den Hypopharynx zu dieser Seite. Ein anderer Mechanismus besteht in einer neurogenen, einseitigen Störung der Boluspropulsion, die wiederum eine Kippung der Epiglottis verursacht. Es ist hierbei

eine Neigung zu der paralytischen oder paretischen Pharynxhälfte oder eine Kippung zur gesunden Seite bei einer spastischen Störung zu beobachten.

Ein insuffizienter Nasopharynxabschluß, wie bei Tensor-Levator-Imbalance, besteht in der Unfähigkeit des weichen Gaumens, den Nasopharynx ausreichend vor einem Boluseintritt abzuriegeln. Diese Insuffizienz des weichen Gaumens kann durch eine vermehrte Vorwölbung des Passavant-Kissens kompensiert und somit ein ausreichender Abschluß erzielt werden. Wenn dieser Kompensationsmechanismus ausfällt, kann Kontrastmittel in den Nasen-Rachenraum eintreten.

6.10 Andere Untersuchungsverfahren

Der unbestrittene Wert der Manometrie zur Erkennung einer ösophagealen Motilitätsstörung wurde bereits oben besprochen. Im Pharynx

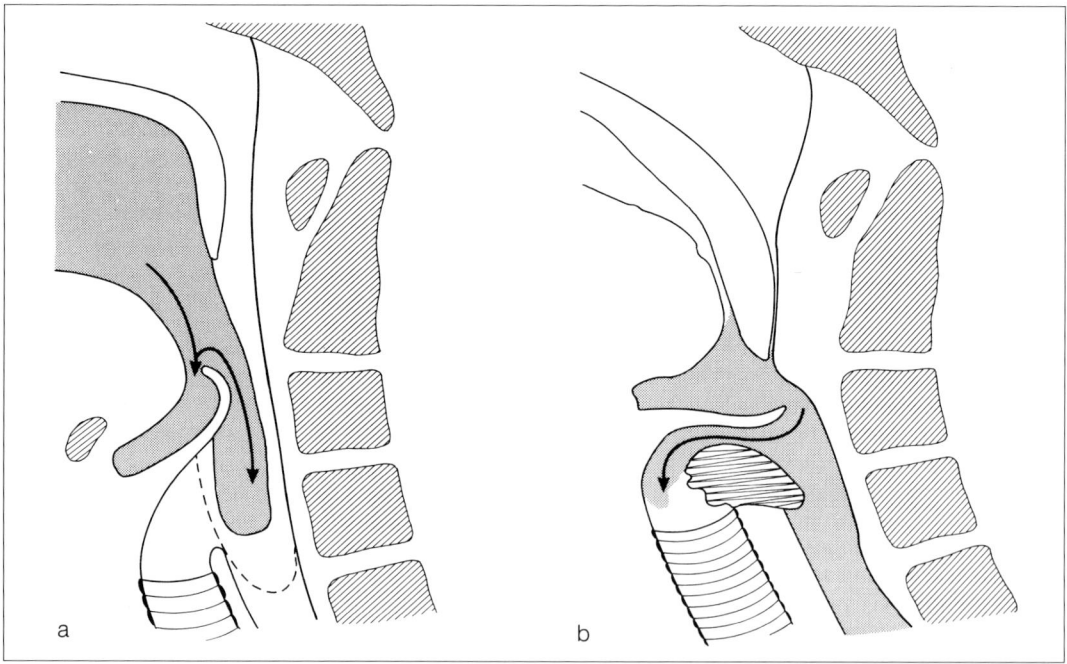

Abb. 6.6: Schematische Darstellung der prädeglutitiven Aspiration. a: Durch die verspätete oder fehlende Triggerung des Schluckreflexes kommt es zum Eintritt von Kontrastmittel in die Valleculae und einem kaskadenförmigen Überlaufen in den Hypopharynx. b: Noch vor Eintreten der Pharynxkontraktion dringt das Kontrastmittel in den subepiglottischen Raum und den Aditus laryngis sowie in die Trachea ein.

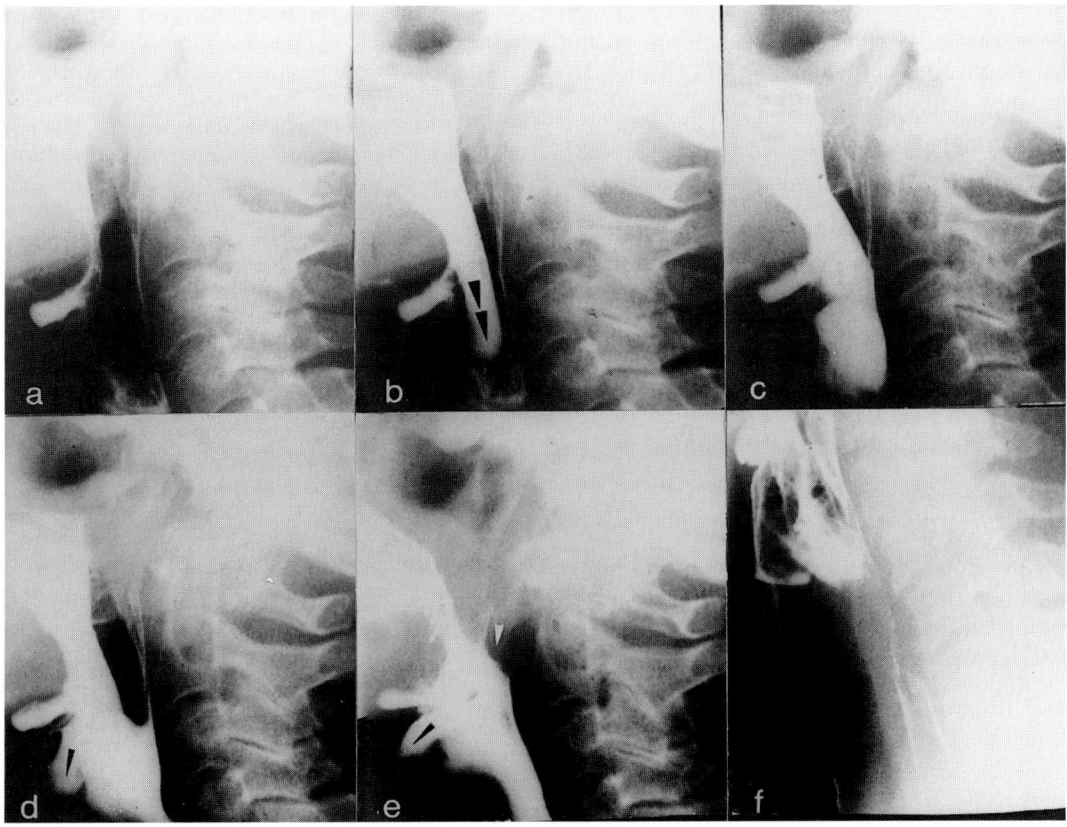

Abb. 6.7: 60jährige Patientin mit Zustand nach linksseitigem Mediainfarkt. a und b: Vorzeitiger Kontrastmitteleintritt in die Valleculae und Recessus piriformes (schwarze Pfeilköpfe). c und d: Vor Einsetzen der Pharynxkontraktion (weißer Pfeilkopf) gelangt das Kontrastmittel durch den vorgefüllten Hypopharynx in den Aditus laryngis (schwarzer Pfeil) und verursacht eine tracheale Aspiration.

oder am pharyngo-ösophagealen Übergang bestehen jedoch erhebliche methodenspezifische Einschränkungen, wie die radiale Asymmetrie der Druckverteilung im Pharynx und pharyngoösophagealen Übergang sowie die schwer kontrollierbaren Relativbewegungen von Pharynxwand und Transducer-Sonde während des Schluckaktes. Da sich die Zone des oberen Ösophagussphinkters während des Schluckens relativ zum Druckabnehmer ca. 4 cm durch die Larynxanhebung verschiebt, ist eine radiologische Kontrolle der Lage der Druckabnehmer während der ganzen Meßphase erforderlich.

Ein weiterer diagnostischer Ansatz zur Beurteilung der Oral-Motorik und insbesondere der Zungenfunktion besteht in der Sonographie. Sie kann zur Therapiekontrolle auch am Krankenbett mit Erfolg eingesetzt werden. Die bisher um-

fassendsten Studien wurden von B. Sonies und Mitarbeitern vorgelegt (Sonies et al.,1992). Zur optimalen Durchführung sind spezielle, der Anatomie der Kinnpartie angepaßte Transducer vorteilhaft. Auch werden Vorlaufstrecken zur Verbesserung der Schallankopplung eingesetzt. Wir bevorzugen einen Linear-Array-Transducer mit 5,0 MHz.

Zur Beurteilung der oralen Boluskontrolle und -propulsion wird als „Negativ-Kontrast" ein Standard-Bolus von 10 ml Wasser in die Mundhöhle des Patienten eingebracht. Zur Vermeidung störender Reflexe hat es sich bewährt, die Flüssigkeit vor der Applikation in einem Magnetrührwerk zu entgasen. In koronarer und sagittaler Schnittführung ist so der Zungenulcus, die „Löffelfunktion" der Zunge, die „Rampenform" des Zungengrundes während der Bolusentleerung und eine etwaige Zungenatrophie zu erkennen. Bei optimaler Ankoppelung ist auch eine qualitative Beurteilung der Velumfunktion möglich. Die Methode erfordert neben einer adäquaten Ausrüstung auch eine nicht unerhebliche Einarbeitungszeit und Erfahrung des Untersuchers. Eingeschränkt wird die von Sonies und Mitarbeitern propagierte Methode durch das Schalltransmissionshindernis des Zungenbeins und von Teilen des Kehlkopfes (Sonies et al., 1992).

6.11 Patientenbeispiele

6.11.1 Prädeglutitive Aspiration

Bei der prädeglutitiven Aspiration ist die orale Boluskontrolle gestört, dadurch kommt es zu einem vorzeitigen Übertritt des Kontrastmittels in die Valleculae und in die Sinus piriformes (Abb. 6.6 und 6.7). Dieser vorzeitig freigesetzte Bolus trifft auf einen noch inkomplett elevierten Larynx. Da der Glottisschluß noch nicht abgeschlossen ist, kommt es nach dem Eintritt von Kontrastmittel in den Aditus laryngis zur trachealen Aspiration. Die mangelhafte Boluskontrolle kann sowohl durch eine Zungenatrophie, durch einen insuffizienten Abschluß des weichen Gaumens, als auch durch einen verminderten sensorischen Input aus den oralen Triggerzonen verursacht sein. Auch eine isolierte sensorische Störung mit verspäteter oder fehlender Auslösung des Schluckreflexes kann zur prädeglutitiven Aspiration führen (Hannig et al., 1989). Bei ungestörter oraler Motorik wird der Bolus über den Zungenrücken in den Oropharynx transportiert und fällt wegen Ausbleibens oder Verspätung der Pharynxkontraktion passiv in die Valleculae oder die Recessus piriformes. Da gleichzeitig die reflexgetriggerte Larynxelevation und der ebenfalls reflexgesteuerte Glottisschluß ausbleiben oder verspätet einsetzen, gelangt ein Teil des Bolus in die Luftwege. Patienten mit einer derart gestörten Reflextriggerung geben typischerweise gehäufte Aspirationsepisoden beim Trinken dünnflüssiger Stoffe an.

Es ist experimentell nicht erwiesen, ob flüssige Stoffe weniger geeignet sind, einen Schluckreflex auszulösen (Mills, 1973; Miller, 1982; Lufkin et al., 1983). Wahrscheinlich ist jedoch, daß aufgrund der geringen Viskosität Flüssigkeiten prädeglutitiv leichter aus der Mundhöhle entweichen und über den oben genannten Pathomechanismus in die Luftwege gelangen. Häufig beobachten wir auch eine Kombination von Störungen der Zungenmotorik mit sensorischen Defiziten der Schluckreflextriggerung.

Auf die Differentialtherapie wird ausführlich an anderer Stelle in diesem Buch (s. Kap. 10) eingegangen. Entsprechend den röntgenkinematographisch erfaßten Dysfunktionen wird sich das therapeutische Regime mehr auf das Training der oralen Motorik oder auf die Bahnung des Schluckreflexes konzentrieren (Mills, 1973; Mil-

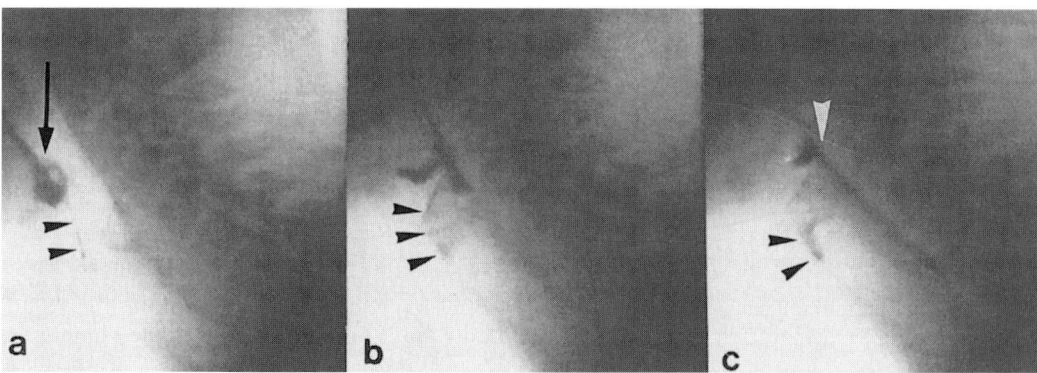

Abb. 6.8: Prädeglutitive Aspiration. a : Bei aufrechter Haltung des Kopfes erkennt man den vorzeitigen Bolusaustritt aus der Mundhöhle mit Auffüllung der Valleculae (schwarzer großer Pfeil). Dies findet vor Triggerung des pharyngealen Schluckreflexes statt. Die Vorderwand des Aditus laryngis wird durch das bereits in die Luftwege übergetretene Kontrastmittel im positiven Kontrast dargestellt. b: Während des Schluckaktes wird das Kontrastmittel weiter in den Aditus laryngis, welcher sich nun schließt, vorgeschoben (schwarze Pfeilköpfe). c: Ablauf der dorsalen pharyngealen Welle (weißer Pfeilkopf).

ler, 1982; Hörmann et al., 1988; Hannig et al., 1989). So wird man zum Beispiel bei der prädeglutitiven Aspiration durch eine Reduktion des sensorischen Inputs zur Thermosondenstimulation greifen. Bei Reduktion der oralen Motorik sind zur Tonusnormalisierung die Aufnahme der Nahrung in Anteflexion mit nachfolgender Dekantation sowie Übungen zur Boluskontrolle und eine Modifikation der Nahrungsrheologie, das heißt der Fließeigenschaften des Bolus, empfehlenswert.

Ein Beispiel einer prädeglutitiven Aspiration wird in Abbildung 6.6 und 6.7 dargestellt: Es besteht ein Zustand nach linksseitigem Mediainfarkt vor einem Jahr. Röntgenkinematographisch findet sich eine insuffiziente orale Boluskontrolle mit vorzeitigem Übertritt des Kontrastmittels in die Valleculae und die Sinus piriformes (Abb. 6.7, Bildsequenzteil a). Der vorzeitig freigesetzte Bolus trifft auf einen noch nicht komplett elevierten Larynx und durch die noch nicht vollständig geschlossene Epiglottis kommt es zur prädeglutitiven Aspiration noch vor der reflexgetriggerten Pharynxkontraktion (Abb. 6.7, Sequenzteile b und c). Der weiße Pfeil im Sequenzteil c

der Abbildung 6.7b deutet auf das verspätete Einsetzen der reflexgetriggerten Pharynxkontraktion hin. Deutlich ist auf dem Sequenzteil d der Abbildung 6.7 die Kontrastierung der Tracheavorderwand erkennbar. Bei der neurologischen Untersuchung fanden sich eine ausgeprägte Störung der Zungenmotorik und sensorische Teilausfälle in den mukösen Rezeptorarealen der Gaumenbögen sowie der Rachenhinterwand. Durch Zungenübungen und durch eine Thermosonden-Stimulationsbehandlung stellte sich nach vier Monaten ein befriedigender Therapieerfolg ein.

Ein Beispiel für eine positionelle Therapie bei einer prädeglutitiven Aspiration wird in den Abbildungen 6.8 und 6.9 vorgestellt. In diesem Fall wurde durch eine Anteflexion des Kopfes während des Schluckaktes sowohl die orale Boluskontrolle verbessert als auch der valleculäre Auffangraum vergrößert. Das Leaking aus der Mundhöhle wurde zum einen deutlich reduziert, und zum anderen konnte die ausgetretene Bolusmenge in den weitgestellten Valleculae aufgefangen werden. Es wurde ein aspirationsfreies Schlucken, vor allem auch von Flüssigkeiten erzielt, wie Abbildung 6.9 zeigt.

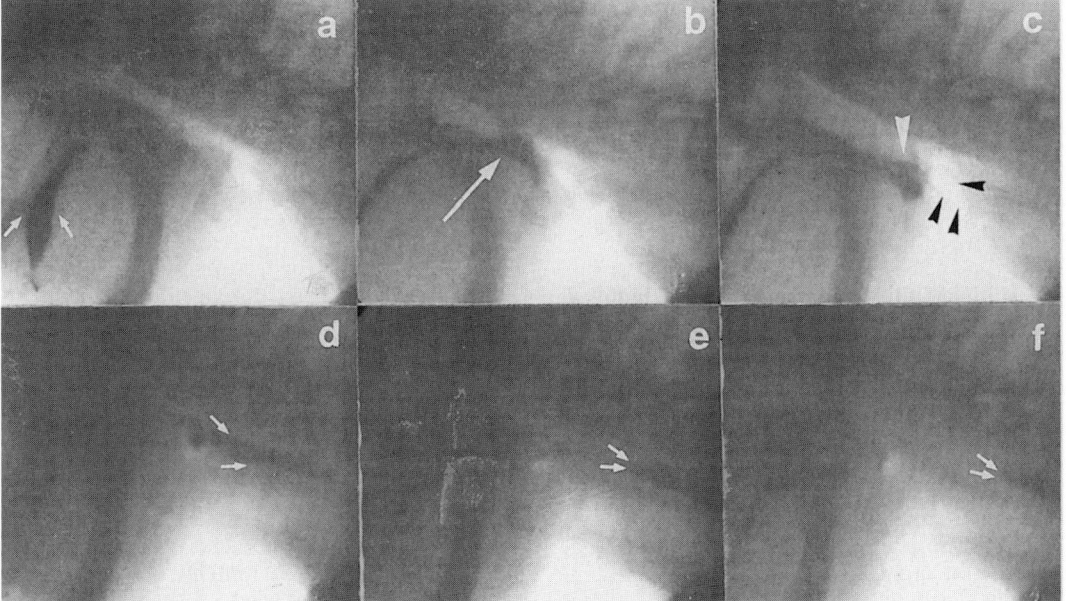

Abb. 6.9: Aspirationsfreies Schlucken durch Anteklination des Kopfes (Vgl. Abb. 6.5 und 6.6). a: Die Anteklination verringert den vorzeitigen Austritt des Bolus aus der Mundhöhle (kleine weiße Pfeile). b: Die Vallecula (großer weißer Pfeil) wird vergrößert. c-f: Der verspätet einsetzende Schluckreflex schließt den Aditus laryngis (schwarze Pfeilköpfe), der durch die fehlende Vorspannung suffizienter abschließt. Der Bolus wird ohne Aspiration durch den Pharynx in den Ösophagus transportiert.

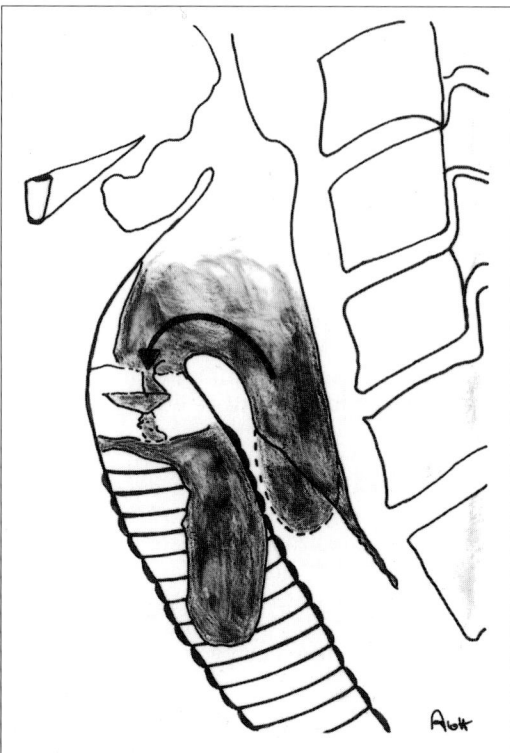

Abb. 6.10: Schematische Darstellung der intradeglutitiven Aspiration. Typisch ist hier die schwache oder aufgehobene Pharynxkontraktion mit gestörter ventro-kranialer Bewegung des Larynx und Spastik des oberen Ösophagussphinkters; insuffizienter Glottisschluß mit „Überlaufen" in die Trachea (schwarzer, gebogener Pfeil).

6.11.2 Intradeglutitive Aspiration

Die intradeglutitive Aspiration weist häufig die Trias einer schwachen oder aufgehobenen Pharynxkontraktion, eine gestörte ventrokraniale Bewegung des Larynx und dadurch einen verzögerten Epiglottisschluß sowie eine Öffnungsstörung bzw. eine Spastik des oberen Ösophagussphinkters auf (Abb. 6.10 und 6.11). Das im Pharynx aufgestaute Kontrastmittel kann bei insuffizientem Glottisschluß in die Trachea „überschwappen". Je später der Verschluß des Vestibulum laryngis und der Glottis zustandekommt, desto schwerer ist das Ausmaß der intradeglutitiven Aspiration. In Übereinstimmung mit anderen Autoren beobachteten wir eine intradeglutitive Aspiration besonders häufig bei Hirnstammläsionen verschiedenster Art (Montgomery, 1975; Nahum et al., 1981; Curtis et al.,

1983; Hannig et al., 1989). Durch eine Schädigung des Nervus vagus im Bereich des Ganglion nodosum vor dem Abgang des Nervus laryngeus superior wird eine schlaffe Stimmbandlähmung verursacht, da sowohl die inneren Kehlkopfmuskeln als auch der an der Stimmbandspannung beteiligte Musculus cricoarytaenoideus ausfallen. Eine Lähmung des Nervus hypoglossus beeinträchtigt die axiale Kompression des Larynx unter den Zungengrund und damit ebenfalls den Verschluß des Vestibulum laryngis (Brühlmann, 1985). Die oben beschriebene Trias der Motilitätsstörungen muß bei der intradeglutitiven Aspiration nicht immer erfüllt sein. Entscheidende pathognomonische Faktoren sind der defiziente Glottisschluß und die verspätete oder inkomplette Larynxelevation.

Neben Übungen zur Verbesserung der Larynxelevation und thermaler Reflexstimulation kann hier die von Logemann eingeführte „supraglottische Schlucktechnik" therapeutisch zur Anwendung kommen (Logemann et al., 1979; Logemann, 1983; Logemann, 1998a,b; Hannig et al., 1988). Teflonunterspritzungen im Bereich der Taschenbänder zur Verbesserung des Glottisschlusses sind umstritten (Habel et al., 1972; Mills, 1973). Sinnvoll ist auch hier ein Schlucktraining mit rheologisch angepaßter Nahrung.

Bei dem Bild einer Innervationsstörung mehrerer Hirnnerven, welches mit Hypotonie des Hypopharynx und gleichzeitiger Spastik oder massiver Öffnungsstörung im Ösophagussphinkter einhergeht, muß bei einer schweren Aspiration die durch eine Manometrie gefestigte Indikation zur Sphinktermyotomie gestellt werden. Die von unserer Arbeitsgruppe entwickelte und erstmals in dieser Art durchgeführte „Laryngo-Hyoido-Mentopexie" mit oder ohne Myotomie ist wegen der bisher geringen Patientenzahl noch mit Zurückhaltung zu betrachten. Eine insuffiziente Pharynxperistaltik läßt trotz einer vorausgegangenen Myotomie keine Überwindung der passiven Rückstellkräfte des pharyngoösophagealen Überganges zu. Deshalb ist vor einer Myotomie regelhaft eine Fluoromanometrie des Pharynx und Ösophagus zu fordern. Ein Mindestwert von 30 mmHg Restdruck im Pharynx ist für ein zufriedenstellendes Ergebnis der Myotomie erforderlich (Hannig et al., 1994). Die intradeglutitive Aspiration wird in Abbildung 6.10 und 6.11 schematisch und als röntgenkinematographische Sequenz gezeigt. Es handelt sich um einen 60jährigen Patienten zwei

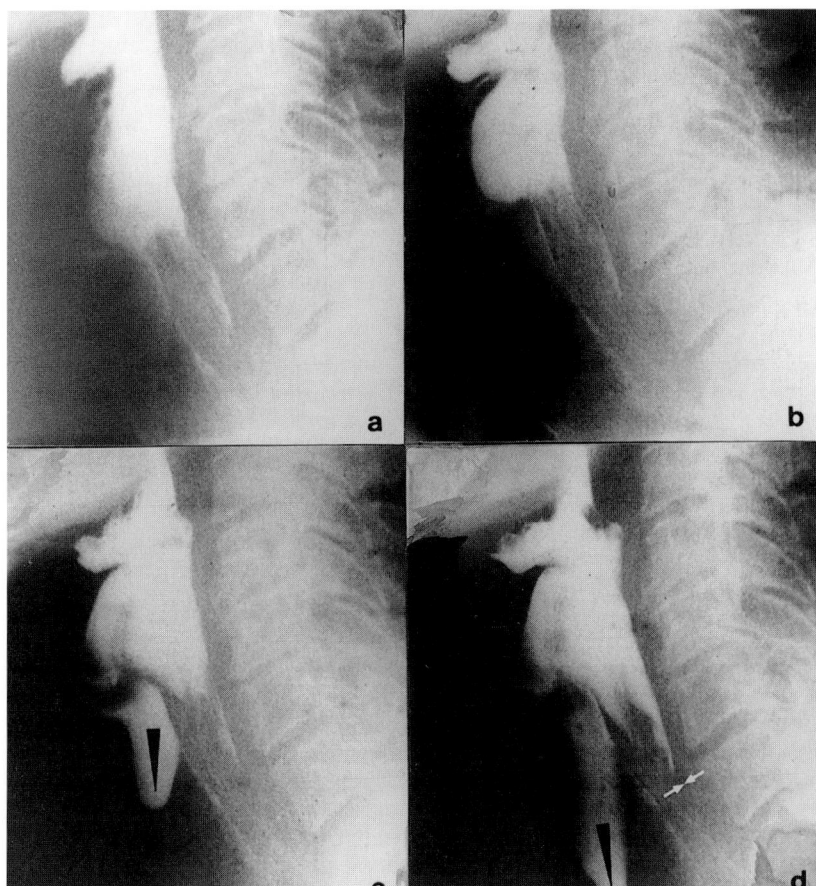

Abb. 6.11: 56jähriger Patient mit Zustand nach Hirnstamminsult. a und b: Pharyngeale Phase bei gestörter Pharynxkontraktion und gleichzeitigem Spasmus des oberen Sphinkters. c und d: Während der sehr schwachen Pharynxkontraktion erfolgt ein subglottischer Kontrastmittelübertritt in die Trachea (schwarzer Pfeilkopf). Die Spastik des oberen Ösophagussphinkters ist in Sequenzteil d durch weiße Pfeile gekennzeichnet.

Radiologische Funktionsdiagnostik

6

Wochen nach einem ischämischen Hirnstamminsult. Aufgrund des klinischen Schweregrades der Schluckstörung war nur eine Ernährung über eine Duodenalsonde möglich. Wegen der bekannten Aspirationsanamnese wurde die Untersuchung mit Isovist® (Jotrolan) durchgeführt. Die Hochfrequenzkinematographie ergibt den Befund einer partiellen Pharynxparalyse, das heißt einer deutlich abgeschwächten pharyngealen Peristaltik (s. Abb. 6.11, Filmsequenzteile a und b) mit zusätzlich erheblichem Kontrastmittelaufstau vor einem spastischen oberen Ösophagussphinkter (weiße Pfeile in Bildsequenz d der Abb. 6.9). Die gleichfalls abgeschwächte Larynxelevation mit gestörtem Schluß des Vestibulum laryngis und der Glottis erleichtert den Eintritt des Kontrastmittels in die Luftwege während der schwachen Pharynxkontraktion (Kinosequenzteile c und d, schwarzer Pfeilkopf, Abb. 6.11). Die Schluckstörungen des Patienten

besserten sich nach Myotomie des oberen Ösophagussphinkters.

Konservative Therapie der intradeglutitiven Aspiration
Am folgenden Fallbeispiel ist der erfolgreiche konservative Therapieverlauf bei einem Patienten mit intradeglutitiver Aspiration dokumentiert. Es handelte sich hierbei um einen 55jährigen Patienten mit spastischer, linksseitiger Hemiparese seit einem apoplektischen Insult vor eineinhalb Jahren. Seither litt er unter rezidivierenden Aspirationspneumonien. Die röntgenkinematographische Sequenz zeigte **vor Therapie** die typische Trias einer verzögerten bzw. fehlenden Öffnung des oberen Ösophagussphinkters (Abb. 6.12, Bildsequenz a bis c, weiße Pfeilköpfe); in den Bildsequenzteilen b und c penetriert das Kontrastmittel zum Aditus laryngis (schwarze Pfeilköpfe) während des Ablaufes ei-

ner nur sehr schwachen Pharynxkontraktion (großer, schwarzer Pfeil in Bildsequenzteil b; e = Epiglottis). 4 Wochen nach konservativer Therapie mit Schlucktraining und Larynxelevationsübungen findet sich in Bildsequenz A bis C nur noch eine geringe Penetration des Kontrastmittels in den subepiglottischen Raum (Sequenzteil B, schwarzer Pfeil) bei jetzt aspirationsfreiem Schlucken. Ein weiteres Beispiel wird in den Abbildungen 6.13 und 6.14 vorgestellt. Eine

20jährige Patientin mit Meningoenzephalitits zeigte auch etwa 18 Monate nach der Erkrankung noch eine schwerste Form einer intradeglutitiven Aspiration vom Grad 3 (Abb. 6.13a-f). Sie wurde einer konservativen Therapie zugeführt, in deren Rahmen sie durch Erlernen des Mendelsohn-Manövers schließlich wieder zu einer normalen Nahrungsaufnahme befähigt wurde. Der Therapieerfolg ist in Abbildung 6.14a-c dokumentiert.

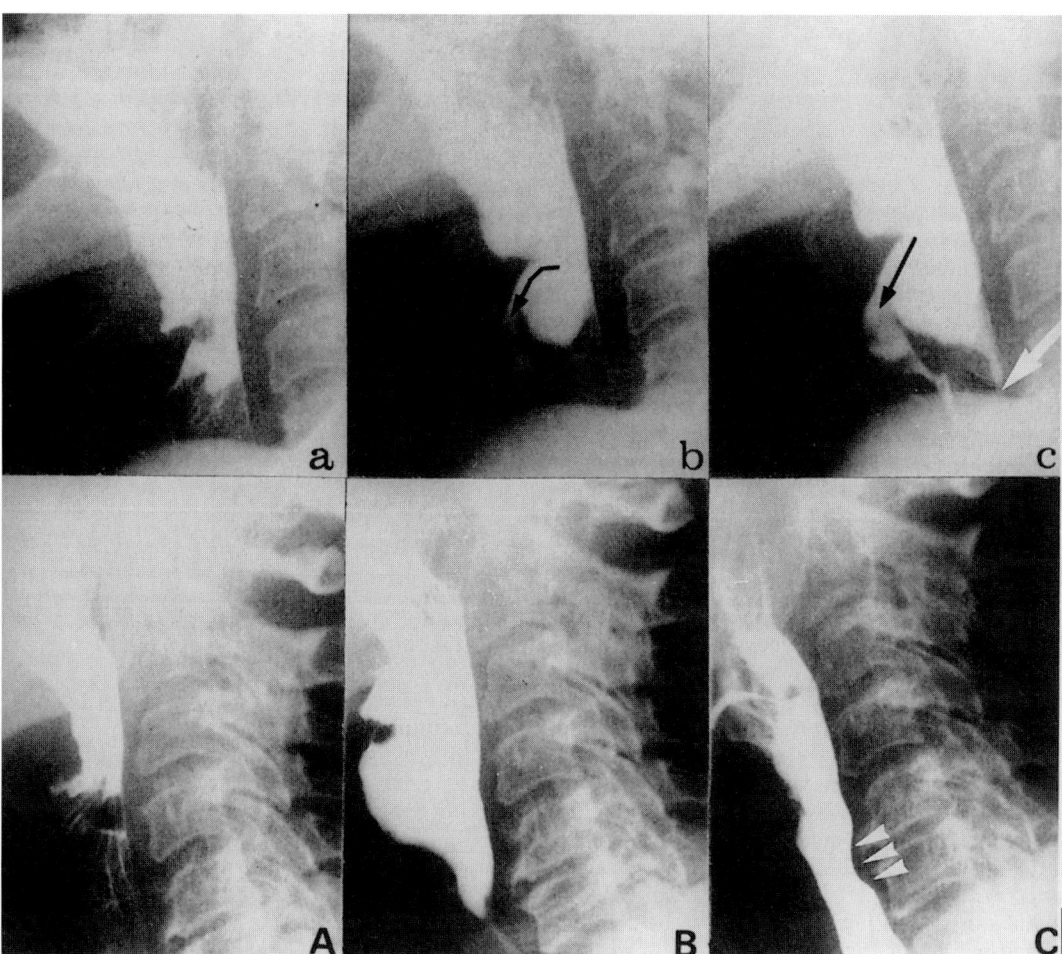

Abb. 6.12: Kinematographische Sequenz einer intradeglutitiven Aspiration vor und nach konservativer Therapie. Obere Bildsequenzzeile (a-c): Typische Trias einer verzögerten bzw. fehlenden Öffnung des oberen Ösophagussphinkters (weißer Pfeil); in den Sequenzteilen b und c penetriert das Kontrastmittel zum Aditus laryngis während der schwachen Pharynxkontraktion (großer, schwarzer Pfeil in Bildsequenzteil b). e = Epiglottis. Untere Bildreihe (A-C): 4 Wochen nach konservativer Therapie mit Schlucktraining und Larynxelevationsübung besteht nur noch eine geringe Penetration des Kontrastmittels nach subepiglottisch (Bildsequenzteil B, schwarzer Pfeil) bei aspirationsfreiem Schlucken.

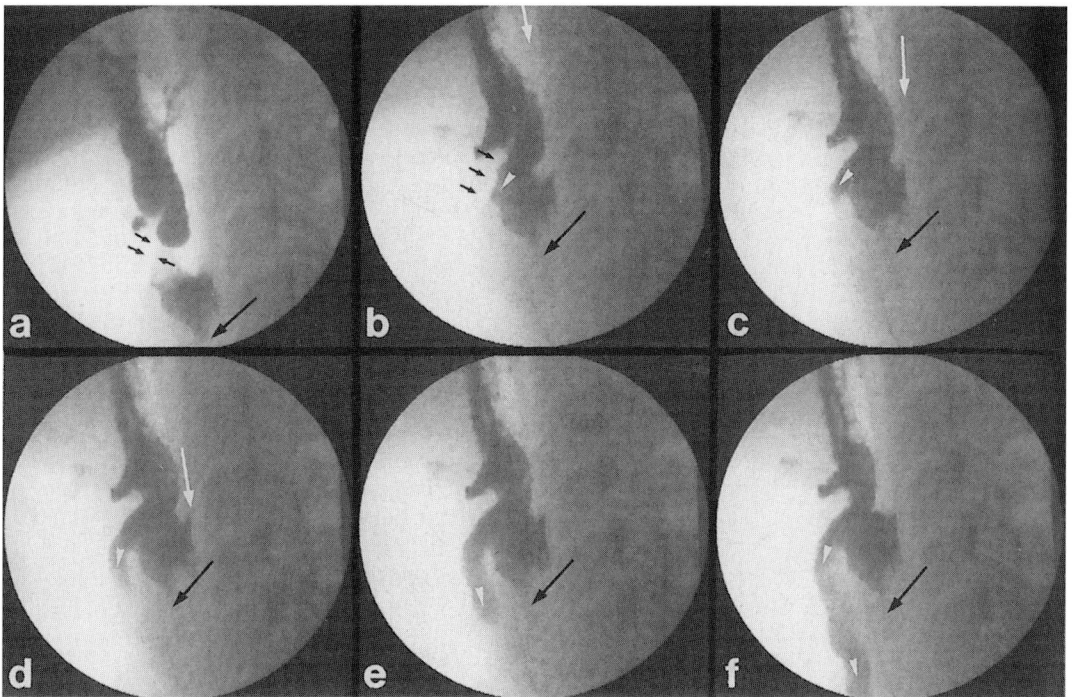

Abb. 6.13: Eine ca. 20jährige Patientin litt ungefähr 18 Monate nach einer Meningoenzephalitis an einer vorwiegend intradeglutitiven Aspiration des Schweregrades 3. a: Der Bolus tritt bei noch geöffnetem Aditus laryngis (kleine schwarze Pfeile) in den Pharynx ein. a-f: Der obere Ösophagussphinkter bleibt während des gesamten Schluckaktes verschlossen (schwarzer langer Pfeil). Während der Pharynxkontraktion (weißer Pfeil) tritt massiv Kontrastmittel durch die offenstehende Glottis in die Trachea über (weißer Pfeilkopf).

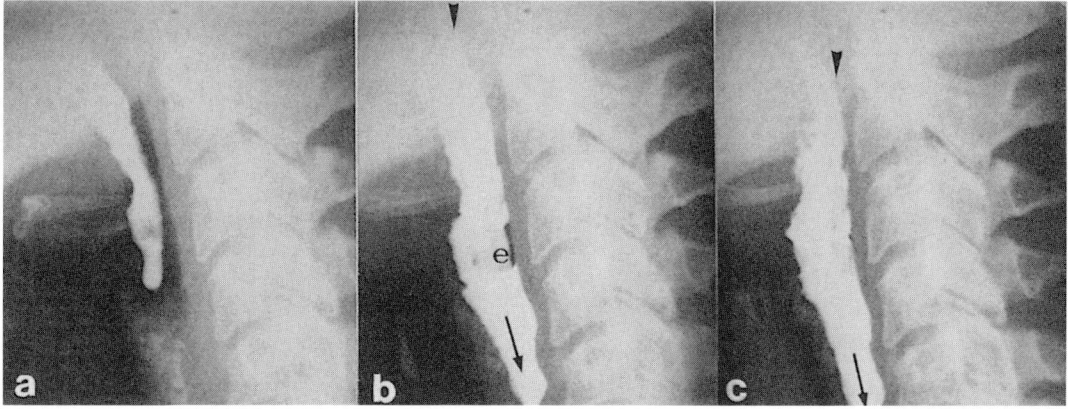

Abb. 6.14: Nach einer kurzzeitigen konservativen Therapie erlernte die Patientin des Fallbeispiels in Abb. 6.13 das Mendelsohn-Manöver und war wieder befähigt, in Gesellschaft zu essen. Durch das willentliche und prolongierte Anheben des Larynx wird die Öffnung des oberen Ösophagussphinkters (schwarzer Pfeil) und der Schluß des Aditus laryngis erleichtert. Eine kompetente dorsale Peristaltik treibt den Bolus aus dem Pharynx aus (schwarzer Pfeilkopf). e = Epiglottis.

6.11.3 Postdeglutitive Aspiration

Bei der postdeglutitiven Aspiration (s. Abb. 6.15 und 6.16) funktioniert der Verschlußmechanismus des Larynx während des Schluckaktes regelrecht. Die Ursache dieser Schluckstörung ist eine vermehrte Retention von Speise- bzw. Kontrastmittelresten in den Valleculae und, noch bedrohlicher, in den Recessus piriformes. Nach Ablauf des Schluckreflexes kommt es beim „Umschalten" auf Atmung zu einer Dorsal-kaudal-Bewegung des Larynx und dadurch zu einer Verkleinerung des hypopharyngealen Raumes, wodurch das retinierte Material durch die sich öffnende Glottis aspiriert wird. Im Extremfall kommt es bereits vor der Dorsal-kaudal-Bewegung des Larynx zu einem Überlaufen des hypopharyngeal aufgestauten Kontrastmittels zwischen den Aryhöckern in Richtung auf den Aditus laryngis.

Pathophysiologisch liegt dieser Aspirationsform eine inadäquate, zumeist schwache, pharyngeale Peristaltik und/oder Hypertonie des Ösophagussphinkters zugrunde (Lufkin et al., 1983). Auch Formen einer passiven Überdehnung des Pharynx mit Pharyngozelen oder mit einer Dilatation bzw. einer Schwächung der Pharynxmuskulatur wurden vereinzelt beobachtet und sind unter der Bezeichnung „Trompetenbläser-Krankheit" in die Literatur eingegangen (Hannig et al., 1987). Besonders häufig findet sich die postdeglutitive Aspiration bei neuromuskulären Erkrankungen mit einer verminderten Transport- und Entleerungsfunktion des Pharynx (Brühlmann, 1985).

Als konservative Maßnahme kommt ein Atemtraining mit einem willkürlich verstärkten Glottisschluß und mit einer postdeglutitiv forcierten Exspiration in Frage. Bei einseitigen Pharynxparesen, wie in unserem Fallbeispiel, kann durch positionelle Maßnahmen, wie z. B. eine Kopfneigung und eine Drehung des Kopfes zur kranken Seite, eine gewisse Besserung erzielt werden. In schweren Fällen ist eine operative Pharynxraffung angezeigt. Bei einer gleichzeitigen Öffnungsstörung des oberen Ösophagussphinkters sollte auch hier eine Myotomie durchgeführt werden.

Die Abbildungen 6.15 und 6.16 zeigen eine sche-

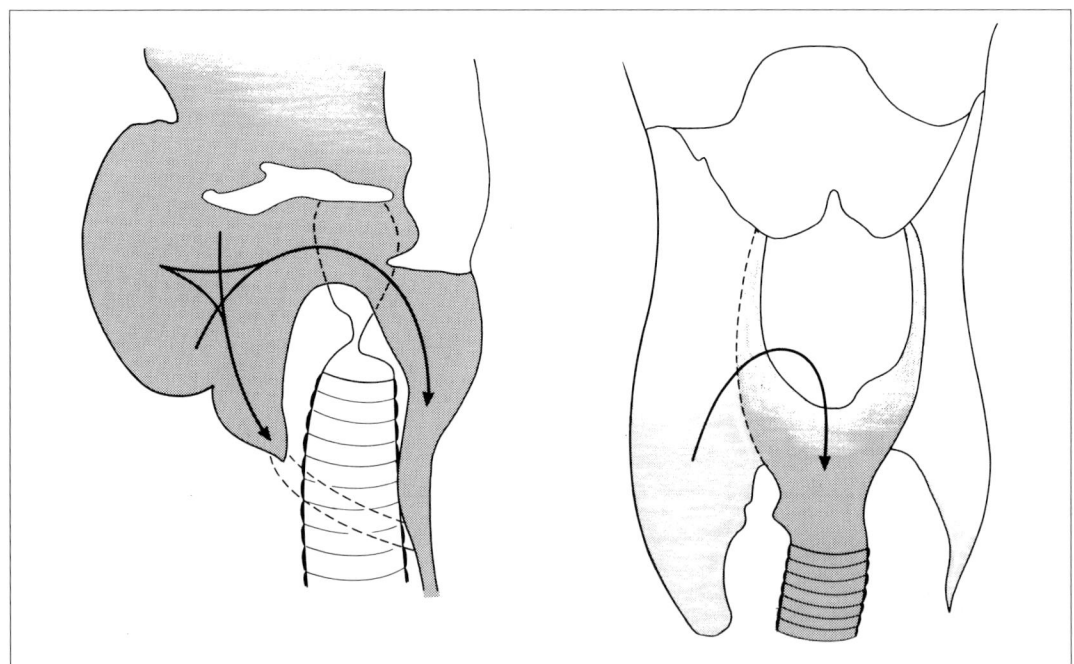

Abb. 6.15: Schematische Darstellung einer postdeglutitiven Aspiration bei rechtsseitigem, ischämischen Hirnstamminsult. Ausbildung einer rechtsseitigen Pharyngozele, fehlender Abschluck aus dem rechten Recessus piriformis und nachfolgend Überlaufen zur Gegenseite (linke Bildhälfte, gebogene Pfeile). Rechte Bildhälfte: Bildung eines supraglottischen „Kontrastmittelsees" und massive tracheale Aspiration beim „Umschalten" auf Respiration.

matische Darstellung und die kinematographische Sequenz einer postdeglutitiven Aspiration. 8 Monate nach einem rechtsseitigen Hirnstamminsult ist in der postero-anterioren Projektion der rechte Hypopharynx bereits in der Ruhephase schlechter tonisiert und zeigt im Vergleich zur Gegenseite eine vermehrte Kontrastmittelretention (Abb. 6.16, Kinosequenzteil a). Bei der Pharynxkontraktion finden sich ein vermehrter Kontrastmitteleinstrom und eine Kontrastmittelretention in der paralytischen rechten Pharynxhälfte, teilweise mit Überlaufen zur Gegenseite (Abb. 6.16, Kinosequenzteil c). Nach Ablauf des Schluckaktes und „Umschalten" auf Atmung kommt es durch eine Verkleinerung des hypopharyngealen Raumes aufgrund der Dorsalbewegung des Larynx zur postdeglutitiven Aspiration aus dem supraglottisch retinierten Kontrastmitteldepot (Abb. 6.16, Kinosequenzteil d). Der in Abbildung 6.15 und 6.16 dargestellte Befund wäre prinzipiell eine Indikation zur Pharynxraffung und Sphinktermyotomie gewesen. Diese wurde

wegen eines neoplastischen Grundleidens vom Patienten jedoch abgelehnt.

Abbildung 6.16c zeigt die kinematographische Sequenz einer Kontrolluntersuchung nach einem Jahr. Der Patient hat durch logopädisches Training eine postdeglutitiv forcierte Exspiration erlernt, wodurch er weitgehend den im Pharynx retinierten Kontrastmittelrest aushusten und dadurch die Aspiration mildern kann. Außerdem wurde durch das Erlernen des sogenannten supraglottischen Schluckens der willentliche Glottisschluß geübt.

Ein weiteres Beispiel einer postdeglutitiven Aspiration mit konservativem Therapieansatz wird mit den Abbildungen 6.17 und 6.18 vorgestellt. Ein Patient mit linksbetonter Pharynxparese zeigt in der Kinematographie in postero-anteriorem Strahlengang eine linksbetonte Pharynxpassage mit ebenfalls linksbetonter Retention von Kontrastmittel in den Recessus piriformes. Es kommt zur postdeglutitiven Aspiration (Abbildung 6.17d). Durch Kopfdrehung zur

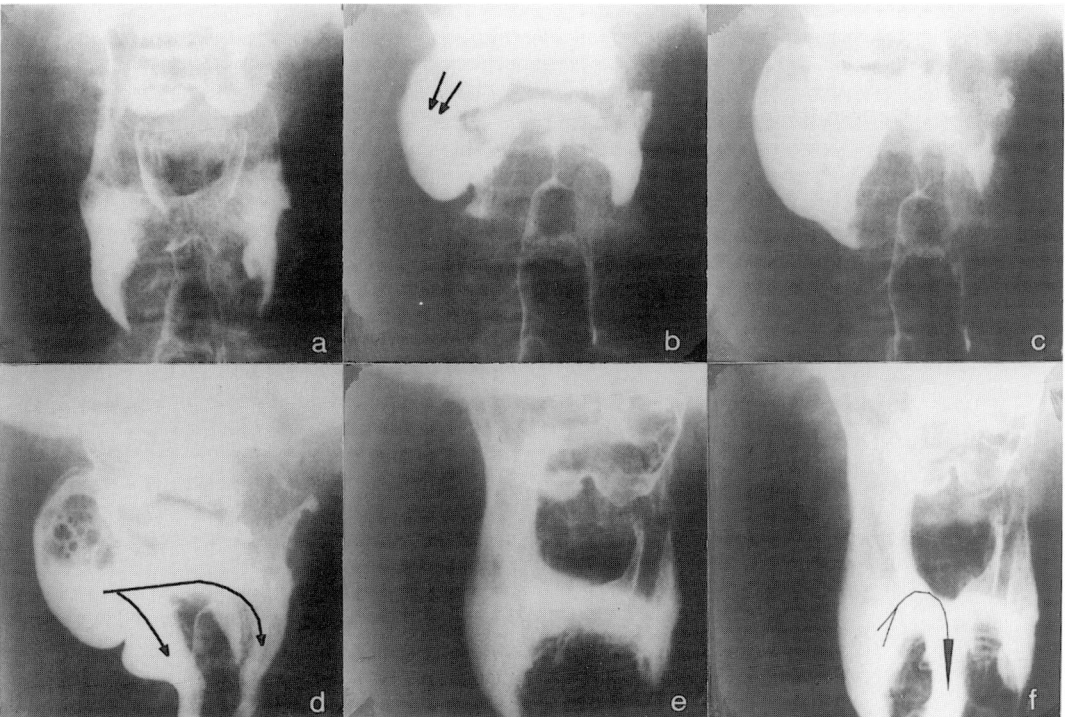

Abb. 6.16: a: Bereits in der Ruhephase vor dem Schluck vermehrte Kontrastmittelretention im rechten Hypopharynx. b: Beginn der Pharynxkontraktion mit Ausbildung einer rechtsseitigen Pharyngozele und Kontrastmittelretention rechts. c: Bei gleichzeitigem Sphinkterspasmus Überlauf nach kontralateral. d: Bei der „Umschaltung" auf Respiration kommt es zu einer massiven Aspiration aus dem supraglottisch retinierten Barium (schwarzer Pfeilkopf).

stärker befallenen Seite, wie in Abbildung 6.18 gezeigt, wird eine Volumenminderung des hypopharyngealen Auffangraumes erreicht. Es wird dadurch weniger Kontrastmittel im Hypopharynx retiniert, was eine postdeglutitive Aspiration verhindert.

6.11.4 Kombinierte intra- und postdeglutitive Aspiration

Bei einer 60jährigen Patientin mit einer Dermatopolymyositis bestand eine komplette Aphagie und eine Kachexie mit Abmagerung auf 30 kg. Durch die Hochfrequenzkinematographie läßt sich ein ausgedehnter Pharynxbefall im Rahmen der Grunderkrankung bestätigen. Es besteht ei-

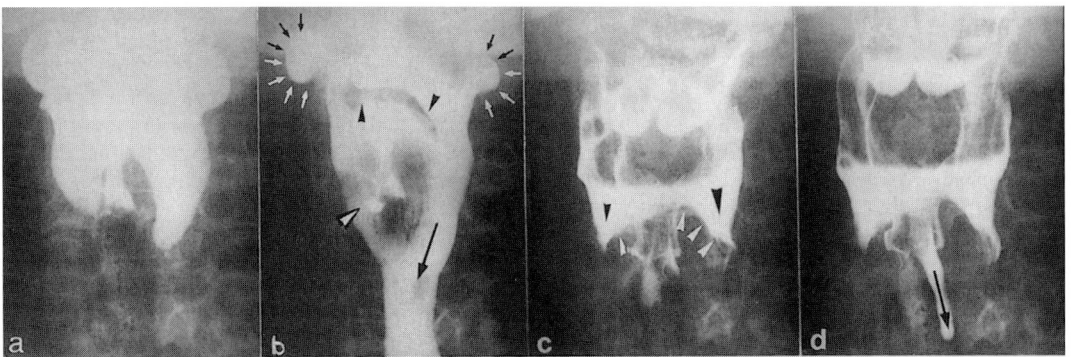

Abb. 6.17: Postdeglutitive Aspiration bei linksbetonter Pharynxparese mit entsprechender Linkskippung der Epiglottis (b, schwarze Pfeilköpfe). Oropharyngeale „Pouches" auf beiden Seiten (weiße und schwarze kleine Pfeile). Bevorzugt linksseitige Pharynxpassage (schwarzer langer Pfeil), Kontrastmittel subglottisch (leerer schwarzer Pfeilkopf). c: Retention im Hypopharynx (schwarze Pfeilköpfe). d: Postdeglutitive Aspiration aus dem aufgestauten Kontrastmittelsee.

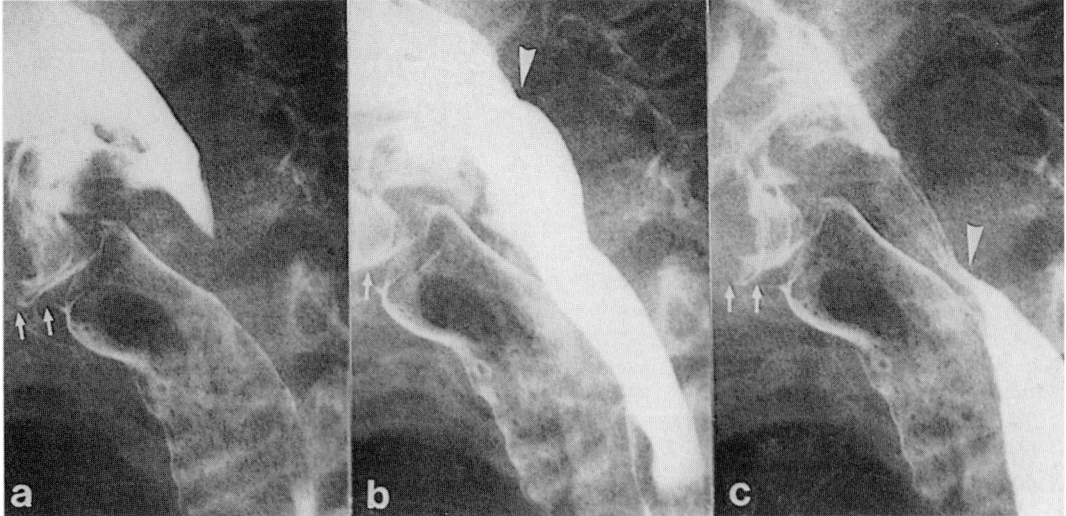

Abb. 6.18: Positionelle Therapie der postdeglutitiven Aspiration von Beispiel Abb. 6.17 im anterior-posterioren Strahlengang. Bei Drehung des Kopfes zur stärker betroffenen Seite wird die paretische linke Pharynxhälfte komprimiert und dadurch ein aspirationsfreier peristaltischer Ablauf (weißer Pfeilkopf) ermöglicht.

ne ausgeprägte Dyskinesie des oberen Ösophagussphinkters mit gehäuft auftretenden, spastischen Episoden sowie eine intra- und postdeglutitive Aspiration des Schweregrades 3 (s. Kinosequenzen Abb. 6.19). Trotz der schwachen Pharynxkontraktilität bei der primär die Skelettmuskulatur betreffenden Grunderkrankung entschlossen wir uns zu einer Myotomie des oberen Ösophagussphinkters. Die Abbildung 6.20 zeigt die unbehinderte Boluspassage durch den Ösophagussphinkter bereits 14 Tage nach Myotomie. Die Patientin erholte sich im Verlaufe weniger Wochen vollständig und erreichte wieder ihr Normalgewicht.

6.11.5 Operative Therapie und radiologische Therapieplanung bei einer vorwiegend intradeglutitiven Aspiration

Ein 43jähriger Patient war im Jahre 1982 wegen eines Ependymoms des 4. Ventrikels radikal operiert und nachbestrahlt worden. Dabei war es zu einer Läsion des IX. und X. sowie XII. Hirnnerven gekommen. Wegen einer massiven Aspiration wurde ein operativer Kehlkopfverschluß, das heißt eine Vernähung der Stimmlippen, vorgenommen. Der Patient wurde tracheotomiert und eine Myotomie des oberen Ösophagussphinkters mit dem Ziel einer besseren Entleerung des im Hypopharynx retinierten Kon-

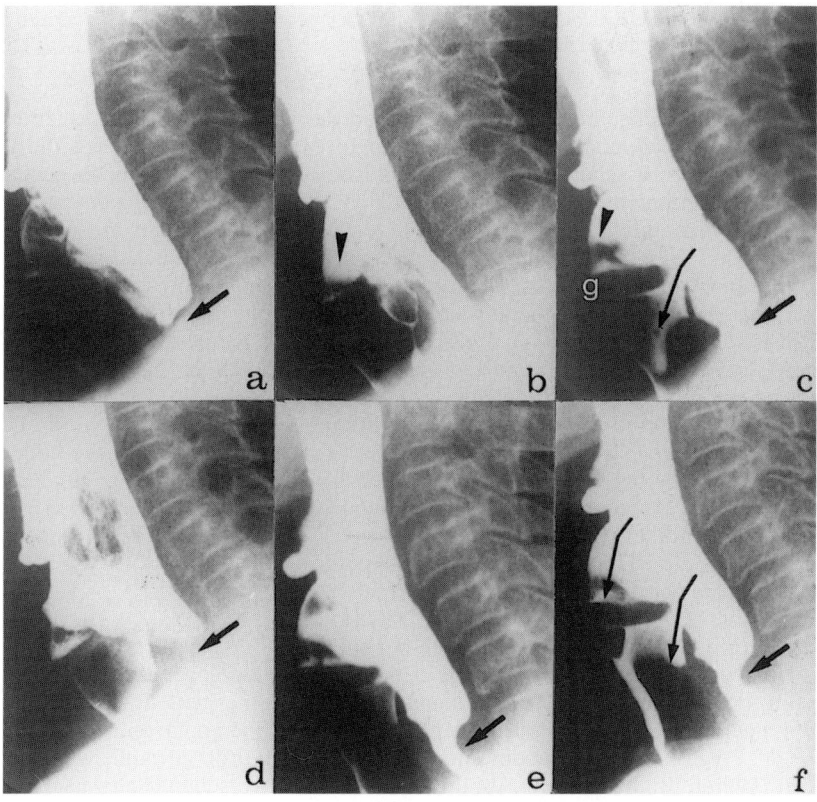

Abb. 6.19: 60jährige Patientin mit Dermatopolymyositis, welche zu einer kombinierten intra- und postdeglutitiven Aspiration führte. Bei schwacher Pharynxkontraktion findet sich eine längerstreckige Spastik des oberen Ösophagussphinkters mit subtotaler Lumenobstruktion (weiße Pfeile). c: Während der pharyngealen Boluspassage tritt eine tracheale Aspiration (schwarzer Pfeilkopf) bei insuffizient geschlossener Glottis, inkompletter Larynxelevation und fehlendem Epiglottisschluß, entsprechend einer intradeglutitiven Aspiration, auf. b: Intermittierende, teilweise Erschlaffung des oberen Ösophagussphinkters, gefolgt von einer erneuten spastischen Kontraktion (weiße Pfeile) und nachfolgend einer postdeglutitiven Aspiration.

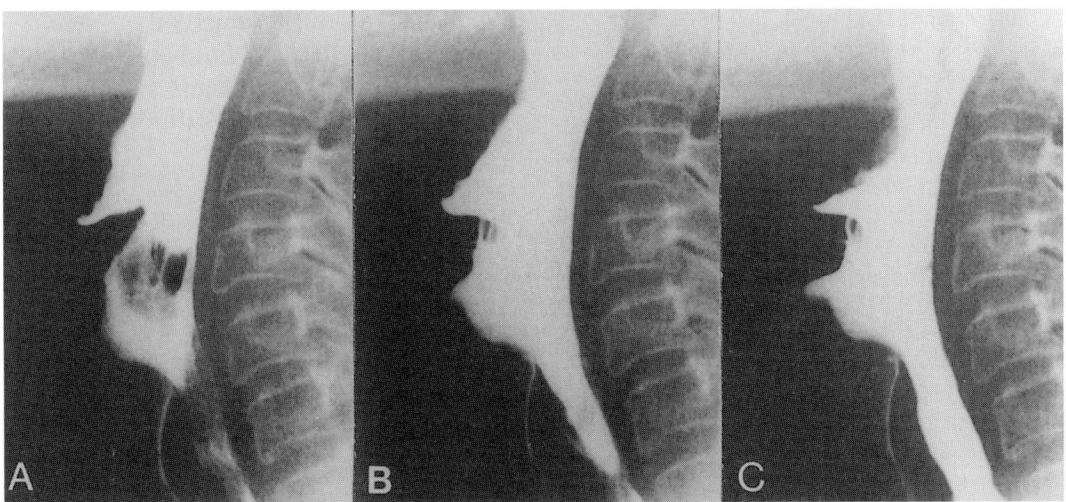

Abb. 6.20: Kinosequenz der gleichen Patientin 14 Tage nach Myotomie: Weitgehend freie Kontrastmittelpassage durch die vormalig spastische Region ohne tracheale Aspiration.

trastmittels durchgeführt. Die 5 Jahre nach der Operation im Rahmen einer Vorstellung in unserer Arbeitsgemeinschaft für Dysphagie angefertigte Röntgenkinematographie zeigte neben einer Pharynxparalyse auch eine komplette Lähmung der subepiglottischen und glottischen Schlußmechanismen, wie in Abbildung 6.21 erkennbar. Wegen der gleichzeitig defizienten extrinsischen laryngealen Schlußmechanismen persistierte weiter eine massive, überwiegend intradeglutitive Aspiration, wobei das Kontrastmittel nur bis zum Niveau der vernähten Stimmlippen gelangte.

Nach genauer Analyse und planimetrischer Auswertung der kinematographischen Sequenzen wurde die Indikation zur operativen Larynxelevation gestellt. Durch eine Laryngo-Hyoido-Mentopexie wurde der Larynx nach kranial-ventral versetzt. Zusätzlich wurde eine Dissektion der infrahyoidalen und zum Teil auch der suprahyoidalen Muskulatur sowie eine Durchtrennung des Ligamentum stylohyoideum beidseits durchgeführt. Hierdurch wurde der vorher fehlende Epiglottisschluß wieder möglich, wie in der unteren Bildreihe von Abbildung 6.21 ersichtlich. Durch die operative Larynxelevation konnte das Vestibulum laryngis besser in den „Abdeckungsbereich" des Zungengrundes gebracht werden (Abb. 6.21, untere Reihe). Diese mit Hilfe der Kinematographie erarbeitete Operationsmethode ist bisher im europäischen und angelsächsischen Sprachraum nicht beschrieben

worden. Das positive Resultat ermutigte uns, bei weiteren Patienten die Indikation zu dieser Art des operativen Vorgehens zu stellen. Wegen der geringen Fallzahl ist diese Operationsmethode jedoch noch mit Vorbehalt zu betrachten und sollte zunächst auf schwerste, anderweitig inkurable Fälle beschränkt bleiben.

Die untere Reihe in Abbildung 6.21 zeigt den postoperativen Status. Die Metallplatten bezeichnen den Abschnitt der Mandibula, an welchem das Zungenbein an die Mandibulaunterkante gezügelt wurde. Die schwarzen Pfeilköpfe weisen auf die Stellung der Epiglottis unter der „Abdeckung" des Zungengrundes hin. Der schwarze Pfeil markiert das Vestibulum laryngis in der „Abdeckung" des Zungengrundes.

6.11.6 Zervikale Achalasie

Die sogenannte zervikale Achalasie beschreibt eine fehlende oder inkomplette Öffnung des oberen Ösophagussphinkters. Dieser Ausdruck wurde gewählt, weil hierbei ebenso wie bei der typischen Achalasie eine mangelnde oder fehlende Innervation besteht, welche eine fehlende oder verminderte Öffnung des oberen Ösophagussphinkters hervorruft. Ferner können Fehlinnervationen eine Dyskoordination der Reflextriggerung und der Öffnung des Sphinkters verursachen (Abb. 6.22). Neben einer neurogen bedingten Form, welche weiter unten erwähnt

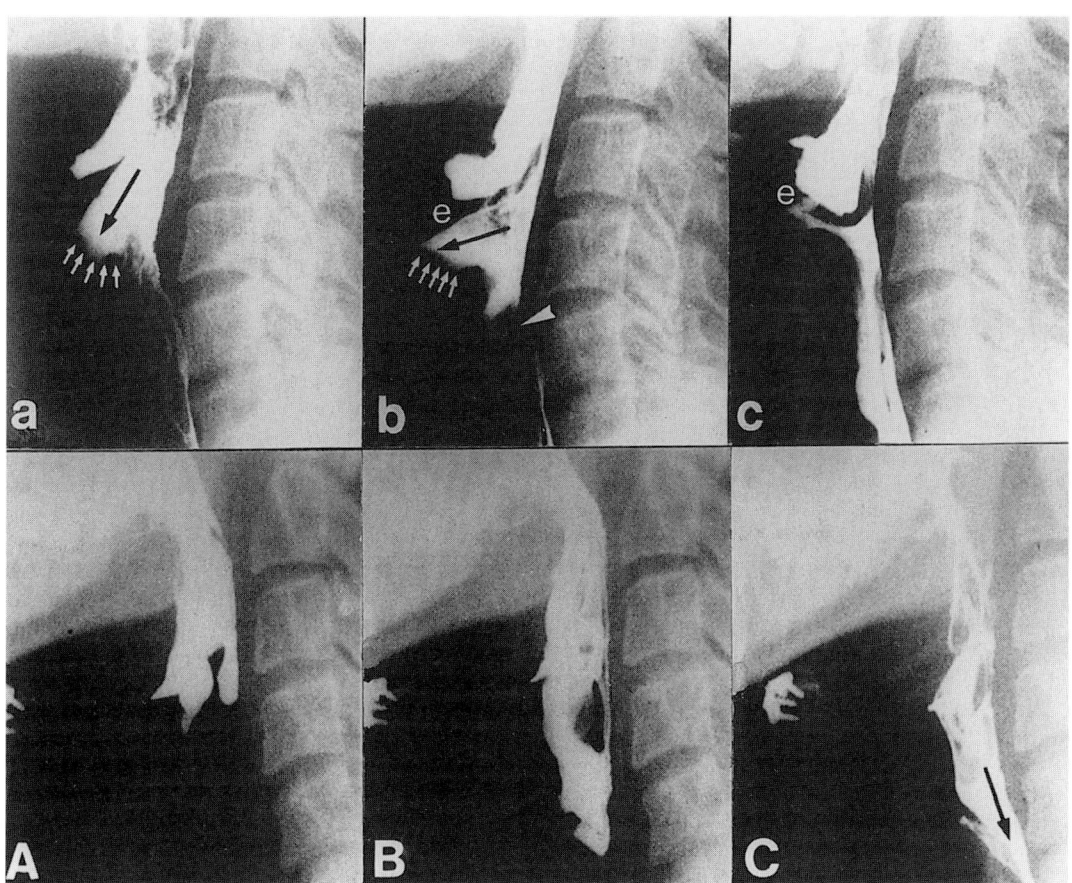

Abb. 6.21: Kinematographische Sequenz vor und nach Laryngo-Hyoido-Mentopexie. 43jähriger Patient mit Zustand nach Operation eines Ependymoms des 4. Ventrikels. a-c: Aspiration (schwarzer Pfeil) bis zu den vernähten Stimmlippen (weiße Pfeile). Defizienter Epiglottisschluß (e = Epiglottis). Hypopharyngeale Stase (weißer Pfeilkopf). Neben einer Myotomie des oberen Ösophagussphinkters (hier nicht dargestellt) wurde zur Verbesserung der Larynxposition eine Laryngo-Hyoido-Mentopexie durchgeführt. A-C: Dadurch gelangt der insuffizient schließende Aditus laryngis in die „Abdeckung" des Zungengrundes (A). Verbesserung der hypopharyngealen Entleerung (schwarzer Pfeil, C).

wird, besteht eine myogene Form, wie sie z.B. im Rahmen einer Polymyositis vorliegen kann. Differentialdiagnostisch muß insbesondere bei neurologisch stark beeinträchtigten Patienten diese fehlende Öffnung bei sonst gut erhaltener Motilität im Pharynx von einer fehlenden oder gestörten Triggerung des Schluckreflexes im Rahmen einer Störung der Sensibilität unterschieden werden.

Ein sehr häufiger pathologischer Befund am oberen Ösophagussphinkter, den wir überwiegend bei Patienten höheren Lebensalters beobachten, ist eine ausgeprägte Sphinkterprominenz während des Schluckaktes – d.h., der Muskel-

wulst des Musculus cricopharyngeus wölbt sich während des Schluckaktes in die Bariumsäule vor. Dies kann entweder im Sinne einer verzögerten Öffnung als passageres Ereignis geschehen oder während der ganzen Schluckphase im Sinne einer sogenannten zervikalen Achalasie beobachtet werden. Ein Beispiel dieser hier bereits sehr fortgeschrittenen Erkrankung zeigt Abbildung 6.23. Es handelt sich um eine 83jährige Patientin mit einer Struma maligna und relativ akut einsetzenden dysphagischen Beschwerden, die sich bis zum Zeitpunkt der Untersuchung innerhalb von 5 Tagen bis zur Aphagie gesteigert hatten. Die Patientin verstarb 3 Tage nach der

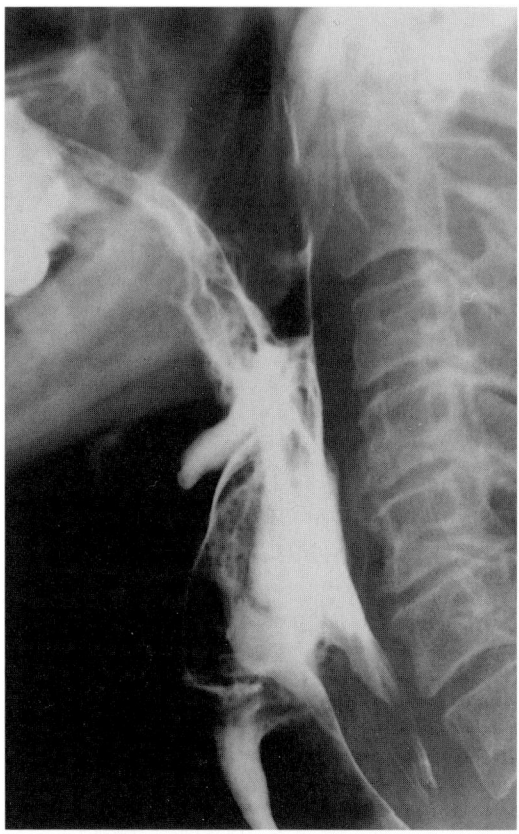

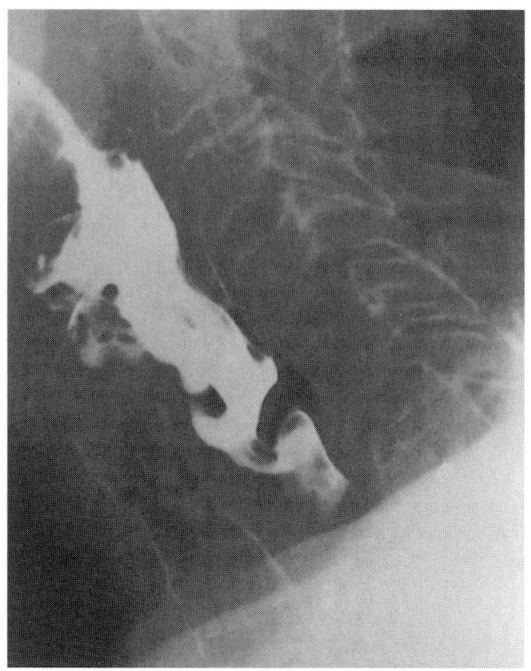

Abb. 6.23: Zervikale Achalasie bei einer Patientin mit Struma maligna und Infiltration des pharyngealen Plexus. Es besteht eine insuffiziente Öffnung des oberen Ösophagussphinkters. Der Muskelwulst des M. cricopharyngeus nimmt Zungenform an. Durch den Aufstau im Pharynx kommt es zur Aspuration.

Abb. 6.22: Massive Öffnungsstörung des oberen Ösophagussphinkters entsprechend einer zervikalen Achalasie. Nur minimale Passage des Kontrastmittels durch den pharyngo-ösophagealen Übergang. Hypopharyngeale Stase.

Untersuchung, so daß die dringend indizierte zervikale Myotomie zur Beseitigung des Passagehindernisses nicht mehr durchgeführt werden konnte. Wie sich bei der Sektion herausstellte, handelte es sich um eine Infiltration der Struma maligna in den pharyngealen Nervenplexus.

Die kinematographische Sequenz in Abbildung 6.23 zeigt auf den Bildsequenzteilen a bis f eine insuffiziente Öffnung des oberen Ösophagussphinkters (kleine weiße Pfeilköpfe), der Muskelwulst nimmt hierbei intermittierend Zungenform an. Durch den Aufstau im Pharynx kommt es zur Aspiration (Sequenzbild e).

Bei einer 81jährigen Patientin konnte eine typische zervikale Achalasie beobachtet werden, welche seit 2 Monaten bestand und einen Gewichtsverlust von 12 kg verursacht hatte. Bei der

dynamischen Aufzeichnung des Schluckaktes konnte eine deutlich verzögerte und inkomplette Öffnung des oberen Ösophagussphinkters festgestellt werden. Ferner bestand eine verzögerte Passage durch den unteren Ösophagussphinkter, welche einer typischen hypermotilen Achalasie entspricht (Abbildung 6.24). Nach der notwendigen Myotomie des oberen Ösophagussphinkters und einer Dilatation des unteren Ösophagussphinkters konnte eine suffiziente orale Ernährung erzielt werden.

6.11.7 Tensor-Levator-Imbalance

In diesem Fallbeispiel wird eine 42jährige Patientin mit Zustand nach operativ-traumatischer Läsion der unteren Hirnnervengruppen (insbesondere Läsionen im Bereich des VII., IX. und X. Hirnnerven) vorgestellt. Abbildung 6.24 zeigt in den Sequenzteilen a und b den paretischen weichen Gaumen, unter dem eine geringe Menge

Kontrastmittel vorzeitig über den Zungenrücken entweicht. Dieses Phänomen wird als sogenanntes „Leaking" bezeichnet. Der Nasopharynxabschluß ist insuffizient – beim Schluckvorgang preßt der Zungengrund das Kontrastmittel in Richtung des Nasopharynx durch die im Oropharynx unter Mithilfe des Zungengrunds aufgebauten Drucks hoch (Sequenzteil c).

Bei intaktem Trigeminuskern zeigt sich eine Deformierung des weichen Gaumens im Sinne einer sogenannten „Tensor-Levator-Imbalance".

Wie in Sequenzteil D durch den schwarzen Pfeilkopf angedeutet, vollführt gleichzeitig der Musculus constrictor pharyngis superior durch eine massive Ventralexkursion einen frustranen Kompensationsversuch zum Abschluß des Nasopharynx. Typisch ist auch die hantelförmige Deformierung des weichen Gaumens bei einer gemischten Innervationsstörung (des V. und VII. Hirnnerven) bei der Tensor-Levator-Imbalance.

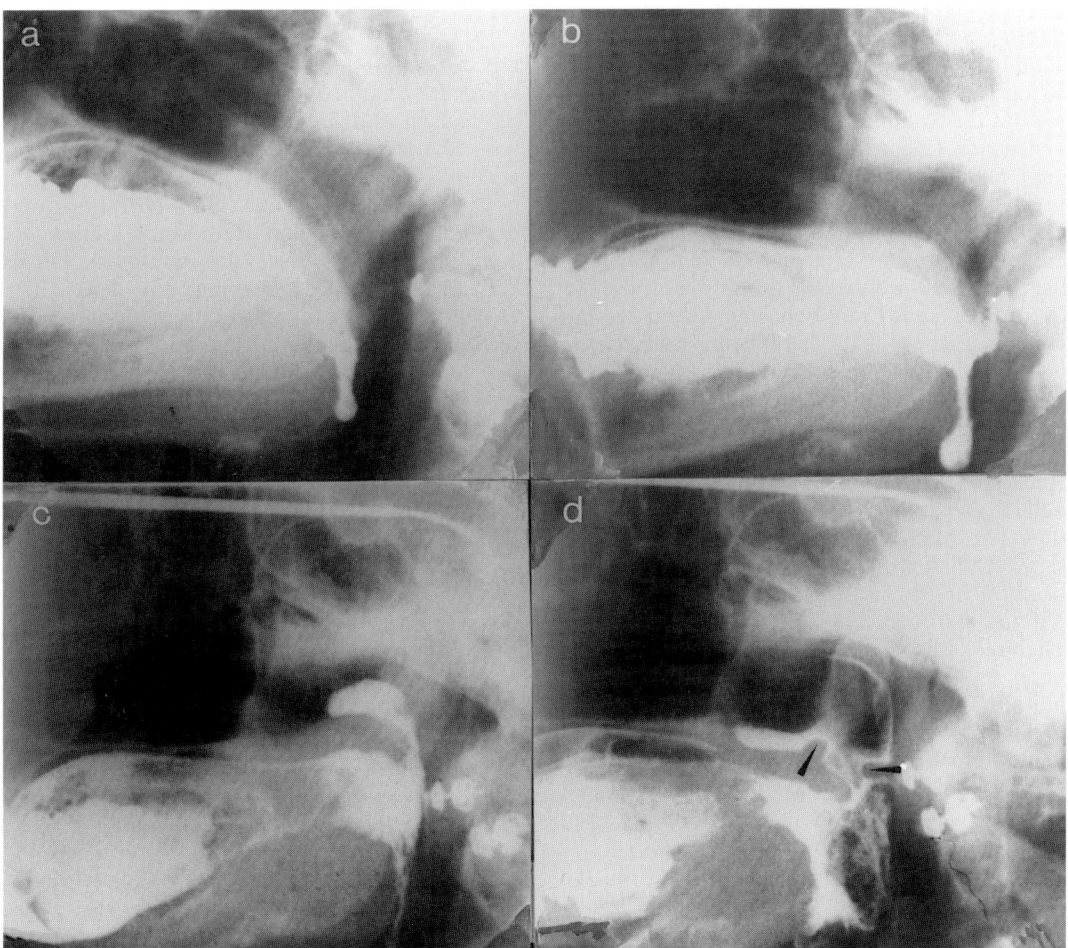

Abb. 6.24: Kinematographische Sequenz einer „Tensor-Levator-Imbalance". d: Pfeilköpfe markieren den Kompensationsmechanismus. Der Pfeilkopf am weichen Gaumen bezeichnet das durch die gemischte Innervationsstörung deformierte Velum, derjenige an der Pharynxrückwand weist auf den sich stark vorwölbenden Passavant-Wulst hin.

6.12 Radiologische Darstellung von posttherapeutischen Veränderungen nach Therapie eines HNO-Tumors

6.12.1 Funktionelle Veränderungen des oberen Ösophagussphinkters und des Pharynx nach Laryngektomie

Die Erkennung der funktionellen Schluckstörungen und ihre Behandlung hat in den letzten Jahren durch die Fortentwicklung der diagnostischen und therapeutischen Möglichkeiten an Bedeutung gewonnen, insbesondere da die Überlebenszeiten der Patienten durch die modernen Radio-Chemotherapieprotokolle beträchtlich verlängert werden konnten. Neben der chirurgischen Therapie und der alleinigen Strahlentherapie hat die Kombination dieser Modalitäten mit den neuen Chemotherapeutika auch bei hohen Tumorstadien eine Remission der Tumorerkrankung ermöglicht. Durch die unterschiedlichen Therapiemodalitäten können für funktionelle Schluckstörungen variable Ursachen aufgezeigt werden. Diese werden oft durch die „Indolenz" und das fehlende Krankheitsbewußtsein der Patienten erst sehr spät, das heißt beim Auftreten von Aspirationspneumonien, erkannt. Neben den ätiologisch-sozialen Faktoren sind bei vielen Patienten Sensibilitätsstörungen, welche therapiebedingt sein können, Ursache für diese Indolenz. Prinzipiell muß zwischen anatomisch-funktionellen Defiziten, welche insbesondere durch operative Maßnahmen entstehen, und sensorischen Defiziten, welche ebenfalls die Funktion beeinträchtigen, unterschieden werden. Sie treten häufig in den ersten zwei Jahren nach einer Therapie auf. Eine Folge der Chemotherapie kann eine Polyneuropathie insbesondere bei alkoholisch vorgeschädigten Patienten sein. Nach einer Strahlentherapie besteht oft eine permanente Xerostomie. Die akute Mukosaschädigung ist langsam rückläufig, wodurch die Wahrnehmung einer zuvor bereits bestehenden „silent aspiration" dem Patienten erst bewußt wird. Diese beiden Defizite treten oft erst später auf und verursachen dem Patienten in großem zeitlichen Abstand zur vorangegangenen Therapie Beschwerden. Selbstverständlich muß hierbei immer erst ein Ausschluß eines Rezidivs erfolgen. Dieses kann auch einer nur submukosalen Infiltration durch Tumorzellen entsprechen, was

ebenfalls eine sensorische Störung nach sich zieht.

Als Langzeitfolge sind vor allem eine Fibrosierung des Unterhautgewebes und eine fibrotische Degeneration der Muskelanteile, welche eine Versteifung der Larynx-ventral-kranial-Bewegung nach sich ziehen, erkennbar. Sie sind oft Folge der intensiveren Therapieprotokolle, welche eine Verbesserung der Remission oder eine Heilung durch Hochdosisstrahlentherapie in Verbindung mit einer z.T. als Strahlen-Sensitizer eingesetzten Chemotherapie erreichen.

6.12.2 Anatomische Veränderungen am oberen Ösophagussphinkter und am Pharynx nach Laryngektomie

Die notwendige Abtrennung des Larynx von der vorderen Pharynxwand hinterläßt einen morphologisch und funktionell erheblich veränderten „Pharynxschlauch". Oft verbleibt nach Resektion größerer Pharynxanteile ein Aufbrauch oder eine Verengung der Sinus piriformes und der Valleculae. Sowohl die Konfiguration als auch der Durchmesser des so entstandenen „Pharynxschlauches" können mit den unterschiedlichen Operationsverfahren und Nahttechniken stark variieren, so daß das postoperative radiologische Bild eine große morphologische Variabilität aufweist. Nach verschiedenen Literaturangaben leiden 16 bis 20 % aller Patienten nach totaler oder teilweiser Laryngektomie oder auch nach primärer Radiatio an Dysphagie (Jung et al., 1980). In unserer Gruppe von 65 Patienten, die wegen Larynxkarzinomen unterschiedlichen Stadiums behandelt wurden, litten 24 (37 %) unter Dysphagie und 12 (19 %) an einem Globusgefühl.

Diese relativ hohe Inzidenz von Dysphagie in unserer Nachkontrollpatientengruppe ist auf eine gewisse Präselektion des Patientengutes im Rahmen unserer interdisziplinären Arbeitsgemeinschaft für Schluckstörungen zurückzuführen. Auch sind Patienten mit Beschwerden leichter einer Nachuntersuchung zugänglich. Für eine posttherapeutisch auftretende Dysphagie bei einem Larynxkarzinom-Patienten kommen differentialdiagnostisch drei Hauptursachen in Frage:
1. Ein Rezidivtumor.
2. Narbige Veränderungen und Stenosen.
3. Funktionelle Störungen des „Pharynxschlauches" und des pharyngo-ösophagealen Überganges.

Insbesondere funktionelle Veränderungen sind mikroendoskopisch und durch konventionelle radiologische Verfahren äußerst schwer diagnostizierbar. Die dynamische Aufzeichnung des Schluckaktes spielt bei der Analyse der veränderten Motilität des operierten Laryngopharynx, bei der präzisen Differentialdiagnose zwischen einem Rezidivtumor und narbigen Veränderungen sowie zur Evaluierung einer konservativen Rehabilitation eine entscheidende Rolle.

6.12.3 Angepaßte Methodik

Die im Methodenteil beschriebene Untersuchungstechnik wurde so modifiziert, daß die Patienten zusätzlich bezüglich ihrer Sprachqualität untersucht wurden, indem sie mit kontrastmittelbenetzter Pseudoglottis die Laute „a" – „e" – „i" – „o" – „u" phonierten. Weiterhin wurde der von Professor Schwab vorgeschlagene Satz „Im Garten steht ein Apfelbaum" gesprochen (Schwab, 1956). Vor der „dynamischen" Untersuchung wurden eine konventionelle Doppelkontrast- und eine Monokontrastuntersuchung des Pharynx und des Ösophagus in vier Ebenen durchgeführt. Dabei wurden bei der Darstellung des Pharynx im Doppelkontrast wieder das Müller- und das Pseudovalsalva-Manöver zur Beurteilung der Wandelastizität des Pharynx eingesetzt. Dadurch wird der Pharynx zur maximalen Aufblähung und zum Kollaps gebracht. Dies dient zur Erkennung eventueller im kollabierten oder geblähten Hypopharynx verborgener neoplastischer Prozesse oder narbiger Residuen.

6.12.4 Ergebnisse

Es konnte eine große Bandbreite morphologischer und funktioneller Veränderungen nach Therapie eines laryngealen Neoplasmas beobachtet werden. Die höchste Inzidenz von Dysphagie oder Globus pharyngis fand sich in der Gruppe der Totallaryngektomierten mit über 50 %. Ein ähnlich hoher Prozentsatz ergab sich für die Patienten, welche nach einer Laryngektomie auch noch bestrahlt wurden. Eine geringere Häufigkeit fand sich in der Gruppe der primär strahlentherapierten Patienten. In Tabelle 6.7 sind die Veränderungen im Bereich des oberen Ösophagussphinkters sowie des Pharynx in Abhängigkeit von der klinischen Symptomatik dargestellt.

Bei einem Drittel der Patienten konnten die dysphagischen Beschwerden auf funktionelle Veränderungen zurückgeführt werden. Postradiogene oder posttherapeutische Narbenbildungen, Stenosen oder Membranstenosen fanden sich recht häufig, selten bestand ein Rezidivtumor. Bei zwei Drittel der symptomatischen Patienten bestand eine Veränderung der Motilität des oberen Ösophagussphinkters. Bei asymptomatischen Patienten konnte ebenfalls eine leichte Dysfunktion der Sphinkterregion beobachtet werden, ihr Ausmaß war jedoch wesentlich geringer. So betrug z. B. die Lumenobstruktion bei einer verspäteten Sphinkteröffnung weniger als 20 %.

Die Auswertung der Funktion des oberen Ösophagussphinkters erfolgte durch „Bild-bei-Bild"-Analyse und durch Planimetrie. Die mittlere

6

Radiologische Funktionsdiagnostik

Tab. 6.7: Dysphagie infolge einer Behandlung wegen eines Larynx-Malignoms.

Dysphagie	ja	nein
Verzögerte Öffnung des oberen Ösophagussphinkters.	+++	+++
Vorzeitiger Schluß des oberen Ösophagussphinkters.	+++	+
Unvollständiger Schluß des oberen Ösophagussphinkters.	+++	++
Hypopharyngeale Divertikel.	++	0
Membranstenose (web).	++	+
Reduzierte Kontraktilität oder Vernarbung des „Pharynxschlauches".	+++	+
Tumor-Rezidiv.	+	0

Tab. 6.8: Vergleich der Kontraktionsparameter der laryngektomierten Patienten mit und ohne Dysphagie.

Peristaltikzeit	1047 ms	764 ms
Pharynxpassagezeit	868 ms	721 ms
Einschnürquotient	0,60	0,69

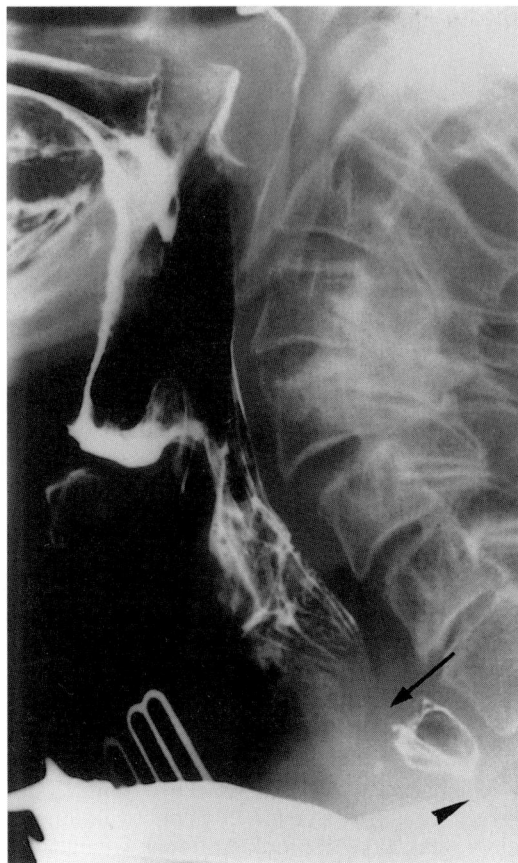

Abb. 6.25: Patient mit Zustand nach Laryngektomie. Direkt unter dem oberen Ösophagussphinkter (Pfeil) liegt eine zweite hyperkontraktile Zone, ein sogenannter zweiter Sphinkter (Pfeilkopf).

Dauer der Sphinktermotilitätsstörung während eines einzelnen Schluckaktes war mit 47,5 ms in der Gruppe der dysphagischen Patienten wesentlich größer als in der der asymptomatischen Patienten mit 24,5 ms. Die Dysphagie bestand bei zwei Drittel der symptomatischen Patienten, während nur ein Drittel ein Globusgefühl beklagte. Es war zu überprüfen, ob die Beschwerdebilder in den Kontraktionsparametern des Neopharynx einen Niederschlag finden. In Tabelle 6.8 werden die Mittelwerte der Peristaltikzeit, der Pharynxpassagezeit und des Einschnürquotienten bei asymptomatischen laryngektomierten Patienten und solchen mit einer Dysphagie verglichen.

Die mittlere Obstruktion am pharyngo-ösophagealen Übergang durch die gestörte Sphinkter-

funktion betrug in der symptomatischen Gruppe 35 %. Es fällt auf, daß die Peristaltikzeit und die Pharynxpassagezeit in der Gruppe der Patienten mit Dysphagie deutlich im pathologischen Bereich liegen. Im Vergleich dazu beachte man Tabelle 6.7, in der Störungen der Motilität des Pharynxschlauches und des oberen Ösophagussphinkters meßtechnisch ihren Niederschlag finden. Erwartungsgemäß liegt aufgrund der veränderten Anatomie nach Laryngektomie der „Einschnürquotient" für die Patienten mit und ohne Dysphagie im oberen Normbereich, da die peristaltische Schnürwelle wegen des fehlenden Gegendrucks des Larynx ungewöhnlich stark ausgeprägt ist.

6.12.5 Kompensationsmechanismen

Neben Dysfunktionen der aus dem oberen Ösophagussphinkter gebildeten „Neoglottis" beobachteten wir unterhalb des oberen Ösophagussphinkters, also im zervikalen Ösophagus, ein zweites, „sphinkterähnliches" Areal, welches beim Schlucken ein mit dem oberen Ösophagussphinkter vergleichbares Verhaltensmuster aufwies. Möglicherweise dient es bei der Ösophagussprache der Regulation des Luftzustromes. Letztlich ist die Funktion dieser zweiten, in Abbildung 6.25 vorgestellten „hyperaktiven Zone" noch unklar.

Bei vielen unserer Patienten mit verzögerter Pharynxentleerung wegen insuffizienter pharyngealer Peristaltik des verbliebenen Pharynxschlauches konnten wir ein bemerkenswertes Kompensationsmanöver der Zunge beobachten, welches man als „Pumpaktion" des Zungengrundes beschreiben kann. Das heißt, es konnte eine akzentuierte Kaudal-dorsal-Bewegung, insbesondere im Bereich des Zungengrundes, nachgewiesen werden, welche den Bolus stempelartig durch den Pharynx bzw. in den Eingang des Pharynxschlauches beförderte. In einigen Fällen konnte eine zusätzliche Hyperexkursion des Passavant-Wulstes und der Region des Musculus constrictor pharyngis superior beobachtet werden. Dies führt dazu, daß die hintere Pharynxwand und der Zungengrund auf einer längeren Strecke in Kontakt treten (s. Abb. 6.26).

Oft anzutreffen ist eine reduzierte Kontraktilität oder ein relativ enger Pharynxschlauch, wobei der verringerte Pharynxdurchmesser auf eine narbige Veränderung zurückzuführen ist. Dies war bei einem Patienten nach Radiotherapie,

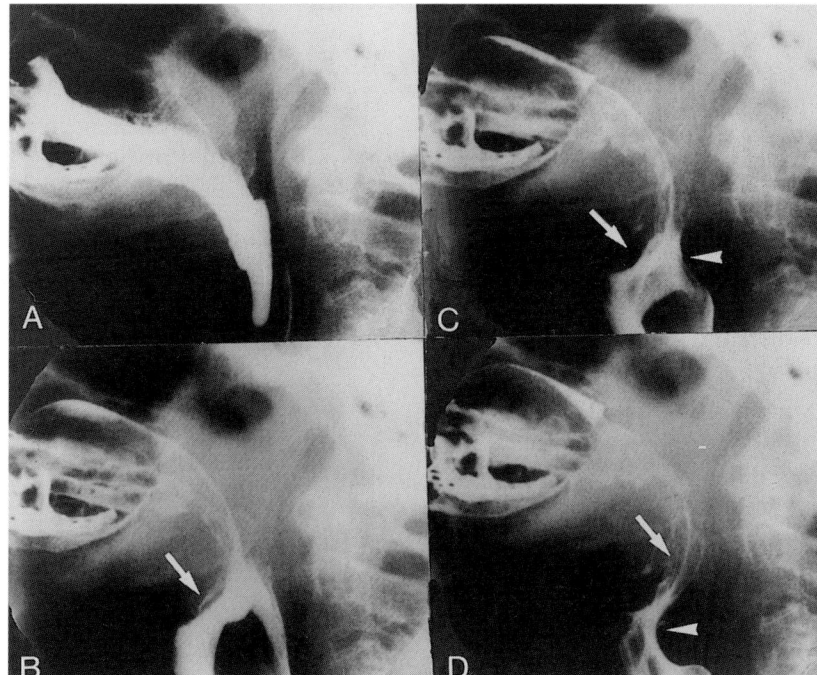

Abb. 6.26: a: Patient nach Laryngektomie, Darstellung des Pump-mechanismus des Zungengrundes. b-d: Hyper-exkusion des Zungengrundes nach dorsal (Pfeil) bei kräftiger Peristaltik der Pharynxhinterwand (Pfeilkopf).

wie in Abbildung 6.27 gezeigt, und bei einigen Patienten nach einer chronischen Entzündung bei schlecht verheilender postoperativer Fistelung ohne Radiotherapie der Fall.

6.12.6 Fallbeispiele

Eine kinematographische Sequenz in Abbildung 6.28 zeigt ein Beispiel für die Bildung eines posterioren pharyngealen Divertikels im Rahmen einer vorzeitigen Sphinkterschlußbewegung bei einem laryngektomierten Patienten.
Die Mono- und Doppelkontrastpharyngographien auf den Übersichtsaufnahmen zeigen häufig einen stark verbreiterten prävertebralen Weichteilsaum, welcher ohne Kenntnis der speziellen postoperativen anatomischen Veränderungen fälschlicherweise leicht als retropharyngeales bzw. prävertebrales Tumorrezidiv interpretiert wird. Da der Musculus thyreopharyngeus und der Musculus cricopharyngeus durch die Laryngektomie von ihrem normalen Insertionsort abgetrennt werden, resultiert eine im Vergleich akzentuiertere Ventralbewegung dieser Strukturen während der Pharynxkontraktion. Besonders der fehlende Gegendruck durch den entfernten Larynx ist an dieser vermehrten Ventralexkursi-

on beteiligt. Das dynamische Aufzeichnungsverfahren ist an dieser Stelle der statischen Pharyngographie überlegen, da es wegen der Harmonie dieser peristaltischen Ventralbewegungen besser gelingt, ein Tumorrezidiv auszuschließen, als durch die konventionellen Röntgenaufnahmen.
Normalerweise ist die ventrale Pharynxwand wegen ihrer Fixation an Schild- und Ringknorpel nicht an der peristaltischen Aktivität des Pharynx beteiligt. Wie Abbildung 6.28 in Sequenz a-c zeigt, konnten wir jedoch bei den Patienten mit vorausgegangener totaler Laryngektomie auch eine symmetrische Kontraktion der Pharynxvorderwand beobachten, die ebenfalls zur Entleerung des Pharynxschlauches beitrug. Diese Beobachtungen sind unseres Wissens in der Literatur bisher noch nicht beschrieben.
Viele der Störungen waren oftmals gleichzeitig bei ein- und demselben Patienten nachzuweisen. So zeigten zum Beispiel alle Patienten mit hypopharyngealen Divertikeln auch einen vorzeitigen Schluß des oberen Ösophagussphinkters. Ein solcher Fall wird in Abbildung 6.28, einem typischen Beispiel für eine Obstruktion des pharyngo-ösophagealen Überganges durch einen vorzeitigen Schluß des oberen Ösophagussphinkters, welcher zu dysphagischen Beschwerden

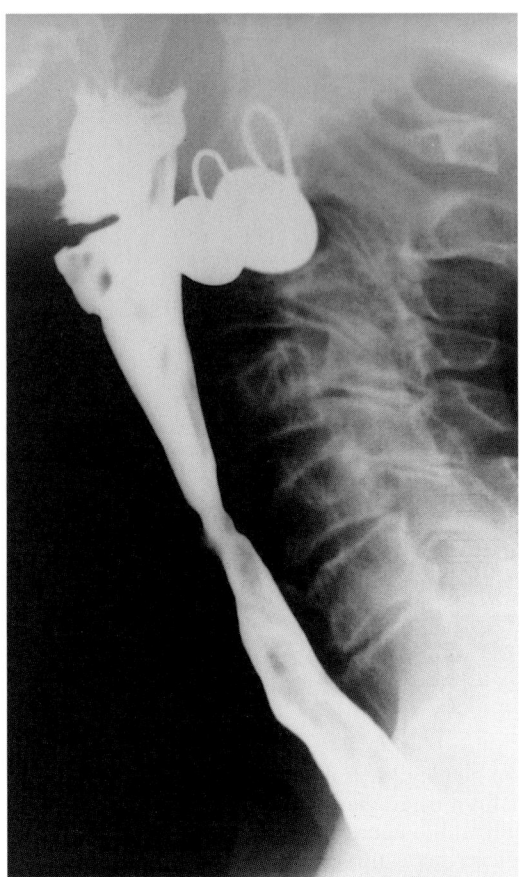

Abb. 6.27: Radiogene Stenose 5 Jahre nach primärer Radiatio eines T4-Larynx-Karzinoms mit 60 Gy/HD. Hypopharyngeale Stase und Aspiration.

führt, vorgestellt. Abbildung 6.29 zeigt ein Beispiel eines Patienten mit einer sogenannten zervikalen Achalasie, das heißt einer insuffizienten Öffnung des oberen Ösophagussphinkters nach Teillaryngektomie mit Dilatation des Pharynxschlauchs.

Durch eine in adäquater Technik durchgeführte Doppelkontrast-Pharyngographie mit „Pseudo-Valsalva"- und „Müller"-Manöver ist es auch möglich, parapharyngeale Rezidive zu erkennen. Ein Beispiel hierfür ist Abbildung 6.30. Natürlich sind die CT und die MRT das Mittel der Wahl zur Erkennung parapharyngealer Rezidive oder eines Lymphknotenbefalls. Der den Pharynxschlauch von links pelottierende Rezidivtumor konnte durch die CT und schließlich auch operativ bestätigt werden.

6.12.7 Schlußbemerkungen

Die radiologische Nachsorge der Patienten mit behandeltem Larynxkarzinom ist oftmals lokal durch posttherapeutische Fibrosen, Strikturen oder Entzündungen erschwert. Es kann sowohl die klinische Untersuchung als auch die Endoskopie behindert und in manchen Fällen sogar unmöglich gemacht werden. Das Pharyngo- und Ösophagogramm im Mono- und Doppelkontrast ist ein wertvolles zusätzliches Hilfsmittel in der Nachsorge, vor allem, wenn prä- und posttherapeutische Verlaufskontrollen vorliegen. Ferner können therapeutisch-rehabilitative Konzepte aus dieser Analyse gewonnen werden.

In Abbildung 6.31, einem normalen postoperativen Doppelkontrast-Pharyngogramm nach Laryngektomie, wird der verbreiterte prävertebrale Weichteilanteil in Höhe des oberen Ösophagussphinkters und der unteren Pharynxkonstriktoren illustriert. Dies ist ein normaler post-operativer Befund und darf nicht mit einem retropharyngealen Rezidivtumor verwechselt werden. Es ist hervorzuheben, daß jede radiologische Untersuchung des Pharynx den Ösophagus miteinbeziehen muß, um andere Abnormalitäten, wie zum Beispiel ösophageale Zweitkarzinome oder benigne Strikturen, als Ursache einer Dysphagie auszuschließen (Duranceau et al., 1976; Jung et al., 1980; Balfe et al., 1982). Dies ist gerade bei Larynxkarzinompatienten von besonderer Bedeutung, da in der Literatur mit 5 bis 11 % eine sehr hohe Inzidenz von ösophagealen Zweitneoplasien bei Patienten mit Larynxkarzinomen beschrieben wird (Gibbons et al., 1985). Besteht nach Laryngektomie eine kurzfristig aufgetretene Dysphagie, so sollte an erster Stelle ein Rezidivtumor ausgeschlossen werden, was oft durch konventionelle Verfahren wie Endoskopie, MRI und CT geschieht. Die Überweisung zur Kinematographie erfolgt in den meisten Fällen zur Suche nach der anderweitig „unklaren" Dysphagie bei negativen klinischen und endoskopischen Befunden. Dies mag auch ein Grund für die Prädominanz der funktionellen Veränderungen sein, die wir bei unseren Larynxpatienten gefunden haben. Sie stehen im Gegensatz zu der relativ höheren Inzidenz morphologischer Erkrankungen, wie sie von anderen Autoren beschrieben werden (Gates, 1980; Hanks et al., 1981; Balfe et al., 1982; Di Santis et al., 1983).

In der postoperativen oder posttherapeutischen Nachsorge von Larynxtumoren wird eine dynamische Aufzeichnungsmethode wie die Rönt-

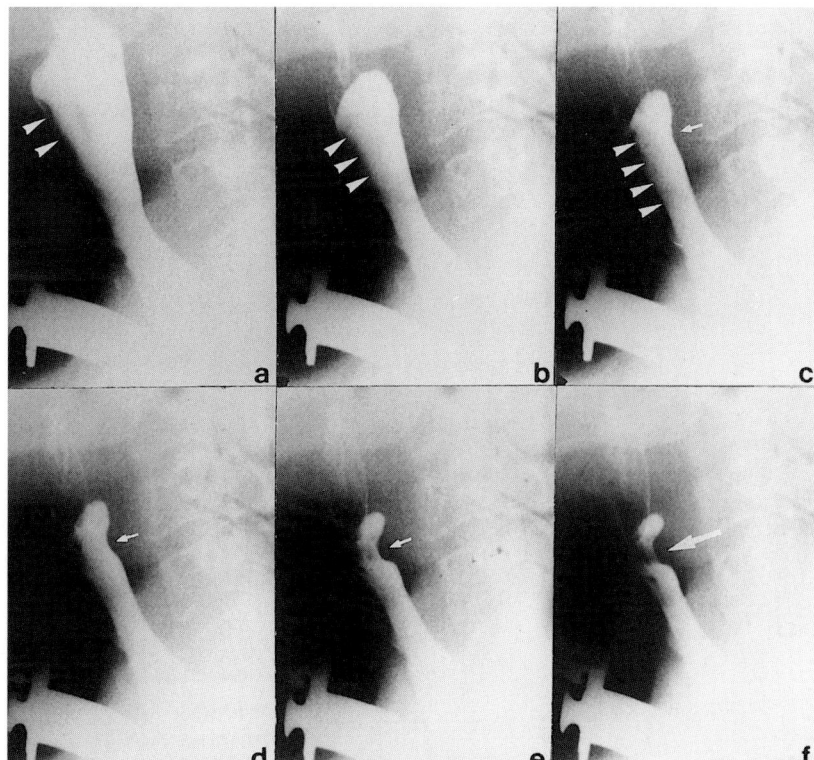

Abb. 6.28: a-f: 40jähriger Patient mit Zustand nach Laryngektomie leidet unter Dysphagie. a-c: Gute peristaltische Welle (weißer Pfeil) und das Niveau der Welle (kleiner Pfeilkopf). c-f: Der große Pfeilkopf markiert den sich vorzeitig schließenden oberen Ösophagussphinkter. e-f: Das Zenker-Divertikel schnürt sich ab.

genkinematographie nur in wenigen Zentren angewandt. Sie weist in unserer Studie bei einer hohen Inzidenz von pharyngealen Motilitätsstörungen eine hohe Sensitivität auf. Gibbons weist ausdrücklich darauf hin, daß „funktionelle Abnormalitäten" sehr schwer ohne kinematographische oder Videoaufzeichnung aufzudecken sind. Gibbons glaubt, daß bei vielen Patienten eine sogenannte cricopharyngeale Prominenz für deren Dysphagie verantwortlich sei. Art und Ausmaß dieser „Prominenz" werden jedoch nicht näher spezifiziert (Gibbons et al., 1985). Balfe fand 5 Fälle von Dysfunktionen des Musculus cricopharyngeus in einem Patientengut von 45 Patienten nach totaler Laryngektomie (Balfe et al., 1982).

Auch die hohe Nachweisrate von Divertikeln der hinteren Pharynxwand ist auf die Aufnahmetechnik der Hochfrequenzkinematographie zurückzuführen, da die kurzfristig auftretenden Divertikel nur in der Kinematographie, nicht jedoch in der normalen Pharyngographie und Durchleuchtung erkannt werden können. Diese Divertikel sind nur während der kurzen Zeitspanne von 0,2 – 0,4 s der Pharynxkontraktion zu beobachten.

Eine Messung des prävertebralen Weichteilsaumes, wie sie von Jung und Adams beschrieben wird (Jung et al., 1980), verspricht unserer Meinung nach nur dann eine Zusatzinformation, wenn diese Messung während des Maximums der Exkursion der pharyngealen Schnürwelle auf einer determinierten Höhe der Halswirbelsäule durchgeführt wird. Auch sollte eine Fehlbeurteilung der Dicke des prävertebralen Weichteilsaums während der einzelnen Phasen der dorsalen peristaltischen Welle beim Schluckakt bedacht werden. Wir haben die Dicke des Weichteilsaums in Relation zum Sagittaldurchmesser des Referenzwirbelkörpers HWK 3 gemessen. Dieser Quotient kann einfach errechnet werden, indem man die Breite des Weichteilsaums hinter dem bariumgefüllten Pharynxschlauch auf dem Cine-Analyzer planimetrisch abgreift und sie zum Sagittaldurchmesser des ebenfalls planimetrisch abgegriffenen HWK 3 in Beziehung setzt. Der Vergleich dieses während der maximalen Wandexkursion gewonnenen Wertes mit der

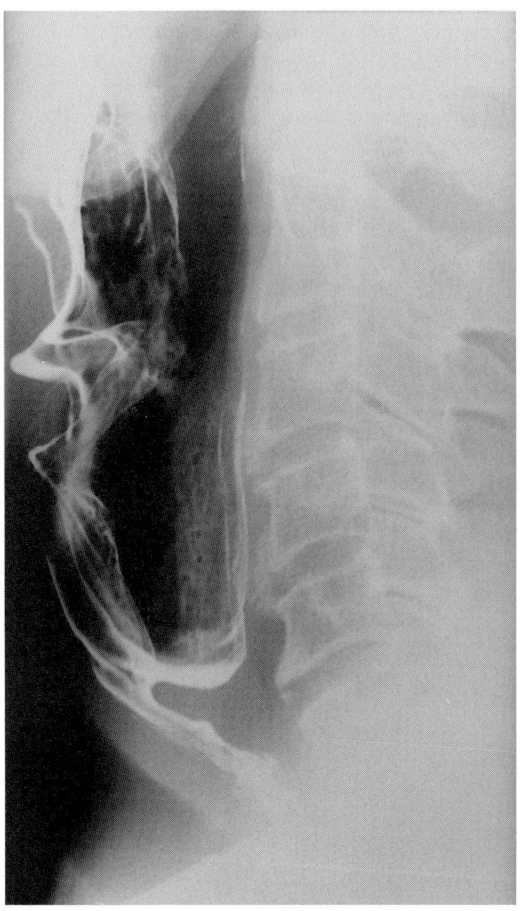

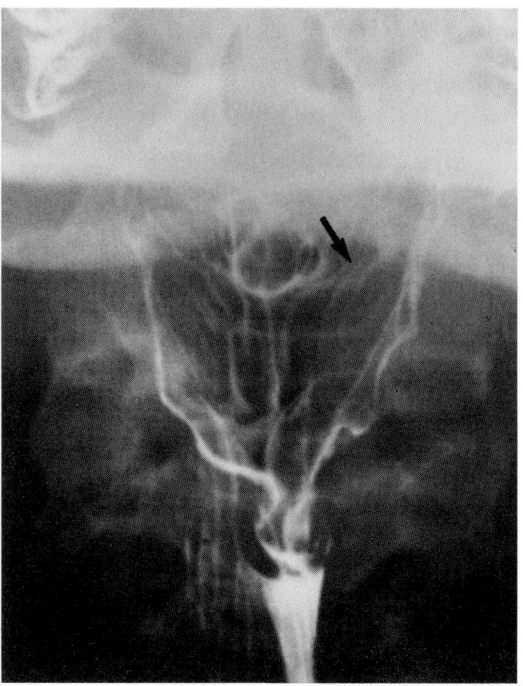

Abb. 6.30: Patient mit plötzlich aufgetretener Dysphagie bei vorausgegangener Laryngektomie. Im posteroanterioren Strahlengang kommen links zwei submurale Vorwölbungen zur Darstellung (Pfeil markiert die kraniale der beiden parapharyngealen Raumforderungen).

Abb. 6.29: Sogenannte zervikale Achalasie bei Patienten mit Hemilaryngektomie. In beiden Ebenen erkennt man den dilatierten Pharynx im Doppelkontrast. Massive Ventralbewegung des oberen Ösophagussphinkters.

Breite des prävertebralen Weichteilsaums während der Pharynxrelaxation erlaubt eine relativ zuverlässige, wenn auch semiquantitative Aussage über die Kontraktilität des neopharyngealen Muskelapparates. Durch „Bild-bei-Bild"-Analyse konnten wir die Geschwindigkeit der peristaltischen Welle des Pharynxschlauches vom Passavant-Wulst bis zum oberen Ösophagussphinkter bestimmen. Diese peristaltische Geschwindigkeit war in der Gruppe der laryngektomierten Patienten mit Dysphagie wesentlich geringer als in der der laryngektomierten Patienten ohne Dysphagie.

Der „Stempelmechanismus" des Zungengrundes ist bei den laryngektomierten Patienten als wichtiger Faktor zur Boluspropulsion und Entleerung des Pharynxschlauches erkannt worden. Als operative Konsequenz ergibt sich daraus, daß zu exzessive Resektionen im Bereich des Zungengrundes nach Möglichkeit vermieden werden sollten.

Wir glauben, daß die Hochfrequenzkinematographie ein wertvolles zusätzliches diagnostisches Instrument bei der Untersuchung der posttherapeutischen Dysphagien bei Patienten des Larynxkarzinom-Kollektivs darstellt.

6.13 Posttherapeutische Funktionsstörungen nach Mundhöhlen- und Pharynx-Tumorerkrankungen

Die Schluckstörungen im Rahmen einer Therapie wegen eines Mundhöhlen-Pharynx-Tumors betreffen eine sehr inhomogene Patientengruppe. Die Therapie reicht von einer einfachen chirurgischen Exzision mit oder ohne nachfolgende

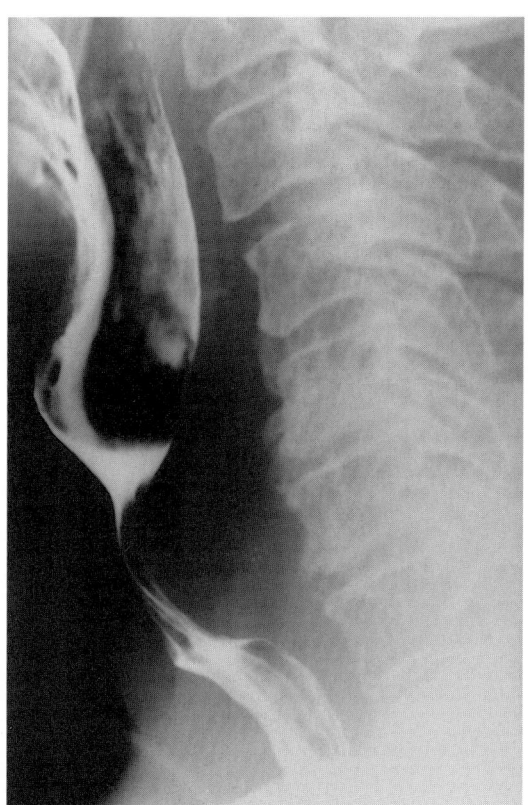

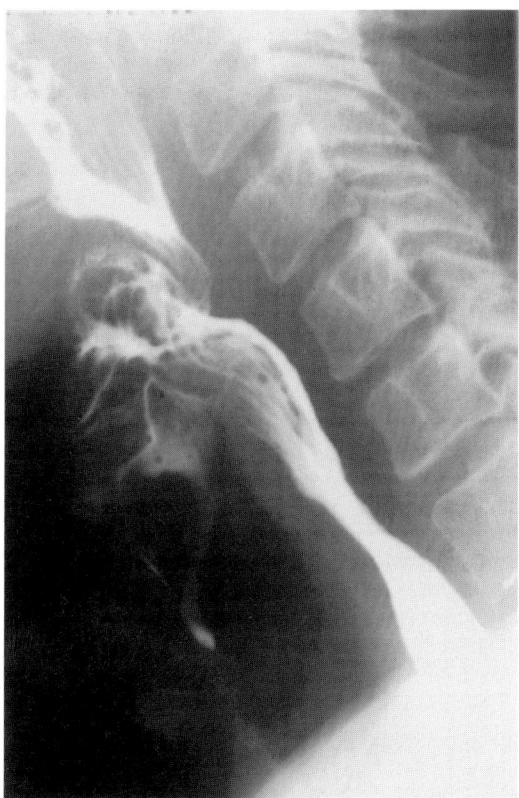

Abb. 6.31: Normales Doppelkontrast-Pharyngogramm bei einem Patienten mit Zustand nach Laryngektomie. Die massive Vorwölbung der Pharynxrückwand entsteht bei fehlendem Gegendruck durch den Larynx.

Abb. 6.32: 52jähriger Patient mit Zustand nach Hemipharyngektomie wegen eines Hypopharynxkarzinoms. Die vom Patienten nicht wahrgenommene Aspiration erfolgt prädeglutitiv aufgrund einer verzögerten Auslösung des Schluckreflexes bei hierdurch verspäteter Larynx-ventral-kranial-Bewegung und verzögerter Adduktion des Aditus laryngis.

Strahlentherapie, einer alleinigen Strahlentherapie bis zu kombinierten Radio-Chemotherapien. Laryngektomien wurden im vorangegangenen Abschnitt behandelt. In diesem Fall sollen als operative Befunde Tumorresektionen ohne Larynxentfernung in Betracht gezogen werden. Insbesondere bei der Operation, geringer jedoch auch bei der Strahlentherapie, werden hierbei sensorische Areale geschädigt, wodurch die Patienten eine evtl. Aspiration nicht ausreichend wahrnehmen (Abb. 6.32). Die verschiedenen Schluckphasen werden durch die Operationen unterschiedlich beeinflußt. Ein großer Substanzdefekt im Bereich des Zungengrundes verändert die willentliche Bolushaltung und führt zu einem vorzeitigen Austritt des Bolus aus der Mundhöhle. Pharyngeale Tumorexzisionen füh-

ren zu einer relativen Einengung des Pharynxschlauches, wodurch die Pharynxpassage behindert werden kann. Auch die neurologische Steuerung und die Funktion der extrinsischen Pharynx-Larynx-Muskulatur werden hierdurch beeinträchtigt. Eine Exzision im Bereich der hypoharyngealen Strukturen kann z.B. zu einer einseitigen Pharynxpassage (über den gesunden Recessus piriformis) führen. Bei der Strahlentherapie ist neben der akuten Mukositis, welche den sensorischen Input während und direkt nach der Strahlentherapie beeinflußt, auch eine langfristige sensorische Störung in Betracht zu ziehen. Ferner wird aufgrund der vermehrten Fibrosierung der subkutanen Strukturen und einer relativen Verhärtung der Verbindungen zur extrinsischen Larynxmuskula-

6

Radiologische Funktionsdiagnostik

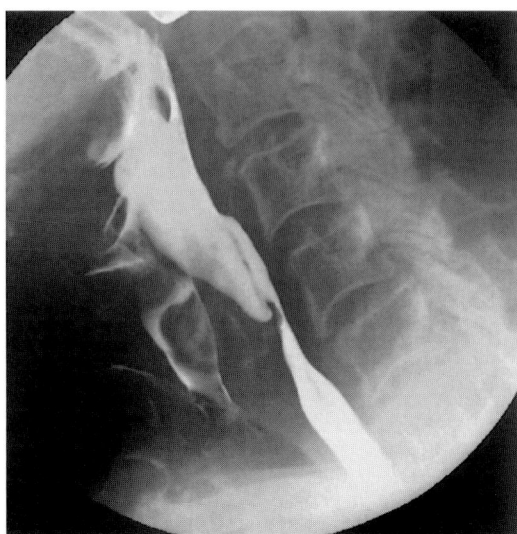

Abb. 6.33: Zustand nach primärer Radiochemotherapie (65 Gy/HD) eines Drei-Etagen-Karzinoms bei einer 60jährigen Patientin. Langstreckige radiogene Stenosierung des Pharynx mit hypopharyngealer Stase und Überlauf in den Larynx (intradeglutitive Aspiration Grad 3).

tur das Schlucken beeinträchtigt. Auffällig ist hierbei, daß die Patienten initial aufgund der ausgeprägten Schleimhautreizung eine Aspiration nicht wahrnehmen. Die Vernarbung des früheren Tumorbetts bei alleiniger Strahlentherapie kann ebenso zu einem – jedoch sehr viel geringeren – lokalen Gewebsverlust führen, welcher dann z.B im Bereich des Zungengrundes oder des Zungenrückens wiederum die willentliche Bolushaltung im Mund beeinflußt.

Die Kombination von Operation und Strahlentherapie führt zur Kombination der beiden genannten Faktoren, also von rein funktionellen und morphologischen Störungen. Die kombinierte Chemo- und Strahlentherapie hingegen verstärkt die Störung des sensorischen Inputs, vor allem, da die verwendeten Chemotherapeutika allein bereits zu einer partiellen Schädigung der peripheren Nerven führen. Dies ist insbesondere im Bereich der Triggerareale von besonderer Bedeutung (Abb. 6.33). Wie bereits vorausgegangene Studien von uns zeigten, ist eine Chemotherapie allein bereits häufig die Ursache für eine prädeglutitive Aspiration.

In Tabelle 6.9 ist die Häufigkeit von Aspirationen der prä-, intra- und postdeglutitiven Form bei den drei erstgenannten Therapiemodalitäten beschrieben. Auffällig ist hierbei, daß eine intradeglutitive Aspiration bei sämtlichen Therapietypen nicht besteht. Wenn man berücksichtigt, daß Operationen in den Tumorstadien T1 und T2 durchgeführt werden und hier 25 % der Aspirationen bestehen, schneidet die Strahlentherapie, welche bei unseren Patienten vorwiegend in den Stadien T3 und T4 durchgeführt wurde, mit 28 % in Anbetracht des größeren Primärtumors deutlich besser ab. Die Kombination von Operation und Strahlentherapie, welche für die Stadien T2 und T3 reserviert war, erbringt bezüglich der Aspiration nicht nur eine einfache Addition der Aspirationshäufigkeit. Es besteht ein potenzierender Effekt auf diese Nebenwirkung, jedoch auch auf die Tumorkontrollrate. Neben morphologischen Befunden wurden funktionelle Störungen gefunden. Sie werden in den Tabellen 6.10 und 6.11 nach ihrer Häufigkeit bei den ver-

Tab. 6.9: Aspiration (n=51).

	Op.	Rth.	Op.+Rth.
prädeglutiv	12	12	40
Grad 1	4	2	10
Grad 2	4	4	8
Grad 3	4	6	18
Grad 4	–	–	4
intradeglutiv	0	0	0
postdeglutiv	4	8	15
Grad 1	–	2	2
Grad 2	2	2	6
Grad 3	2	4	18
Grad 4	–	–	4
Aspiration in %	25	28	76

schiedenen Therapieformen differenziert. Bei den morphologischen Störungen stehen bei den operierten Patienten die Gewebedefekte und die Narbenstenosen im Vordergrund. Die Strahlentherapie führt vorwiegend zu einer Verhärtung des Unterhautgewebes bei fast keiner Veränderung im Bereich des Tumorsitus. Bei der Kombination einer Operation mit einer Strahlentherapie besteht eine besonders intensive fibrotische Induration, welche zum einen durch die Veränderungen der Vaskularisationsverhältnisse im Rahmen der Operation und der Narbenbildung erklärt sein dürfte. Zum anderen müssen die subkutane Fibrose und die fibrotische Umstrukturierung der Muskulatur, welche durch die Strahlentherapie hervorgerufen werden, in Betracht gezogen werden.

Bei den Funktionsstörungen besteht bei dem operierten Kollektiv insbesondere die Gefahr eines vorzeitigen oralen Bolusaustrittes, während im Vergleich zur alleinigen Strahlentherapie die verspätete Triggerung des Schluckreflexes und die Aspiration ungefähr gleich stark ausgeprägt sind. Bei operierten Patienten kann oft auf die extrinsische Larynxmuskulatur wegen der Tumorausdehnung wenig Rücksicht genommen werden, wodurch die pharyngeale Phase und der

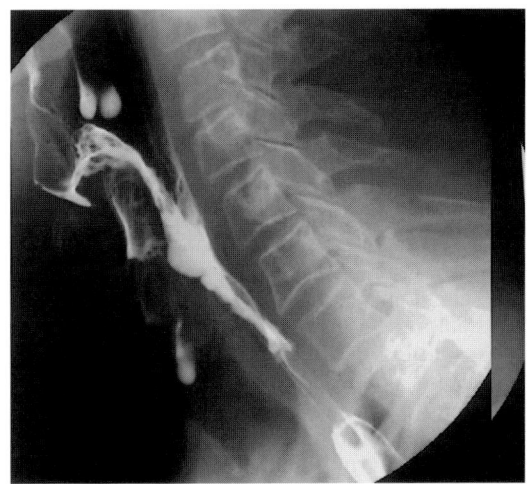

Abb. 6.34: Zustand nach primärer Radiotherapie eines Hypopharynxkarzinoms bei einem 55jährigen Patienten. Prädeglutitvitie Aspiration Grad 3. Zusätzlich postradiogenes kleines Web hypopharyngeal-ventral.

Tab. 6.10: Morphologische Veränderungen.

	Op. n=16	Rth. n=20	Op. + Rth. n=38
Fibrose	+	++	+++
Narbenstenose	+	+	+
Defekte oral	++	−	++
laryngeal	+	−	Laryngektomie
Rezidiv	−	+	+

Tab. 6.11: Funktionelle Veränderungen.

	Op. n=16	Rth. n=20	Op. + Rth. n=38
Bolusformung	+	-	+
Vorzeitiger Austritt	++++	++	+++
Verzögerte Triggerung	++	+++	++++
Penetration in den Aditus laryngis	++	+	+
Aspiration	+++	+++	++++
Reduzierter Hustenreflex	-	+	+
Laryngeale Hebung	+	+	+++
UES Dysfunktion	++	+	++++

Pump-Saug-Mechanismus beim Schlucken verändert werden. Insbesondere die Larynx-ventral-kranial-Bewegung wird hiervon beeinträchtigt. Dies führt wiederum zu einer verminderten passiven Aufweitung des oberen Ösphagussphinkters. Bei der Strahlentherapie sind aufgrund der fehlenden anatomischen Veränderung die laryngeale Ventral-kranial-Bewegung und die Öffnungsstörung am oberen Ösophagussphinkter weniger ausgeprägt (Abb. 6.34).

Bei der Langzeitbeobachtung fällt bei strahlentherapierten Patienten eine vermehrte submukosale Fibrosierung auf, welche die radiogenen Stenosen hervorruft. Diese sind auch bei mehrfacher Bougierung nicht vollständig zu beseitigen. Die Kombination einer Strahlentherapie mit der chirurgischen Behandlung führt insbesondere zu einer massiv verzögerten und/oder fehlenden Triggerung des Schluckreflexes und zu einer verzögerten und inkompletten bzw. fehlenden Öffnung des oberen Ösophagussphinkters. Mit Hilfe der neuen, recht effektiven Therapieverfahren kann das Überleben der Tumorpatienten deutlich verlängert werden. Die Überlebensqualität wird jedoch erheblich von der Effektivität und dem möglichst frühen Einsatz von therapiebegleitenden Maßnahmen zur Verbesserung der Schluckkontrolle beeinflußt. Neben den medikamentösen Begleittherapien haben die schlucktherapeutischen Behandlungen an Bedeutung gewonnen.

In der medikamentösen Behandlung müssen neben der üblichen suppurativen Therapie mit Antimykotika und schleimhautaufbauenden Maßnahmen sowie oraler Hygiene frühzeitig antimatöse und gegen den Lymphstau wirkende Medikamente eingesetzt werden. Durch den Lymphstau werden die Fibrosierung und Verfestigung des Unterhautgewebes zusammen mit der Kontraktionsreduktion der bestrahlten Muskelgruppen verstärkt. Frühe Lymphdrainagen sowie Bindegewebsmassagen und Lockerungsübungen müssen daher einbezogen werden. Auch die chemotherapie-induzierte Polyneuropathie kann durch eine frühzeitige Gabe von neurotropen Vitaminkomplexen gemindert werden.

6.14 Indikationsbereich der Hochfrequenzkinematographie

Welchen Nutzen bringt uns also die Hochfrequenzkinematographie in der Abklärung neurologischer Leiden? Sie ist geeignet für die Analyse aller myogenen oder neurogenen Störungen der laryngo-pharyngealen Interaktion und der oralen Motorik. Ihre Vorteile liegen in ihrer hohen Orts- und Zeitauflösung schneller Bewegungsabläufe. Gelegentlich ermöglicht sie uns auch Hinweise auf die neuroanatomische Lokalisation der zugrundeliegenden Störung, wobei allerdings artdiagnostische, auf die neurologische Grunderkrankung hinweisende Aussagen nur bedingt möglich sind. Die Möglichkeit einer Identifikation des Pathomechanismus einer Aspiration wurde ausführlich erläutert. Die daraus resultierende Bestimmung des Ansatzes rehabilitativer Maßnahmen und deren Erfolgskontrolle sind weitere wichtige Aspekte.

Literatur

Balfe, D.M., Koehler R.E., Setzen M. (1982), Barium examination of the esophagus after total laryngectomy. Radiology 143: 501–508.

Bartlett, J.G., Gorbach, S.L. (1975), The triple Treat of aspiration pneumonia. Chest 68: 560–566.

Blitzer, A. (1985), Evaluation and management of chronic aspiration. Am. Arch. ENT.

Bonanno, P.C. (1970), Swallowing dysfunction after tracheostomy. Ann. Surg. 174: 29–33.

Brühlmann, W.F. (1985), Die röntgenkinematographische Untersuchung von Störungen des Schluckaktes. Verlag Hans Huber, Bern.

Cantarella G. (1998), Definizione ed epidemiologia die disturbi della deglutizione. Centro Richerche e Sudi Amplifon, Raccolta bibiliografica Seminario Turbe della deglutizione: attualita diagnostiche e terapeutiche: 12–17.

Curtis, D.J., Sepulveda, G.U. (1983), Epiglottic motion: Video recording of muscular dysfunction. Radiology 148, 2: 473–477.

Curtis, D.J., Hudson, T. (1987), Laryngotracheal aspiration: Analysis of specific neuromuscular factors. Radiology 149: 517–522.

Di Santis, D.J., Balfe, D.M., Koehler R.E., Lee K.T. (1983), Barium examination of the pharynx after vertical hemilaryngectomy. AJR 141: 335–339.

Donner, M.W. (1974), Swallowing mechanism and neuromuscular disorders. Semin. in Roentgenol. IX, 4: 309–317.

Donner, M.W., Siegel, C.J. (1965), The evaluation of pharyngeal neuromuscular disorders by cineradiography. Am. J. Roentgenol., Radium Therapy and Nuclear Medicine XCIV, 2: 299–307.

Donner, M.W., Silbinger, M.L. (1966), Cinefluorographic analysis of pharyngeal swallowing in neuromuscular disorders. Am. J. Med. Sci. 251, 5: 134/600–135/616.

Dodds, W.J., Hogan, W.J., Lynden, S.B., Stewart, E.T., Stef, J.J., Arndorfer, R.C. (1975), Quantitation of pharyngeal motor function in normal human subjects. J. Appl. Physiol. 39: 692–696.

Duranceau A., Jamieson G., Hurwitz A.L. (1976), Alteration in esophageal motility after laryngectomy. The American J of Surg 131: 30–35

Ekberg, O. (1982), Defective closure of the laryngeal vestibule during deglutition. Acta Otolaryngol. 93: 309–317.

Gates G.A. (1980), Upper esophageal spincter: pre- and postlaryngectomy – A normative study. The Larynscope 90: 454–464.

Gay, I., Crisin, R., Elidan, J. (1984), Myotomy of the cricopharyngeal muscle. A treatment for dysphagia and aspiration in neurological disorders. Revue de Laryngologie 105: 271–274.

Gibbons R.H., Halvorsen R:A. (1985), Esophageal lesions after total laryngectomy. AJR 144: 1197–1200.

Habel, M.B., Murray, J.E. (1972), Surgical treatment of life endangering chronic aspiration pneumonia. Plast. Recon. Surg. 49: 305–311.

Groher M. (1992) Dysphagia – Diagnosis and Management. 2nd edition. Butterworth-Heinemann Boston London Oxford.

Hanks J.B., Fisher S.R., Meyers W.C. (1981) Effect of total larynectomy on esophageal motility. Ann Otol Rhinol Laryngol 90: 331–334.

Hannig, C. (1995), Radiologische Funktionsdiagnostik des Pharynx und des Ösophagus. Springer Verlag, Berlin, Heidelberg, New York

Hannig, C., Wuttge-Hannig, A., Amon, K., Feussner, H. (1986), Funktionelle und morphologische Veränderungen des Pharynx bei der Achalasie und dem diffusen Ösophagusspasmus. Radiologe 29: 363–370.

Hannig, C., Wuttge-Hannig, A., Bockmeyer, M. (1987), Nachweis einer höheren Inzidenz pathologischer somatischer Befunde beim Globusgefühl durch Einsatz der Hoch-Frequenz-Kinematographie. HNO 35: 296–301.

Hannig, C., Wuttge-Hannig, A. (1987a), Röntgendiagnostik von Motilitätsstörungen des Pharynx und Ösophagus. Leber Magen Darm 1: 7–17.

Hannig, C., Wuttge-Hannig, A. (1987b), Stellenwert der Hochfrequenzkinematographie in der Diagnostik des Pharynx und Ösophagus. Röntgenpraxis 40: 358–377.

Hannig, C., Wuttge-Hannig, A., Hörmann, M., Herrmann, I.F. (1989), Kinematographische Untersuchungen des Pathomechanismus der Aspirationspneumonie. RÖFO 150, 3: 260–267.

Hannig, C., Wuttge-Hannig, A., Clasen, B., Kellermann S., Volkmer C (1991) Dysphagia of the treated laryngeal cancer – detection and morphological changes by cineradiography. Bildgebung/imaging 58: 141–145.

Hannig, C., Hess, U., Weiss, W. (1994), Digitale Schnellserien-Fluorographie (DSI) versus Hochfrequenzröntgenkinematographie: Vergleich der diagnostischen Wertigkeit. 75. Deutscher Röntgenkongress Wiesbaden, 11.-14.5.94. Zentralblatt Radiologie 150, Heft 1–3: 264.

Hannig, C., Stein, H., Wuttge-Hannig, A., Hess, U. (1994a), Diagnosis of Cricopharyngeal Dysfunction using Simultaneous Videomanometry and Cinemanometry. 3. Annual Dysphagia Research Society Meeting 14.-16. Oktober 1994, McLean, Virginia, USA.

Hannig, C., Wuttge-Hannig, A., Hess, U. (1995), Analyse und radiologisches Staging des Typs und Schweregrades einer Aspiration. Der Radiologe 35: 741–746.

Hannig, C., Hess U., Wuttge-Hannig, A., Volkmer C (1996), Dysphagie nach Laryngektomie – morphologische versus funktionelle Veränderungen. RÖFO Suppl., Band 164: 95.

Hannig, C. (1996), Funktionelle Diagnostik bei Schluckstörungen. Workshop 5: Gastrointestinale Diagnostik. RÖFO Suppl., Band 164.

Hannig, C., Wuttge-Hannig, A. (1996), Disturbances of Laryngo-pharyngeal Interactions. 2nd International Symposium on Laryngel and Tracheal Reconstruction. Monte Carlo Proceedings: 29.

Hannig, C., Wuttge-Hannig, A., Prosiegel M. (1997), Cineradiography as a basis for neurologic rehabilitation. Centri di ricerche e studi apmlifon e Università Milano, ORL. Abstractbook.

Hannig, C., Feussner H., Stein H. (1993), Cineradiography and radiomanometry in the pre- and postoperative evaluation of cricopharyngeal dysfunction. Scientific Programme and Abstracts, ECR '93. Springer International 111.

Hörmann, M., Hannig, C., Wöhrle, G., Wuttge-Hannig, A. (1988), Oropharyngeale Dysphagie bei neuromuskulären Erkrankungen – Differentialdiagnose, Untersuchungsgang und Therapie. Fortschr. Neurol. Psychiatr. 56: 565–574.

Jones B., Donner M.W. (1991) Normal and abnormal Swallowing – Imagind in diadnosis and therapy Springer Verlag New York, Berlin, Heidelberg.

Jung T.K., Adams G.L. (1980) Dysphgia in laryngectomised patient. Otolaryngol Head Neck Surg 88: 25–33.

Kennedy J.G., Kent R.D. (1988), Physiological substrates of normal deglutition. Dysphagia Vol. 3,1: 24–38.

Liebermann-Meffert, D., Geisdörfer K. (1991), Is the transition of striated into smooth muscle precisely known? in Giuli R., McCallum R.W., Skinner DB (eds), Primary disorders of the esophagus. 450 questions- 450 anwers. Libbey Eirotext Paris, Londres, Rom: 108–112

Liebermann-Meffert, D. (1995), Anatomy, Embryology and Histology. In Pearson F.G., Deslauriers J., Ginsberg R.J., Hiebert C.A., Mc Kneally M.F., Urschel H.C. (eds), Esophageal Surgery. Churchill Livingstone, New York, Edinburgh London: 19–22.

Liebermann-Meffert, D., Duranceau A. (1996) Anatomy and Embryology. Chapter 1. In: Orringer M.B., Zuidema G.D.,(eds) Shackelford's Surgery of the Alimentary Tract. The Esophagus, Vol. I, 4. Edition. Saunders, Plhiladelphia, London: 10–12.

Lindbichler F., Raith J., Gröll R., Kern R., Wuttge-Hannig A., Uggowitzer M. (1994), Neue Aspekte in der Diagnostik von Schluckstörungen bezüglich einer örtlichen Zuordnung von Pouches. Zentralblatt Radiologie 150; 1–3: 279

Lindbichler F., Raith J., Gröll R., Kern R., Uggowitzer M., Wuttge-Hannig A. (1998),Topographic evaluation of lateral hypopharyngeal pouches using electron beam tomography. Abdominal Imagig 23: 35–37.

Logemann, J.A. (1983), Treatment of swallowing disorders: Phonologic articulation disorders. W.H. Perkins, Stuttgart, New York.

Logemann, J.A. (1983a), Evaluation and treatment of swallowing disorders. College-Hill Press, San Diego.

Logemann, J.A., Bytell, D.E. (1979), Swallowing disorders in three types of head and neck surgical patients. Cancer 44: 1095–1105.

Logemann, J.A. (1998), The need fot clinical trials in dysphagia. Dysphagia 13: 10–11.

Logemann, J.A. (1998), Light digital occlusion of the tracheostomy tube: a pilot study of effects on aspiration in biomechanism of the swallow. Head Neck 20: 52–57.

Lufkin, R.B., Larsson, S.G., Hanafee, W.N. (1983), Working progress: NMR anatomy of the larynx and tongue base. Radiology 14: 173–175.

McConnel, F.M.S., Cerenco, D., Mendelsohn, M.S. (1989), Analyse des Schluckaktes mit Hilfe der Manofluorographie. Extracta Otorhinolaryngol. 11, 4: 165–171.

Mahieu, H.F., (1996). Aspiration in the late pharyngeal phase: UES dysfunction or defective laryngeal mobility? 2nd International Symposium on Laryngel and Tracheal Reconstruction. Monte Carlo Proceedings: 33.

Miller, A.J. (1982), Deglutition. Phys. Rev. 62: 129–184.

Mills, C.P. (1973), Dysphagia in pharyngeal paralysy treated by cricopharyngeal sphincterotomy. Lancet 1: 455–457.

Montgomery, W.W. (1975), Surgical laryngeal closure to eliminate chronic aspiration. N.E.J.M. 292: 1390–1391.

Nahum, A.H., Haris, J.W., Davidson, T.M. (1981), The patient who aspirates – diagnosis and management. J. Otolaryngol. 10: 10–16.

Olson, A.M. (1970), The spectrum of aspiration pneumonitis. Ann. Otol. Rhinol. Laryngol. 79: 875–888.

Pastore A., Marchese Ragona R., De Grandis D. (1997), Il ruolo della tossina botulinica nelle turbe dello sfintere esofageo superiore. Corso intensivo teorico-pratico: Diagnostica e terapia die disturbi della deglutitzione. Abstractbook: 20–25.

Ross, E.R., Green, R., Auslander, M.D., Biller, H.F. (1982), Cricopharyngeal myotomy: Management of cervical dysphagia. Otolaryngol. Head Neck Surg. 90: 434–441.

Schwab, W., (1956), Röntgenuntersuchung und Kinematographie des oberen Speisewegs nach Laryngektomie (Röntgen-Kinefilm). Arch. Ohren- Heilk. u. Z. Hals. Heilk. 169: 301–303.

Sonies, B.C., Baum, B.J. (1988), Evaluation of swallowing pathophysiology. Otolaryngol. Clin. North Am. 21, 4: 637–648.

Thumfarth W.F., Potoschnig C., Dapunt U., Nekahm D. (1996) Dioagnostic and surgical systems for management of aspiration and swallowing distrubances. 2nd International Symposium on Laryngeal and Tracheal Reconstruction. Monte Carlo Proceedings: 31.

Wuttge-Hannig, A., Hannig, C. (1994), Neurogenic versus non neurogenic causes of aspiration diagnosed by videography. Controversies in Diagnosis and Therapy of Dysphagia. 7. Symp. Arbeitsgem. Schluckstörungen and 2nd Scientific Meeting of the E.G.D.G., München 16.-18.12.94. Abstractbook: 27.

Wuttge-Hannig, A., Hannig, C. (1995), Radiologische Differentialdiagnose neurologisch bedingter Schluckstörungen. Der Radiologe 35: 733–740.

Wuttge-Hannig, A., Lindbichler F., Raith H., Wuttge R. (1996) Advanced imaging procedure technics in the diagnosis of oropharyngeal dysphagia. Congenital and Acquired Oropharyngeal Dysphagia; 10 Years Arbeitsgemeinschaft Dysphagie. Dept. of oral and maxillofacial surgery, Abstractbook.

7

Klinische Untersuchung des Oropharynx und videoendoskopische Untersuchung der Schluckfunktion

Heidrun Schröter-Morasch

7.1 Stellenwert der klinischen Untersuchung

Aus didaktischen Gründen wurde das Kapitel über die radiologische Diagnostik diesem Kapitel vorangestellt, da die Beschreibung der Bewegungsabläufe bei der röntgenkinematografischen bzw. videofluoroskopischen Untersuchung wohl am besten das Verständnis der komplexen Vorgänge bei der Nahrungsaufnahme ermöglicht. In praxi müssen natürlich Anamnese und klinische Befunderhebung am Anfang stehen. Die klinische Untersuchung beinhaltet (s. auch Kap. 8):

1. **Anamnese** einschließlich Einschätzung des medizinisch-pflegerischen Status.
   - Grunderkrankung, Erkrankungszeitpunkt.
   - Bisherige Behandlung. Bei Tumorpatienten Art und Ausmaß der chirurgischen, radiologischen und chemotherapeutischen Intervention, bei neurologischen Patienten Läsionsort und -ausmaß, bisheriger Verlauf, Medikation.
   - Ernährungsmodus, respiratorischer Status, Tracheotomie.
   - Zeichen von Mangelernährung und Exsikkose.
   - Pulmonale Komplikationen.
   - Refluxsymptomatik.
   - Beschwerden beim Essen und Trinken (s. auch Schröter-Morasch, 1994, und Anhang).
2. **Allgemeine Untersuchung**
   - Orientierende Prüfung der Hirnleistung und der Kommunikationsfähigkeit.
     – Wachheitsgrad, Aufmerksamkeit, Gedächtnis, Konzentration.
     – Visuelle, akustische, taktil-kinästhetische Wahrnehmung.
     – Sprachvermögen.
     – Vorhandensein eines Neglects, einer Apraxie.
   - Orientierende Prüfung der Gesamtmotorik (Haltung, Kopf-, Rumpfkontrolle, Paresen, Ataxie, Hyperkinesen, Dystonien).
3. **Klinische Untersuchung des Oropharynx und Larynx**
   - Beurteilung der Strukturen, visuelle und taktile Untersuchung des oropharyngealen Systems, Einschätzung nichtsprachlicher orofazialer Funktionen, Untersuchung von Atmung, Stimmgebung und Artikulation.
   - Überprüfung der Sensibiltät und Reflexauslösbarkeit.

- Überprüfung von willkürlichen Reinigungsfunktionen (Husten, Räuspern).
- Beurteilung der Fähigkeit des Abschluckens von Speichel und Sekret („Trockenschlucke").

4. **Klinische Schluckuntersuchung mit Nahrung und Flüssigkeit.**
5. **Endoskopische Beurteilung von Velum, Pharynx und Larynx einschließlich Überprüfung der Schluckfunktion.**

Die diagnostischen Schritte 1 bis 4 sind Inhalt der klinischen Basisuntersuchung, welche, wie in Kapitel 8 beschrieben, in Rehabilitationseinrichtungen in der Regel zunächst vom speziell ausgebildeten Therapeuten durchgeführt wird. Anamneseerhebung (1.), allgemeine Untersuchung (2.) sowie die Beurteilung der oropharyngealen Strukturen und Funktionen (3.) müssen jedoch auch Bestandteil der phoniatrischen bzw. HNO-ärztlichen Untersuchung schluckgestörter Patienten sein und der endoskopischen Beurteilung von Velum, Pharynx und Larynx sowie der endoskopischen Überprüfung der Schluckfunktion vorangehen.

Diese „unter neurologischen Gesichtspunkten" erweiterte Untersuchung darf nicht nur auf die Erkennung pathologischer Veränderungen der anatomischen Strukturen ausgerichtet sein, sondern muß auch die Prüfung motorischer, sensibler und sensorischer Funktionen und ihres integrierten Zusammenspiels beinhalten (Sonies et al., 1987, 1988).

Neuere endoskopische Techniken, insbesondere die direkte Laryngoskopie mit dem oral eingeführten Lupenlaryngoskop oder mit der nasal eingeführten flexiblen Fiberoptik, und die Videodokumentation der Befunde ermöglichen es, solche Fragestellungen zu beantworten. Dabei können die an der oralen, oropharyngealen und pharyngealen Phase des Schluckaktes beteiligten Strukturen beurteilt werden, mit Ausnahme des oberen Ösophagussphinkters, da dieser einer direkten Funktionsbeobachtung bei der Laryngoskopie nicht zugänglich ist.

Die endoskopische Untersuchung hat folgende Aufgaben, zunächst in **diagnostischer Hinsicht**:
- Die Erkennung notwendiger **Sofortmaßnahmen**, z.B. die Entscheidung, daß keine Nahrung mehr oral zugeführt werden darf, falls ein massiver Speichelüberlauf in die Glottis erkennbar ist, ohne daß ein Hustenreflex ausgelöst wird. In schweren Fällen mit anamnestischen bzw. klinischen Hinweisen auf Pneumonien muß auch eine Tracheotomie in Er-

wägung gezogen werden oder, bei bereits bestehendem Tracheostoma, eine geblockte Kanüle eingesetzt werden.

• Die Festlegung **weiterer diagnostischer Maßnahmen** mit gezielter Fragestellung unter zwei Aspekten: erstens der Belastbarkeit des Patienten in seinem gegenwärtigen Allgemeinzustand und zweitens dem wirtschaftlich sinnvollen Einsatz aufwendiger und kostenintensiver Untersuchungen.

• Auf der Basis der direkten Strukturbeobachtung und der Prüfung von Einzelfunktionen soll versucht werden, zur Erfassung der **Ursachen der gestörten Schluckfunktion** als Grundlage für die Erarbeitung eines therapeutischen Konzeptes beizutragen: Abgrenzung struktureller Schäden, zentraler und peripherer sensomotorischer Störungen, sekundärer Schädigungen (s. Tab. 7.1; Schröter-Morasch, 1996a).

Durch die Funktionsprüfungen allein, d. h. klinische Schluckprüfung, Röntgenuntersuchung und Manometrie, lassen sich diese unterschiedlichen Störungsfaktoren nur teilweise definieren. Beispielsweise läßt sich durch diese Untersuchungen schwerlich abschätzen, ob ein unvollständiger nasopharyngealer Verschluß oder ein gestörter Glottisschluß durch eine periphere oder zentrale Parese verursacht werden. Diese Beurteilung ist aber für eine an den pathophysiologischen Ursachen der Störung orientierte Therapie unerläßlich. Erschwerend bei der Diagnostik hirnverletzter Patienten, aber auch bei Patienten nach Tumorbehandlung im Oropharynx und Kehlkopfbereich, kommt hinzu, daß es sich meist um ein multifaktorielles Geschehen handelt, sich also mehrere Störungsbilder überlagern.

Eine Hirnverletzung oder Hirnerkrankung ist häufig verbunden mit Bewußtseinsverlust und Störungen von Atmung und Kreislauf. Die Aufrechterhaltung dieser vitalen Funktionen kann durch Langzeitintubation und Sondenernährung zusätzlich zum primären Krankheitsbild zu Folgeschäden im Pharynx- und Larynxbereich führen. So weisen beispielsweise Patienten mit einem schweren Schädel-Hirn-Trauma neben der Hirnverletzung häufig periphere Nervenläsionen, Kieferfrakturen, Weichteilverletzungen und Intubationsschäden auf. Außerdem können die Folgen globaler neuropsychologischer Störungen, wie Minderung von Aufmerksamkeit und Antrieb, den Schluckablauf beeinträchtigen. Bei Patienten nach Tumorbehandlung überlagern sich häufig strukturelle Defekte und Narben sowie Schädigungen von Hirnnerven und eventuelle Bestrahlungsfolgen oder die Auswirkungen einer Tracheotomie. Es muß daher versucht werden, über die traditionelle HNO-ärztliche Untersuchung hinaus, die im wesentlichen nur den statischen Zustand der Organe erfaßt, durch die Prüfung von Einzelfunktionen, welche für den Schluckvorgang relevant sind, die verschiedenen Störungsursachen und ihre Auswirkungen zu definieren.

Die Untersuchung kann darüber hinaus als **Bestandteil der Therapie** genutzt werden:

• Zum **Biofeedback-Training** (Bastian et al., 1987; Denk et al., 1997).

• Als **Entscheidungshilfe** für den Zeitpunkt von Entblockung oder Dekanülierung, den Beginn von Schluckversuchen mit Nahrung und für einen weiteren oralen Nahrungsaufbau.

• Durch **Verlaufsbeobachtungen** kann der Erfolg des Therapiekonzeptes überprüft und seine Inhalte den jeweiligen Gegebenheiten angepaßt werden (z. B. Anpassung der Nahrungskonsistenz, Haltungsänderungen, Effektivität von Reinigungstechniken).

Als **Vorteile der endoskopischen Untersuchung** gegenüber der radiologischen Untersuchung sind zu nennen:

• Diese Untersuchung ist in den meisten Fällen bereits bei Patienten durchführbar, die aufgrund schwerer Beeinträchtigungen, z. B.

Tab. 7.1: Ursachen des gestörten Schluckaktes.

1. Beeinträchtigung der zentralen sensomotorischen Steuerung
2. Störung der peripheren Nervenversorgung
3. Masse-/Strukturveränderungen an den Organen selbst
   (z. B. Schleimhaut-, Muskulatur-, Gelenk- und Gebißveränderungen, Narben)

Zusätzliche mögliche Störungen:
1. Beeinträchtigung der Körpermotorik
2. kognitive Beeinträchtigung
3. funktionelle Fehlanpassung

7

Klinische Untersuchung und Videoendoskopie

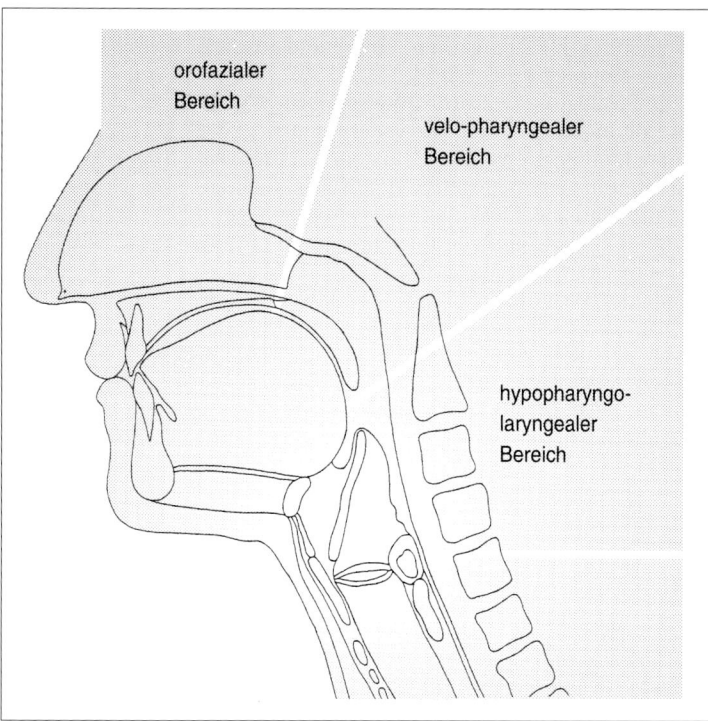

Abb. 7.1: Bereiche der klinischen Untersuchung.

mangelnder Kopfkontrolle oder einer totalen Aufhebung der Schluckfunktion, röntgenologisch noch nicht untersucht werden können. Somit lassen sich Anhaltspunkte für einen möglichst frühzeitigen Therapiebeginn gewinnen. Dieser ist aus mehreren Gründen wünschenswert. Zum einen sollte keine Zeit verloren werden, dem Patienten wieder eine normale, adäquate Nahrungsaufname mit dem damit verbundenen Lusterlebnis zu ermöglichen, zum anderen verbessert ein möglichst frühzeitiger Therapiebeginn z. B. bei Patienten nach Tumorresektion und/oder Bestrahlung den Therapieerfolg (Denk et al., 1997a; Logemann, 1998). Bei Patienten nach Hirnverletzung ist der **allgemein stimulierende Effekt** der Therapie im oralen Bereich im Frühstadium nicht hoch genug einzuschätzen.

- Die Untersuchung ist nicht invasiv, bedeutet eine geringe Belastung des Patienten und ist daher beliebig oft wiederholbar, so daß sie hervorragend zur Therapieevaluation geeignet ist.
- Eine Strahlenexposition wird vermieden: insbesondere Patienten mit Tumoren, aber auch Patienten nach Hirnverletzung (durch Unfälle oder zerebrovaskuläre Erkrankungen) müssen

zur Behandlung der Grunderkrankung vielmals geröntgt werden, die Kumulation der Strahlenbelastung wird dabei häufig zu wenig beachtet (Sonies, 1991a).

- Struktur und Einzelfunktionen sind direkt erfaßbar. Insbesondere lassen sich auch diskrete Symptome beobachten, welche klinisch häufig nicht mit einer neurologischen Erkrankung in Zusammenhang gebracht werden, z. B. bei kleinsten Hirnstammläsionen (Buchholz, 1993; Schröter-Morasch, 1995).
- Aspirationen von Speichel sind nachweisbar (Murray et al., 1996), welche beim Schlucken von Fremdsubstanzen, z. B. Kontrastmittel, nicht in Erscheinung treten.
- Sie ist kostengünstiger.

Die **Nachteile der endoskopischen Untersuchung** sind:

- Der Schluckvorgang ist nicht im vollständigen Ablauf erfaßbar (ungenügende Beurteilung der oralen Phase, ungenügende Sicht auf den Kehlkopf während des Schluckens, keine ausreichende Differenzierung der einzelnen Störungskomponenten der pharyngealen Phase, keine Beurteilung der Ösophagusfunktionen).

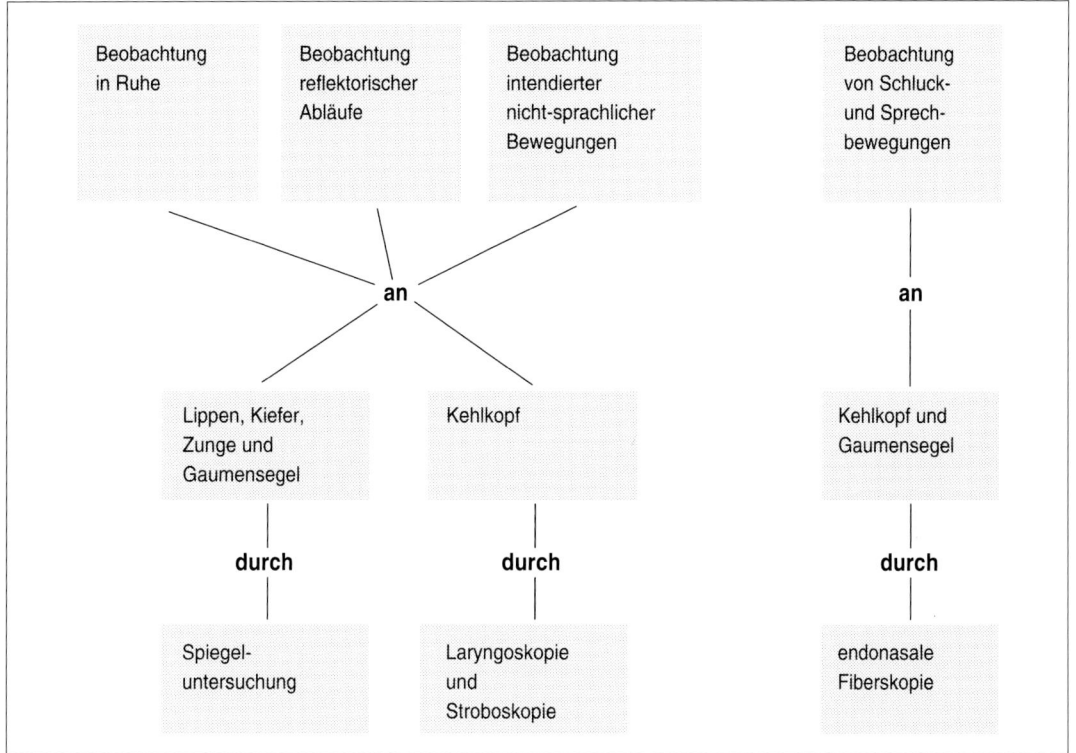

Abb. 7.2: Untersuchungsmethoden der am Schluckakt beteiligten Organe.

- Die Menge aspirierten Materials ist nicht einschätzbar.

Daher ist nach unserer Meinung bei jeder klinisch relevanten Störung zum frühestmöglichen Zeitpunkt auch eine radiologische Untersuchung unverzichtbar. In der Literatur wird zwar beschrieben, daß die Erfassung von Aspirationssymptomen bei beiden Untersuchungen etwa gleiche Sicherheit bietet (Langmore et al., 1991; Kidder et al., 1994; Svensson et al., 1995; Murray et al., 1996; Kaye et al., 1997; Wu et al., 1997; Leder et al., 1998), was mit unseren eigenen Erfahrungen übereinstimmt, doch kann nicht übersehen werden, daß die Erkennung insbesondere der Aspirationsursachen durch die endoskopische Untersuchung allein unzulänglich bleiben würde (Logemann, 1995).

Als gemeinsames Ziel aller diagnostischen Bemühungen muß versucht werden, gleichsam wie bei einem Mosaik, ein möglichst genaues Bild der Natur der Schluckstörung zu erhalten. Dazu gehören:

- Erfassung der **Ursachen** der gestörten Funktion.
- Ermittlung des **Störungsschwerpunktes**.
- Abschätzung des **Schweregrades** der Störung.
- Herleitung des **therapeutischen Vorgehens**.
- Vorsichtige **Abschätzung einer Prognose**.

7.2 Untersuchungsmethoden und Beurteilungskriterien

Die Besonderheiten bei der klinischen Untersuchung und Beurteilung von schluckgestörten Patienten hat Bosma bereits 1976 eingehend dargestellt (Beurteilung mit „Auge, Ohr und Hand"). **Inspektiv** erfaßt werden danach vor der rhinolaryngologischen Untersuchung der Allgemeinzustand des Patienten und sein Reaktionsvermögen, die Kopf- und Körperhaltung, sein mimischer Ausdruck und die Bewegungen beim Sprechen sowie ferner das Vorhandensein einer Na-

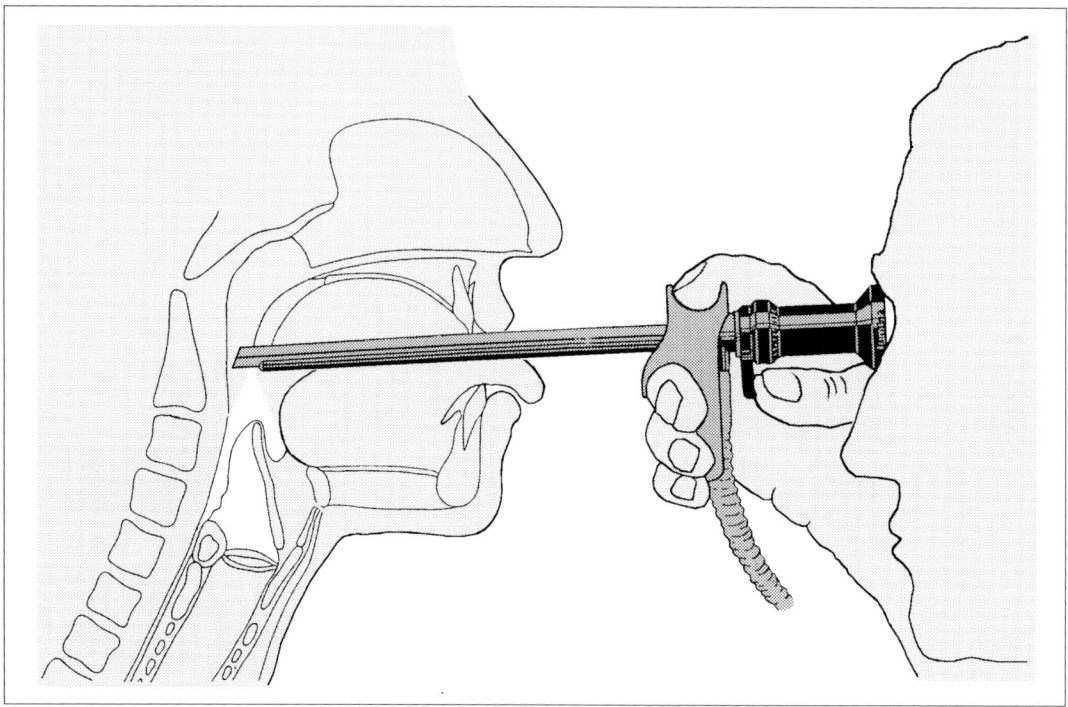

Abb. 7.3 a: Direkte Laryngoskopie. a) In den Pharynx eingeführtes Laryngoskop.

sensonde und/oder eines Tracheostomas (s. oben).

Auditiv kann eine Beeinträchtigung der Stimmqualität einen Hinweis für eine mögliche Störung der Glottisschlußfunktion beim Schluckakt geben (vgl. Dobie, 1978). Aphonie oder Rauhigkeit können durch eine Parese bedingt sein, Stimmzittern durch Hyperkinesen (Schröter-Morasch und Hoole, 1998). Eine gurgelnde oder sehr rauhe Stimme wird häufig durch den Überlauf von Speichel oder Speisebrei in die Glottis verursacht. Atemrasseln tritt durch ungenügende Pharynxentleerung auf, gehäuftes Räuspern oder Husten durch Eindringen von Speise in den Kehlkopfeingang oder in die Trachea. Dysarthrische Störungen müssen als Hinweis auf Bewegungsstörungen im oralen, pharyngealen oder laryngealen Bereich interpretiert werden und „Klicks" als unwillkürliche Bewegungen von Gaumensegel oder Kehlkopf.

Durch die **Palpation** werden der Zustand der Kau-, Wangen-, Lippen-, Mundboden-, Zungen- und Halsmuskulatur, die passive Beweglichkeit des Unterkiefers sowie die Bewegungen von Kehlkopf und Zungenbein geprüft.

Die inspektive bzw. endoskopische Untersuchung der am Schluckvorgang beteiligten Organe erfaßt drei Bereiche, deren Topographie in Abbildung 7.1 dargestellt ist.

Die unterschiedlichen anatomischen Gegebenheiten des orofazialen, velopharyngealen und hypopharyngeal-laryngealen Raumes bedingen spezielle Untersuchungstechniken (vgl. Abb. 7.2).

Bei der Untersuchung werden sowohl die statischen Verhältnisse beurteilt (Ruhebeobachtung) als auch das dynamisch-funktionelle Zusammenspiel bei willkürlichen und reflektorischen Bewegungen. Lippen, Kiefer, Zunge und Teilfunktionen des Gaumensegels können durch eine **einfache Spiegeluntersuchung** mit Überprüfung von Einzelbewegungen beurteilt werden.

Die Untersuchung von Hypopharynx und Larynx erfolgt zunächst durch die **direkte Laryngoskopie mit dem Lupenlaryngoskop** (v. Stuckrad et al., 1975) und ist in Abbildung 7.3a dargestellt. Die Abbildungen 7.3b-d zeigen die so einsehbaren Strukturen in verschiedenen funktionellen Positionen. Das Lupenlaryngoskop, bestehend aus einem starren Rohr mit einer 90°-

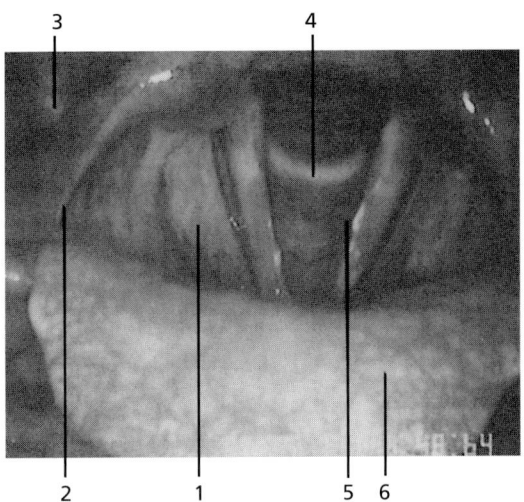

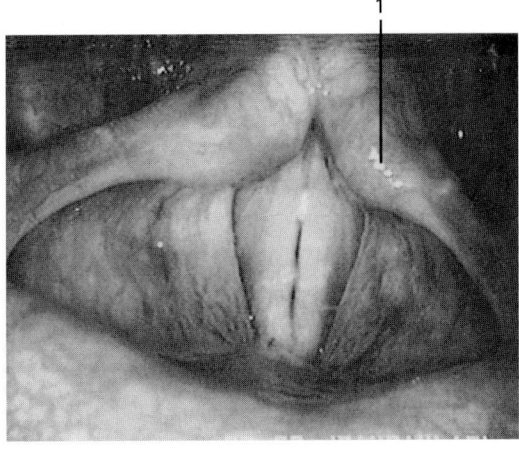

Abb. 7.3 b: Respirationsstellung des Kehlkopfs. **1** Taschenfalte; **2** aryepiglottische Falte; **3** Sinus piriformis; **4** Trachea; **5** Stimmlippe; **6** Epiglottis.

Abb. 7.3 c: Phonationsstellung des Kehlkopfs. **1** Aryknorpel.

Winkeloptik und einer Kaltlichtquelle, wird oberhalb des Zungenrückens bis hinter das Velum in den Rachenraum eingeführt, so daß eine direkte Beobachtung der Hypopharynx- und Larynxstrukturen möglich ist. Bei einer Drehung um 180° läßt sich der Epipharynxraum ebenfalls einsehen. Während der lupenlaryngoskopischen Untersuchung sollte auch eine stroboskopische Beurteilung der Stimmlippen durchgeführt werden (Barth, 1982): Durch Kopplung des Laryngoskops mit einer Lichtblitzquelle, die hinsichtlich ihrer Blitzfrequenz mit den Glottisbewegungen bei Phonation synchronisiert ist, wird das Schwingungsverhalten verlangsamt dargestellt und so eine genaue Aussage über Beschaffenheit und Tonus der Stimmlippen sowie über einen vollständigen Glottisschluß ermöglicht.

Die funktionelle Prüfung von Gaumensegel, Pharynxmuskulatur, Zungengrund und Kehlkopf beim Sprechen oder Schlucken erfolgt mit einer **flexiblen Fiberoptik** (3,5 oder 2,4 mm dick), welche auf dem Nasenboden als anatomischer Gleitschiene eingeführt wird. Zur Beobachtung des Velums liegt die Spitze des Endoskops an der Grenze zwischen knöchernem und muskulärem Nasenboden im hinteren Drittel des unteren Nasenganges (vgl. Abb. 7.4a-c). Zur Erfassung des **velopharyngealen Verschlusses** muß das Endoskop über den mittleren Nasengang eingeführt und die Spitze nach unten abgebogen werden, um eine Aufsicht auf Velum

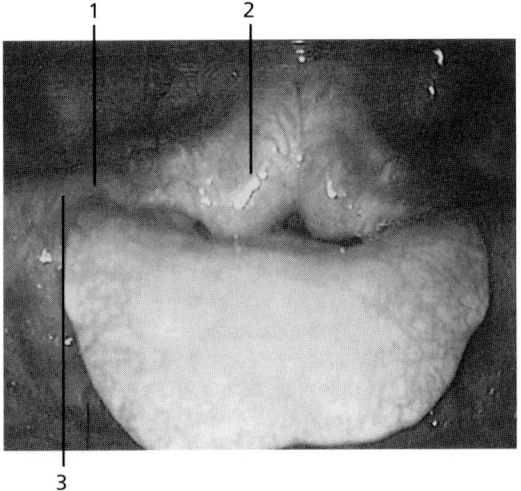

Abb. 7.3 d: Kehlkopfverschluß bei leichtem Pressen. **1** Sinus piriformis; **2** Aryknorpel; **3** Vallecula.

und sich kontrahierende Pharynxmuskulatur zu ermöglichen (Engelke, 1990). Dies würde jedoch wegen der größeren Enge im mittleren Nasengang eine ausgedehntere Lokalanästhesie bedeuten, welche bei einer Untersuchung der Schluckfunktion nicht möglich ist.

Zur Beobachtung der Pharynxmuskulatur, des Zungengrundes und des Larynx wird das Endoskop über das Velum durch den Epipharynx weiter in den Mesopharynx vorgeschoben, wie die Abbildung 7.5 schematisch veranschaulicht.

7

Klinische Untersuchung und Videoendoskopie

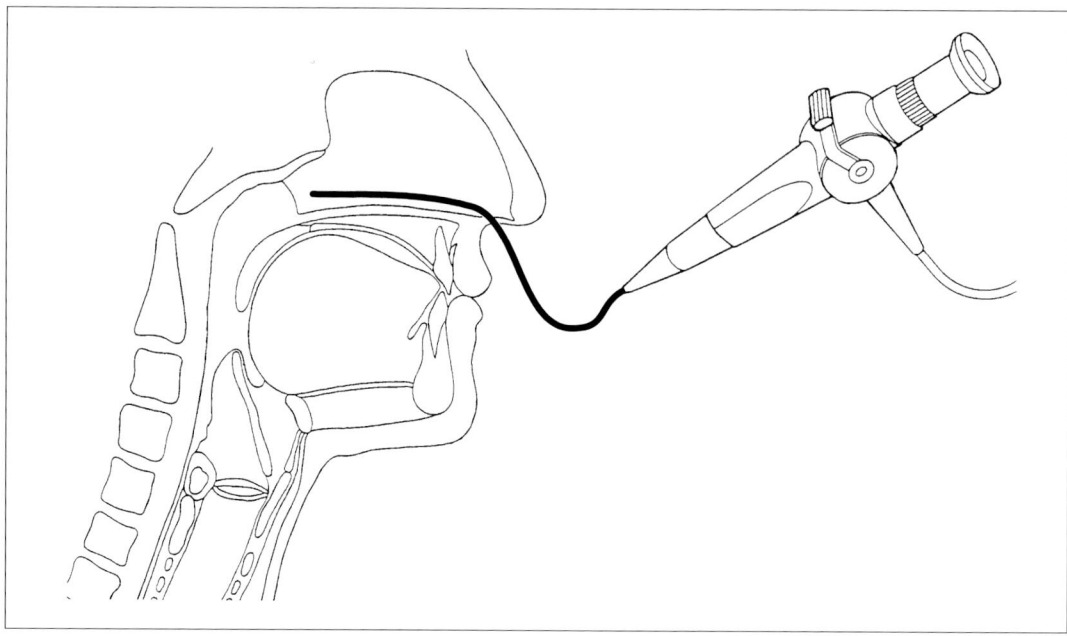

Abb. 7.4a: Transnasale Velumbeobachtung. Eingeführtes Endoskop zur Velumbeobachtung.

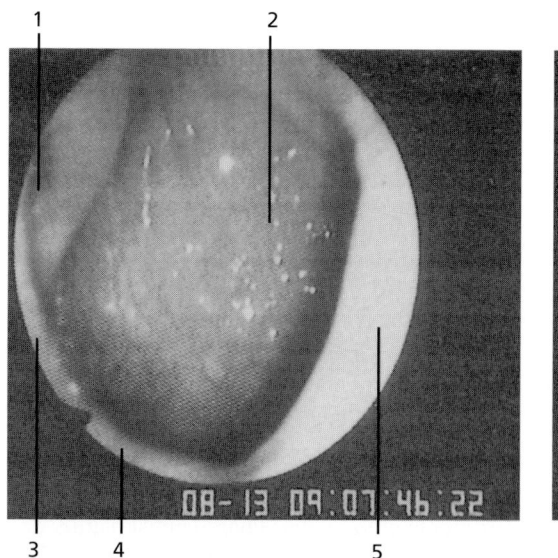

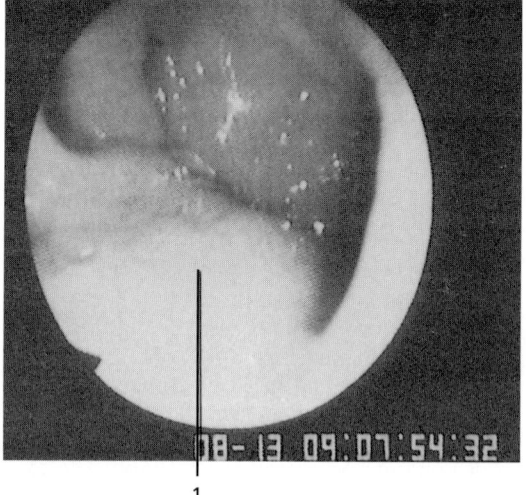

Abb. 7.4b: Velum in Ruhe.
1 Tubenöffnung; **2** Rachenhinterwand; **3** seitliche Nasenwand; **4** Velum; **5** Septum.

Abb. 7.4c: Velumanhebung bei der Phonation [i:]. (Bei der Schluckbewegung ist eine vergleichbare velare Elevation beobachtbar.) **1** Velum.

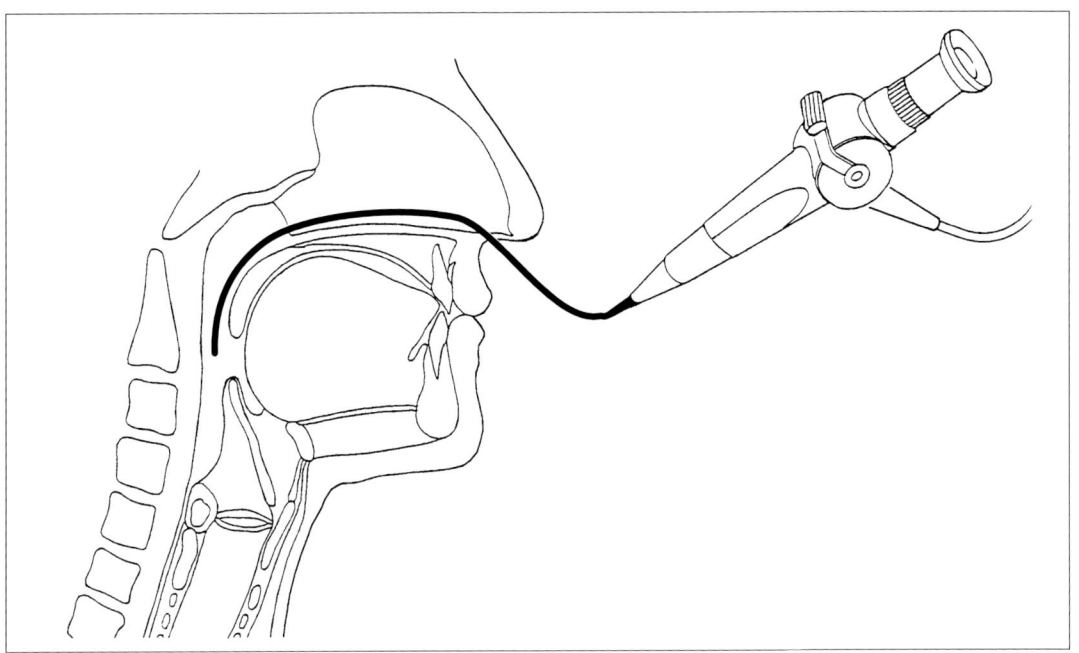

Abb. 7.5: Position des flexiblen Endoskops zur Larynxbeobachtung.

Die **Untersuchungsmodalitäten** bleiben in allen drei anatomischen Bereichen gleich (s. auch Tab. 7.2):

A) **In Ruhe** erfolgt die Beurteilung von Form, Lage, Oberflächenbeschaffenheit und Tonus sowie eventuell vorhandener Hyperkinesen. Die strukturellen Veränderungen sind insbesondere bei Patienten nach Tumorresektion und evtl. Bestrahlungs- und Chemotherapie genau zu analysieren, da sie Hinweise auf das mögliche Ausmaß der Schluckstörung geben können.

B) **Reflektorische Abläufe** werden beurteilt nach Auslösbarkeit, Radius, Tonus und Tempo, ebenfalls unter Berücksichtigung des Vorliegens von Hyperkinesen. In diesem Zusammenhang soll darauf hingewiesen werden, daß auch der Beobachtung **emotionaler Reaktionen** (Lachen, Weinen oder Stöhnen) große Bedeutung zukommt. Sie können als unwillkürliche Bewegungen Auskunft über die Intaktheit des zweiten motorischen Neurons geben und sind daher von großem diagnostischen Wert (Monrad-Krohn, 1924; Hopf et al., 1992). Gleiches gilt für die Feststellung pathologischer Reflexe als Zeichen der zerebralen Desintegration, wie z. B. die oralen Greifreflexe. Sie sind häufig im Frühstadium bei Patienten nach schwerer Hirnverletzung beobachtbar und sollten unbedingt dokumentiert werden. Falls sie zu einem späteren Zeitpunkt nicht mehr vorhanden sind, der Patient jedoch beispielsweise zu einer willkürlichen Lippenprotrusion nicht in der Lage ist, so ist davon auszugehen, daß das zweite motorische Neuron intakt ist und daher eine zentrale Schädigung angenommen werden kann.

Normale beobachtbare Reflexe sind:

– **Masseterreflex** (Kieferschlußbewegung nach passivem Öffnungsdruck auf den Unterkiefer).

– **Palatalreflex** (Anhebung des Gaumensegels nach Berührung der vorderen Gaumenbögen).

– **Würgreflex** (Schutzreflex gegen das Eindringen zum Schlucken ungeeigneter Substanzen; bei Berührung der hinteren Mundhöhle bzw. Rachenhinterwand Kontraktion von Pharynx, Anhebung des Gaumensegels, Kehlkopfverschluß und -anhebung). Nach Literaturangaben besteht keine Korrelation zwischen Abwesenheit des Würgreflexes und Störung der Schluckfunktion (Leder, 1996), seine Überprüfung wird jedoch empfohlen im Hinblick auf die dabei erfaßbare reflektorische Pharynx-

Tab. 7.2: Unterscheidungsmerkmale peripherer und zentraler Bewegungsstörungen der Schluck-/Sprechorgane.

Beurteilungskriterium	periphere Parese	zentrale Parese
Willkürbewegungen	aufgehoben	aufgehoben oder beeinträchtigt
reflektorische und emotionale Bewegungen	aufgehoben	erhalten
Muskeltonus	erniedrigt	anfangs erniedrigt, später erhöht
Muskelatrophie	bei längerem Bestehen vorhanden an der Zunge möglicherweise Ausbildung eines Sulkus	nicht vorhanden
Faszikulationen	möglicherweise vorhanden	nicht vorhanden
Hyperkinesen	nicht vorhanden	möglicherweise vorhanden

kontraktion (Logemann, 1995). Nach unserer Meinung sollte jedoch bei nicht auslösbarem Würgreflex ein pathologisches Geschehen mit möglicherweise nachteiligem Effekt (verminderte Schluckreflextriggerung?) zumindest in Betracht gezogen werden (s. unten).
- **Hustenreflex** bei Berührung der laryngealen Epiglottisfläche bzw. des Kehlkopfeinganges und der Glottis mit abruptem Verschluß von Glottis und/oder supraglottischen Strukturen und explosionsartiger Sprengung der Glottis durch erhöhten subglottischen Druck = **wichtigster Schutzreflex gegen das Eindringen von Substanzen in die tiefen Luftwege!**
- **Schluckreflex** (s. Kap. 2).
  Eine Einschränkung der Auslösbarkeit dieser Reflexe kann Zeichen einer Einschränkung oder Aufhebung der Berührungsempfindung, einer Störung der Reflexumschaltung im Hirnstamm oder einer Schädigung des peripheren motorischen Neurons sein.
C) **Intendierte, d.h. willkürliche Beweglichkeit** wird ebenfalls nach Radius, Tonus, Tempo und dem Vorhandensein von Hyperkinesen beurteilt. Zusätzlich ist auf die Flüssigkeit der Bewegung und ihre Zielgenauigkeit zu achten und das Vorliegen eines Intervalls zwischen Aufforderung und Ausführung der Bewegung zu registrieren. Ersatzhandlungen, Überschußsymptome, Minussymptome, d.h. fragmentarische Bewegungen, oder andere Fehlhandlungen, wie Annäherungssequenzen und Perseverationen, können auf eine apraktische Symptomatik hinweisen (vgl. Kerschensteiner et al., 1974). Die Kenntnis dieser Symptomatik liefert für den Therapieaufbau wichtige Informationen. Auf der genauen Beurteilung der reflektorischen und der willkürlichen Be-

weglichkeit beruht in der Hauptsache die Diagnose, ob es sich um eine periphere Nervenläsion oder um eine supranukleäre, zentrale Schädigung handelt (vgl. Tab. 7.2). Letztere, die zentralen Bewegungsstörungen, können an Gaumensegel und Kehlkopf, ebenso wie an den Extremitäten, sowohl einseitig als auch beidseitig auftreten (Morasch et al., 1984, 1987). An der Zunge kann eine Unterscheidung zwischen peripheren und zentralen Paresen klinisch oft nur durch die Beurteilung des Zungentonus mittels der Palpation erfolgen, falls nicht Sulcusbildung und/oder Faszikulationen für eine periphere Parese sprechen. Nicht immer läßt sich die Symptomatik eindeutig abgrenzen, da nicht selten peripheres und motorisches Neuron betroffen sind (z.B. bei Hirnstammschädigung, vgl. Horner et al., 1991; Robbins et al., 1993) und in Phasen der Rückbildung wechselnde klinische Bilder vorhanden sein können.

D) **Überprüfung der oralen, pharyngealen und laryngealen taktilen Sensibilität.** Auf die grundlegende Bedeutung der Wahrnehmungsfunktion und Reflexauslösbarkeit für einen ungestörten Schluckablauf wurde in den vorangegangenen Ausführungen hingewiesen. Insbesondere bei neurologischen Erkrankungen und nach Tumorbehandlung sind Sensibilitätsdefizite häufig Ursache von gestörter Boluskontrolle und Schluckreflextriggerung. Aus praktischen Gründen lassen sich **drei Hauptbereiche** abgrenzen. **Erstens** kann es bei einer Störung im vorderen Bereich der Mundhöhle (sensibel versorgt durch den Nervus trigeminus) zum Liegenbleiben bzw. Herauslaufen von Flüssigkeit und Speisebrei sowie zu Störungen der Bolusformung und des Bolustransportes kommen. Nicht selten klagen Patienten mit taktilen Sensibilitätsstörungen auch darüber, sich auf Zunge und Wangeninnenseite zu beißen und dies dann als sehr schmerzhaft zu empfinden. **Zweitens** kann bei einer Beeinträchtigung im Gaumenbogen- und Pharynxbereich (sensibel versorgt durch den Nervus glossopharyngeus bzw. den Plexus pharyngeus, welcher durch Äste des Nervus glossopharyngeus und Nervus vagus gebildet wird sowie sympathische Fasern enthält) eine Störung der Schluckreflexauslösung vorliegen, und **drittens** wird bei einer Minderung im Larynxbereich und der Trachea (ebenfalls vom Nervus vagus sensibel versorgt) der Schutzreflex des Hustens (Verschluß des Larynx, Austreibung eingedrungener Substanzen) nicht oder nur ungenügend ausgelöst. Aviv et al. (1996, 1997) wiesen nach, daß Schlaganfallpatienten mit Dysphagie in hohem Maße pharyngolaryngeale Sensibiltätsstörungen aufweisen, deren Ausprägung (einseitig/beidseitig) mit dem Schweregrad der oropharyngealen Schluckstörung korreliert.

Als Ursache einer Störung der Reflexauslösbarkeit kann aber nicht nur die Beeinträchtigung der Wahrnehmungsfähigkeit in Frage kommen, sondern auch eine Läsion im Bereich des Schlucksteuerungszentrums im Hirnstammgebiet, das für die Informationsverarbeitung und Initiierung der integrierten motorischen Funktionen des Reflexablaufs verantwortlich ist. Eine solche Beeinträchtigung des Schluckzentrums liegt möglicherweise auch den Beobachtungen von Robbins und Levine (1988) zugrunde, die feststellten, daß eine verspätete Schluckreflexauslösbarkeit bei Patienten mit zerebrovaskulären Erkrankungen die häufigste Ursache einer Schluckstörung darstellt.

Von Selley et al. (1989) wird eine Störung der Informationsweitergabe vom Schluckzentrum an das Steuerungszentrum der Atmung vermutet, das den Larynxverschluß und die kurzzeitige Unterbrechung der Atmung während des Schluckens auslöst.

Die taktile Berührungsempfindung wird durch den Reiz mit einem Wattebausch an Lippen, Wangenschleimhaut, Zunge, Gaumen und Rachenhinterwand geprüft (vgl. Anhang: Klinische Eingangsuntersuchung zur Erfassung von Schluckstörungen). Der Patient muß angeben, ob er die Berührung bei geschlossenen Augen empfindet und ob die Intensität seitengleich ist. Dann erfolgt die Prüfung der Reflexauslösbarkeit durch Berührung des Gaumensegels und der Gaumenbögen mit dem Mundspatel, einem Watteträger oder einem kleinen Larynxspiegel (Palatalreflex). Anschließend erfolgt die Prüfung des Würgreflexes durch Berührung des Zungengrundes oder der Rachenhinterwand. Die Auslösbarkeit des Würgreflexes gibt eine gewisse Auskunft darüber, ob zumindest die motorischen Komponenten des Reflexablaufs vorhanden sind (Anhebung von Zungengrund und Gaumensegel, Pharynxkontraktion und Larynxelevation).

Es muß aber darauf hingewiesen werden, daß die Ergebnisse dieser Prüfungen nicht unbedingt mit den Beschwerden der Patienten korrelieren. Es gibt auch Patienten, etwa Patienten mit Stimm- und Sprechstörungen nach Schädel-Hirn-Trauma, die zwar eine erhebliche Beeinträchtigung sowohl der Berührungsempfindung als auch der Reflexauslösbarkeit aufweisen, die aber keine merkbare Störung des Schluckablaufs zeigen, zumindest nicht mehr zum Zeitpunkt der Untersuchung. Diese Beobachtung spricht wohl für die große Kompensationsfähigkeit, welche bei Störungen von **nur einem Aspekt** des Schluckvorgangs gegeben sein kann. Treten motorische oder kognitive Beeinträchtigungen hinzu, kommt es jedoch häufig zur Dekompensation.

Wie sich die Störungen der taktilen Wahrnehmung funktional auf den Schluckprozeß auswirken, ist hinsichtlich der zugrundeliegenden Pathomechanismen im einzelnen noch nicht geklärt (Aviv et al., 1997). Die klinische Erfahrung zeigt, daß Patienten mit einer überwiegend sensiblen Störung im Rachenbereich größere Schwierigkeiten bei der Aufnahme von Flüssigkeiten als von festen oder breiigen Speisen haben. Der Befund, daß sich bei ihnen häufig Speichel im Hypopharynx ansammelt, wird mit der Annahme erklärt, daß der Speichel als Bolus einen zu geringen Reiz zur Schluckreflexauslösung darstellt (Meadows, 1973), was zu einer Verminderung der Schluckfrequenz führt.

Die Fähigkeit zur Wahrnehmung der Temperatur in der Mundhöhle wird nur orientierend durch die Berührung mit einem kleinen Larynxspiegel geprüft, der entweder in kaltes oder warmes Wasser getaucht wurde. Schwellenbestimmungen sind methodisch sehr aufwendig und ihre klinische Relevanz ist fraglich. Auf die orientierende Prüfung sollte jedoch nicht verzichtet werden. Bei Patienten mit gestörter oraler Wärmeempfindung kommt es leider häufig zu Verbrühungen im

7

Klinische Untersuchung und Videoendoskopie

Mund- und Rachenbereich, wenn der Patient nicht bemerkt, daß der servierte Tee noch zu heiß ist, und das Pflegepersonal nicht entsprechend informiert worden ist. Auch über ein gestörtes Kälteempfinden muß der Therapeut informiert sein, vor allem im Hinblick auf die Stimulationstherapie mit Thermosonden (vgl. Kap. 10).

Im Untersuchungsbogen im Anhang des Buches werden nach der phasenspezifischen Anamneseerhebung die Überprüfungskriterien für den gesamten orofazialen und pharyngealen Bereich in den einzelnen Modalitäten dargestellt. Im folgenden soll auf klinische Symptome und ihre mögliche Bewertung hingewiesen werden.

7.2.1   Visuelle und manuelle Untersuchung der Hals-, Gesichts- und Kiefermuskulatur sowie des orofazialen Bereichs

Vor der Prüfung der Beweglichkeit ist besonders zu achten auf den **Mundschluß**, die **Kieferstellung** und das **Gebiß**. Wird eine Prothese nicht getragen, kommt es bereits nach wenigen Wochen zu Veränderungen des Alveolarkammes. Da dies bei sehr vielen Patienten nach intensivmedizinischen Maßnahmen der Fall ist, muß meist eine neue Prothese angepaßt werden. Bei Kindern ist die Beurteilung des **stomatognaten Systems** im Zusammenhang mit Störungen der Nahrungsaufnahme besonders wichtig, denn bei ihnen wirken sich Veränderungen in der Strukturform noch stärker in myofunktionellen Beeinträchtigungen der Orofazialregion aus als bei Erwachsenen (vgl. Bigenzahn, 1995). Patienten nach Tumorbehandlung weisen häufig **massive Strukturdefizite** und **ausgedehnte Vernarbungen** sowie **Ödeme** auf. Sie können, auch wenn sie im äußeren Halsbereich liegen, erhebliche Behinderungen von Kopfhaltung, Mundbodenbeweglichkeit und Larynxelevation nach sich ziehen.

Die **Schleimhautverhältnisse** spielen eine wichtige Rolle bei der Boluswahrnehmung, bei der Bolusformung und bei seinem Transport. Eine Austrocknung kann bedingt sein durch folgende Faktoren:
- Ungenügenden Mundschluß.
- Eine behinderte Nasenatmung.
- Ungenügende Flüssigkeitszufuhr (eventuell durch die Schluckstörung).
- Ungenügende Speichelproduktion bei Er-

krankung der Speicheldrüsen, als Folge bestimmter Medikamente oder einer Strahlentherapie (vgl. Jahnke, 1990).

Ein verstärkter Speichelfluß kann **primär** als Folge der Hirnerkrankung auftreten, aber auch **sekundär** bei ungenügendem Mundschluß, bei verminderter Schluckfrequenz und bei gestörtem Schluckvermögen. Das Liegenbleiben von Speiseresten ist als Zeichen einer gestörten Boluswahrnehmung oder eines gestörten oralen Bolustransportes zu werten.

Der Beurteilung des **Muskeltonus** kommt eine besondere Bedeutung zu. Ein herabhängender Unterkiefer kann sowohl durch eine ungenügende Tonisierung der Kaumuskulatur als auch durch einen zu hohen Tonus der den Unterkiefer absenkenden und retrahierenden Muskulatur bedingt sein (ein häufig beobachtetes Symptom bei Patienten nach Schädel-Hirn-Trauma). Eine ungenügende Larynxelevation kann durch eine Schwäche der Kehlkopfheber, aber auch durch eine Spastik der infrahyoidalen und infralaryngealen Muskulatur verursacht werden. Auch der ungenügende Lippenschluß kann auf einer zu hohen (Lippenretraktion) oder zu geringen Tonisierung beruhen, wobei der Bewegungsradius nicht notwendigerweise eingeschränkt sein muß. Bei der Beurteilung der Lippenbeweglichkeit ist zu beachten, daß ihre Beeinträchtigung wohl Störungen der Nahrungsaufnahme verursacht, jedoch keine Schluckstörung im engeren Sinne darstellt (vgl. Logemann, 1988). Es muß jedoch daran gedacht werden, daß der Fazialisnerv außer der Lippenmuskulatur auch den Musculus stylohyoideus und den Musculus digastricus posterior versorgt (vgl. Boles, 1980; Bosma et al., 1986), zwei Muskeln, welche das Zungenbein und somit den Zungengrund nach oben und hinten ziehen, also an der oralen und pharyngealen Phase beteiligt sind. Dies erklärt das Symptom, daß viele Patienten mit einer Mundastschwäche auch über Beschwerden beim Hinunterschlucken klagen. Nilsson et al. (1998) erfaßten in einer Studie an 100 Patienten eine Fazialisparese als einen eindeutigen Prädiktor für eine Dysphagie nach Schlaganfall. Für eine genaue Lokalisierung einer peripheren Schädigung des Nervus facialis muß auf entsprechende Literatur verwiesen werden (vgl. Jongkees, 1980; Struppler et al., 1980).

Wegen der großen Bedeutung der Zungenmotilität für den Schluckablauf werden die Unterscheidungsmerkmale der peripheren und zentra-

Tab. 7.3: Form und Bewegungsmuster bei peripheren und zentralen Paresen der Zunge.

Beurteilungskriterium	periphere Parese	zentrale Parese
Form / Lage in Ruhe	anfangs Abweichen zur gesunden Seite, da hypotone Zungenhälfte breiter später Abweichen zur kranken Seite wegen Substanzverlust der Muskulatur durch Atrophie (evtl. Sulkusbildung und Faszikulationen)	anfangs Abweichen zur gesunden Seite wegen Hypotonie später Abweichen zur kranken Seite wegen Verschmälerung der Zungenhälfte durch Hypertonie
Herausstrecken	Abweichung zur kranken Seite durch Schub der gesunden Seite	Abweichung zur kranken Seite durch Hypertonie

len Parese nochmals gesondert in Tabelle 7.3 dargestellt.

Bei einer beidseitigen zentralen Parese ist die Zunge häufig in Ruhe retrahiert und nimmt beim Herausstrecken eine Zigarrenform an. Eine einseitige periphere Zungenparese mit Sulcusbildung ist in Abbildung 7.6 dargestellt.

Diskrete Störungen lassen sich manchmal nur noch an der reduzierten Kraft beim Druck der Zungenspitze in die Wangentaschen erkennen. Als prognostisch günstiges Zeichen für die Schluckfunktion bei Patienten mit schwerer Beeinträchtigung der willkürlichen Zungenmotorik kann gelten, wenn sich beim Versuch, die Zunge passiv herauszuziehen, eine kräftige reflektorische Retraktion ergibt. Dies erschwert häufig die transorale Laryngoskopie erheblich, ist aber ein Hinweis für die Intaktheit des zweiten motorischen Neurons.

7.2.2 Visuelle Beurteilung des Gaumen- und Pharynxbereichs

Auch bei der Beurteilung des Gaumensegels müssen zwei Muskelgruppen mit unterschiedlicher Wirkungsweise berücksichtigt werden: die hebende und spannende Wirkung des Musculus levator veli palatini und des Musculus tensor veli palatini und die absenkende Funktion der Gaumenbogenmuskeln Musculus palatoglossus und Musculus palatopharyngeus. Es läßt sich nicht immer entscheiden, ob eine ungenügende Anhebung und damit ein unvollständiger velopharyngealer Verschluß auf einer Schwäche des Musculus levator beruht oder auf einer zu hohen Tonisierung der Gaumenbogenmuskeln. Letztere läßt sich an der Scharfkantigkeit des Gaumenbogens erkennen sowie an einem großen Abstand des Gaumensegels von der Rachenhinterwand. Eine insgesamt ungenügende

velare Tonisierung ist am ventralen Vorschieben des Gaumensegels während einer forcierten Ausatmung („Flattern im Luftstrom") zu diagnostizieren.

Erfolgt bei der willkürlichen Phonation [a:], mehrere Sekunden angehalten, und bei der Phonation von [a], mehrmals hintereinander, keine Anhebung, muß versucht werden, einen Würgreflex auszulösen. Läßt sich dabei eine reflektorische Anhebung beobachten oder erfolgt bei Lachen, Weinen oder Gähnen eine unwillkürliche Velumelevation, so handelt es sich um eine zentrale Parese. Wie die Abbildungen 7.7a und b veranschaulichen, findet man beispielsweise bei einer rechtsseitigen zentralen Gaumensegelheberparese keine Anhebung rechts bei willkürlicher Phonation. Die Uvula wird dabei nach links verzogen und es besteht nur linksseitig eine Grübchenbildung neben der Mittellinie im Velum, an der Ansatzstelle des Musculus levator.

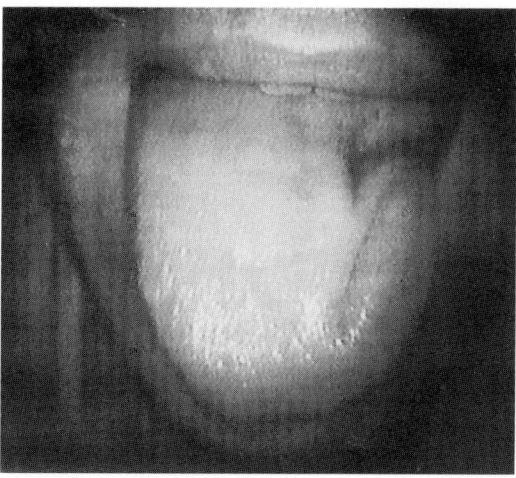

Abb. 7.6: Periphere Zungenparese links mit Sulcusbildung.

1

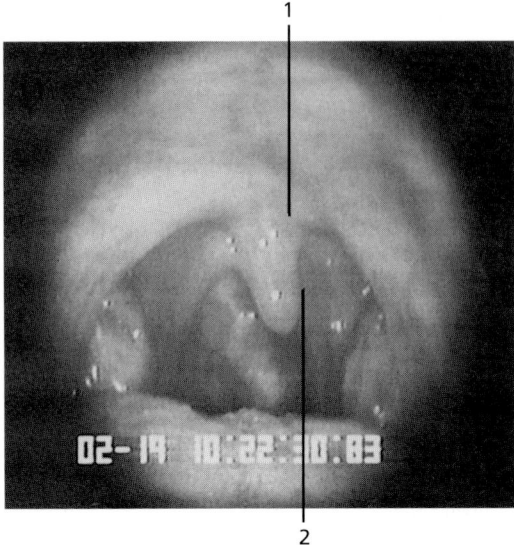

2

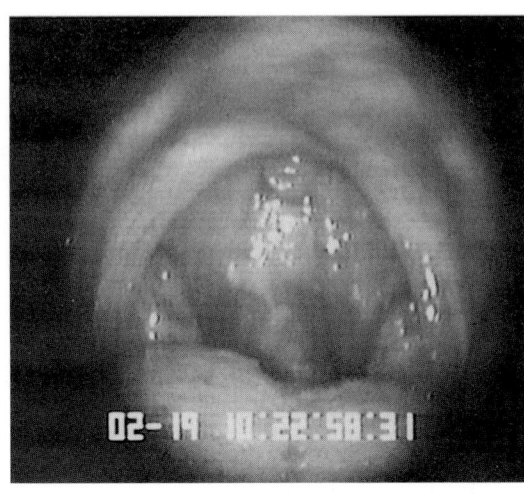

Abb. 7.7 a: Zentrale Gaumensegelheberparese rechts. Zentrale Gaumensegelheberparese rechts, Phonationsstellung, keine Anhebung rechts.

Abb. 7.7 b: Würgreflex bei demselben Patienten, beidseitige Anhebung.

Bei Auslösung des Würgreflexes erfolgt jedoch eine beidseitige Anhebung.

Läßt sich kein Würgreflex auslösen (ein häufiges Symptom nach Schädel-Hirn-Trauma), muß eine Untersuchung mit dem flexiblen Endoskop durchgeführt werden, welche erkennen läßt, ob beim Schluckvorgang eine Velumanhebung erfolgt (vgl. Abb. 7.4b und c). Erst wenn auch dies nicht der Fall ist, kann von einer peripheren Parese ausgegangen werden. Die Kontraktion der Pharynxmuskulatur wird gleichzeitig mitgeprüft. Ihre Effizienz für den Schluckvorgang ist jedoch in dieser Untersuchung nicht ausreichend erkennbar und muß anhand des radiologischen Befundes beurteilt werden.

7.2.3 Hypopharynx- und Larynx-beobachtung

Die endoskopische Untersuchung von Hypopharynx und Larynx kann mit **flexibler Optik transnasal** erfolgen (Langmore et al., 1988; Bastian, 1991, 1993) oder **transoral mit dem Lupenlaryngoskop** (Schröter-Morasch, 1995; Schröter-Morasch und Bartolome, 1998; s. o.). Beide Methoden zeigen Vorteile und Einschränkungen. Die **transnasale Untersuchung** ermöglicht die funktionelle Einschätzung des Velo-

pharynx sowie die Beobachtung von Zungengrund, Rachen und Kehlkopfstrukturen unmittelbar vor und nach der pharyngealen Phase (Während des reflektorischen Schluckablaufs kommt die Optik durch den „Mitnahmeeffekt" des sich hebenden Velums meist in Kontakt mit der Rachenhinterwand, wodurch die Sicht natürlich kurzfristig unterbrochen wird. Langmore et al., 1988). Die **Vorteile dieser Untersuchung** sind:

- Patienten mit ausgeprägtem Würgreflex und Kinder sind untersuchbar (Willging, 1995; Diesener, 1996).
- Bei Patienten mit reduzierter Bewußtseinslage und beeinträchtigter Kooperationsfähigkeit (z. B. Patienten im apallischen Syndrom) kann beurteilt werden, ob sie zum sicheren Abschlucken von Speichel oder Sekret in der Lage sind oder ob eine Aspiration vorliegt
- Die Auslösung des Schluckreflexes mit dem Beginn des Glottisschlusses durch Anterior- und Medialbewegung der Aryknorpel (Shaker et al., 1990), die Anhebung und Rückführung des Zungengrundes, die Dorsalwärtsneigung der Epiglottis und die Anhebung des Kehlkopfs können direkt beobachtet werden, ebenso wie der vorzeitige Eintritt von Substanzen in den Pharynx (nur bei gleichzeitiger Penetration und Aspiration als pathologisch

zu bewerten, da auch bei Gesunden vorkommend. Dua et al., 1997) sowie die Reaktionen auf Penetration und Aspiration.

- Unmittelbar erfaßbar sind auch die Effekte therapeutischer Interventionen wie Modifikation der angebotenen Substanzen, Haltungsänderungen, Reinigungstechniken und Schluckmanöver.

Als **Nachteile der Methode** müssen angesehen werden:

- Die Beeinträchtigung des Patienten durch den „Schlauch in Nase und Rachen", welche auch das Schluckvermögen beeinflussen kann.
- Die erhöhte Sekretproduktion, welche möglicherweise die Untersuchung erschwert.
- Da das flexible Endoskop nur vom Naseneingang aus dirigiert wird, kann es schwierg sein, bei Patienten mit ausgeprägten motorischen Störungen (Paresen, Ataxie, Tremor, Dystonie) das Endoskop ruhig zu positionieren und während der Schluckmanöver zu halten.
- Schleimhautverletzung und -blutung können auftreten, insbesondere bei markumarisierten Patienten.
- Es besteht die Gefahr der Auslösung eines vaso-vagalen Reflexes, insbesondere bei Berührung der Epiglottis durch die Endoskopspitze.

Als Alternative kann die **endoskopische Untersuchung mit dem starren Lupenlaryngoskop** durchgeführt werden. Obwohl die Überprüfung der Schluckfunktion dabei nur als „indirekte Beurteilung" möglich ist, bei welcher die funktionellen Resultate des Schluckablaufs erfaßt werden, können die Befunde ähnlich wertvolle Informationen liefern wie die transnasale Untersuchung, v.a. im Hinblick auf die Effekte therapeutischer Interventionen und die Therapieevaluation. Das Informationsdefizit in bezug auf die Beurteilung der oralen Phase, des velopharyngealen Mechanismus, der Funktionsabläufe während des Schluckens im Pharynx und der ösophagealen Phase kann, wie erwähnt, nur durch die radiologische Untersuchung ausgeglichen werden, weshalb diese insbesondere am Anfang einer Behandlung stets durchgeführt werden sollte.

Es wird zunächst eine übliche laryngoskopische Untersuchung mit Funktionsprüfungen des Glottisschlusses und der supraglottischen Strukturen durchgeführt (s.u.). Danach erhält der Patient geeignete Substanzen zum Schlucken, unmittelbar darauf erfolgt wiederum eine Laryngoskopie, ebenso wie jeweils nach der Modifikation von Nahrung, Haltung oder Reinigungs-

und Schlucktechniken. Das bedeutet, daß der Patient mehrfach endoskopiert werden muß und dafür eine hohe Kooperationsbereitschaft erforderlich ist. Vielfach wird der Patient durch einige **Vorteile der Untersuchung** dazu motiviert:

- Das Schlucken ist ohne jede Beeinträchtigung und zeitliche Limitierung möglich, therapeutische Interventionen wie oben angegeben (Änderung von Nahrung, Haltung, Schluckmodus) sind beliebig oft wiederholbar.
- Bei der jeweils anschließenden Endoskopie hält der Untersucher die Zunge und kann damit den Kopf des Patienten leichter führen, was bei motorisch beeinträchtigten Patienten stabilisierend wirkt.
- Die erwähnten Risiken der transoralen Untersuchung werden vermieden.

Ein weiterer Vorteil dieser Untersuchung liegt darin, daß die Strukturen von Kehlkopf und Hypopharynx besser einsehbar sind wegen der stärkeren Lichtintensität und einer bis zu 6fachen Vergrößerung (vgl. auch Nawka, 1997). Bei entsprechender Kopfhaltung sind vordere und hintere Kommissur der Glottis sowie in manchen Fällen sogar die subglottischen Abschnitte der Trachea bis zur Bifurkation einsehbar (wichtig bei Aspirationsverdacht). Gleichzeitig können, wie oben erwähnt, die Stroboskopie zur genauen Beurteilung der Schwingungsfähigkeit und damit des Stimmlippentonus durchgeführt und alle erhobenen Befunde durch den Anschluß an eine Videokamera dokumentiert werden (vgl. hierzu auch Kittel et al., 1977; s.u.).

Die Schwierigkeit bei dieser Untersuchung kann darin liegen, daß der Patient die Untersuchung wegen eines Würgereizes nicht toleriert (eine Schleimhautanästhesie ist vor einer Schluckprüfung natürlich kontraindiziert !). Da die Mehrzahl dysphagischer Patienten jedoch erhebliche Sensibiltätsstörungen im Rachen aufweist (sowohl neurologische Patienten, vgl. Aviv et al., 1997, als auch Patienten nach Tumorresektionen und Bestrahlungen) und der Leidensdruck sehr groß ist, besteht dieses Problem nur selten, wenn der Patient mit der erforderlichen Ruhe und Vorsicht untersucht wird.

Die Prinzipien beider endoskopischer Untersuchungsmethoden sind im wesentlichen gleich (s. Tab. 7.4).

Ad 1: Ruhebeobachtung

Bei ruhiger Respiration werden beurteilt:

- Schleimhautbeschaffenheit, Entzündungszeichen (im Bereich der Aryknorpel evtl. als Hin-

Tab. 7.4: Beurteilungsparameter der laryngoskopischen Untersuchung bei Dysphagie.

(1) Ruhebeobachtung:
- Strukturveränderungen: Defizite, Ödeme, Narben, Entzündungszeichen (Reflux!)
- Stellungsveränderungen der Stimmlippen, Tonus(Form)veränderungen, Hyperkinesen
- Beobachtung der respiratorischen Bewegungen
- Zeichen gestörter Schluckfunktion: **Retentionen** von Speichel/Sekret und **Penetration, Aspiration** von Speichel/Sekret
- Beobachtung der **Reaktion** des Patienten auf: Retentionen, Penetration und Aspiration (reflektorisches Husten, spontanes Räuspern),

(2) Funktionsprüfungen (ohne Nahrung)
- leichtes Atemanhalten (Glottisschluß)
- festes Atemanhalten und Pressen (Verschluß der supraglottischen Strukturen)
- willkürlicher Husten (Glottisschluß, supraglottischer Verschluß mit Sprengung)
- Phonation auf (e:):
    - Glottisschluß mit stroboskopischer Stimmlippenbeurteilung (Tonus, Regulariät, Schwingungsablauf)
    - im Wechsel e-e-e: diadochokinetische Bewegungen
    - Glissando: Kehlkopfhebung, Verlängerung der Stimmlippen
    - Phonation so hoch und laut wie möglich (Pharynxkontrolle)
- beim Vorhandensein von Retentionen, Penetration und Aspiration von Speichel und Sekret:
    - Überprüfung der Fähigkeit und Effektivität von Reinigungstechniken (willkürliches Räuspern, Husten, Nachschlucken)
    - Evtl. Sensibilitätsprüfung:
    - mit gebogenem Watteträger (bei transoraler Lupenlaryngoskopie) oder
    - Berührung mit dem flexiblen Endoskop (cave vasovagaler Reflex, Laryngospasmus!)

(3) Überprüfung der Schluckfunktion mit Nahrung
- wenn anamnestisch, klinisch und endoskopisch keine bedrohlichen Aspirationszeichen vorliegen und/oder der Patient zu effektivem willkürlichen Abhusten in der Lage ist

weis für Reflux, im Bereich der Stimmlippen evtl. als Zeichen für eine Reizung durch chronische Aspiration).
- Form und Stellung der Stimmlippen, der Aryknorpel, der Epiglottis und ihre respiratorischen Bewegungen.
- Symmetrie der Strukturen, insbesondere auch der Sinus piriformes.
- Ansammlung von Speichel/Sekret/Speiseresten an den Hypopharynxwänden, in den Valleculae, in den Sinus piriformes, im Aditus laryngis (= Penetration), Überlauf in die Glottis/die Trachea (= Aspiration) ohne/mit Auslösung eines Hustenreflexes (s. Abb. 7.8c und d und 7.9a und b).

Ad 2: Funktionsprüfungen
Ein **ausreichend fester, zeitgerechter Verschluß** des Kehlkopfs während des Schluckens zum Schutz der tiefen Atemwege vor eindringenden Substanzen ist lebenswichtig. Als Ursachen einer **primären Beeinträchtigung** des laryngealen Verschlußmechanismus auf Glottisebene kommen in Betracht:

- Periphere Paresen (z.B. durch Intubationsschäden, Schädelbasisverletzungen und Tumoren).
- Operationsdefekte (s. Kap. 5).
- Schädigung des Cricoarytaenoidgelenkes oder andere mechanische Behinderungen (z.B. nach Intubation).
- Reduzierung der Kraft der medialen laryngealen Kompression, z.B. bei Parkinson-Krankheit (vgl. Bushmann et al., 1989), Encephalomyelitis disseminata, Atrophie der intrinsischen Larynxmuskulatur im Alter (vgl. Ward et al., 1989; Donner et al., 1991).
- Intermittierende Glottisöffnung durch Hyperkinesen mit ausgeprägter Amplitude, insbesondere als myoklones Syndrom bei Hirnstammschädigung und am häufigsten nach (partieller) Basilaristhrombose (Groher, 1997; Schröter-Morasch und Hoole, im Druck).

Als Ursachen für die **sekundären Beeinträchtigungen** des laryngealen Verschlußmechanismus ist zu denken an:
- Unvollständige oder verspätete Auslösung des

Schluckreflexes und/oder unvollständige oder aufgehobene Larynxelevation.
- Reduzierte/aufgehobene Kehlkopfsensibilität.

Mit den folgenden **Funktionsprüfungen** werden die Voraussetzungen für den Kehlkopfverschluß auf Glottisebene oder durch die supralaryngealen Strukturen (für mögliche kompensatorische Techniken) geprüft:
- Phonation auf [e:] in mittlerer Stimmlage möglichst entspannt über ca. 7 Sekunden anhalten (Beurteilung von Beweglichkeit der Stimmlippen und Glottisschluß).
- Mehrmalige Phonation [e] kurz hintereinander (Beurteilung der diadochokinetischen Beweglichkeit).
- Glissando: Erhöhung der Stimmlage mit entsprechender Veränderung von Form, Länge und Spannung der Stimmlippen (Dadurch soll nach Meinung verschiedener Autoren ein Rückschluß auf die Sensibilität des Kehlkopfs möglich sein, da der für eine entsprechende Spannung der Stimmlippen bei hohen Tönen verantwortliche Musculus cricothyreoideus vom Nervus laryngeus superior versorgt wird, welcher auch die sensiblen Fasern für die supraglottische Kehlkopfschleimhaut führt. Vgl. Logemann, 1983; Robbins, 1988). Es ist dabei aber zu bedenken, daß viele Patienten, v.a. nach Schädel-Hirn-Trauma, eine dysarthrische Störung mit einer erheblichen Beeinträchtigung der Prosodie aufweisen, so daß bei einer Einschränkung der Tonhöhenvariationsmöglichkeit nicht zwingend davon ausgegangen werden kann, daß die sensible Versorgung des Kehlkopfs ebenfalls gestört ist.
- Möglichst hohe, laute Phonation (Überprüfung der Kehlkopfanhebung und insbesondere der Pharynxkontraktion; s. Abb. 7.11d).

Zur Überprüfung weiterer wichtiger Funktionen für den Schluckablauf bzw. der Voraussetzungen für die Therapie (s. Bartolome, 1995) müssen folgende Fragen geklärt werden:
- Ist **willkürliches Husten** möglich und kommt es dabei zum Glottisschluß oder, falls dies nicht der Fall ist, zum Schluß der Taschenfalten? Nach Sasaki und Isaacson (1988) ist dies auch bei bilateraler Parese der Stimmlippen möglich.
- Kann der Patient über mehrere Sekunden **den Atem anhalten** (Glottisschluß)?
- Ist der Patient zum **Atemanhalten, leichten und stärkerem Pressen** in der Lage (Aneinanderpressen und Anteriorbewegung der Aryk-

norpel, Schluß der Taschenfalten, Kontraktion der aryepiglottischen Falten, Dorsalwärtsneigung der Epiglottis; Martin et al., 1993; Ohmae et al., 1996; s. auch Abb. 7.3d)? Letztere Prüfung ist insbesondere bei Patienten wichtig, bei welchen kein vollständiger Glottisschluß beobachtet werden kann und der Verdacht auf eine Aspiration besteht. Die Fähigkeit, kompensatorisch einen Verschluß des Kehlkopfeinganges und der Taschenfalten herzustellen, und des effektiven Abhustens muß als Voraussetzung für den Beginn von Schluckversuchen mit Nahrung gelten.
- Bei vorhandenen Retentionen/Penetration/Aspiration von Speichel oder Sekret: Überprüfung der Fähigkeit zur „Rachen- und Kehlkopfreinigung" mittels Haltungsänderung (Logemann et al., 1989), Räuspern, Husten und Nachschlucken oder notfalls Ausspukken, s. auch Linden, 1991, sowie Kapitel 10.

Sind die intendierten motorischen Funktionen so beeinträchtigt, daß kein Kehlkopfverschluß auf Glottisebene oder supraglottisch beobachtet werden kann, muß versucht werden, einen solchen durch vorsichtige Auslösung eines Würg- oder Hustenreflexes herbeizuführen. Obwohl daraus nicht darauf geschlossen werden kann, daß auch bei der Schluckfunktion ein ausreichender Schutz der tiefen Atemwege besteht, da der Schluckreflex einerseits und Würg- und Hustenreflex andererseits unterschiedlich ausgelöst und gesteuert werden (vgl. Logemann, 1983), gibt die Beobachtung reflektorischer Bewegungen beim Husten- oder Würgreflex doch Auskunft darüber, ob die Bewegung überhaupt möglich ist bzw. ob es sich um eine zentrale oder periphere Schädigung handelt.

Die häufig beobachtete einseitige zentrale Parese der Stimmlippen, welche sowohl bei beidseitigen als auch bei einseitigen zerebralen Läsionen auftreten kann (Morasch und v. Cramon 1984), bewirkt zwar nicht immer eine Beeinträchtigung des Glottisschlusses beim Schluckvorgang, sie weist aber auf den Verdacht hin, daß gleichzeitig eine Parese der Pharynxmuskulatur besteht, welche zur Beeinträchtigung des Schluckaktes führt. Dies könnte eine Bestätigung der Untersuchungsergebnisse von mehreren Autoren (vgl. Meadows, 1973; Veis et al., 1985; Horner et al., 1988; Robbins et al., 1988; Barer, 1989) darstellen, welche auch bei Patienten mit einseitigen zerebralen Läsionen ausgeprägte Dysphagien fanden.

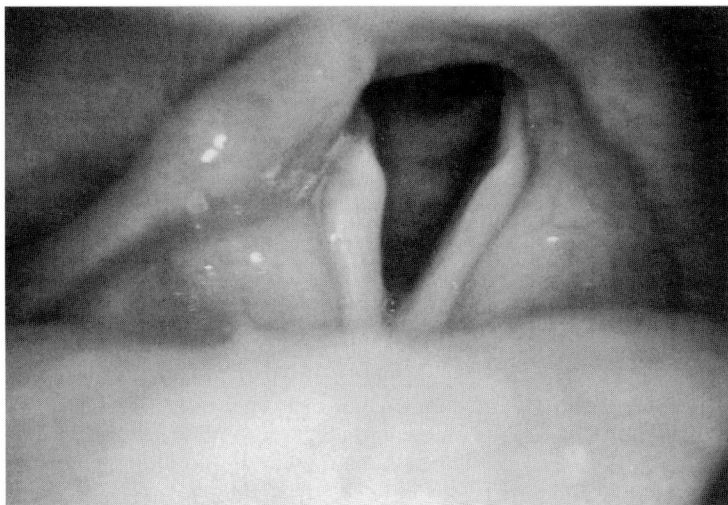

Abb. 7.8 a: Zentrale Stimmlippenparese rechts. Respirationsphase, zu Beginn der Untersuchung rechte Stimmlippe in Paramedianstellung, verdickt und verkürzt.

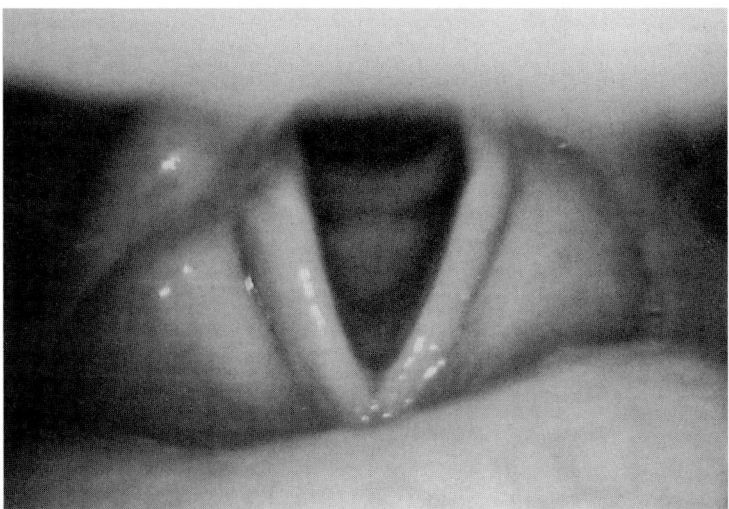

Abb. 7.8 b: Respirationsphase nach längerer Beobachtung bei entspannter Atmung, beginnende Abduktion.

Eine zentrale Parese der rechten Stimmlippe zeigen die Abbildungen 7.8a-d. Zu Beginn der Untersuchung steht die rechte Stimmlippe paramedian, ist verdickt und verkürzt (Abb. 7.8a). Nach längerer Beobachtung bei maximaler Entspannung läßt der Tonus nach, die Stimmlippe wird normal abduziert (Abb. 7.8b und c). Während der Phonation mit nicht ganz vollständigem Glottisschluß sind die Stimmlippen seitengleich adduziert (Abb. 7.8d). Nach Beendigung der Phonation verharrt die rechte Stimmlippe in Adduktionsstellung wie in Abbildung 7.8a. Dieser Stellungswechsel während einer Untersuchung ist charakteristisch für eine Bewegungseinschränkung und Tonusveränderung bei zentralen Läsionen, er ist jedoch nicht immer so deutlich ausgeprägt wie im vorliegenden Fall. Häufig finden sich bei Patienten mit Schluckstörungen gleichzeitig Ansammlungen von Speichel und Speiseresten im Sinus piriformis der betroffenen Seite.

Ein besonderes Problem stellen bei manchen Patienten die Hyperkinesen dar (vgl. Tab. 7.2). Sie sind immer ein Zeichen einer zentralen motorischen Störung und besonders häufig bei Patienten mit Hirnstammläsionen. Sie sind sowohl in

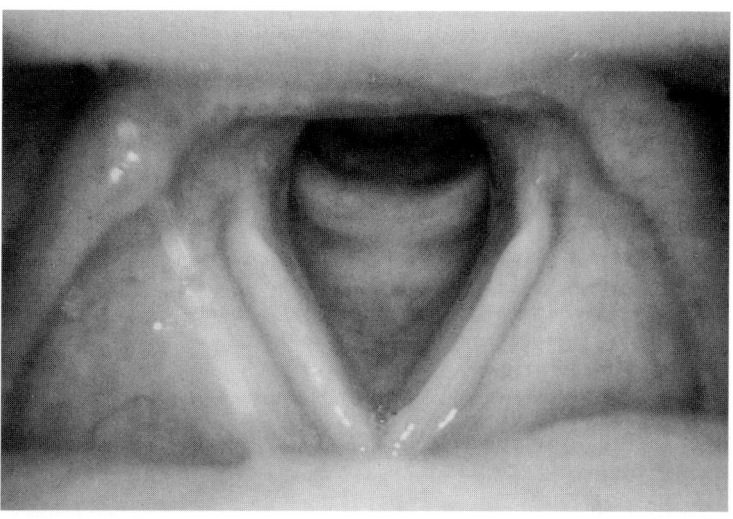

Abb. 7.8 c: Vollständige Abduktion.

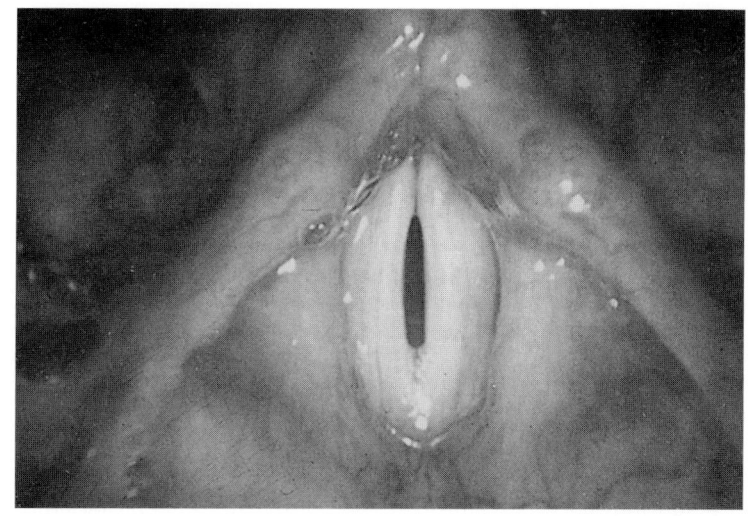

Abb. 7.8 d Phonationsphase, seitengleiche Adduktion der Stimmlippen

Ruhe vorhanden als auch bei reflektorischen und intendierten Bewegungen und bestehen sogar im Schlaf (Kaps et al., 1983; Deuschl, 1990). Häufig treten sie an Gaumensegel, Rachenhinterwand und Kehlkopf als **velo-pharyngo-laryngeale Myokloni** in Erscheinung und sind bisweilen schon von außen an nystagmusartigen Vertikalbewegungen des Kehlkopfs erkennbar. Bestehen sie nur einseitig und ist ihre Amplitude gering ausgeprägt, führen sie meist nur zur Beeinträchtigung der Stimmqualität (Rauhigkeit) und Stimmbelastbarkeit, selten zu Schluckstörungen. Ein beidseitiger Myoklonus führt jedoch zum

ständigen, intermittierenden „Auseinanderziehen" der Stimmlippen und damit zum insuffizienten Glottisschluß mit der Folge des Stimmzitterns. Letztere Störung wird häufig durch Preßverhalten kompensiert. Beim Schlucken führt dieser insuffiziente Glottisschluß aber nicht selten zur Aspiration (Schröter-Morasch und Hoole, 1998). Der Patient muß dann durch Erlernen kompensatorischer Strategien den Kehlkopfverschluß herbeiführen. Nicht immer gelingt es jedoch, ihn zu dekanülieren, da kleine aspirierte Mengen sonst nicht sicher abgehustet bzw. abgesaugt werden könnten.

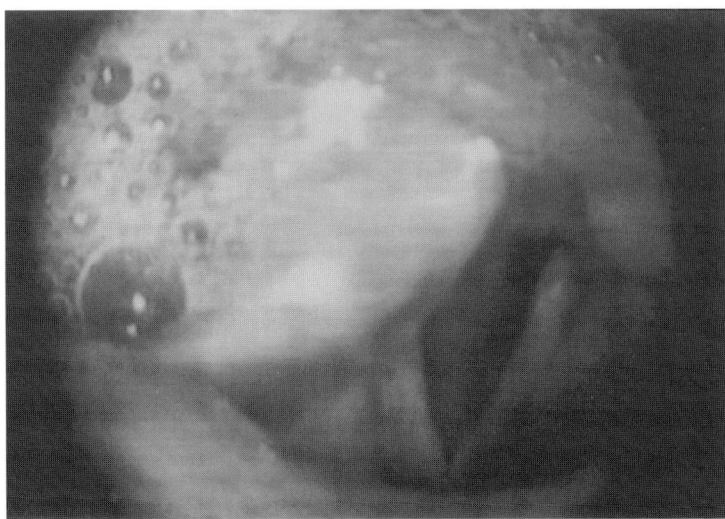

Abb. 7.9 a: Stimmlippenparese rechts mit zentralen und peripheren Anteilen nach Hirnstammläsion. Respirationsphase. Rechte Stimmlippe intermediär, Aryknorpel nach vorn und medial gedreht. Ausgeprägter Aufstau von Speichel und Speiseresten im rechten Sinus piriformes.

Auch am Kehlkopf können sich durch kernnahe Läsionen die Symptome einer peripheren und zentralen neuralen Schädigung überlagern, beispielsweise beim Wallenberg-Syndrom (vgl. Zippel, 1960; Robbins et al., 1993), das häufig zu Schluckstörungen führt (s. Abb. 7.9a und b).

Auf eine mögliche **Sensibilitätsstörung** des Kehlkopfs weisen folgende Beobachtungen hin:

- Überlauf von Speichel oder Speisebrei in die Glottis bei ausbleibendem Hustenreflex (vgl. Abb. 7.9a und 7.10).
- Rötung und Gefäßinjizierung der Glottisschleimhaut und der subglottischen Abschnitte (Reizerscheinung).
- Häufig gurgelnde und rauhe Stimmqualität.

Wird ein derartig ausgeprägter Speichelüberlauf beobachtet und kommt es auch bei Eintritt in den subglottischen Bereich nicht zum kräftigen Husten, so muß vor der weiteren Diagnostik jede orale Nahrungszufuhr unterbleiben und eine eventuell bereits liegende Trachealkanüle geblockt werden!

Dazu ein Beispiel:
Bei einer 27jährigen Patientin mit Zustand nach Listerienenzephalitis mußte 2 Wochen nach Erkrankungsbeginn wegen ständiger Aspiration und zweimaliger Pneumonie tracheotomiert werden. 2 Monate später erwiesen sich die primären Verschlußmechanismen des Kehlkopfs als völlig intakt, es bestand jedoch eine massive Ansammlung von Speichel im gesamten Hypopharynx- und Larynxbereich mit ständigem Überlauf in die Glottis, ohne daß ein Hustenreflex ausgelöst wurde. Dies erfolgte erst bei Erreichen tiefe-

rer Trachealabschnitte. Die Stimme war danach klar, nach kurzer Zeit jedoch wieder rauh und gurgelnd. Röntgenologisch bestanden eine ausgeprägte Sphinkteröffnungsstörung und eine Beeinträchtigung der Larynxelevation. Da diese Patientin sehr gut wahrnehmen konnte, wenn Atemgeräusch und Stimme rasselnd wurden, und sie willkürlich und kräftig abhustete, konnte in ihrem Fall vereinbart werden, die Kanüle tagsüber zeitweise zu entblocken. Nach einem weiteren Monat intensiver konservativer Therapie hatte sich insbesondere die Larynxelevation entscheidend verbessert. Das laryngoskopische Bild war völlig unauffällig, eine geringgradige Aspiration bestand nur noch beim Essen von Schokolade. Nach röntgenologischer Kontrolle konnte die Patientin kurze Zeit später dekanüliert werden (Abb. 7.10a u. b).

Ad 3: Überprüfung des Schluckvorgangs mit Nahrung

Sie erfolgt, wenn sich aus der Anamnese und dem bisher erhobenen klinischen und endoskopischen Befund keine Hinweise auf eine Gefährdung des Patienten durch eine Aspiration ergeben, d.h. keine bedrohliche Speichelaspiration vorliegt, bzw. wenn der Patient zum effektiven willkürlichen Abhusten in der Lage ist, so daß evtl. in den Larynx eingedrungenes Material wieder abgehustet werden kann. Bei Patienten mit Trachealkanüle ist die Schluckprüfung unter Absaugbereitschaft durchzuführen. Ebenso wie in der klinischen Schluckprüfung ist die Beachtung der Sicherheit des Patienten oberstes Gebot (s. auch Kap. 9).

Die **Auswahl der verabreichten Substanzen** muß der jeweiligen Situation des Patienten und seinen spezifischen Beschwerden angepaßt wer-

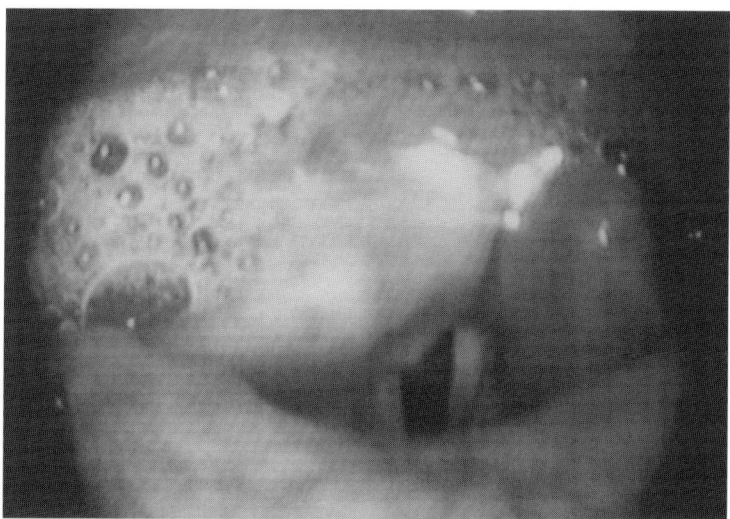

Abb. 7.9 b: Beim Phonationsversuch, Husten und Pressen kein Glottisschluß möglich. Im Bereich der hinteren Kommissur Überlauf in die Glottis (Aspirationsgefahr!).

den und variiert nach **Konsistenz, Bolusgröße, Temperatur** und, soweit möglich, nach **Geschmack** (vgl. Dantas et al., 1991; Kahrilas et al., 1993).

Bei Patienten mit Speichelaufstau infolge reduzierter Schluckreflextriggerung kann es von Nutzen sein, die Aufnahme einer kleinen Menge (1/3 Teelöffel) **gestoßenen Eises** zu prüfen. Die niedrige Temperatur bewirkt einen größeren sensorischen Input als der Speichel, ein Schluckreflex wird ausgelöst und läuft evtl. auch kräftiger ab als beim reinen Speichelschluck, so daß der Patient mit dem (zerlaufenen) Eis auch den Speichel besser abschlucken kann.

Patienten ohne bisherige orale Nahrungszufuhr erhalten in der Regel zunächst kleine Mengen (ca. 1/3 Teelöffel) **Götterspeise.** Die halbfeste Konsistenz ist für die meisten Patienten leichter zu schlucken als Flüssigkeiten und feste Speisen. Sie ist gleitfähig, verflüssigt sich bei Erwärmung, also im Körper, und könnte daher leicht abgesaugt werden bei Aspiration bzw. wird resorbiert ohne größere Reizerscheinungen, die z.B. Milchprodukte verursachen. Durch grüne oder orange Färbung läßt sie sich im Pharynx gut erkennen und der Bolus verfolgen (transnasale Untersuchung), unmittelbar nach dem Schlucken lassen sich Retentionen/Penetration/Aspiration identifizieren (transnasale und transorale Untersuchung). Weist ein Patient nach Strahlentherapie sehr trockene Schleimhäute auf, wird die Götterspeise evtl. zu klebrig sein und ein Schluckversuch mit **angedickter Flüssigkeit** (z.B

Karottensaft oder auch Kaffee) oder auch feinstpassiertem Gemüsebrei daher günstiger erscheinen (Gemüse enthält weniger Säure als Obst und wird daher oft besser toleriert). Aber auch feines Apfelmus kann dem Patienten angenehm sein. Werden **dünne Flüssigkeiten** verwendet, empfiehlt sich die Anfärbung mit **Methylenblau** oder **Lebensmittelfarbe**, um sie besser von Speichel/Sekret abgrenzen zu können.

Kann der Patient bereits oral Nahrung zu sich nehmen, erfolgt die endoskopische Prüfung zuerst mit der für ihn günstigsten Konsistenz (in der Regel **breiige Substanzen**). Je nach klinischem Befund und den bisherigen endoskopischen Auffälligkeiten werden daraufhin die Aufnahme von **fester Kost** und **Flüssigkeiten** überprüft (als feste Kost meist Butterbrot, als Flüssigkeiten Kaffee oder Tee). Erfahrungsgemäß haben Patienten mit neurologischen Erkrankungen, aber auch Patienten mit gestörter oraler Boluskontrolle nach Tumorbehandlung die anhaltendsten Schwierigkeiten mit Flüssigkeiten, Patienten mit Passagebehinderungen (bei Tumoren oder nach Tumorbehandlung, bei Strikturen und Narben und häufig bei Erkrankungen des Ösophagus) bei festen Speisen. Dies sind jedoch nur grobe Anhaltspunkte, stets ist der individuelle Status des Patienten ausschlaggebend!

Beobachtbare pathologische Symptome
● Transnasal beobachtbar vor reflektorischer pharyngealer Phase:
  – **Vorzeitiger Übertritt** von Substanzen in

1

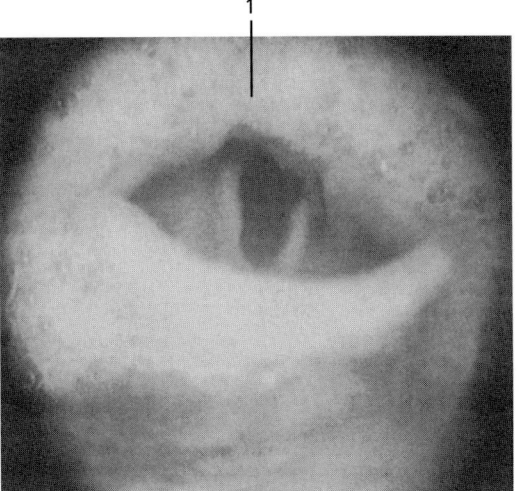 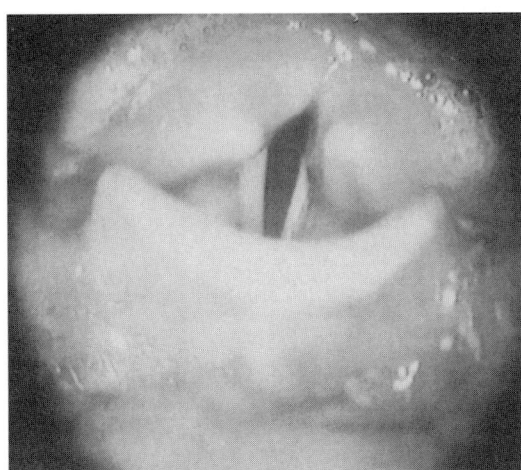

Abb. 7.10 a: Ausgeprägte Schluckstörung mit Aufstau von Speichel und Überlauf in die Glottis. Vor Beginn der konservativen Therapie.

Abb. 7.10 b: Nach Beendigung der Therapie.

den Pharynx, Penetration, Aspiration (prä-deglutitiv) mit/ohne Hustenreflex.
– **Verspätete Auslösung des Schluckreflexes** (erkennbar an verspäteter Anteriorbewegung der Aryknorpel, wenn einsehbar).
● Nach Beendigung der pharyngealen Phase (transnasal oder transoral beobachtbar):
– **Retentionen** an Pharynxwänden, in Valleculae und Sinus piriformes, über der hinteren Kommissur.
– **Penetration** (Larynxeingang, insbesondere laryngeale Fläche der Epiglottis, über die aryepiglottische Falten, über die hintere Kommissur) ohne/mit Hustenreiz.
– **Aspiration** (Glottis, subglottische Region) ohne/mit Hustenreflex.
Die Anfärbung der inneren Kehlkopfschleimhaut als Zeichen eines unvollständigen Kehlkopfverschlusses gleich nach dem ersten Schluck kann als Zeichen einer intradeglutitiven Aspiration gewertet werden (Langmore et al., 1997), welches aus o.g. Gründen weder bei der

transoralen noch transnasalen Untersuchung **direkt** beobachtbar ist. Demnach sollen alle drei ursächlichen Faktoren einer möglichen Aspiration transnasal endoskopisch erfaßt werden können, was nach unserer Meinung aber nur durch die radiologische Untersuchung mit Sicherheit feststellbar ist. Es läßt sich jedoch erkennen, wo das geschluckte Material überläuft, im hinteren Bereich der Glottis oder seitlich über die aryepiglottischen Falten und daraus gewisse Hinweise für die Ursache gewinnen. Besteht ein unvollständiger nasopharyngealer Verschluß, ist dies manchmal an der Anfärbung der Schleimhaut des Nasenrachenraumes verifizierbar, klinisch tritt evtl. Niesreiz und Bolusaustritt aus der Nase auf.
Nach jedem Schluck mit pathologischen Auffälligkeiten werden die entsprechenden therapeutischen Manöver überprüft:
● **Haltungsänderung.**
● **Reinigungstechniken.**
● **Schlucktechniken** (s. Kap. 10).

Tab. 7.5: Schweregradeinteilung der Aspiration nach dem laryngoskopischen Befund (Schröter-Morasch, 1996).

0	keine Aspiration
I	gelegentliche Aspiration bei erhaltenem Hustenreflex
II	permanente Aspiration bei erhaltenem Hustenreflex
	oder: gelegentliche Aspiration ohne Hustenreflex mit gutem willkürlichem Abhusten
III	permanente Aspiration ohne Hustenreflex mit gutem willkürlichem Abhusten
IV	permanente Aspiration ohne Hustenreflex, ohne willkürliches effektives Abhusten

Tab. 7.6: Beobachtbare Symptome der pharyngolaryngoskopischen Untersuchung und ihr pathophysiologisches Korrelat bei Schluckstörungen.

Symptome	Pathophysiologisches Korrelat
vorzeitiger Übertritt*	gestörte orale Boluskontrolle
	verspätete Reflextriggerung
verspätete Anteriorbewegung der Aryknorpel und Adduktion der Stimmlippen*	
Residuen	
hinterer Nasengang*	ungenügender velopharyngealer Verschluß
Pharynxwände	ungenügende Pharynxkontraktion
	ungenügende Zungenschubkraft
	reduzierte Kehlkopfhebung
Valleculae	reduzierte Zungenbasisretraktion
	(Perlmann et al. 1992)
	reduzierte Pharynxkontraktion
Sinus piriformes	reduzierte Öffnung des OES
Hintere Kommissur	reduzierte Kehlkopfhebung
Penetration	
laryngeale Epiglottisfläche	– reduzierte Kehlkopfhebung
	– reduzierte Dorsalbewegung d. Epiglottis (Ekberg 1983)
aryepiglottische Falten	– reduzierte Adduktion des Aditus laryngis
Taschenfalten	– Sensibilitätsstörung
Oberfläche d. Stimmlippen	
Aspiration	reduzierter Verschluß des Aditus
	reduzierter Glottisschluß
	Sensibilitätsstörung

* nur mittels transnasaler Endoskopie beobachtbar

Zeigen sich nach einem Schluck keine ausgeprägten Aspirationen, erhält der Patient eine etwas größere Menge (1 Teelöffel = ca. 3 ml), danach einen kleinen Eßlöffel (= 5 ml), anschließend wird die nächstschwierigere Konsistenz geprüft.

Allerdings sollte das Bolusvolumen auch versuchsweise vergrößert werden, wenn bei einer Menge von 1 ml Aspirationszeichen auftreten, sie der Patient aber sicher abhusten kann, da nachgewiesen wurde, daß bei größerem Bolusvolumen und auch höherer Viskosität sich die Effektivität des Schluckablaufs erhöht (Bisch et al., 1994; Miller et al., 1996).

Einschätzung des Schweregrades der Aspiration

Um mit der Einschätzung des Schweregrades der Aspiration auch eine Definition des Schweregrades der Schluckstörung zu erhalten, sind verschiedene Einteilungen erarbeitet worden (Mendelsohn, 1993; Miller et al., 1994; Hannig, 1995; Murray et al., 1996; Schröter-Morasch, 1996),

welche untereinander jedoch nicht vergleichbar sind.

Die Beurteilung des Schweregrades der Aspiration nimmt in der Führung schluckgestörter Patienten eine besondere Stellung ein. Einerseits müssen im Hinblick auf die unmittelbare Sicherung der Atemwege Entscheidungen getroffen werden, d. h. in schweren Fällen sind Tracheotomie und Einsatz geblockter Kanülen nicht zu umgehen. Andererseits hängt von der Beurteilung des Aspirationsgrades auch die Entscheidung über den Ernährungsmodus ab: Sind orale Nahrungs- und Flüssigkeitszufuhr noch vertretbar oder ist das Einlegen einer nasogastralen Sonde bzw. eine Indikation zu Gastrostomie/Jejunostomie erforderlich? Im Verlauf der Erkrankung ist zu beurteilen, ob eine Besserung durch eine funktionelle Therapie eintritt oder sogar chirurgische Eingriffe bis hin zum Glottisverschluß, Separation von Luft- und Speisewegen oder eine Laryngektomie erwogen werden müssen (Miller et al., 1994). Für diese weitreichenden Maßnahmen sind eingehende Bewertungen

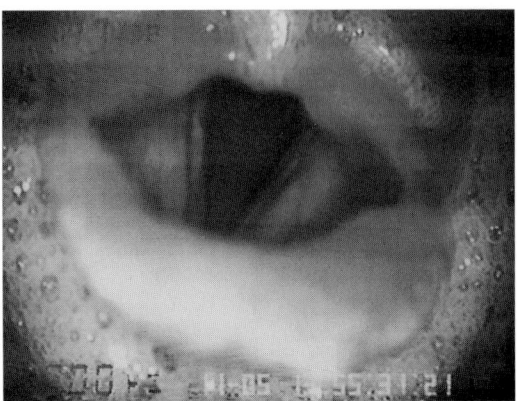

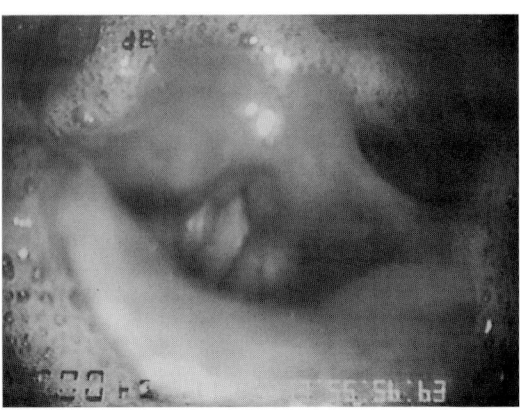

Abb. 7.11a: Transorale videoendoskopische Untersuchung eines Patienten (56 J.) nach Hirnstamminfarkt. Erstuntersuchung 11 Tage nach Erkrankung: Respiration. Ausgeprägter Speichelaufstau im gesamten Hypopharynx mit Überlauf in den Aditus in der hinteren Kommissur, kein Hustenreflex. Ausspucken des Speichels erforderlich, Ernährung noch über Magensonde, PEG-Anlage.

Abb. 7.11b: Phonation. Guter Glottisschluß, willkürliches Hochhusten erschwert, aber möglich.

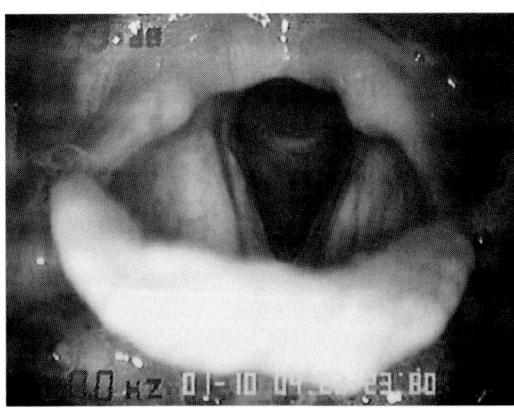

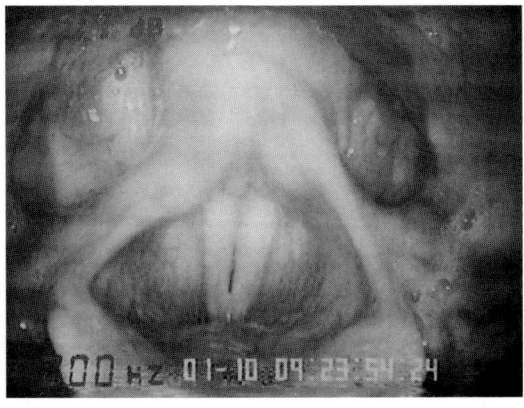

Abb. 7.11c: 6 Wochen nach Erkrankungsbeginn: Respiration. Nur noch geringgradiger Speichelaufstau.

Abb. 7.11d: Phonation. Deutlich weiterer Sinus piriformis rechts gegenüber links als Zeichen der Pharynxparese.

der klinischen, endoskopischen und/oder röntgenologischen Aspirationszeichen erforderlich.
Anhand videolaryngoskopischer Untersuchungen wurde eine Einteilung der Aspirationssymptomatik in die Schweregrade 0 bis IV erarbeitet (Tab. 7.5).
Da Aspirationen unterschiedlichen Grades beim Schlucken von Speichel oder Schleim sowie von Flüssigkeiten und Nahrung verschiedener Konsistenz, Temperatur und Menge auftreten können, sind entsprechend mehrfache Beurteilun-

gen erforderlich. Bei Schweregrad I und II können konservative Maßnahmen (Diätanpassung, funktionelle Schlucktherapie, Refluxprophylaxe, s. Kap. 9 und 10) evtl. ausreichen, bei Schweregrad III und IV müssen weitreichendere Entscheidungen erwogen werden, vom Verbot oraler Nahrungszufuhr bis zu Tracheotomie und geblockter Kanüle.
Bei der Einschätzung dieser Symptome muß berücksichtigt werden, daß ihre klinische Relevanz vom individuellen Zustandsbild des einzelnen

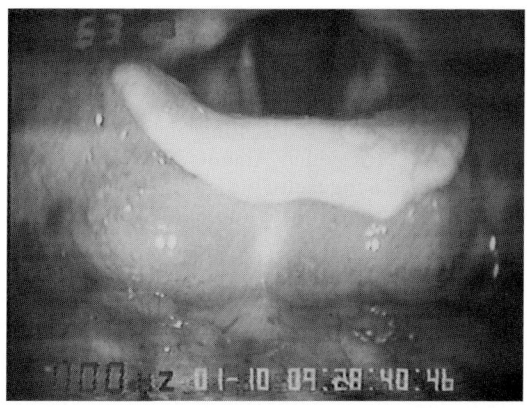

Abb. 7.11 e: Nach Schluckversuch mit Götterspeise. Aspirationsfreies Schlucken, jedoch Retentionen in beiden Valleculae.

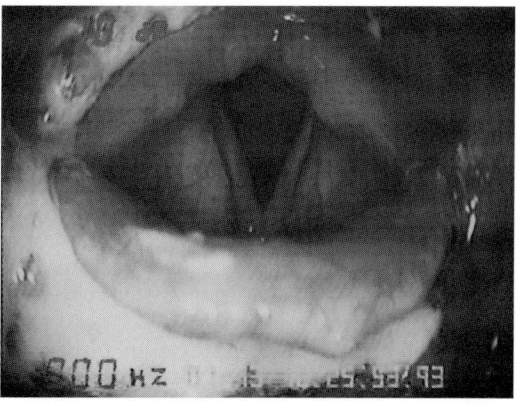

Abb. 7.11 f: Nach Schluckversuch mit Joghurt. Retentionen in beiden Valleculae und im rechten Sinus piriformis, leichte Penetration (laryngeale Epiglottisfläche), keine Aspiration.

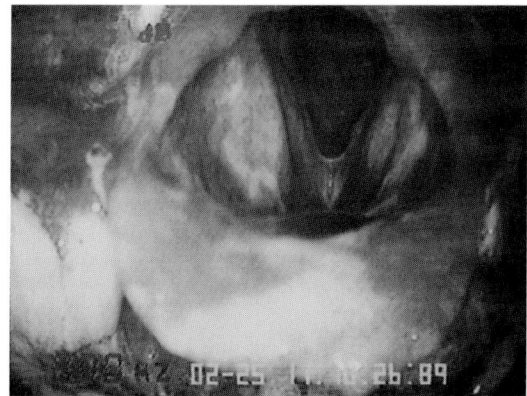

Abb. 7.11 g: 3 Monate nach Erkrankungsbegin., Befundverschlechterung (Lioresalmedikation?), nach Schluckversuchen deutliche Penetration, diskrete Aspiration (Silent aspiration!)

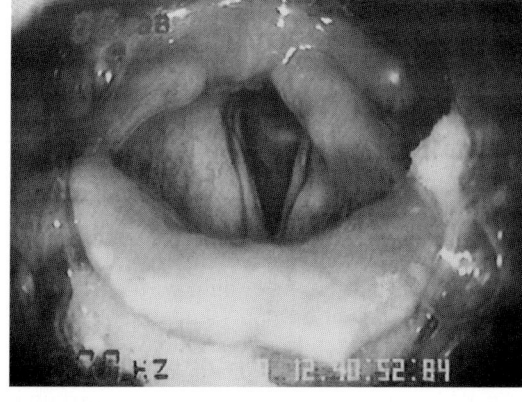

Abb. 7.11 h: 7 Monate nach Erkrankungsbeginn. Jetzt aspirationsfreies Schlucken aller Konsistenzen möglich, jedoch noch Retentionen (hier Brot) in beiden Valleculae, PEG-Entfernung möglich. Weitere Schlucktherapie und Einhaltung von Schluck- und Reinigungstechniken erforderlich.

Patienten abhängt (s. Kap. 9). Die **Menge** des aspirierten Materials ist im klinischen Alltag bisher ausschließlich durch die Röntgenuntersuchung zu bestimmen. Die Schweregradeinteilung nach dem laryngoskopischen Befund erscheint aus folgenden Gründen jedoch ebenso unverzichtbar im Management schluckgestörter Patienten (Schröter-Morasch, 1996):
- Sie ermöglicht die Beurteilung von nicht transportablen bzw. nicht kooperationsfähigen Patienten (Patienten auf Intensivstationen, Pa-

tienten im apallischen Syndrom, Patienten mit schweren körperlichen Behinderungen).
- Die Erfassung und Beurteilung von Speichelaspirationen ist häufig nur durch die endoskopische Untersuchung möglich.
- Sie ist je nach Notwendigkeit zur Beurteilung des Aspirationsgrades für Speisen unterschiedlicher Konsistenz, Temperatur und Menge beliebig oft wiederholbar.
- Sie ermöglicht eine objektive Therapieevaluation.

In Tabelle 7.6 sind die in der endoskopischen Schluckprüfung erfaßbaren Symptome und ihr mögliches pathophysiologisches Korrelat zusammengefaßt.

Zu beachten ist, daß Penetration und Aspiration auch auftreten können, wenn der Kehlkopfverschluß – obwohl motorisch ungestört – nicht **zeitgerecht** erfolgt. Dies kann endoskopisch, auch transnasal, nicht exakt unterschieden werden, da im Augenblick des reflektorischen Schluckens kein Einblick in den Kehlkopf möglich ist.

Die Beobachtung einer Aspiration ohne Hustenreiz („silent aspiration") ist stets alarmierend, eine zusätzliche Unfähigkeit des Patienten zum willkürlichen Abhusten kann lebensbedrohlich sein !

7.2.4   Die Bedeutung der Videodokumentation der endoskopischen Befunde

Nach Möglichkeit sollte bei allen Patienten versucht werden, die erhobenen Befunde bei der klinischen Untersuchung durch Videoaufzeichnungen zu dokumentieren. Dieses methodische Vorgehen gewährleistet eine erhebliche Verbesserung und Objektivierung der Diagnostik und Therapieevaluation:

- Die dynamischen Abläufe des Schluckaktes sind verlangsamt darstellbar, wodurch eine objektive Beurteilung erlaubt wird.
- Eine Kombination mit anderen Untersuchungstechniken läßt eine umfassende Befundbeurteilung und Datenkorrelation zu, z.B. mit Ergebnissen der Videofluoroskopie (Bevan und Griffiths, 1989; Dua et al., 1997).
- Eine interdisziplinäre Befundbeurteilung ist möglich.
- Dem Patienten und seinen Angehörigen kann der Befund demonstriert und seine Störung veranschaulicht werden, wodurch sich das Verständnis und die Motivation für die therapeutischen Maßnahmen verbessern lassen.
- Schließlich ist auch eine objektive Verlaufsbeobachtung möglich (Kittel et al., 1977; Schröter-Morasch, 1990).

Die Abbildungen 7.11a-h zeigen Einzelbilder der videoendoskopischen Untersuchungen eines 56jährigen Patienten nach Hirnstamminfarkt mit rechtsseitiger Hypoglossus-, Gaumensegel- und Pharynxparese.

7.3   Weitere diagnostische Möglichkeiten

Die wichtigste Untersuchung für die Beurteilung des funktionellen Ablaufs des Schluckvorgangs, die **Hochgeschwindigkeitskinematographie bzw. Videofluoroskopie** (vgl. Donner et al., 1966; Brühlmann, 1985; Hannig et al., 1987; Hannig, 1995; Jones et al., 1991; Ekberg 1997), wurde in Kapitel 6 bereits dargestellt. Die Manometrie und die pH-Metrie gelten ebenfalls als Routineuntersuchungen. Die weiteren erwähnten Maßnahmen dienen zumeist der Beantwortung spezieller Fragestellungen.

Die Manometrie (s. auch Kap. 14) ermöglicht Informationen über die Druckverhältnisse in Pharynx und Ösophagus während des Schluckens. Der Patient schluckt eine Druckmeßsonde, welche die Druckwechsel im Pharynx, Hypopharynx und Ösophagus registriert und dadurch die propulsiven Kräfte beim Transport des Bolus vom Pharynx in den Magen quantifizierbar macht. Mit einer gleichzeitigen Aufzeichnung der videofluoroskopischen Untersuchung kann durch eine Bild-zu-Bild-Analyse die zeitliche Zuordnung zu den beteiligten Muskeln des Oropharynx, Hypopharynx, oberen Ösophagussphinkters und Ösophagus erfolgen (vgl. McConnel et al., 1989; Olsson et al., 1996; s. auch Kap. 14). Weitere Aussagen lassen sich mit Hilfe der Sequenz-Computer-Manometrie treffen (Walther, 1994).

Die pH-Metrie gibt Aufschluß über eine Refluxsymptomatik, da durch den Rückfluß von Magensaft in den Ösophagus der Säuregrad verändert wird (Bollschweiler et al., 1993). Auf diese Untersuchung, ebenso wie auf weitere diagnostische und therapeutische Verfahren bei Erkrankungen des Ösophagus, wird in Kapitel 14 näher eingegangen.

Bronchoskopie: Da sowohl endoskopische als auch röntgenologische Untersuchung „Momentaufnahmen" sind, und sich die Symptomatik zu einem anderen Zeitpunkt – z.B. bei Ermüdung – durchaus unterschiedlich verhalten kann, ist die Bronchoskopie ein wertvolles Instrumentarium, akute und chronische Aspirationen zu verifizieren. In unserer Einrichtung wird häufig die Entscheidung über Entblockung, Dekanülierung, Nahrungsbeginn und Kostaufbau vom Ergebnis dieser Untersuchung wesentlich mitbestimmt.

Puls-Oxymetrie: Eine nichtinvasive Methode, bedrohliche akute und chronische Aspirationen im klinischen Alltag zu erfassen, ist die Messung der Sauerstoffsättigung des Blutes (Zaidi et al., 1995). Damit lassen sich Hinweise sowohl auf Störungen in der Regulation von Atmung und Schluckvorgang als auch auf relevante Aspirationen erhalten. Rogers et al. (1993) beschrieben signifikante Hypoxämien bei Kindern mit Zerebralparese während der Nahrungsaufnahme, welche in Einzelfällen sogar zur Entscheidung für die Anlage einer PEG (= perkutan endoskopische Gastrostomie) führten. Auch nach Dekanülement kann die Puls-Oxymetrie während der Nacht zur Sicherheit des Patienten eingesetzt werden.

Ultraschalluntersuchung: Verschiedene Autoren haben über die Möglichkeit der Beobachtung des Mundbodens und der Zunge mit Hilfe von Ultraschallverfahren berichtet (u. a. Böckler et al., 1989; Sonies, 1991; Wein et al., 1991a; Böhme, 1990). Insbesondere die Zungenbewegungen lassen sich sehr gut darstellen, wobei die Untersuchung die Patienten kaum beeinträchtigt. Hück und Walter (1995) beschrieben mit ihrer Hilfe die funktionelle Beziehung zwischen Relaxation und Öffnung des oberen Ösophagussphinkters und der ausreichenden Hebung des Hyoids und des Larynx. Diese Methode eignet sich neben der Diagnostik sehr gut zur Biofeedback-Therapie und zur Therapiekontrolle nach dem Training motorischer Funktionen von Mundboden und Zunge. Am Ösophagus kann durch die Endosonographie die Wandbeschaffenheit exploriert werden (Lorenz et al., 1993).

Elektromyographie: Mit elektromyographischen Ableitungen lassen sich einerseits die Aktivitäten verschiedener am Schluckvorgang beteiligter Muskeln und ihre zeitliche Abfolge registrieren (Perlmann et al., 1989; Thumfart, 1990; Engelke et al., 1995; McCulloch et al., 1996; Hillel et al., 1997). Oberflächenableitungen an Mundboden, Kiefermuskulatur, supra- und infralaryngealer Muskulatur können zudem als Biofeedback-Verfahren genutzt werden.

Andererseits können damit auch periphere Nervenläsionen von zentralen Schädigungen abgegrenzt werden. Etwa drei Wochen nach Eintritt der peripheren neuralen Schädigung ist eine objektive Diagnose möglich, ob es sich um eine periphere oder zentrale Parese eines Muskels handelt (Palmer et al., 1991). Im Verlauf läßt sich auch klären, ob es sich um eine vollständige oder unvollständige Läsion des peripheren Nerven handelt und ob mit einer Wiederkehr der

Funktion zu rechnen ist. Die Indikation zu dieser Untersuchung ist daher gegeben, wenn sich aus der sorgfältigen klinischen Untersuchung und den Funktionsprüfungen nicht zweifelsfrei klären läßt, ob eine zentrale oder periphere Parese vorliegt, die eindeutige Diagnose jedoch für die konservative Therapie relevant oder ein operativer Eingriff geplant ist.

Es muß jedoch darauf hingewiesen werden, daß die Untersuchung, insbesondere die Plazierung der Elektroden an der Larynxmuskulatur und am oberen Ösophagussphinkter, nicht ganz leicht durchführbar ist und daher speziellen Einrichtungen vorbehalten bleibt. Die Belastung für den oft allgemein schwer beeinträchtigten Patienten ist zudem nicht unerheblich, die Indikationsstellung sollte deshalb entsprechend sorgfältig erwogen werden.

Bildgebende Verfahren: Durch die Weiterentwicklung bildgebender Verfahren wie der **Computertomographie** und der **Kernspintomographie** lassen sich die am Schluckvorgang beteiligten Strukturen sowohl anatomisch als auch funktionell differenziert darstellen (vgl. Point et al., 1991; Wein et al., 1991). Sie sind bereits unverzichtbar in der Diagnostik zerebraler Läsionen und damit in der Lokalisationsbestimmung möglicher Ursachen der Schluckstörung (vgl. auch Kap. 4). Wegen des noch hohen technischen Aufwands in der Darstellung der peripheren Organe bei Bewegungsabläufen wird diese Untersuchungsweise für die klinische Beurteilung von Schluckstörungen jedoch vorerst nur in Einzelfällen relevant sein.

Literatur

Aviv, J.E., Martin, J.H., Sacco, R.L., Zagar, D., Diamond, B., Keen, M.S., Blitzer, A. (1996), Supraglottic and Pharyngeal Sensory Abnormalities in Stroke Patients with Dysphagia. Ann. Otol. Rhinol. Laryngol. 105: 92–97.

Aviv, J.E., Sacco, R.L., Thomson, J. et al. (1997), Silent Laryngopharyngeal Sensory Deficits After Stroke. Ann. Otol. Rhinol. Laryngol. 106: 87–93.

Barer, D.H. (1989), The natural history and functional consequences of dysphagia after hemispheric stroke. J. Neurol. Neurosurg. Psych. 52: 236–241.

Barth, V. (1982), Die Lupenstroboskopie. Richard Wolf GmbH, Knittlingen.

Bartolome, G. (1995), Schluckstörungen, funktionelle Behandlungsmethoden. Logos 3: 164–176.

Bastian, R.W. (1991), Videoendoscopic evaluation of patients with dysphagia: An adjunct to the modified barium swallow. Otolaryngol. Head Neck Surg. 104: 339–350.

Bastian, R.W. (1993), The Videoendoscopic Swallowing Study: An Alternative and Partner to the Videofluoroscopic Swallowing Study. Dysphagia 8: 359–367.

Bastian, R.W., Nagorsky, J.M. (1987), Laryngeal Image Feedback. Laryngoscope 97: 1346–1349.

Bevan, K., Griffiths M.V. (1989), Chronic aspiration and laryngeal competence. J Laryngol Otol 103:196–199.

Bigenzahn, W. (1995), Orofaziale Dysfunktionen im Kindesalter. In: Springer, L., Schrey-Dern, D. (Hrsg.) Forum Logopädie. Thieme, Stuttgart.

Bisch, E.M., Logemann, J.A., Rademaker, A.W., Kahrilas, P.J., Lazarus, C.L. (1994), Pharyngeal effects of bolus volume, viscosity, and temperature in patients with dysphagia resulting from neurological impairments and in normal subjects. J. Speech Hear. Res. 37: 1041–1049.

Böckler, R., Wein, B., Klajman, S. (1989), Ultraschalluntersuchung der aktiven und passiven Beweglichkeit der Zunge. Folia Phoniatr. 41: 277–282.

Böhme, G. (1990), Ultraschalldiagnostik der Zunge. Laryngo-Rhino-Otol. 69: 381–388.

Boles, R. (1980), Neuroanatomy for the otolaryngologist. In: Paparella, Shumrick (eds), Otolaryngology I. W.B. Saunders Company, Philadelphia: 132–173.

Bollschweiler, E., Feussner, H., Hölscher, A.H., Siewert, J.R. (1993), PH Monitoring: The Gold Standard in Detection of Gastrointestinal Reflux Disease? Dysphagia 8: 118–121.

Bosma, J.F. (1976), Sensorimotor examination of the mouth and pharynx. Front Oral Physiol. 2: 78–107.

Bosma, J.F., Donner, M.W., Tanaka, E., Robertson, D. (1986), Anatomy of the pharynx, pertinent to swallowing. Dysphagia 1: 23–33.

Brühlmann, W. (1985), Die röntgenkinematographische Untersuchung von Störungen des Schluckaktes. Hans Huber, Bern.

Buchholz, D.W. (1993), Clinically Probable Brainstem Stroke Presenting Primarily as Dysphagia and Nonvisualized by MRI. Dysphagia 8: 235–238.

Bushmann, M., Dobmeyer, S.M., Leeker, L., Perlmutter, J.S. (1989), Swallowing abnormalities and their response to treatment in Parkinson's disease. Neurology 39: 1309–1314.

Dantas, R.O., Kern, M.K., Massey, B.T., Dodds, W.J., Kahrilas, P.J., Brasseur, J.G., Cook, I.J., Lang, I.M. (1991), Effect of swallowed bolus variables on oral and pharyngeal phases of swallowing. Am. J. Physiol. 260: 675–681.

Denk, D.M., Kaider, A. (1997), Videoendoscopic Biofeedback: A Simple Method to Improve the Efficacy of Swallowing Rehabilitation of Patients after Head and Neck Surgery. ORL 59: 100–105.

Denk, D.M., Swoboda, H., Schima, W., Ehrenberger, K. (1997a), Prognostic Factors for Swallowing Rehabilitation Following Head and Neck Cancer Surgery. Acta Otolaryngol. (Stockholm) 117: 769–774.

Deuschl, G., Mischke, G., Schenck, E., Schulte-Mönting, J., Lücking, C.H. (1990), Symptomatic and essential rhythmic palatal myoclonus. Brain 113: 1645–1672.

Diesener, P., Deppe, W., Voss, A. (1996), Videoendoskopische Schluckdiagnostik. Tagungsband 2. Reha-Symposium, Neurologie und Orthopädie, Lingener Tage 1996. Hedon Klinik, Lingen.

Dobie, R.A. (1978), Rehabilitation of swallowing disorders. AFP 17: 84–95.

Donner, M.W., Silbinger, M.L. (1966), Cinefluorographic analysis of pharyngeal swallowing in neuromuscular disorders. Am. J. Med. Sci. 251, 5: 134/600–135/616.

Donner, M.W., Jones, B. (1991), Aging and neurological disease. In: Jones, B., Donner, M.W. (eds), Normal and abnormal swallowing, imaging in diagnosis and therapy. Springer Verlag, New York: 189–202.

Dua, K.S., Ren, J., Bardan, E., Xie, P., Shaker, R. (1997), Coordination of Deglutitive Glottal Function and Pharyngeal Bolus Transit During Normal Eating. Gastroenterol. 112: 73–83.

Ekberg, O. (1983), Epiglottic Dysfunction During Deglutition in Patients With Dysphagia. Arch. Otolaryngol. 109: 376–380.

Ekberg, O. (1997), Radiologic Evaluation of Swallowing. In: Groher, M.E. (ed), Dysphagia: Diagnosis and Management. Butterworth-Heinemann, Boston: 191–222.

Engelke, W. (1990), Die videoendoskopische Diagnostik velopharyngealer Verschlußmuster. Sprache-Stimme-Gehör 14: 153–158.

Engelke, W., Müller, C., Petersen, C.H. (1995), Elektromagnetische Untersuchungen zur Physiologie oropharyngealer Schluckbewegungen. Sprache-Stimme-Gehör 19: 105–113.

Groher, M.E. (ed) (1997), Dysphagia: Diagnosis and Management. Butterworth-Heinemann, Boston.

Hannig, C. (1995), Radiologische Funktionsdiagnostik des Pharynx und Ösophagus. Springer, Berlin.

Hannig, C., Wuttge-Hannig, A. (1987), Stellenwert der Hochfrequenzröntgenkinematographie in der Diagnostik des Pharynx und Ösophagus. Röntgenpraxis 40: 358–377.

Hillel, A.D., Robinson, L.R., Waugh, P. (1997), Laryngeal electromyography for the diagnosis and management of swallowing disorders. Otolaryngol. Head Neck Surg. 116: 344–348.

Hopf, H.C., Müller-Forell, W., Hopf, N.J. (1992), Localization of emotional and volutional facial paresis. Neurology 42: 1918–1923.

Horner, J., Massey, E.W., Riski, J.E., Lathrop, D.L., Chase, K.N. (1988), Aspiration following stroke: clinical correlates and outcome. Neurology 38: 1359–1362.

Horner, J., Buoyer, F.G., Alberts, M.J., Helms, M.J. (1991), Dysphagia following brainstem stroke. Arch. Neurol. 48: 1170–1173.

Hück, P.E., Walther, E.K. (1995), Sonographie der Larynx-Hyoid-Evaluation in der Diagnostik der Dysphagie. HNO-Informationen 20, 1: 103.

Jahnke, V. (1990), Klinik der pharyngoösophagealen Dysphagien aus Hals- Nasen- Ohren- ärztlicher Sicht. In: Verhandlungsbericht der Deutschen Gesellschaft für HNO-Heilkunde, Kopf- und Halschirurgie, Referate I: Klinik und Therapie der Dysphagien. 61. Jahresversammlung, Würzburg 1990. Springer Verlag, Berlin: 33–50.

Jones, B., Donner, M.W. (eds) (1991), Normal and abnormal swallowing, imaging in diagnosis and therapy. Springer Verlag, New York: 189–202.

Jongkees, L.B.W. (1980), Functional testing of the facial nerve In: Samii, M., Jannetta, P.J. (eds), The cranial nerves. Springer Verlag, Berlin: 413–417.

Kahrilas, P.J., Logemann, J.A. (1993), Volume Accomodation during Swallowing. Dysphagia 8: 259–265.

Kaps, M., Kisselbach, G. (1983), Stimmbandmyoklonus. Arch. Psychiatr. Nervenkr. 233: 409–414.

Kaye, G.M., Zorowitz, R.D., Baredes, S. (1997), Role of flexible laryngoscopy in evaluating aspiration. Ann. Otol. Rhinol. Laryngol. 106: 705–709.

Kerschensteiner, M., Poeck, K. (1974), Bewegungsanalyse bei buccofacialer Apraxie. Nervenarzt 45: 9–15.

Kidder, T.M., Langmore, S.E., Martin, B.J. (1994), Indications and Techniques of Endoscopy in Evaluation of Cervical Dysphagia: Comparison with Radiographic Techniques. Dysphagia 9: 256–264.

Kittel, G., Steiner, W., Jaumann, M.P. (1977), Lupenendoskopische Foto- und Filmdokumentation bei Stimmstörungen. Sprache Stimme Gehör 1: 42–49.

Langmore, S.E., Schatz, K., Olsen, N. (1988), Fiberoptic endoscopic examination of swallowing safety: a new procedure. Dysphagia 2: 216–219.

Langmore, S.E., Schatz, K., Olsen, N. (1991), Endoscopic and Videofluoroscopic Evaluations of Swallowing and Aspiration. Ann. Otol. Rhinol. Laryngol. 100: 678–681.

Langmore, S.E., McCulloch, T.M. (1997), Examination of the Pharynx and Larynx and Endoscopic Examination of Pharyngeal swallowing. In: Perlman, A.L., Schulze-Delrieu, K. (eds), Deglutition and its Disorders. Singular Publishing Group, San Diego.

Leder, B.S. (1996), Gag reflex and dysphagia. Head and Neck 18: 138–141.

Leder, S.B., Sasaki, C.T., Burrell, M.I. (1998), Fiberoptic Endoscopic Evaluation of Dysphagia to Identify Silent Aspiration. Dysphagia 13: 19–21.

Linden, P. (1991), Treatment of adult neurogenic dysphagia. In: Lesies, B. (ed), Seminars in Speech and Language. Thieme, New York.

Logemann, J.A. (1983), Evaluation and treatment of swallowing disorders. College Hill Press, San Diego, CA.

Logemann, J.A. (1988), Swallowing physiology and pathophysiology. Otolaryngol. Clin. North Am. 21: 613–623.

Logemann, J.A. (1995), Dysphagia: Evaluation and Treatment. Folia Phoniatr. Logop. 47: 140–164.

Logemann, J.A. (1998), Evaluation and treatment of swallowing disorders (2nd ed.). Pro-ed, Austin, Texas.

Logemann, J.A., Kahrilas, P.J., Kobara, M., Vakil, N.B. (1989), The Benefit of Head Rotation on Pharyngoesophageal Dysphagia. Arch. Phys. Med. Rehabil. 70: 767–771.

Lorenz, R., Jorysz, G., Classen, M. (1993), The Value of Endoscopy and Endosonography in the Diagnosis of the Dysphagic Patient. Dysphagia 8: 91–97.

McConnel, F.M., Cerenko, D., Mendelsohn, M.S. (1989), Manofluorographic analysis of swallowing. Otolaryn. Clin. North Am. 21: 625–635.

McCulloch, T.M., Perlman, A.L., Palmer, P.M., Van Daele, D.J. (1996), Laryngeal Activity During Swallow, Phonation, and the Valsalva Maneuver: An Electromyographic Analysis. Laryngoscope 106: 1351–1358.

Martin, B.J.W., Logemann, J.A., Shaker, R., Dodds, W.J. (1993), Normal laryngeal valving patterns during three breath-holding maneuvers: a pilot investigation. Dysphagia 8: 11–20.

Meadows, J.C. (1973), Dysphagia in unilateral cerebral lesions. J. Neurol. Neurosurg. Psych. 36: 853–860.

Mendelsohn, M.S. (1993), New Concepts in Dysphagia Management. J. of Otolaryngol., Suppl. 1: 5–24.

Miller, F.R., Eliachar, I. (1994), Managing the Aspirating Patient. Am. J. of Otolaryngol. 15: 1–17.

Miller, J.L., Watkin, K.L. (1996), The influence of bolus volume and viscosity on anterior lingual force during the oral stage of swallowing. Dysphagia 11: 117–124.

Monrad-Krohn, G.H. (1924), On the Dissociation of Voluntary and Emotional Innervation in Facial Paresis of Central Origin. Brain 47: 22–35.

Morasch, H., v. Cramon, D. (1984), Laryngoskopische Befunde bei zentraler traumatischer Dysphonie. HNO 32: 13–16.

Morasch, H., Joussen, K., Ziegler, W. (1987), Zentrale laryngeale Bewegungsstörungen nach schwerem, gedecktem Schädelhirntrauma und bei cerebrovaskulären Erkrankungen. Laryng. Rhinol. Otol. 66: 214–220.

Murray, J., Langmore, S.E., Ginsberg, S., Dostie, A. (1996), The Significance of Accumulated Oropharyngeal Secretions and Swallowing Frequency in Predicting Aspiration. Dysphagia 11: 99–103.

Nawka, T. (1997), Endoskopische Diagnostik und Therapie in der Laryngologie. In: Behrbohm, H., Kaschke, O., Nawka, T. (Hrsg.), Endoskopische Diagnostik und Therapie in der HNO. Gustav Fischer, Stuttgart.

Nilsson, H., Ekberg, O., Olsson, R., Hindfelt, B. (1998), Dysphagia in Stroke: A Prospective Study of Quantitative Aspects of Swallowing in Dysphagic Patients. Dysphagia 13: 32–38.

Ohmae, Y., Logemann, J.A., Kaiser, P., Hanson, D.G., Kahrilas, P.J. (1998), Effects of two breath-holding maneuvers on oropharyngeal swallow. Ann. Otol. Rhinol. Laryngol. 105: 123–131.

Olsson, R., Kjellin, O., Ekberg, O. (1996), Videomanometric Aspects of Pharyngeal Constrictor Activity. Dysphagia 11: 83–86.

Palmer, J.B., Holloway, A.M., Tanaka, E. (1991), Detecting lower motor neuron dysfunction of the pharynx and larynx with elektromyography. Arch. Phys. Med. Rehabil. 72: 214–218.

Perlman, A.L., Grayhack, J.P., Booth, B.M. (1992), The Relationship of Vallecular Residue to Oral Involvement, Reduced Hyoid Elevation, and Epiglottic Function. J. Speech Hear. Res. 35: 734–741.

Perlmann, A.L., Luschei, E., SuMond, C. (1989), Electrical activity from the superior pharyngeal constrictor during reflexive and non reflexive tasks, J. Speech Hear. Res. 32: 749–754.

Point, S.W., Bryan, R.N., Zinreich, S.J., Cunningham jr., E.T. (1991), Integrated approach to cross-sectional imaging and dysphagia. In: Jones, B., Donner, M.W. (eds), Normal and abnormal swallowing, imaging in diagnosis and therapy. Springer, New York: 119–146.

Robbins, J.A. (1988), Dysphagia and disorders of speech. In: Handbook of Speech-Language Pathology and Audiology, BC Decker Inc. Toronto: 1040–1057.

Robbins, J.A., Levine, R.L. (1988), Swallowing after unilateral stroke of the cerebral cortex: preliminary experience. Dysphagia 3: 11–17.

Robbins, J.A., Levine, R. (1993), Swallowing after Lateral Medullary Syndrome Plus. Clin. Comm. Disord. 1993, 3: 45–55.

Rogers, B.T., Arvedson, J., Msall, M., Demerath, R. (1993), Hypoxemia During Oral Feeding of Children with cerebral Palsy. Developm. Med. and Child Neurol. 35: 3–10.

Sasaki, C.T., Milmoe, G., Yanagisawa, E., Berry, K., Kirchner, J.A. (1980), Surgical closure of the larynx for intractable aspiration. Arch. Otolaryngol. 106: 422–423.

Sasaki, C.T., Isaacson, G. (1988), Functional anatomy of the larynx. Otolaryngol Clin North Am 21:595–612.

Schröter-Morasch, H. (1990), Die Bedeutung der Videodokumentation laryngoskopischer und stroboskopischer Befunde bei der Differentialdiagnose peripherer und zentraler Stimmstörungen. In: Eysholdt, U. (Hrsg.), Differentialdiagnostische Möglichkeiten bei Dysphonien. Verl. Abt. Phoniatrie, Univ. HNO-Klin. Göttingen: 53–57.

Schröter-Morasch, H. (1994), Anamnesebogen zur klinischen Erfassung von Schluckstörungen nach Hirnverletzung. EKN Materialien für die Rehabilitation, Bd. 5, Borgmann, Dortmund.

Schröter-Morasch, H. (1995), Transoral Videoendoscopy in the Clinical Management of Dysphagia. In: Kotby, N. (ed), Proceedings XXIII. World Congress of IALP, Aug. 6–10, 1995, Cairo: 476–479.

Schröter-Morasch, H. (1996), Schweregradeinteilung der Aspiration bei Patienten mit Schluckstörung. In: Gross, M. (Hrsg.), Aktuelle phoniatrisch-pädaudiologische Aspekte 1995, Bd. 3. Renate Gross Verlag, Berlin 1996: 145–146.

Schröter-Morasch, H. (1996a), Schlucken. In: Wendler, G., Seidner, W., Kittel, G., Eysholdt, U. (Hrsg.), Lehrbuch der Phoniatrie und Pädaudiologie (2. Aufl.). Thieme, Stuttgart: 302–312.

Schröter-Morasch, H., Winkler, R., Lumenta, Ch. (1995), Dysphagia after posterior fossa tumor surgery. Dysphagia 10: 139.

Schröter-Morasch, H., Hoole, P. (1998), Differentialdiagnose hyperkinetischer Bewegungsstörungen des Kehlkopfs. In: Gross, M., Eysholdt, U. (Hrsg.), Aktuelle phoniatrisch-pädaudiologische Aspekte 1997/98. Median Verlag, Heidelberg.

Schröter-Morasch, H., Bartolome, G. (1998), Swallowing disorders: pathophysiology and rehabilitation of neurogenic dysphagia. NeuroRehabilitation 10: 169–189.

Selley, W.G., Flach, F.C., Ellis, R.E., Brooks, W.A. (1989), Respiratory pattern associated with swallowing: part 2. Neurologically impaired dysphagic patients. Age and Ageing 18: 173–176.

Shaker, R., Dodds, W., Dantas, R., Hogan, W., Arndorfer, R. (1990), Coordination of deglutitive glottic closure with oropharyngeal swallowing. Gastroenterol. 98: 1478–1484.

Sonies, B.C. (1991), Ultrasound imaging and swallowing. In: Jones, B., Donner, M.W. (eds), Normal and abnormal swallowing, imaging in diagnosis and therapy. Springer, New York: 109–117.

Sonies, B.C. (ed) (1991a), Swallowing disorders. Seminars in speech and language, V 12/ N 3, Thieme Medical Publishers, New York.

Sonies, B.C., Weiffenbach, J., Atkinson, J.C. et al. (1987), Clinical examination of motor and sensory functions of the adult oral cavity. Dysphagia 1: 178–186.

Sonies, B.C., Baum, B.J. (1988), Evaluation of swallowing pathophysiology. Otolaryngol. Clin. North Am. 21: 637–648.

Struppler, A., Dengler, R. (1980), Neurophysiological diagnosis of facial nerv. In: Samii, M., Janetta, P.J. (eds), The cranial nervs. Springer, Berlin: 418–428.

v. Stuckrad, H., Lakatos, I. (1975), Über ein neues Lupenlaryngoskop. Laryngol. Rhinol. 54: 336–340.

Svensson, P., Almquist, S.A., Dotevall, H., Ruth, M., Sandberg, N. (1995), A videoendoscopic procedure for the evaluation of swallowing disorders. Folia Phoniatr. et Logop. 47: 107.

Thumfart, W.F. (1990), Funktionelle und elektrophysiologische Diagnostik bei Dysphagie. In: Verhandlungsbericht der Deutschen Gesellschaft für HNO-Heilkunde, Kopf- und Halschirurgie, Referate I: Klinik und Therapie der Dysphagien. 61. Jahresversammlung, Würzburg 1990. Springer, Berlin.

Veis, S.L., Logemann, J.A. (1985), Swallowing disorders in persons with cerebrovascular accident. Arch. Phys. Med. Rehabil. 66: 372–375.

Walther, E.K. (1994), Sequenz-Computermanometrie zur qualitativen Untersuchung der Schluckfunktion nach pharyngo-laryngealen Tumorresektionen. Thieme, Stuttgart.

Ward, P.H., Colton, R., McConnel, F., Malmgren, L., Woodson, G. (1989), Aging of the voice and swallowing. Otolaryngol. Head and Neck Surg. 100: 283–286.

Wein, B., Angerstein, W., Klajmann, S. (1991), Kernspintomographische Dokumentation mittels „Snapshot-FLASH-Technik" in der Artikulationsdiagnostik. Sprache Stimme Gehör 15: 58–60.

Wein, B., Böckler, R., Klajman, S. (1991a), Temporal reconstruction of sonographic imaging of disturbed tongue movements. Dysphagia 6: 135–139.

Willging, J.P. (1995), Endoscopic evaluation of swallowing in children. Int. J. Ped. Otorhinolaryngol. 32 (Suppl): 107–108.

Wu, C.H., Hsiao, T.Y., Chen, J.C., Chang, Y.C., Lee, S.Y. (1997), Evaluation of Swallowing Safety with Fiberoptic Endoscope: Comparison with Videofluoroscopic Technique. Laryngoscope 107: 396–401.

Zaidi, N.H., Smith, H.A., King, S.C. et al. (1995), Oxygen Desaturation on Swallowing as a Potential Marker of Aspiration in Acute Stroke. Age and Ageing 24: 267–270.

Zippel, R. (1960), Passageres Oblongata Syndrom (Wallenberg) bei Virusgrippe mit bleibender Stimmbandparese und nachhaltigen Vestibularisstörungen. HNO 9: 283–285.

Klinische Eingangsuntersuchung bei Schluckstörungen

Gudrun Bartolome

Einleitung

Bei Verdacht auf eine Schluckstörung führt der Sprachtherapeut/Logopäde als erste diagnostische Maßnahme die sogenannte „klinische Eingangsuntersuchung" durch. Im angloamerikanischen Sprachraum wird dafür der Ausdruck „bedside evaluation", also Krankenzimmeruntersuchung verwendet. Aus didaktischen Gründen wurden im vorhergehenden Kapitel bereits theoretische Grundlagen und Beurteilungskriterien für die Untersuchung am Schlucken beteiligter Organe beschrieben. Dieses Kapitel beinhaltet die praktische Durchführung der „klinischen Eingangsuntersuchung", unter Berücksichtigung des Diagnostikbogens im Anhang. Zusätzlich werden klinisch beobachtbare pathophysiologische Symptome ausführlich beschrieben, damit auch diskrete Dysphagiehinweise vom Untersucher erfaßt und kritisch interpretiert werden können.

Der vorliegende Untersuchungsbogen gliedert sich in **4 Teilschritte: 1.** Die Anamnese, **2.** die Überprüfung am Schluckvorgang beteiligter Organe, **3.** die direkte Schluckprüfung und **4.** die zusammenfassende Bewertung. Deskriptive Daten wie die anamnestische Befragung des Patienten und die Ruhebeobachtung am Schlucken beteiligter Organe werden unter den Kategorien ja – nein erfaßt. Die Leistungsbewertung willkürlich intendierter Bewegungen erfolgt über eine vierstufige Rangskalierung mit den Merkmalen „normal, leicht gestört, deutlich gestört" und „aufgehoben".

Insgesamt ist die klinische Eingangsuntersuchung als Screening-Verfahren zu bewerten. Linden et al. (1993) konnten in einer Studie an 249 Patienten in zwei Drittel der Fälle eine treffende Einschätzung des Aspirationsrisikos durch die „bedside evaluation" nachweisen. Die Untersuchung ermöglicht eine relativ gute Beurteilung der oralen Vorbereitungs- und oralen Phase, jedoch nur eine grobe Einschätzung des pharyngealen Schluckvorganges. Die **Ziele** dieser Eingangsdiagnostik sind:

- Erkennen einer Dysphagie und deren Lokalisation (oral und/oder pharyngeal).
- Erstellen eines Störungsprofils als Hilfe für die Therapieplanung und zur Einschätzung des Aspirationsrisikos.
- Festlegung der Notwendigkeit differentialdiagnostischer Untersuchungen.

- Entscheidungshilfe für die Durchführung kompensatorischer Maßnahmen während der videoendoskopischen und videofluoroskopischen Untersuchung.
- Allgemeine Einschätzung der Kommunikationsfähigkeit und des Sprachverständnisses.
- Allgemeine Einschätzung der Therapiefähigkeit unter den Aspekten Belastbarkeit, Vigilanz und Kognition.
- Beurteilung der Behandlungsindikation.
- Entscheidungshilfe für Sofortmaßnahmen, z.B. Essensbegleitung, diätetische Veränderungen. (Gravierende Eingriffe, wie z.B. das Verbot der oralen Ernährung oder die Anlage eines Tracheostomas und einer geblockten Trachealkanüle erfolgen in der Regel aufgrund des Videoendoskopie- und/ oder Videofluoroskopiebefundes.)

Zur **Ausrüstung** des Therapeuten für die klinische Schluckprüfung gehören:

- Gummihandschuhe.
- Spatel.
- Taschenlampe.
- Mullkompressen für die Stimulation.
- Wattestäbchen zur Überprüfung der Berührungsempfindung.
- Metallöffel (flach, vorne rund) für breiige Nahrung oder geringe Flüssigkeitsmengen.
- Becher (durchsichtig, oben weit oder mit Nasenkerbe) zum Trinken.
- Pipette, um Flüssigkeiten im hinteren Mundraum zu plazieren.
- Larynxspiegel Größe 0 und Eiswasser, um die Reflexauslösung zu stimulieren.
- Nahrung verschiedener Konsistenzen für die Probeschlucke, evtl. zusätzlich Lebensmittelfarbe.
- Eine Spuckschale zur Expektoration nach Rachenreinigung.
- Bei Trachealkanülenträgern: Sterile Handschuhe, Absauggerät, Handdruckmeßgerät oder Spritze zum Entblocken des Kanülencuffs, Trachealdilatator (Schere zum Offenhalten des Tracheostomas), falls notfallmäßig die Kanüle gezogen werden muß.

8.1 Anamnese

Die Anamnese (s. Befundbogen, Absatz 1.1 und 1.2) beginnt mit der Datensammlung über die Grunderkrankung sowie der Beschreibung des derzeitigen Status. Dazu gehört unter anderem die Kooperations- und Kommunikationsfähigkeit, die Rumpf- und Kopfkontrolle, das eventuelle Vorhandensein einer Trachealkanüle und die Art der Nahrungszufuhr, d. h. oral oder über Sonde. Als zweiter Schritt erfolgt das erste Kontaktgespräch mit dem Patienten. Nach der gegenseitigen Vorstellung leitet der Therapeut das Interview mit einfachen Fragen zur Situation ein, beispielsweise: „Warum sind Sie hier?" „Haben Sie mit dem Schlucken Probleme?" Durch die Antworten bzw. Reaktionen erhält man einen allgemeinen Eindruck über die Kooperations- und Kommunikationsfähigkeit, sowie Hinweise zur Krankheitseinsicht und/oder den Leidensdruck des Patienten.

Selbstverständlich werden während des Erstgespräches auch die Ziele und der Ablauf der bevorstehenden Untersuchung erklärt. Nun folgt eine gezielte Patientenbefragung. Diese beinhaltet Fragen zu allgemeinen Symptomen, die auf eine Schluckstörung hinweisen, und zu phasenspezifischen Störungsmerkmalen. Dabei wird auch die ösophageale Phase berücksichtigt. Erkrankungen der Speiseröhre werden zwar ausschließlich medikamentös oder chirurgisch behandelt, sie sollten jedoch – wegen der Gefährdung der Patienten – in der klinischen Eingangsuntersuchung orientierend erfaßt werden. Die Aspiration von saurem Mageninhalt kann bei vorliegender Refluxerkrankung zu ernsthaften, zum Teil lebensbedrohlichen pulmonalen Komplikationen führen (Bynum et al., 1976). Nach eigenen Daten (Bartolome et al., 1997) leiden 22 % der Patienten mit neurologisch bedingten oropharyngealen Dysphagien zugleich unter ösophagealen Beschwerden. Weist die klinische Eingangsuntersuchung auf Störungen der ösophagealen Phase hin, wird sofort der behandelnde Arzt verständigt. Insgesamt korrelieren nach Untersuchungen von Wright und Ellis (1997) die subjektiven Angaben der Patienten in hohem Maße mit der Lokalisation der vorliegenden Schluckstörung. Bei Patienten mit Bewußtseinsstörungen, gravierenden kognitiven Beeinträchtigungen, unzureichenden Kommunikationsmöglichkeiten oder schweren Sprachverständnisproblemen muß die Patientenbefragung ent-

fallen. Alternativ können die Angehörigen oder mit dem Patienten vertraute Personen über einzelne Daten Auskunft geben.

8.2 Untersuchung am Schluckvorgang beteiligter Organe

Die Inspektion (s. Befundbogen, Absatz 2.1 bis 2.4) umfaßt die Ruhebeobachtung, die Überprüfung reflektorischer Reaktionen und willkürlich intendierter Bewegungen sowie die Beurteilung der Berührungsempfindung. Für die Untersuchung wird der Patient in einer relaxierten Ausgangslage positioniert (s. Kap. 10.1.4.1). Die Ruhebeobachtung beinhaltet das visuelle Erfassen von Oberflächenbeschaffenheit, Form, Lage und Strukturveränderungen am Schlucken beteiligter Organe. Während bei Patienten mit mechanisch bedingten Schluckstörungen die Beschreibung der Strukturveränderungen im Vordergrund steht, werden bei neurogenen Erkrankungen eventuelle pathologische Tonusveränderungen oder unwillkürliche Bewegungen zusätzlich vermerkt. Die Überprüfung pathologischer Reflexreaktionen und oraler Automatismen ist insbesondere bei Patienten mit schweren Hirnverletzungen von Bedeutung. Ausgelöst werden die pathologischen Reaktionen, überwiegend durch taktile Stimulation der Lippen und der Zunge (s. Kap. 10.1.4.2). Um Verletzungen beim eventuellen Auslösen des Beißreflexes zu vermeiden, empfiehlt sich ein weicher Stimulus, z. B. eine leicht angefeuchtete, zigarrenförmig zusammengerollte Mullkompresse.

Zur Bewertung willkürlich intendierter Bewegungen der Lippen-, Kiefer-, Zungen-, Gaumen-, Rachen- und Kehlkopfmuskulatur führen die Patienten die einzelnen Aufgaben nach den verbalen Anweisungen des Therapeuten durch. Falls dies auch nach mehrmaliger Wiederholung nicht gelingt, wird die Bewegung demonstriert, und der Patient versucht sie zu imitieren. Neben Bewegungsumfang, Kraft und Geschwindigkeit wird auf Tonus, Hyperkinesen und eventuelle apraktische Bewegungen geachtet. Die Beurteilung der Berührungsempfindung erfolgt durch Betupfen der Lippen, Zunge, Wangenschleimhaut und des weichen Gaumens mit einem Wattestäbchen. Um visuelle Rückmeldungen auszuschließen, schließt der Patient dabei die Augen und gibt an, ob er die Berührung spürt und ob sie seitengleich ist. Die Beurteilungskriterien für die verschiedenen Items sind ausführlich in Kapitel 7 dargestellt.

8.3 Beobachtungen während der Schluckversuche

Nach der Überprüfung am Schluckvorgang beteiligter Organe erfolgt die Bewertung der Schluckfunktion (s. Befundbogen, Absatz 3). Die Versuche werden als Leerschlucke bzw. Speichelschlucke und, falls möglich, mit verschiedenen Nahrungskonsistenzen, d.h. flüssig, breiig und fest, durchgeführt. Im Normalfall erfolgt die Schluckprobe in Sitzposition. Weisen die bereits erhobenen Daten auf schwere sensomotorische Störungen und Aspirationszeichen (Zusammenfassung s. Abschnitt 8.5) hin, wird kein Schluckreflex ausgelöst oder liegen pathologische Lungenbefunde vor, entfällt die Probe mit Flüssigkeiten und Nahrung. Auch bei schwer bewußtseinsgestörten Patienten, die auf den Nahrungsstimulus zu spät oder überhaupt nicht reagieren, verzichtet man vorerst auf Eß- und Trinkversuche. Ernährt sich der Patient bereits oral, wird er während der Mahlzeiten beobachtet, und dabei werden unterschiedliche Nahrungskonsistenzen getestet.

8.3.1 Patienten mit Trachealkanülen

Die verschiedenen Kanülenarten wurden bereits ausführlich in Kapitel 9 beschrieben. Eine Kanüle erschwert zwar das Schlucken, bietet jedoch andererseits die Möglichkeit, aspiriertes Material relativ leicht abzusaugen. Patienten mit geblockter Kanüle werden für die Schluckprobe möglichst entblockt: Erstens behindert der aufgeblasene Cuff die Kehlkopfhebung, zweitens schließt der Cuff ohnehin nicht dicht mit der Trachealwand ab. Falls sich beim Schlucken Nahrung über der Blockung staut, kann es zu Mikroaspirationen bzw. bakteriellen Besiedlungen der Luftwege kommen. Während der Entblockung wird gleichzeitig abgesaugt, um ursprünglich über dem Cuff retiniertes Speichelsekret sofort zu entfernen.
Für die Schluckversuche der Kanülenpatienten bietet das **Anfärben der Nahrung** eine hilfreiche Möglichkeit, um Aspirationen nachzuweisen.

Gilardeau et al. (1995) empfehlen steriles Wasser mit grüner oder blauer Lebensmittelfarbe zu vermischen. Dann wird 1 ml Flüssigkeit (mit einer Spritze abgemessen) mit einem Teelöffel oder einer Spritze auf der Zunge plaziert und der Patient zum Schlucken aufgefordert. Patienten mit geblockter Kanüle werden vor dem Schluckvorgang entblockt. Während des Schluckvorganges verschließt man die Kanülenöffnung mit dem Finger und entfernt diesen wieder vor der Einatmungsphase. Unmittelbar nach dem Schlucken muß abgesaugt werden und dann innerhalb der darauffolgenden Stunde in Abständen von 15 oder 30 Minuten. Um den Farbkontrast leichter beurteilen zu können, empfiehlt es sich, das Sekret in einem weißen Gefäß aufzufangen. Bei hohem Aspirationsrisiko muß die Kanüle nach dem Schluckversuch wieder geblockt werden, zum Absaugen wird erneut entblockt. Insbesondere während der Blockung achtet man auf Sekretaustritt aus dem Stoma.
Um konsistenzabhängige Probleme herauszufinden, wird der Test, falls möglich, mit flüssigen und breiigen Substanzen durchgeführt. Bei den semisoliden Konsistenzen ist es wichtig, auf die Absaugbarkeit zu achten. Klebrig breiige oder feste Nahrung ist deshalb für diese Versuche nicht geeignet.
Der Färbetest ermöglicht eine Groborientierung über die Aspirationsgefahr und ist als Screening-Verfahren einzustufen. Ein positives Testergebnis weist immer auf eine Aspiration hin. Umgekehrt kann ein negatives Resultat nicht als eindeutig aspirationsfreies Schlucken bewertet werden, da bei geringen Aspirationsmengen keine Farbveränderung zu sehen ist (Thompson-Henry et al., 1995). Rückschlüsse auf die Ursache und den exakten Zeitpunkt der Aspiration sind ebenfalls nicht möglich. Da sich der 1-ml-Bolus mit Speichel und Schleim vermischt, kann die Aspirationsmenge nicht sicher beurteilt werden.
Darüber hinaus eignet sich der Färbetest auch als Screening-Methode, um bei Kanülenpatienten mit bestehender Refluxkrankheit (s. Kap. 14) eventuelle Aspirationen von Mageninhalt festzustellen. Hierzu wird die Sondennahrung angefärbt und dann in 30-Minuten-Intervallen tracheal abgesaugt. Potts et al. (1993) konnten jedoch mit dem **Glukose-Oxidase-Test** eine größere Treffsicherheit erreichen. Dabei wird ein Teststreifen, der die Glukosemenge eines Substrates erfaßt, in das abgesaugte Trachealsekret getaucht.

8.3.2 Sicherheitskriterien für die klinische Schluckprobe

Die Gefahr, nach Aspiration an Lungenentzündung zu erkranken, hängt von verschiedenen Risikofaktoren ab. Zudem gibt es keine gesicherten Aussagen über die tolerierbare Menge aspirierter Nahrung. Die pulmonale Verträglichkeit scheint individuell verschieden zu sein. Manche Patienten zeigen bereits nach einmaliger geringer Aspiration Infektionszeichen wie Fieber und Bronchitis oder erkranken an einer Lungenentzündung, während sich bei anderen keine pathologischen Zeichen nachweisen lassen (Langmore, 1991).

Das Bolusvolumen wird in der klinischen Schluckprüfung so dosiert, daß die Luftwege nicht blockiert oder gefährlich behindert werden, das heißt zu Beginn wird nicht mehr als 1/3 Teelöffel pro Schluck verabreicht. Für die Flüssigkeitsgabe verwendet man im Erstversuch Wasser oder Tee. Götterspeise hat sich als günstig für den Breischluck erwiesen. Deren Substanz weist eine relativ gute Gleitfähigkeit auf, zudem verflüssigt sie sich nach längerer Wärmeeinwirkung. Kommt es tatsächlich zur pulmonalen Aspiration, kann das nunmehr flüssige Material leichter abgehustet werden. Patienten mit Störungen der Schluckreflextriggerung haben bei kleinen Bolusmengen häufig erhebliche Probleme mit der Reflexauslösung. Hier versucht man nach Reflexstimulation (z.B. thermal/taktil) erneute Schlucke. Zeigen sich keine auffälligen akuten Aspirationshinweise (z.B. Husten, gurgelnde Stimmqualität, Expektoration von Nahrungsresten nach willkürlichem Rachenreinigen), wird das Bolusvolumen vergrößert. Testschlucke mit soliden Nahrungskonsistenzen können in der klinischen Diagnostik nur bei Patienten mit guter Kaufunktion und geringem Aspirationsrisiko durchgeführt werden.

Eine wichtige Schutzfunktion, um penetrierte oder aspirierte Nahrung wieder aus den Luftwegen zu befördern, ist der Hustenreflex. Besondere Vorsicht ist geboten, falls Beeinträchtigungen dieses Schutzmechanismus bestehen. Dies liegt in folgenden Fällen vor:

- Bei Patienten mit Sensibilitätsstörungen im Bereich der Luftwege kann der Hustenreflex völlig fehlen, es kommt zur sogenannten „silent aspiration". Deshalb empfiehlt es sich, prophylaktisch während und vor allem am Ende der Schluckprobe zum willkürlichen Husten aufzufordern.

- Bei Störungen der Stimmbandadduktion, Schwäche der Atemmuskulatur, bei geblockter, aber auch bei ungeblockter Trachealkanüle oder offenem Tracheostoma kann der subglottische Druck für einen effektiven Hustenstoß nicht aufgebaut werden. Bei ungeblockter Kanüle verschließt man deshalb während des Hustens die Kanülenöffnung mit dem Finger.

- Viele Patienten versuchen während oder nach der Schluckbeobachtung, den Hustenreiz zu unterdrücken, um keine Auffälligkeiten zu zeigen. Deshalb erklärt man allen Patienten vor der Schluckprobe: „Husten reinigt die Luftwege. Bitte unterdrücken sie auf keinen Fall den Hustenreiz!"

Der Therapeut kann den Hustenreiz forcieren, indem er bei jedem Hustenstoß mit der flachen Hand einen kräftigen, kurzen Druck am Brustbein nach dorsal-kranial ausübt. Maßnahmen für den Notfall sind in Kapitel 10.3.4.3 beschrieben.

8.4 Phasenspezifische Störungsmerkmale

Mit Hilfe der klinischen Eingangsuntersuchung können die Störungssymptome einzelnen Schluckphasen zugeordnet werden. Diese Lokalisation der Pathomechanismen bildet die Grundlage zur Festlegung weiterer differentialdiagnostischer Maßnahmen. Liegt eine klar definierbare isolierte Störung der oralen Vorbereitungs- oder der oralen Phase ohne Aspirationshinweise vor, kann auf die Videoendoskopie oder die Videofluoroskopie verzichtet werden. Bei Verdacht auf pharyngeale oder ösophageale Störungen muß in jedem Falle eine weiterführende instrumentelle Untersuchung erfolgen. Um diese Entscheidung zu erleichtern, werden in den folgenden Abschnitten die klinisch zu beobachtenden pathophysiologischen Symptome den einzelnen Stadien des Schluckvorganges zugeordnet. Die Phaseneinteilung entspricht der in Kapitel 2 getroffenen.

8.4.1 Störungen der oralen Vorbereitungsphase

Die orale Vorbereitungsphase umfaßt die Nahrungsaufnahme, die Bolusverarbeitung, also das Kauen, die Bolussammlung, das Halten des Bolus, sowie die Boluskontrolle. In dieser Phase wird die Nahrung zerkleinert und mit Speichel vermischt, um eine schluckgerechte Konsistenz zu erreichen. Die Kontraktion der Lippen- und Wangenmuskulatur verhindert ein Herausfließen aus dem Mund und das Abgleiten in die seitlichen Wangentaschen. Da jedoch während des Kauens der Eingang in den Rachenraum ungeschützt bleibt, fallen auch bei Gesunden häufig kleine Nahrungsteilchen in die Valleculae (Palmer et al., 1992). Flüssigkeiten oder breiige Nahrung werden sofort mit der Zunge aufgefangen oder kurz in der Mundhöhle bewegt (Kennedy, 1988). Bei diesen Nahrungskonsistenzen, die nicht gekaut werden müssen, verhindern das Senken des Velums und die Hebung der Hinterzunge ein vorzeitiges Abgleiten in den Rachenraum. Sensorische Rückmeldungen kontrollieren die Bolusgröße. Zum Ende der oralen Vorbereitungsphase wird die entsprechende Menge mit der Zungenspitze vom restlichen Material separiert und in der Zungenschüssel gesammelt. Dabei bilden die Zungenränder einen festen Abschluß mit dem Gaumendach. Die Angaben über das durchschnittliche Bolusvolumen pro Schluck differieren in der Literatur (s. Kap. 2.1). Insgesamt erfordert die orale Vorbereitungsphase ein differenziertes Zusammenspiel der Kiefer-, Lippen-, Wangen-, Zungen- und Gaumenmuskulatur, sowie eine intakte Rückmeldung des sensorischen Inputs. Bewegungsausmaß, Kraft und Bolusgröße variieren in Abhängigkeit von der Konsistenz.

Kiefermuskulatur

Bewegungsstörungen der Kiefermuskulatur können die Kieferöffnung, den Kieferschluß und die lateralen rotierenden Kaubewegungen beeinträchtigen. Teilresektionen von Muskelgewebe und/oder Knochen, Hypo- oder Hypertonus, apraktische Störungen der Willkürbewegung oder Koordinationsfehler schränken die Funktionen ein. Kieferklemmen, z. B. bei Spasmus der Kieferschließer behindern die Nahrungsaufnahme oder – durch die geringe Variabilität der Kieferöffnung – die Bolusverarbeitung. Kiefersperren mit ihrer unvollständigen mandibular-maxillaren Annäherung stören ebenfalls den Kauvorgang. Häufig erschweren zusätzlich pathologische orofaziale Reflexmuster die Bolusaufnahme und Verarbeitung, wie z. B. der Beißreflex. Treten beim Kauen Mit-, Such- oder Ersatzbewegungen

auf, sollte eine gesonderte Prüfung auf eine bukkofaziale Apraxie erfolgen.

Klinische Störungssymptome: Die Auswirkungen von Kieferfunktionsstörungen auf die orale Vorbereitungsphase sind in der klinischen Beobachtung leicht festzustellen. So gibt es Patienten, die den Mund überhaupt nicht oder zu wenig öffnen können, weder willkürlich noch durch Stimulation reflektorischer Bahnen. Dadurch wird die orale Nahrungsaufnahme behindert. Bei unvollständiger mandibular-maxillarer Annäherung und bei Störungen der Rotationsbewegung des Unterkiefers verbleibt die Nahrung unzerkaut oder unvollständig zerkleinert im Mundraum.

Lippenbewegungen

Während des Kauvorganges werden folgende Lippenfunktionen benötigt: Lippenrundung und Vorschieben, Lippenbreitziehen und Lippenschluß. Während der gesamten Nahrungsverarbeitung sowie beim Sammeln und Halten des Bolus bleiben die Lippen geschlossen.

Klinische Störungssymptome: Auffälligstes Symptom ist das Wiederaustreten des Bolus aus dem Mund bei unvollständigem Lippen- und Kieferschluß. Während des Kauvorganges sollen trotz wechselnder Kieferöffnungen die Lippen immer geschlossen bleiben.

Nahrungsreste im oberen oder unteren Sulcus weisen auf eine ungenügende Spannung hin, die Lippen liegen nicht dicht genug am Zahndamm an.

Wangenmuskulatur

Während des Kauvorganges werden die lateralen Sulci durch wechselseitige Kontraktionen der Wangenmuskulatur abgedichtet, damit sich keine Bolusteilchen in den Wangentaschen ansammeln. Hypotonisierung oder Diskoordinationsstörungen der zeitlich fein abgestuften Bewegungen können die notwendige Tonisierung beeinträchtigen.

Klinische Störungssymptome: Nahrungsreste im seitlichen Sulcus, unilateral oder bilateral, oben und/oder unten weisen auf Beeinträchtigungen der Wangenmuskulatur hin.

Zungenbewegungen

Während des Kauens schiebt die Zunge durch rotierende laterale Bewegungen parallel mit der gleichzeitigen Kieferöffnung Nahrung zwischen die Molaren einer Seite. Zugleich wird die Zunge etwas gehoben, damit der Bolus auf der jeweiligen Kauseite gehalten werden kann. Das folgende Sammeln und Halten des Bolus gegen den Gaumen erfordert eine differenzierte neuromuskuläre Zungenkontrolle. Vor allem der posteriore Zungenanteil bringt den Bolus in die Halteposition. Die Zunge bildet mit den anterioren und lateralen Rändern einen hufeisenförmigen Abschluß gegen den Gaumen, die mediane Raphe ist gesenkt und der Bolus in dieser Schüssel gefangen. Dies ähnelt der Zungenform beim Frikativ „sch".

Klinische Störungssymptome: Man beobachtet bei Störungen der Lateralbewegungen unzerkaute Nahrung auf der Zunge oder zwischen Zunge und Zähnen. Bei Beeinträchtigungen der Zungenspitzen- und Zungenränderelevation kann die Nahrung nicht gesammelt oder gehalten werden. So findet man nach dem Schlucken Bolusreste in den Sulci, auf dem Gaumen oder im gesamten Mundraum verteilt.

Sensibilität

Die orale Berührungsempfindung meldet die Lage und Verteilung des Bolus im Mundraum und trägt dadurch zu zielgerichteten motorischen Aktivitäten bei. Je nach Lokalisation der taktilen oralen Sensibiltätsstörung werden die Bolusteile in diesem Areal nicht oder unzureichend gespürt.

Klinische Störungssymptome: Bei Beeinträchtigung der taktilen Sensibilität beobachtet man oft ein Verbleiben von Nahrungsresten im gestörten Bereich, die der Patient nicht wahrnimmt.

8.4.2 Störungen der oralen Phase

Diese Phase beinhaltet den Rücktransport des Bolus im oralen Raum bis zum Eintritt in den Oropharynx. Zu Beginn wird die Speise in der Zungenschüssel gehalten, während die Zungenspitze an den vorderen oberen Alveolen und die Zungenränder dicht am Gaumendach anliegen. Danach wird durch wellenförmiges Heben der medialen Zunge die Nahrung am Gaumendach entlang nach hinten geschoben. Die Zungenkonfiguration paßt sich dem Bolusvolumen, die Zungenkraft der Konsistenz an. Letztere erhöht sich mit steigender Viskosität (Miller et al., 1996). Lippen und Kiefer bleiben geschlossen, und die Wangen sind bilateral tonisiert. Die Dauer des Bolustransportes beträgt im Mittel eine Sekunde. Die orale Phase endet mit der Schluckreflexauslösung.

Lippen und Kiefer

Durch den labialen und maxillar-mandibularen Schluß werden intraorale Druckverluste verhindert. Zugleich bietet der geschlossene Kiefer die notwendige Stütze für die differenzierten Elevations- und Retraktionsbewegungen der Zungenmuskulatur.

Klinische Störungssymptome: Schlucken mit geöffnetem Mund ist zwar möglich, jedoch deutlich erschwert und mit orofazialen (Hyperaktivität des Musculus orbicularis oris oder des Musculus mentalis) und/oder lingualen Kompensationsmechanismen verbunden. Bei auffälligen klinischen Störungssymptomen, wie oraler Nahrungsaustritt, müssen begleitende Dysfunktionen der Zungenmotorik mitberücksichtigt werden.

Zunge

Der enge lingual-palatale Kontakt bleibt während des oralen Bolusrücktransportes bestehen. Fein koordinierte Elevations- und Retraktionsbewegungen formen die wellenförmigen Kontraktionen.

Klinische Störungssymptome: Patienten mit **apraktischen Bewegungsstörungen** der Zunge haben häufig Schwierigkeiten, die orale Phase zu initiieren. Durch Palpation am Mundboden – gestreckter Zeigefinger oder Fingerspitzen werden auf den äußeren Mundboden hinter das Kinn gelegt – spürt man das Einsetzen der oralen Phase und deren Verlauf bis zur Reflexauslösung.

Eine Beeinträchtigung der **lingualen Retraktions- und Elevationsbewegung**, z.B. aufgrund von Paresen oder Teilresektionen der Zunge, erhöht ebenfalls die Dauer des oralen Bolustransportes.

Bei eingeschränkter **Zungenhebung** beobachtet man nach dem Schlucken Nahrungsreste auf der Zunge oder am Gaumen. Bei gestörter **Zungenspitzenelevation** können Bolusteilchen auf den Mundboden fallen. Beobachtet man mit Zunahme der Viskosität vermehrte Bolusretentionen am Gaumen, liegt die Ursache möglicherweise in einer reduzierten **Zungenkraft**.

Bei bestimmten neurologischen Erkrankungen können in dieser Phase des Schluckaktes orale Desintegrationszeichen wie Zungenstoß oder repetitive Pumpbewegungen der Zunge auftreten. Beim **Zungenstoß** wird die Nahrung statt nach posterior nach anterior befördert und bei geöffneten Lippen wieder aus dem Mund gestoßen. Obwohl der Zungenstoß hier den lingualen Dysfunktionen zugeordnet wurde, liegt tatsächlich ein komplexes pathologisches Störungsmuster zugrunde, das Beeinträchtigungen der orofazialen, mandibularen und lingualen Muskulatur beinhaltet.

Wiederholte stereotype **Pumpbewegungen** der Zunge beobachtet man häufig bei Parkinsonpatienten. Die anterioren und posterioren Zungenteile werden gegen den Gaumen gedrückt, der Bolus wird dabei nur bis zur Zungenmitte geschoben und fließt vor der nächsten Zungenelevation wieder zurück in den vorderen Zungenabschnitt. Dies verursacht die Pumpbewegungen der Vorderzunge, und der Bolus kann nicht über den Zungenrücken abfließen.

Bei Patienten mit **partiellen** oder **vollständigen Resektionen** der Zunge ist der orale Rücktransport gestört oder überhaupt nicht möglich. Es kommt zu massiven Nahrungsansammlungen in der Mundhöhle.

Störungen der lingualen Funktionen können zum **Leaking**, d.h. zum vorzeitigen Abgleiten von Bolusteilen in den Rachen führen. Dabei kommt es häufig zu **prädeglutitiver Penetration** in den Kehlkopfeingang oder zur **Aspiration**. Dies macht sich bei intakter laryngealer Sensibilität klinisch durch Husten vor der Schluckreflexauslösung bemerkbar.

Wangenmuskulatur

Während des oralen Rücktransportes kontrahiert die Wangenmuskulatur bilateral.
Klinische Störungssymptome: Bei unzureichender Kontraktion fallen Bolusteile in den lateralen Sulcus. Nach dem Schlucken finden sich Nahrungsreste in den Wangentaschen.

Velum

Das Gaumensegel bleibt während der oralen Phase durch Kontraktion der vorderen Gaumenbögen gesenkt.
Störungssymptome sind klinisch direkt nicht zu beobachten und nur endoskopisch oder radiologisch sichtbar.

Berührungsempfindung

Der taktile sensorische Input trägt zur Wahrnehmung über Beschaffenheit, Größe und Lage des Bolus bei.
Klinische Störungssymptome: Bolusrückstände können nicht wahrgenommen werden und bleiben im gestörten Bereich, z.B. auf der Zunge oder am Gaumen, liegen. Das Material kann unter Umständen unbemerkt in den pharyngealen Raum gleiten und eine **prädeglutitive Aspiration** verursachen. Bei intakter Sensibilität der Luftwege husten die Patienten.

8.4.3 Störungen der pharyngealen Phase

Mit der Schluckreflexauslösung beginnt die pharyngeale Reflexphase. Diese endet mit dem Eintritt des Bolus in den Ösophagus. Die pharyngeale Phase dauert etwa eine Sekunde. Sie gliedert sich in folgende Komponenten:
1. Reflextriggerung.
2. Velopharyngealer Abschluß.
3. Zungenabschluß mit der Pharynxrückwand.
4. Pharyngeale Kontraktionen.
5. Laryngealer Verschluß.
6. Kranio-ventrale Larynxbewegung.
7. Öffnung des pharyngo-ösophagealen Segments.

Reflextriggerung

Die Reflextriggerung beginnt mit der Kehlkopfhebung nach anterior. Es besteht noch Unklarheit über das Zusammenwirken der reflexauslösenden Faktoren, die sich aus motorischen und sensorischen Fähigkeiten und solchen des zentralen Erkennens und Weiterleitens zusammensetzen. Bei jüngeren Personen wird der Reflex ausgelöst, sobald der Bolus die vorderen Gaumenbögen passiert. Ab einem Alter von 60 Jahren verlagert sich der Triggerpunkt weiter aboralwärts. Als Normgrenze gilt der Schnittpunkt zwischen Zungenbasis und Mandibula (Perlmann et al., 1997). Fällt der Bolus vor der Reflexauslösung in den Hypopharynx, z.B. bis in die Sinus piriformes oder in den Aditus laryngis, erhöht sich die Aspirationsgefahr.

Grundsätzlich muß zwischen verlängerter oraler Phase und verzögerter Reflextriggerung unterschieden werden. Durch Palpationen am Mundboden und am Kehlkopf (Schluckkontrollgriff) spürt der Therapeut die einleitenden Zungenbewegungen und den Beginn der Reflextriggerung.

Dies erlaubt Rückschlüsse auf die Dauer der oralen Phase, jedoch nicht auf die Lokalisation der Reflexauslösung (Triggerpunkt). Eine verzögerte Reflextriggerung läßt sich deshalb mit der klinischen Untersuchung nicht beurteilen.

Klinische Störungssymptome: Dauert die Phase zwischen der Initiierung des oralen Bolusrücktransportes (Hebung der Zungenspitze an den vorderen Gaumen) und der Reflexauslösung (Kehlkopfhebung nach anterior) länger als eine Sekunde – sie kann bis zu fünf, zehn oder noch mehr Sekunden dauern – so spricht man von **verlängerter oraler Phase**. Eine fehlende Kehlkopfhebung weist auf eine **aufgehobene Reflexauslösung** hin. Häufig versuchen die Patienten, mit übermäßigen Zungenbewegungen die erschwerte Reflextriggerung zu kompensieren. Dabei kommt es zu Kehlkopfhebungen mit geringer Bewegungsamplitude, die jedoch nicht mit der eigentlichen Reflextriggerung gleichzusetzen sind. Bei schweren Störungen wird das angesammelte Sputum ausgespuckt oder aufgrund der dann fehlenden laryngealen Schutzmechanismen prädeglutitiv aspiriert.

In der Untersuchung wird der folgende **Schluckkontrollgriff** (Abb. 8.1) angewendet:
- Zeigefinger am äußeren Mundboden hinter dem Kinn – Information über die Dauer der Zungenbewegungen während der oralen Phase.
- Mittelfinger am Zungenbein – Information über die Hyoidelevation und das Einsetzen der Reflextriggerung.
- Ringfinger am oberen Schildknorpel, kleiner Finger am Ringknorpel-Information über die Larynxelevation und Reflextriggerung.

Es ist wichtig, die Fingerspitzen nur leicht anzulegen, um keinen unnötigen Druck auszuüben.

Velopharyngealer Verschluß

Der velopharyngeale Abschluß wird durch die Velumelevation gewährleistet, die das Eindringen des Bolus in die Nase, also eine nasale Penetration, verhindert.

Klinische Störungssymptome: Tritt Nahrung in die Nase ein, reagieren die Patienten bei intakter Sensibiliät der Nasenschleimhäute mit Niesen. Häufig beobachtet man Nahrungsaustritt aus der Nase. Bei insuffizientem velopharyngealen Abschluß erhöht sich die Wahrscheinlichkeit einer nasalen Penetration insbesondere bei großen Bolusmengen oder nach vorne geneigtem Kopf.

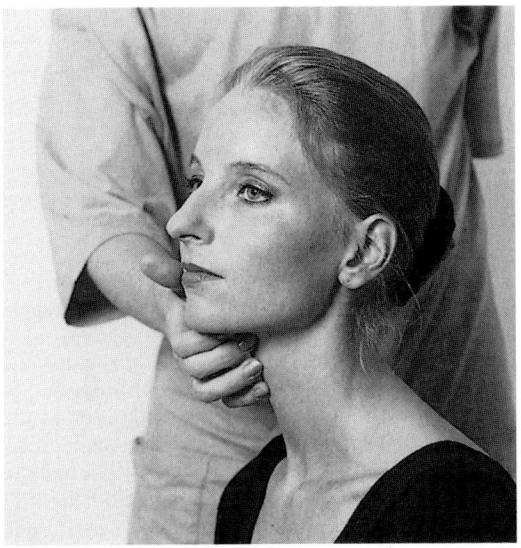

Abb. 8.1: Schluckkontrollgriff.

Zungenabschluß mit der Pharynxrückwand

Die Hinterzunge transportiert durch eine schnelle, kolbenartige Rückwärtsbewegung den Bolus in den Hypopharynx. Die Zungenbasis drückt dabei gegen die Rachenhinterwand. Durch die Schubkraft der Zunge und den Widerstand der Rachenwand wird im Oropharynx eine Druckkraft auf den Bolus ausgeübt. Diese bildet eine wichtige Komponente des pharyngealen Bolustransportes (McConnel et al., 1989; Hamlet et al., 1989; Mendelsohn, 1993). Bei reduzierter Zungenschubkraft dauert die Boluspassage durch den Oropharynx länger. Als Folge der eingeschränkten Zungenbasisretraktion verbleiben häufig Nahrungsreste in den Valleculae. Besteht neben der verringerten Zungenschubkraft eine verminderte Kehlkopfhebung, kommt es zu Öffnungsstörungen des oberen Speiseröhrensphinkters, was zu erheblichen Beeinträchtigungen der Boluspassage bzw. zu einer **postdeglutitiven Aspiration** führen kann. Die über dem Speiseröhreneingang gestaute Nahrung läuft dann, sobald sich der Kehlkopf nach dem Schlucken wieder gesenkt hat, in den Aditus laryngis über.

Klinische Störungssymptome: Störungen der Zungenmobilität oder Teilresektionen der Zunge sowie an der Retraktion beteiligter äußerer lingualer Muskeln können die Schubkraft der Zunge vermindern oder im schlimmsten Falle aufheben. Die Patienten schlucken häufig wiederholt nach und berichten über Missempfindungen im Rachen. Wird die Stelle in Höhe des Zungenbeins (Kinn-Halswinkel) lokalisiert, kann dies auf Retentionen in den Valleculae hinweisen. Mit folgender Maßnahme lassen sich Reste in den Valleculae klinisch überprüfen:

Phonationsprobe A mit Kopfextension

1. Der Patient wird nach dem Schlucken aufgefordert, kurz „A" zu phonieren.
2. Dann erfolgt die Anweisung, den Kopf zu strecken und anhaltend „A" zu phonieren.
3. Wird die Stimmqualität gurgelnd oder rauh, haben sich Nahrungsreste aus den Valleculae entleert. Die veränderte Klangqualität entsteht durch auf den Stimmlippen liegende Fremdkörper. Bei intakter laryngealer Sensibilität wird das in den Kehlkopfeingang penetrierte Material abgehustet.

Pharyngeale Kontraktionen

Die pharyngealen Kontraktionen verlaufen vom Nasopharynx zum Hypopharynx. Die kontraktorische Welle übt Druck auf das Bolusende aus und hat eine reinigende Funktion (Cerenko et al., 1989). Bei Beeinträchtigungen der Pharynxmuskeln verbleiben nach dem Schluckakt Bolusreste an der Rachenhinterwand und im Sinus piriformis.

Klinische Störungssymptome: Bei intakter Sensibilität klagen die Patienten über Nahrungsreste im Hals, häufig schlucken sie mehrmals leer nach, um die Residuen zu beseitigen. Folgende Phonationsproben ermöglichen einen orientierenden Befund:

Phonationsprobe B nach Hochräuspern

1. Der Patient wird aufgefordert, unmittelbar nach dem Schlucken kurz „A" zu sprechen.
2. Dann wird er gebeten, einige Sekunden lang hochzuräuspern bzw. den Rachen zu reinigen. Dadurch lösen sich an der Rachenhinterwand verbliebene Bolusreste und fallen in den Larynxeingang. Jetzt wird einige Sekunden lang „A" phoniert.
3. Zeichen wie gurgelnde Stimmqualität, Husten oder Ausspucken von Nahrung weisen auf pharyngeale Residuen hin.

Zeigt sich sofort nach dem Schlucken eine veränderte Stimmqualität (Schritt 1), können unterschiedliche Faktoren die laryngeale Penetration verursacht haben.

Bei bilateralen pharyngealen Paresen verbleiben Nahrungsreste in beiden Recessus piriformes und bei unilateralen Paresen auf der kranken Seite. Eine Möglichkeit zur Lokalisation der Störung bietet die folgende Phonationsprobe:

Phonationsprobe C mit Kopfdrehung

1. Der Patient wird sofort nach dem Schlucken gebeten, kurz „A" zu phonieren.
2. Sodann wird er aufgefordert, den Kopf nach rechts zu drehen und anhaltend „A" zu phonieren.
3. Dieselbe Sequenz wird mit Kopfdrehung nach links durchgeführt.
4. Die Veränderungen der Stimmqualität bei Kopfrotation nach rechts, links oder beidseitig erlauben Rückschlüsse auf die Lokalisation der hypopharyngealen Residuen. Häufig husten die Patienten zusätzlich und müssen in gravierenden Fällen die Nahrung wieder ausspucken.

Laryngeale Adduktion

Der Verschluß des Kehlkopfes geschieht auf drei Ebenen:
1. Aneinanderlegen der Stimmlippen.
2. Aneinanderlegen der Taschenfalten.
3. Neigung der Epiglottis und Schluß der aryepiglottischen Falte am Kehlkopfeingang.

Patienten mit isolierten Störungen des Glottisschlusses (Punkt 1) leiden in der Regel nicht an einer Schluckstörung. Zu Problemen kommt es bei zusätzlichen Beeinträchtigungen, z. B. bei unzureichendem Schutz des Kehlkopfeinganges (Punkte 2 und 3) und in Kombination mit einer reduzierten Kehlkopfhebung.

Klinische Störungssymptome: Aphonie oder behauchte Stimmqualität weisen auf einen insuffizienten Glottisschluß hin. Treten Fremdkörper in den Kehlkopfeingang oder in die Luftröhre, kommt es bei intakter Sensibilität zu reflektorischem Husten. Wird bei dieser reflektorischen Bewegung keine ausreichende Glottisadduktion erreicht, z. B. bei peripherer Stimmbandparese, kann der subglottische Druck für einen effizienten Hustenstoß nicht aufgebaut werden.

Kranio-ventrale Larynxbewegung

Der Kehlkopf wird während des Schluckreflexes nach vorne oben gezogen. Die Differenz beträgt im Mittel bei jüngeren Personen 2 cm, bei älteren 1,5 cm (Logemann, 1995). Durch die Larynxhebung wird **1.** die pharyngeale Boluspassage freigegeben, **2.** durch die Raumerweiterung zur Schaffung des notwendigen Unterdrucks für den Bolustransport beigetragen (hypopharyngealer Sog), **3.** durch Zungenretraktion und Druck des Zungengrundes auf den Kehldeckel die Epiglottisneigung gefördert und **4.** durch extrinsischen Stretch am Cricopharyngeussegment an der Ösophagusöffnung mitgewirkt.

Klinische Störungssymptome: Störungen der Larynxelevation können in der klinischen Beobachtung nur grob beurteilt werden. Der Therapeut kontrolliert während des Schluckaktes durch Palpation die Larynxbewegung von außen (s. Abb. 8.1). Diskrete Störungen der Kranial- und Ventralbewegung werden dadurch nicht erfaßt.

Öffnung des Speiseröhreneingangs

Folgende Komponenten bewirken die Öffnung des oberen Speiseröhrensphinkters:
- Relaxierung.
- Extrinsischer Stretch durch die Larynxelevation.
- Bolusvolumen und Bolusdruck bestimmen die Öffnungsweite (Kahrilas et al., 1988).

Die Sphinkteröffnung wird also nicht allein durch die Relaxierung bestimmt. Weitere wichtige Faktoren sind die Larynxelevation sowie Bolusdruck und Bolusvolumen. Isolierte cricopharyngeale Störungen ohne Einschränkung der Kehlkopfhebung wurden bei neurologischen und karzinogenen Erkrankungen nur in etwa 6 % der Fälle beobachtet (Logemann, 1988). Die häufig gestellte Diagnostik eines Spasmus des Musculus cricopharyngeus muß deshalb kritisch überdacht werden.

Klinische Störungssymptome: Stauen sich Bolusreste über der Speiseröhrenöffnung, klagen die Patienten häufig über ein „Steckenbleiben der Nahrung" im Rachen. Senkt sich der Kehlkopf nach dem Schlucken, kann es zum postdeglutitiven Überlauf kommen. Bei erhaltener Sensibilität der Luftwege wird nach dem Schlucken gehustet. Ist der obere Speiseröhrensphinkter vollständig verschlossen, kann selbst der Speichel nicht abgeschluckt werden. Diese Patienten räuspern, manchmal in Abständen von wenigen Minuten, das Sekret hoch und spucken durch den Mund aus.

Eventuelle Residuen in den Recessus piriformes werden durch die oben beschriebenen Phonationsproben B und C überprüft.

8.4.4 Störungen der ösophagealen Phase

Störungen der Ösophagusphase werden in der Regel medikamentös oder/und chirurgisch behandelt und fallen nicht in den Bereich der funktionellen Therapie. Eine zusammenfassende Darstellung der Pathologie ösophagealer Schluckstörungen findet sich in Kapitel 14.

Die Ösophagusphase beginnt nach der Boluspassage durch den oberen Sphinkter, umfaßt den Transport durch die tubuläre Speiseröhre und endet mit dem Durchtritt durch den unteren Sphinkter in den Magen. Die Transitzeit dauert etwa 4 bis 20 Sekunden. Die primäre peristaltische Welle befördert den Bolus aboralwärts. Sekundäre Wellen werden durch lokale Dehnungsreize ausgelöst und besitzen Reinigungsfunktion. Gelegentlich kann es, insbesondere bei älteren Menschen oder bei peripheren Neuropathien, zu stehenden Kontraktionen – zur sogenannten tertiären Peristaltik – kommen.

Klinische Störungssymptome: Liegt eine **tracheoösophageale Fistel** vor, kann Material aus der Speiseröhre in die Trachea eindringen. Bei intakter Sensibilität kommt es zum postdeglutitiven Husten. Die sogenannte **Achalasie** wird durch eine Muskelschwäche des Speiseröhrenschlauches verursacht. Zusätzlich entsteht ein Krampf des unteren Sphinktermuskels (Kardiospasmus). Die Nahrung staut sich in der Speiseröhre und kann wieder in den Pahrynx zurückfließen. Die Patienten berichten über ein Gefühl des „Steckenbleibens" der Nahrung hinter dem Brustbein sowie Aufstoßen unverdauter Nahrung und nichtsaures Erbrechen (Regurgitation). Funktioniert im umgekehrten Falle der Verschluß des unteren Schließmuskels unzureichend, kommt es zur **Refluxkrankheit**, das heißt, angesäuerte Nahrung steigt aus dem Magen in die Speiseröhre und eventuell in den Rachen hoch. Die Patienten klagen über „Brennen", manchmal auch über Schmerzen hinter dem Brustbein oder saures Aufstoßen. In einigen Fällen kommt es auch zur Regurgitation von saurem Mageninhalt ohne Übelkeit. Geben die Patienten plötzlich auftretende krampfartige

8

Eingangsuntersuchung

Schmerzen an, die über Minuten anhalten können, liegt die Ursache häufig in tertiären Kontraktionen **(diffuser Ösophagusspasmus)**, die den Bolustransport erheblich behindern können.

8.5 Zusammenfassende Darstellung möglicher klinischer Störungssymptome

Folgende Symptome gelten als eindeutige klinische Zeichen einer laryngealen Penetration (Eindringen von Fremdsubstanzen in den Kehlkopfeingang oberhalb der Glottisebene) oder Aspiration (Eindringen von Fremdsubstanzen in die Luftwege unterhalb der Glottis):

1. Plötzliche Veränderungen der Stimmqualität, gurgelnd oder rauh – Penetration oder Aspiration.
2. Husten und Räuspern – Penetration oder Aspiration.
3. Plötzliche Atemgeräusche, Atemnot – Aspiration: Husten unterstützen, sofort Hilfe herbeirufen!
4. Atemstopp, Zyanose – lebensbedrohliche Aspiration: Husten unterstützen, sofort Hilfe herbeirufen!

In Tabelle 8.1 werden die klinischen Symptome und mögliche radiologische Beobachtungen zusammenfassend dargestellt.

Tab. 8.1: Zusammenfassung der klinischen pathologischen Zeichen im Vergleich zur Störungsursache und zu möglichen radiologischen Symptomen (modifiziert nach Logemann, 1997).

Orale Vorbereitungs- und orale Phase.

Neuromuskuläre Störung, strukturelle Läsion	Pathologische Zeichen der klin. Schluckprüfung	Radiologische Symptome
Eingeschränkter Lippenschluß und/oder Kieferschluß	Speichel, Nahrung fließt aus dem Mund, unvollständiger Lippen- und/oder Kieferschluß	Oraler Kontrastmittelaustritt, unvollständiger Lippen- und/oder Kieferschluß
Eing. Kiefer- und/oder Zungenlateralbewegungen; Koordinationsstörungen	Eing. Kaubewegungen, unzerkaute Nahrungsreste auf der Zunge,	Unzerkaute Kontrastmittelreste auf der Zunge
Reduz. Wangenkontraktion	Nahrungsreste in den Wangentaschen	Kontrastmittelreste in den Wangentaschen
Eing. Zungenschüsselbildung	Nahrungsreste im Mundraum	Gestörte Bolusaufladung, Kontrastmittelreste im Mundraum
Eing. Zungenhebung	Vermehrte Probleme bei festen Speisen, Nahrungsreste auf der Zunge oder/und am Gaumen, verlängerte orale Phase, (Schluckkontrollgriff)	Kontrastmittelreste auf der Zunge oder/und am Gaumen, unvollständiger Zungen-Gaumenkontakt, verlängerte orale Transitzeit
Eing. Retraktionsbewegung der Vorder- und Hinterzunge	Vermehrte Probleme bei festen Speisen, evtl. Nahrungsreste im Mundraum, verlängerte orale Phase (Schluckkontrollgriff)	Evtl. Kontrastmittelreste im Mundraum, verlängerte orale Transitzeit
Apraktische Zungenbewegungen	Verlängerte orale Phase (Schluckkontrollgriff), evtl. husten	Suchbewegungen der Zunge zur Initiierung der oralen Phase oder/und während der Zungenrückwärtsbewegung, verlängerte orale Transitzeit, evtl. prädeglutitive Aspiration

Tab. 8.1: (Fortsetzung).

Orale Vorbereitungs- und orale Phase.

Neuromuskuläre Störung, strukturelle Läsion	Pathologische Zeichen der klin. Schluckprüfung	Radiologische Symptome
Zungenstoß	Oraler Nahrungsaustritt	Oraler Kontrastmittelaustritt, Anteriorbewegung der Zunge
Pumpbewegungen der Zunge	Verlängerte orale Phase (Schluckkontrollgriff)	Wiederholte Pumpbewegungen der Zunge, verlängerte orale Transitzeit
Eing. Zungenkraft	Nahrungsreste am Gaumen, vermehrt mit Zunahme der Viskosität	Kontrastmittelreste am Gaumen
Vernarbte Zunge	Nahrungsansammlungen in den Narbenfurchen, verdickte Gewebeteile, verminderte Zungenelastizität	Kontrastmittelretentionen auf der vernarbten Zungenkontur
Teilresektion der Zunge	Nahrungsreste auf der Zunge oder in der Mundhöhle, evtl. husten	Kontrastmittelretentionen auf der Zunge oder in der Mundhöhle, evtl. prädeglutitive Aspiration
Eing. orale Sensibilität	Verspäteter Beginn der oralen Phase (Schluckkontrollgriff), Nahrungsreste auf der betroffenen Seite, in der Mundhöhle, evtl. husten	Verspäteter Beginn der oralen Phase, Kontrastmittelreste auf der betroffenen Seite, in der Mundhöhle, evtl. prädeglutitive Aspiration

Pharyngeale Phase.

Neuromuskuläre Störung, strukturelle Läsion	Pathologische Zeichen der klin. Schluckprüfung	Radiologische Symptome
Verzögerte Reflexauslösung	Verspätete oder aufgehobene Zungenbein-, Kehlkopfhebung (Schluckkontrollgriff), evtl. husten	Verspätete pharyngeale Phase. Kontrastmittel fließt über die Zungenbasis, evtl. prädeglutitive Aspiration
Aufgehobene Reflexauslösung	Keine Hebung des Zungenbeins und Kehlkopfes (Schluckkontrollgriff), häufig Ausspucken der Nahrung, husten	Fehlende pharyngeale Phase, Kontrastmittel fließt in den Rachenraum. Prädeglutitive Aspiration
Eing. velopharyngealer Verschluß	Niesen, Nahrungsaustritt aus der Nase	Nasale Penetration des Kontrastmittels
Eing. Zungenbasisretraktion	Fremdkörpergefühl im oberen Halsbereich, wiederholte Schlucke	Kontrastmittelresiduen in den Valleculae
Eing. pharyngeale Kontraktion, unilateral	Fremdkörpergefühl im Hals, wiederholte Schlucke, evtl. husten	Einseitige Residuen in den Valleculae und Sinus pyriformis evtl. postdeglutitive Aspiration
Eing. pharyngeale Kontraktion, bilateral	Fremdkörpergefühl im Hals, wiederholte Schlucke, veränderte Stimmqualität, evtl. husten	Residuen an der Rachenhinterwand und in den Sinus pyriformes, evtl. postdeglutitive Aspiration
Vernarbungen der Rachenhinterwand	Fremdkörpergefühl im Hals, wiederholte Schlucke, veränderte Stimmqualität, evtl. husten	Eing. pharyngeale Kontraktion, Nahrungsreste in den Sinus pyriformes, evtl. postdeglutitive Aspiration

8

Eingangsuntersuchung

Tab. 8.1: (Fortsetzung).

Pharyngeale Phase.

Neuromuskuläre Störung, strukturelle Läsion	Pathologische Zeichen der klin. Schluckprüfung	Radiologische Symptome
Pseudoepiglottis bei Laryngektomie	Fremdkörpergefühl im Hals, wiederholte Schlucke	Tasche in der sich Kontratmittel ansammelt
Eing. Verschluß des Kehlkopfeinganges Eing. laryngealer Verschluß/ eing. Kehlkopfhebung	Fremdkörpergefühl im Hals, räuspern, wiederholte Schlucke Veränderte Stimmqualität, evtl. husten	Residuen unter der Epiglottis, auf den Aryknorpeln Eingeschränkter Stimmbandschluß (A-P Projektion), evtl. intradeglutitive Aspiration
Eing. od. fehlende Öffnung des oberen Speiseröhrensphinkters/ eing. Kehlkopfhebung	Wiederholtes Schlucken, Rachen reinigen, veränderte Stimmqualität, hochräuspern der Nahrung, evtl. husten	Residuen in den Sinus pyriformes, evtl. postdeglutitive Aspiration

Ösophageale Phase.

Neuromuskuläre Störung, strukturelle Läsion	Pathologische Zeichen der klin. Schluckprüfung	Radiologische Symptome
Tracheoösophageale Fistel	Husten	Eindringen von Kontrastmittel aus dem Ösophagus in die Trachea, postdeglutitive Aspiration
Achalasie: Öffnungsstörung des unteren Speiseröhrensphinkters (Cardiospasmus)	Gefühl des Steckenbleibens der Nahrung hinter dem Brustbein, nicht saures Aufstoßen Regurgitation	Kontrastmittel staut sich in der Speiseröhre evtl. postdeglutitive Aspiration
Reflux: Störung des Verschlusses des unteren Speiseröhrensphinkters	Brennen oder Schmerzen hinter dem Brustbein, saures Aufstoßen, Regurgitation	Kontrastmittel fließt aus dem Magen zurück in die Speiseröhre evtl. postdeglutitive Aspiration
Diffuser Ösophagusspasmus: Tertiäre Kontraktionen	Plötzlich auftretende krampfartige Schmerzen	Stehende Kontraktionen evtl. postdeglutitive Aspiration

Literatur

Bartolome, G., Prosiegel, M., Yassouridis, A. (1997), Long-term functional outcome in patients with neurogenic dysphagia. NeuroRehabil. 9: 195–204.

Bynum, L.J., Pierce, A.K. (1976), Pulmonary aspiration of gastric contents. Am. Rev. Respir. Dis. 114: 1129–36.

Cerenko, D., McConnel, F.M.S., Jackson, R.T. (1989), Quantitative Assessment of pharyngeal bolus driving forces. Otolaryngol. Head Neck Surg. 100: 57–63.

Gilardeau, C., Kazandjian, M.S., Bach, J.R. et al. (1995), The evaluation and management of dysphagia. Seminars in Neurol. 15: 46–51.

Hamlet, S., Muz, J., Paterson R., Jones, L. (1989), Pharyngeal transit time: Assessment with videofluoroscopic and scintigraphic techniques. Dysphagia 4: 4–7.

Kahrilas, P.J., Dodds, W.J., Dent, J., Logemann, J.A. (1988), Upper esophageal sphincter function during deglutition. Gastroenterol. 95: 52–62.

Kennedy, J., Kent, R. (1988), Physiological substrates of normal deglutition. Dysphagia 3: 24–37.

Langmore, S.E. (1991), Managing the complications of aspiration in dysphagic adults. Seminars in Speech and Language 12: 199–208.

Linden, P., Kuhlemeier, K.V., Patterson, C. (1993), The probability of correctly predicting penetration from clinical observations. Dysphagia 8: 170–79.

Logemann, J.A. (1988), Swallowing physiology and pathophysiology. Otolaryngol. Clin. North Am. 21: 613–23.

Logemann, J.A. (1995), Dysphagia: Evaluation and treatment. Folia Phoniatr. Logop. 47: 140–64.

Logemann, J.A. (1997), Swallowing disorders: Diagnosis and treatment strategies. Handout Workshop (9.11.97). Städtisches Krankenhaus München-Bogenhausen.

McConnel, F.M.S., Cerenko, D., Mendelsohn, M.S. (1989), Analyse des Schluckaktes mit Hilfe der Manofluorographie. Extracta Otolaryngol. 11: 613–23.

Mendelsohn, M. (1993), New concepts in dysphagia management. J. Otolaryngol. 22, Suppl. 1: 1–24.

Miller, J.L., Kenneth, L.W., Watkin, L. (1996), The influence of bolus volume and viscosity on anterior lingual force during the oral stage of swallowing. Dysphagia 11: 117–24.

Palmer, J., Rudin, N., Lara, G., Crompton, A. (1992), Coordination of mastication and swallowing. Dysphagia 7: 187–200.

Perlmann, A.L., Lu, C., Jones, B. (1997), Radiographic contrast examination of the mouth, pharynx, and esophagus. In: Perlmann, A.L., Schulze-Delrieu, K. (eds), Deglutition and its disorders. Singular Publishing Group, San Diego.

Potts, R.G., Zaroukian, M.D., Guerrero, P.A., Baker, C.D. (1993), Comparison of blue dye visualization and glucose oxidase test strip methods for detecting pulmonary aspiration of enteral feedings in intubated adults. Chest 103: 117–21.

Thompson-Henry, S., Braddock, B. (1995), The modified evan's blue dye procedure fails to detect aspiration in the tracheostomized patient: Five case reports. Dysphagia 10: 172–74.

Wright, R.E.R., Ellis, P.K. (1997), Patient perception and localization of dysphagia – Barium study correlation. Diseases of the esophagus 10: 211–14.

8

Eingangsuntersuchung

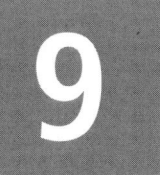

Medizinische Basisversorgung von Patienten mit Schluckstörungen Trachealkanülen – Sondenernährung

Heidrun Schröter-Morasch

Einleitung

Bei der Versorgung dysphagischer Patienten muß als Grundsatz gelten: Die **Sicherstellung der Ernährung und ein optimaler Schutz der tiefen Atemwege** sollten unter Erhalt der **größtmöglichen Lebensqualität** für den Patienten erfolgen. Dabei sind folgende Faktoren zu berücksichtigen:

- Die sprechsprachliche Kommunikationsfähigkeit (häufig als Begleitsymptomatik der Erkrankung gestört wie Dysarthrie, Dysphonie oder nach Tracheotomie).
- Das Lusterlebnis am Essen und Trinken (beeinträchtigt/aufgehoben durch Beschwerden bei der Nahrungsaufnahme, bei parenteraler Ernährung, bei Sondenkost, bei Tracheotomie durch Verminderung der Geruchswahrnehmung).
- Die soziale Akzeptanz (beeinträchtigt durch Speichelfluß, Husten, Spucken, Trachealkanülen, Sonden).

Da die Sicherheit der vitalen Funktionen Ernährung und Atmung im Vordergrund stehen muß, sind in vielen Fällen Konflikte bei den Entscheidungen nicht zu umgehen. Zwei große Patientengruppen müssen dabei differenziert betrachtet werden:

1. Patienten, die nach einem **akuten Krankheitsereignis** (z. B. Schlaganfall, Tumorchirurgie) Schluckstörungen aufweisen.
2. Patienten mit **progredienten Erkrankungen** (inkurable Tumoren, degenerative neurologische Erkrankungen).

In der ersten Gruppe geht es in der Regel um die **Überbrückung eines kritischen Zeitraumes**. Unter diesem Aspekt lassen sich die Notwendigkeit einschneidender Maßnahmen wie non-orale Ernährung oder Tracheotomie häufig besser vermitteln. In der zweiten Gruppe steht mehr im Vordergrund, die **Lebensqualität so lange wie möglich zu erhalten**, also z. B. orale Nahrungsaufnahme trotz offensichtlicher Aspirationsgefahr noch zu tolerieren. Intensive Erörterungen solcher Problemstellungen mit Pa-

tient und Angehörigen einerseits und dem medizinischen Betreuungsteam andererseits sind unverzichtbar.

Mit Beginn der Betreuung eines schluckgestörten Patienten sind also zwei entscheidende Fragen zu klären:
1. Ist der Patient zu einer ausreichenden oralen Nahrungs- und Flüssigkeitsaufnahme in angemessener Zeit in der Lage?
2. Besteht ein ausreichender Schutz der tiefen Atemwege, oder müssen Sofortmaßnahmen zur Verhinderung einer Aspiration getroffen werden?

Die Aufnahme von Nahrung und Flüssigkeit läßt sich relativ gut einschätzen durch die Kontrolle von Gewicht, Flüssigkeitszufuhr und Ausscheidung, und damit läßt sich auch beurteilen, ob eine non-orale Zusatzernährung bzw. Flüssigkeitsgabe erforderlich ist. Die Messung der Flüssigkeitsbilanz ist bei dysphagischen Patienten aus folgenden Gründen besonders wichtig:

- Die Aufnahme dünnflüssiger Substanzen ist bei vielen Patienten am schwersten gestört (Aspiration, Verschlucken mit/ohne Husten/Angstgefühl führt zur **Vermeidung des Trinkens**).
- Die meisten Dysphagiepatienten befinden sich in höherem Lebensalter (Zunahme der neurologischen und onkologischen Erkrankungen), in welchem das **Durstgefühl vermindert** und die Flüssigkeitsaufnahme auch bei Gesunden häufig reduziert ist.
- Eine **Schleimhauttrockenheit** führt zur Verstärkung der Dysphagiesymptomatik durch Minderung der Bolusgleitfähigkeit und Beeinträchtigung des sensorischen Inputs, da Geschmacksstoffe nicht gelöst und daher nur ungenügend wahrgenommen werden können.

Bei Mangelernährung und Exsikkose kann die Ernährung zusätzlich oder ausschließlich parenteral (Infusionstherapie) oder über Sonden (transnasal oder transkutan in Pharynx, Magen, Duodenum, Jejunum) erfolgen (s. u.).

9.1 Aspiration als bedrohlichster Faktor der Dysphagie

Die Einschätzung der Gefährdung des Patienten durch eine Aspirationssymptomatik ist schwierig. Da häufig die klinischen Zeichen nicht beachtet und mit einer Aspiration in Zusammenhang gebracht werden, sollen sie im folgenden Abschnitt zusammenfassend beschrieben werden.

9.1.1 Klinische Zeichen der Aspiration

Sie lassen sich in **direkte** und **indirekte** Symptome einteilen (Schröter-Morasch, 1994).

Direkte Symptome (während des Speichelschluckens, beim Essen und Trinken beobachtbar):
- Aspiration kleiner Partikel/Mengen.
  - Gurgelndes Atemgeräusch, rauhe, gurgelnde Stimme.
  - Husten vor, während, nach dem Schlucken.
  - Bei ausreichend weitem Tracheostoma evtl. Austritt aus dem Tracheostoma, Partikel im abgesaugten Trachealsekret.
- Aspiration größerer Partikel/Mengen.
  - Dyspnoe, Husten, Keuchen.
  - Zyanose, Tachykardie.
  - Bei ausreichend weitem Tracheostoma evtl. Austritt aus dem Tracheostoma, Partikel im abgesaugten Trachealsekret.

Indirekte Symptome (nicht im unmittelbaren Zusammenhang mit dem Schlucken auftretend):
- Verstärkte Verschleimung, vermehrtes Husten, Räuspern.
- Unklare Temperaturerhöhungen.
- Stimmveränderungen.
- Kurzatmigkeit.
- Bronchitis, Pneumonie, Lungenabszeß.
- Chronische obstruktive Lungenveränderungen.

Die relativ unspezifischen Zeichen pulmonaler Komplikationen werden leider häufig nicht als aspirationsbedingt erkannt.

So wurde uns ein Patient zugewiesen, welcher wegen rezidivierender eitriger Bronchopneumonien über Monate bereits in drei stationären Einrichtungen (einschließlich einer Lungenklinik) behandelt worden war. Die in der pulmologischen Abteilung unseres Hauses durchgeführte Bronchoskopie ergab den Verdacht auf ausgeprägte Sensibilitätsstörung im gesamten Kehlkopfbereich mit Schwäche der Pharynxmuskulatur, Speichelaufstau und Aspirationssymptomatik. Die

schweren Lungeninfekte konnten unmittelbar anschließend mit den entsprechenden Maßnahmen (u. a. Anlage einer PEG, intensive physikalische Therapie, Erlernen kompensatorischer Techniken zur Verhinderung von Speichelaspirationen) beherrscht werden. Die unter dem Verdacht einer Hirnnervenfunktionsstörung durchgeführte MR-Untersuchung ergab einen großen Hirnstammtumor, dessen erfolgreiche chirurgische Entfernung allerdings eine Verschlechterung der Dysphagie und Aspiration mit der Notwendigkeit einer Tracheotomie nach sich zog. Bilaterale Zungen-, Pharynx- und Kehlkopfparesen erforderten eine 10monatige Rehabilitation bis zur sicheren oralen Ernährung und Dekanülierung.

Da das für eine Aspiration charakteristische klinische Zeichen des Hustens beim Schlucken aufgrund gestörter Sensibilität und/oder Reflexauslösbarkeit fehlen kann (**"silent aspiration"**, vgl. Horner et al., 1988; Garon et al., 1995, 1996), muß auf die indirekten Zeichen besonders sorgfältig geachtet werden. Eine silent aspiration bedeutet eine zweifache Gefährdung des Patienten:
- Die Aspiration kann übersehen werden.
- Das eingedrungene Material wird nicht wieder hinausbefördert und kann in die tiefen Atemwege gelangen.

Nach Aviv et al. (1997) sind nachgewiesene Aspiration und laryngopharyngeale Sensibilitätsstörung eindeutige Prädiktoren für die Entwicklung einer Aspirationspneumonie. Objektivieren läßt sich eine Aspiration klinisch nicht, dazu müssen andere Untersuchungsverfahren herangezogen werden wie Röntgen-Thorax, Videolaryngoskopie, Videofluoroskopie, Tracheobronchoskopie und Szintigraphie.

9.1.2 Schweregradeinteilungen der Aspiration

Um eine Einschätzung der Gefährdung des Patienten vornehmen, therapeutische Konsequenzen herleiten und einen Therapieerfolg überprüfen zu können, sind Schweregradeinteilungen durchgeführt worden, und zwar nach dem klinischen, röntgenologischen und pharyngolaryngoskopischen Befund.

Schweregrade der Aspiration nach dem klinischen Befund (Miller et al., 1994):
1. Gelegentliche Aspiration ohne Komplikationen.
2. Intermittierende Aspiration von Flüssigkeiten, aber erhaltene Fähigkeit, den eigenen Speichel und festere Nahrung zu schlucken. Keine klinischen Zeichen von Pneumonie oder chronischer Hypoxie.

3. Keine sichere orale Nahrungsaufnahme möglich, intermittierende Pneumonie/Hypoxie.
4. Schwere lebensbedrohliche Aspiration von Flüssigkeiten, festen Speisen und Speichel, chronische Pneumonie/Hypoxie.

Schweregrade der Aspiration nach dem videolaryngoskopischen Befund (Schröter-Morasch, 1996):
1. Gelegentliche Aspiration bei erhaltenem Hustenreflex.
2. Permanente Aspiration bei erhaltenem Hustenreflex **oder** gelegentliche Aspiration ohne Hustenreflex mit gutem willkürlichem Abhusten.
3. Permanente Aspiration ohne Hustenreflex mit gutem willkürlichen Abhusten.
4. Permanente Aspiration ohne Hustenreflex, ohne willkürliches effektives Abhusten.

Schweregradeinteilung der Aspiration nach dem röntgenkinematographischen Befund (Hannig et al., 1995):
1. Aspiration des im Vestibulum und Ventrikulus laryngis retinierten Materials bei erhaltenem Hustenreflex.
2. Aspiration von ca. 10 % des Bolusvolumens bei erhaltenem Hustenreflex.
3. Aspiration von unter 10 % des Bolus bei reduziertem Hustenreflex oder einem Volumen über 10 % bei erhaltenem Hustenreflex.
4. Aspiration von über 10 % des Bolusvolumens bei fehlendem Hustenreflex.

Da die Bewertungskriterien der Skalen unterschiedlich sind, lassen sich die Einteilungen leider nicht miteinander vergleichen. Im Hinblick auf therapeutische Entscheidungen, prognostische Wertungen, Therapieevaluationen und Kostenberechnungen sollte versucht werden, Korrelationen zwischen diesen Schweregradeinteilungen zu ermitteln.

9.1.3 Einflußfaktoren bei Aspirationskomplikationen

Die Aspiration stellt in dreifacher Hinsicht eine Gefährdung der Lungenfunktion dar: chemisch, bakteriell und mechanisch (vgl. Bartlett et al., 1975). Die Auswirkungen akuter oder chronischer Aspirationen sind abhängig von mehreren Faktoren (s. auch Lob, 1996).

Aggressive Faktoren:
● Art des Aspirates.
● Häufigkeit der Aspiration.
● Menge des aspirierten Materials.
● Menge der kontaminierenden Keime.
● Virulenz der Keime.

Protektive Faktoren:
● Clearance der Atemwege.
● Mukoziliare Clearance (Verschlechterung bei Vorschäden).
● Hustenstoß (reflektorisch, willkürlich).
● Immunologische Abwehrlage (abhängig von Grunderkrankung, Ernährungszustand, Medikamenten).

Nach der Art der Aspiration lassen sich einteilen (vgl. Mendelsohn, 1993):
1. Speichel/Sekretaspirationen.
2. Aspiration von Nahrung/Flüssigkeiten.
3. Magensaftaspiration.

Ad 1: Speichelaspirationen bzw. Aspirationen von oropharyngealem Sekret kommen auch normalerweise in geringen Mengen und im Schlaf vor (Crausaz et al., 1988). Bedrohlich werden kann die Aspiration in folgenden Fällen:
● Bei größeren Mengen.
● Bei Änderungen der Mundflora (Vermehrung von Anaerobiern bei Gingivitis, Vermehrung von gramnegativen Keimen bei chronisch Kranken, bei endotrachealer Intubation und nach Histamin-Typ-2-Blockern).
● Bei bakterieller Besiedelung des Nasopharynx (häufig nach transnasaler Intubation oder bei transnasaler Magensonde wegen Schleimhautdruckschäden und mangelhafter Belüftung!)

Über die Menge aspirierten Materials, welche ein Patient ohne bedrohliche pulmonale Komplikationen toleriert, gibt es keine verläßlichen Angaben (vgl. Robbins, 1988).

Ad 2: Aspiration von Nahrung und Flüssigkeiten ist neben der mechanischen Irritation (bei größeren Bestandteilen Obstruktion der Luftwege mit entsprechender akuter Luftnot, bei kleineren chronische Dyspnoe) durch die Kontamination mit Bakterien und Pilzen gefährdend. Selbst Wasser ist nach der Passage der Mundhöhle und des Rachens entsprechend kontaminiert, weshalb keinesfalls die orale Zufuhr von dünnen Flüssigkeiten (Wasser, Tee) bei aspirationsgefährdeten Patienten als unbedenklich angesehen werden kann (Batchelor et al., 1996; Logemann, 1998). Entsprechend kritisch sind Screeningtests für Patienten mit dem Verdacht auf Dysphagie zu bewerten (Nathadwarawala et al., 1992, 1994; Hughes et al., 1996). Das unkontrollierte Trinken von 150 ml Wasser gefährdet die Patienten in hohem Maße. Höchstens als „Durstlöscher" in jeweils kleinsten Mengen, eine Stunde vor oder nach den Mahlzeiten, nach Mundreinigung und unter Aufsicht, sollen Wasser bzw. kleine Mengen Eischips bei aspirationsgefährdeten Patienten keine negativen Auswirkungen auf die Lungenfunktion zeigen (Garon et al., 1997).

Ad 3: Die größte Bedrohung stellt die **Magensaftaspiration** für das pulmonale System dar (Kirsch et al., 1988; Miller et al., 1994), mit einer hohen Letalität, bedingt neben der mechanischen Obstruktion durch chemische Schädigung mit erhöhter Permeabilität der alveolaren Kapillarmembran, vermindertem intravaskularem Volumen und Serumausscheidung in den Alveolarraum. Patienten mit gastroösophagealem Reflux (GER) und einer Aspirationssymptomatik bedürfen daher besonderer Überwachung (s. u.)!

9.1.4 Maßnahmen zur Verhinderung von Aspirationskomplikationen

Unmittelbar nach Diagnosestellung muß versucht werden, die Aspiration zu vermindern bzw. zu eliminieren. Dies kann folgendermaßen geschehen:

- Durch kompensatorische Maßnahmen (Diätmodifikation, Änderung des Eßverhaltens, Haltungsänderung, Anwendung von Schlucktechniken).
- In schweren Fällen, insbesondere mit manifesten Lungenkomplikationen, muß die orale Nahrungsaufnahme durch parenterale oder Sondenernährung ersetzt werden (s. u.).
- Liegt auch eine schwere Speichelaspiration mit manifesten oder drohenden Lungenkomplikationen vor, muß unter Umständen tracheotomiert und eine blockbare Kanüle eingesetzt werden (s. u.).

Gleichzeitig ist eine umfassende, auch interdisziplinäre Betreuung des Patienten unumgänglich, wie sie nachfolgend in 5 Punkten zusammengefaßt wird:

1. **Engmaschige internistische Kontrolle und Mitbehandlung.** Registrierung von Temperatur, Blutbild, CRP, Auskultation der Lungen, Röntgen-Thorax. Eine der wichtigsten diagnostischen und therapeutischen Maßnahmen bei Verdacht auf Lungenkomplikationen ist die **Bronchoskopie, a) diagnostisch** zum Nachweis aspirierten Materials in Trachea und Bronchialbaum und von Entzündungszeichen sowie zur Gewinnung von Material für die bakteriologische Testung (Antibiotika sollten nach Antibiogramm verabreicht werden), **b) therapeutisch** zum Absaugen von Fremdpartikeln, Schleim und Eiter.

2. **Sanierung der oberen Luftwege** als eventuelles Keimreservoir (HNO-Konsultation).

3. **Refluxbehandlung,** Prophylaxe und Therapie:
   - Nahrungsaufnahme im Sitzen, Sitzposition bis eine Stunde nach den Mahlzeiten beibehalten.
   - Vermeidung von säurefördernden Speisen und großen Mahlzeiten.
   - Letzte Nahrungsaufnahme 3 bis 4 Stunden vor dem Schlafengehen.
   - Schlafposition mit ca. 10 bis 20 cm erhöhtem Oberkörper.
   - Medikamentöse Behandlung von Motilitätsstörungen der Speiseröhre und des Magens.
   - Verringerung der Magensäure durch H_2-Blocker oder Protonenpumpenblocker (**Cave:** bei einer kompletten Unterdrückung der Säureproduktion des Magens muß mit einer Besiedelung mit gramnegativen Keimen gerechnet werden).

4. **Pflegerische Betreuung und physikalische Maßnahmen** (s. Lob, 1996):
   - Optimale Mund- und Zahnpflege, evtl. Gabe von Sialogoga (z. B. Zitrone).
   - Anfeuchten der Atemluft bei tracheotomierten Patienten.
   - Suffizientes Absaugen bei tracheotomierten Patienten.
   - Konsequente Atemtherapie.
   - Allgemeine Aktivierung und Mobilisierung.
   - Ausreichende Ernährung und Flüssigkeitszufuhr.

5. **Vermeidung von Medikamenten,** welche eine Schluckstörung auslösen bzw. verstärken können. Als Beispiele seien angeführt: Sedativa, Hypnotika, antikonvulsive Medikamente mit dämpfender Wirkung auf das Zentralnervensystem bzw. die Regulationszentren des Hirnstamms, Neuroleptika mit Hyperkinesen und Koordinationsstörungen der oropharyngealen Schluckmechanismen (Sokoloff et al., 1997). Diese Nebenwirkungen sind häufig dosisabhängig und individuell unterschiedlich (Buchholz, 1995). Zahlreiche Medikamente führen zu einer Reduktion der Speichelpro-

duktion (z.B. Antidepressiva, Antihistaminika, Anticholinergika) und damit zur Mundtrockenheit, welche aber z.B. auch durch Diuretika verursacht werden kann (Stoschus und Allescher, 1993), andere zum vermehrten Speichelfluß wie Pyridostigmin (Mestinon®) zur Behandlung der Myasthenia gravis.

9.2 Trachealkanülen

Zur Beurteilung von schluckgestörten Patienten mit einer Trachealkanüle erscheinen einige grundsätzliche Erörterungen zum Verständnis der pathophysiologischen Verhältnisse und zu den verschiedenen verwendeten Kanülenarten und ihrer Pflege erforderlich. Sie sollen Therapeuten, Pflegepersonal, Angehörigen und nicht zuletzt dem Patienten selbst die Scheu vor dem „Loch im Hals" nehmen und die Unsicherheit im Umgang mit den durch das Tracheostoma veränderten Bedingungen der Atmung und des Schluckaktes verringern.

9.2.1 Pathophysiologische Erwägungen

Aus den vorangegangenen Darstellungen ist ersichtlich geworden, daß der Kehlkopf in seiner strategisch wichtigen Lage unterschiedliche Funktionen erfüllen muß.
1. **Atmung:** ausreichende Glottisöffnung (ungehinderter Gasaustausch).
2. **Schluckakt:** Verschluß des Kehlkopfs (Schutz der tiefen Atemwege).
3. **Husten und Pressen:** Kehlkopfverschluß (subglottischer Druckaufbau).
4. **Sprachliche und nichtsprachliche Lautäußerungen:** schnelle, zeitlich und im Ausmaß genau definierte Wechsel von Öffnungs- und Verschlußmechanismen.

Diese Funktionen können in unterschiedlicher Weise gestört sein. Bei den meisten Patienten, bei denen eine Tracheotomie erforderlich ist, liegt eine **Behinderung der Atmung** vor, welche auf zahlreiche Ursachen zurückzuführen sein kann (vgl. Nash, 1988; Knöbber, 1991):

- **Mechanische Behinderung** (akut, chronisch) der oberen Atemwege durch
  - Strukturelle Prozesse: entzündliche oder allergisch bedingt, Fremdkörper, Traumen, Gewebeneubildungen, insbesondere bösartige Tumoren.
  - Beeinträchtigung der Stimmlippeninnervation, vor allem bilaterale Schädigungen mit ungenügender Abduktion der Stimmlippen und unzureichender Glottisweite (häufig nach Strumaoperationen, direkten traumatischen Verletzungen des Kehlkopfs und der Trachea, zentralen bilateralen Paresen, Läsionen im Hirnstammbereich mit Schädigung der Hirnnervenkernregion).
- **Zentrale Ateminsuffizienz** mit Beatmungspflicht.
- **Lungeninsuffizienz**

Die Tracheotomie ermöglicht in diesen Fällen eine ungehinderte Atmung, eine assistierte Beatmung, eine erleichterte Bronchialtoilette und vermindert außerdem den Totraum. Sie reduziert die Beeinträchtigung des Patienten durch eine oro- oder nasotracheale Intubation, welche erhebliche Komplikationen hervorrufen kann (Lipp et al., 1997).
- Schädigungen an Nasenschleimhaut (Entzündungen, Ödeme, Druckulzera).
- Nasennebenhöhlenentzündungen durch Störung der Belüftung.
- Schädigung der Rachen-, Kehlkopf- und Trachealschleimhaut, mögliche Entwicklung von Ringknorpelstenosen und Tracheomalazien.
- Tubusverborkungen, schwierige Mund- und Rachenhygiene.

Bei Patienten mit einer Obstruktion der oberen Atemwege, welche eine Tracheotomie erfordert, sind in der Regel die Verschlußmechanismen des Kehlkopfs beim Schluckakt erhalten, sofern nicht die Tracheotomie selbst das Schlucken beeinträchtigt (s.u.).

Ganz andere Voraussetzungen finden sich bei Patienten mit Schluckstörungen im pharyngoösophagealen Bereich. Bei ihnen besteht meist keine Beeinträchtigung der ausreichenden Glottisöffnung, so daß die Atmung prinzipiell ungestört ablaufen könnte. Sie weisen jedoch häufig Störungen der **notwendigen Verschlußfunktion** des Kehlkopfs beim Schlucken auf, deren Ursachen hier nochmals zusammengefaßt werden:

9

Basisversorgung bei Schluckstörungen

1 **Motorische Störungen** mit ungenügender Kehlkopfelevation, verminderter Dorsalwärtsneigung der Epiglottis, verminderter medialer laryngealer Kompression (Glottisschluß), vermindertem Verschluß des Aditus laryngis.

2. Die **Schluckreflexauslösung** ist beeinträchtigt, entweder im oropharyngealen Bereich, der Triggerung oder in den übergeordneten Zentren mit nicht zeitgerechtem und/oder ungenügendem Kehlkopfverschluß.

3. Die **Sensibilität** des Kehlkopfs ist gestört, mit einer Verminderung der Schutzreflexe (Husten), möglicherweise auch einer sensiblen Störung der subglottischen Trachealabschnitte.

Die schwersten Beeinträchtigungen sind bei einer Kombination motorischer und sensibler Störungen zu erwarten. Bei diesen Patienten kann es dann zum Eintritt von Speichel und Nahrung in den Kehlkopf oder sogar in die tieferen Luftwege kommen, d. h. zur Aspiration.

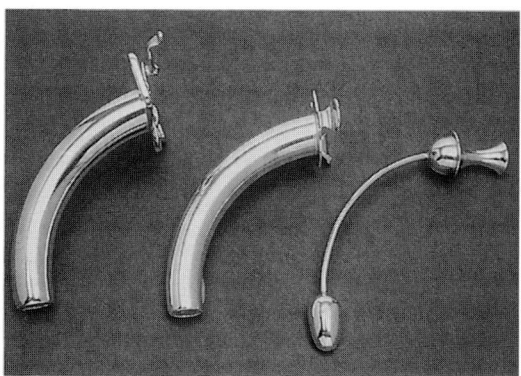

Abb. 9.1: Trachealkanüle (Silberkanüle nach Luer).

> Die Tracheotomie hat daher bei solchen Patienten die Aufgabe, den gestörten Kehlkopfverschluß durch den Einsatz einer blockbaren Kanüle zu kompensieren sowie das Entfernen eventuell aspirierten Materials durch Absaugen zu ermöglichen.

Bei vielen neurologischen Patienten liegt neben der Schluckstörung auch eine Schwächung der Atemmuskulatur vor, welche zu einer verminderten Kraft des reflektorischen und willkürlichen Abhustens führen kann.

Die Indikation zur Tracheotomie wird in der Regel bereits durch die akut versorgende Klinik gestellt (Intensivstation bei neurologischen Patienten, HNO-Klinik oder Chirurgie bei Patienten mit onkologischen Erkrankungen).

9.2.2 Die wichtigsten Kanülenarten und ihre Handhabung

Entsprechend den dargestellten unterschiedlichen pathophysiologischen Gegebenheiten bei der Indikation zur Tracheotomie (Gewährleistung der Atmung und/oder Schutz der tiefen Atemwege) werden verschiedene Kanülenarten verwendet. Eine **einfache Kanüle** besteht in ihrem Grundaufbau immer aus zwei gebogenen Röhrchen, der Außenkanüle mit dem Befestigungsschild und der Halterung für die Innenkanüle sowie der Innenkanüle mit der Befestigungsvorrichtung an der Außenkanüle (Abb. 9.1). Das Innenstück muß völlig leichtgängig in die

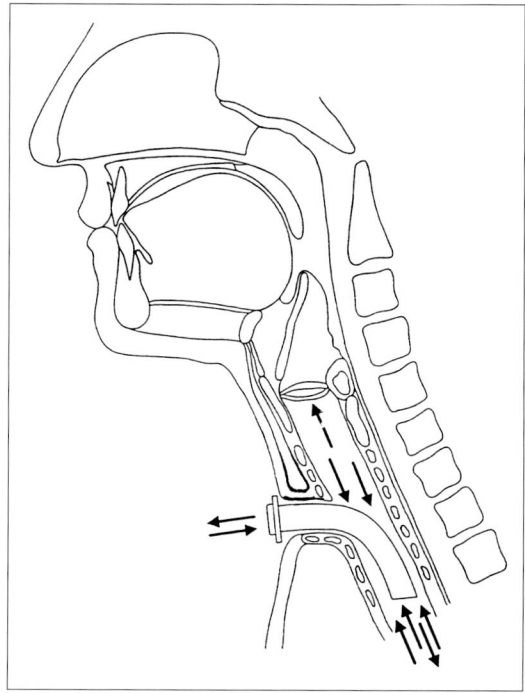

Abb. 9.2: Eingesetzte einfache Trachealkanüle.

Außenkanüle passen. Es muß zum Reinigen problemlos herausgenommen werden können, während die Außenkanüle im Tracheotomiekanal verbleibt. Die Wahl der Kanülengröße richtet sich nach der Weite der Trachea. Um diese nicht durch Druck zu irritieren, sollte die kleinste Größe gewählt werden, die noch eine ausreichende Atmung gewährleistet. Dabei ist aber zu berücksichtigen, daß bei Patienten mit starker

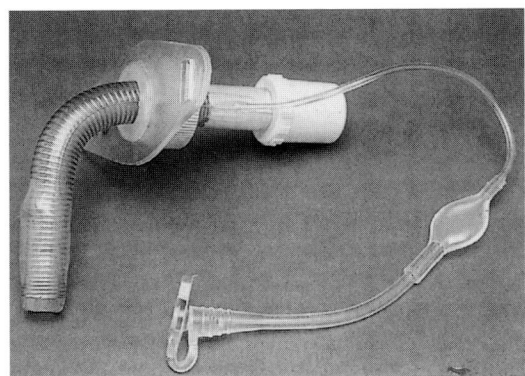

Abb. 9.3: Kanüle mit Manschette, Luftschlauch und Kontrollbällchen.

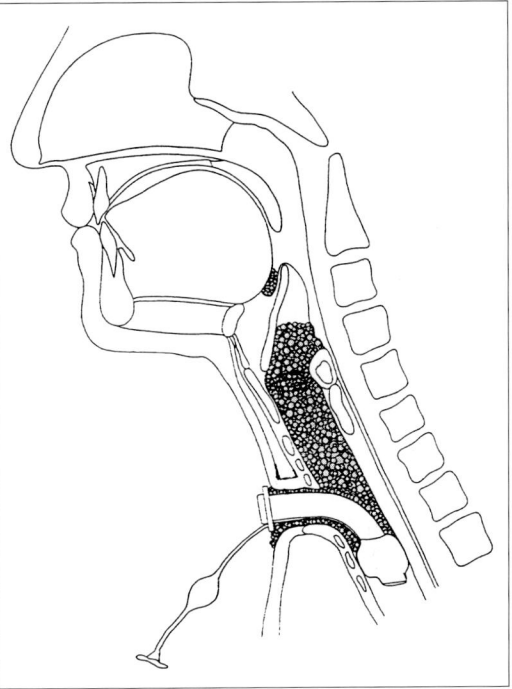

Abb. 9.5: Aufstau und Überlauf von Speichel in den Tracheotomiekanal bei geblockter Kanüle.

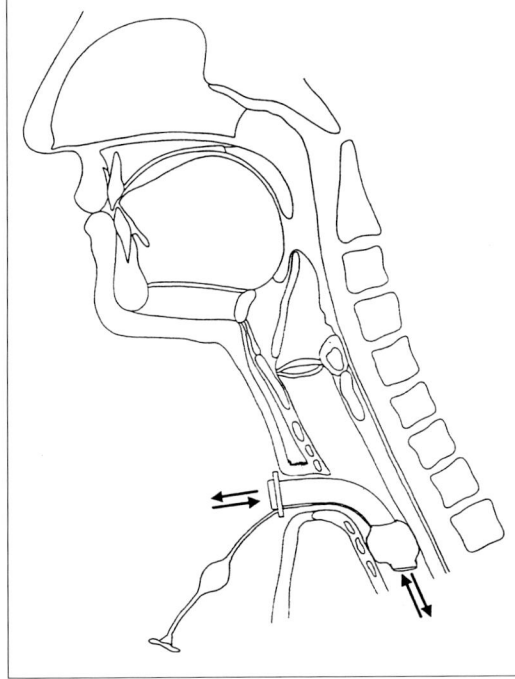

Abb. 9.4: Eingesetzte geblockte Trachealkanüle.

Neigung zur Sekret- und Borkenbildung manchmal doch ein etwas größeres Lumen erforderlich ist, um ein zu schnelles Verkleben zu vermeiden. Die Spitze der Kanüle sollte etwa 2 cm über den Unterrand des Tracheostomas in die Trachea hinabreichen. Aus Abbildung 9.2 wird ersichtlich, daß beim Einsatz einer solchen Kanüle ein Spielraum zwischen Kanüle und Trachealwand bestehen bleibt, der bei Verschluß der Kanüle mit dem

Finger einen Luftaustausch durch den Kehlkopf ermöglicht und damit stimmhaftes Sprechen. In diesem Raum kann aber auch, bei unzureichender Verschlußfunktion des Kehlkopfs, von oben eingedrungenes Material, wie Speichel und Nahrung, zwischen Kanüle und Trachealwand in die tiefen Luftwege gelangen.

Zur Verhinderung eines solchen Vorganges muß eine **Kanüle mit einer Manschette** eingesetzt werden, wie sie die Abbildung 9.3 zeigt. Durch Aufblasen dieser Manschette („Blockung") wird der Raum zwischen Kanüle und Trachealwand abgedichtet und so eine lebensbedrohliche Aspiration verhindert (vgl. Abb. 9.4), jedoch auch die Möglichkeit der Stimmbildung.

In die Trachea eingedrungenes Material bleibt so oberhalb der Blockungsstelle liegen, es „staut sich" und läuft teilweise spontan zum Tracheostoma heraus, bei manchen Patienten so massiv, daß die Kompresse um das Tracheostoma ständig naß ist (vgl. Abb. 9.5). Bei der Laryngoskopie kann wegen dieses Aufstaus, der oft bis zum Kehlkopfeingang reicht, die Glottisebene häufig nicht bzw. erst nach Absaugen durch das Tracheostoma eingesehen werden.

9

Basisversorgung bei Schluckstörungen

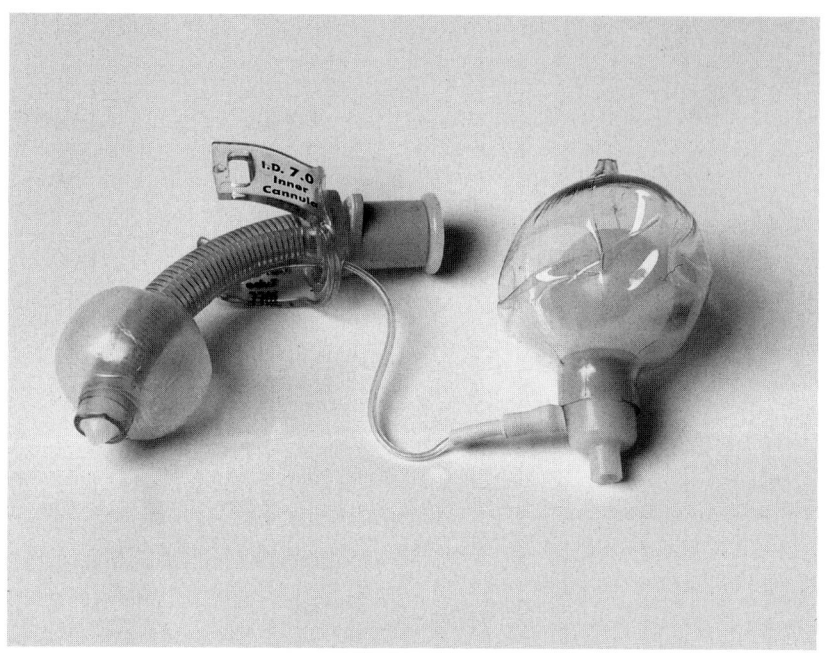

Abb. 9.6 a: Mal-linckrodt-Kanüle mit Druckausgleichsballon.

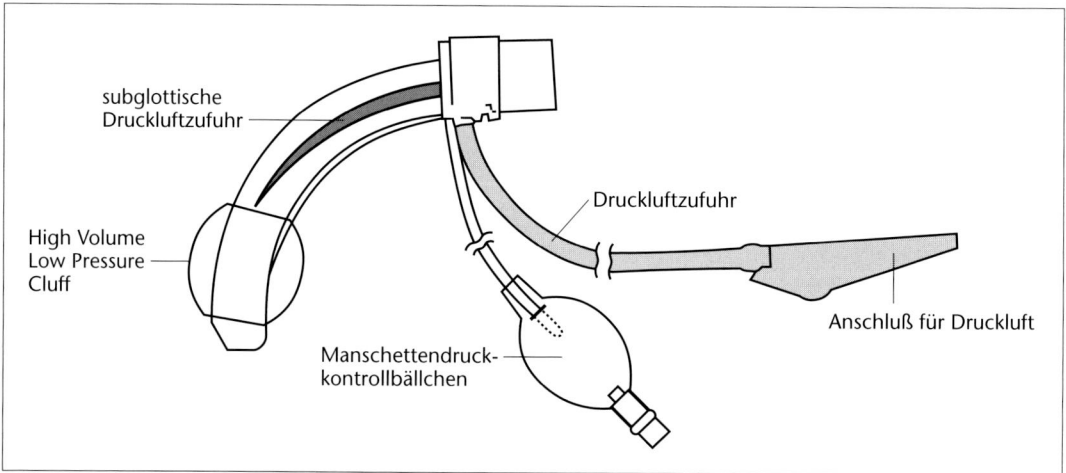

subglottische
Druckluftzufuhr

Druckluftzufuhr

High Volume
Low Pressure
Cluff

Anschluß für Druckluft

Manschettendruck-
kontrollbällchen

Abb. 9.7a: Schematische Darstellung einer blockbaren Kanüle mit subblottischer Druckluftführung.

Zu beachten ist, daß dieses Herauslaufen von Aspirat (Speichel, Sekret, Nahrungsbestandteile, Mageninhalt) nur bei **ausreichend weitem Tracheostoma** beobachtbar ist. Bei sehr engem Tracheotomiekanal (in der Regel nach perkutan-endoskopisch angelegtem Tracheostoma) ist ein Austritt von Substanzen zwischen Kanüle und Tracheostomawand nicht möglich. Das Tracheostoma erscheint dann „trocken", mit der Gefahr einer falschen Schlußfolgerung auf ein normales Abschluckvermögen!

Solange ein solcher Aufstau besteht und damit ein ständiges Abfließen von Speichel aus dem Tracheostoma, ohne daß der Patient einen wesentlichen Hustenreiz erkennen läßt, ist von einer erheblichen **Beeinträchtigung der Kehlkopfsensibilität** auszugehen! In jedem Falle ist beim Kanülenwechsel sehr sorgfältig abzusaugen, bevor die Kanüle entblockt wird, sowohl Mund, Rachen und durch das Tracheostoma oberhalb der Kanüle als auch durch die Kanüle

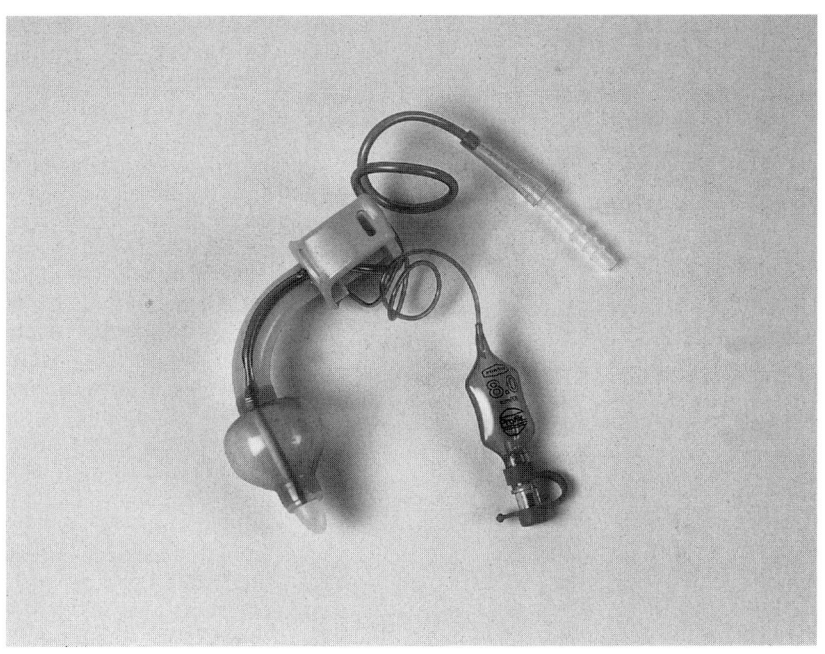

Abb. 9.7b: Blockbare Kanüle mit subglottischer Luftzuführung.

selbst. Während des Entblockens muß weiter simultan durch die Kanüle abgesaugt werden, wobei die Spitze des Absaugkatheters direkt unterhalb des Kanülenendes liegen sollte.

Schluckversuche mit Nahrung bedürfen einer besonders vorsichtigen Abwägung. Bei der Schluckuntersuchung sollte nach vorherigem gründlichem Absaugen während des Schluckens die (entblockte) Kanüle mit dem Finger verschlossen werden, um möglichst der Norm angenäherte Druckverhältnisse im Oropharynx zu erzeugen (vgl. Robbins, 1988; Logemann et al., 1998).

Seit Einführung der Low-pressure-high-volume-Kanülen (vgl. Dikemann et al., 1995) sehen wir kaum noch Trachealwandschäden bei stabilen Rehabilitationspatienten, welche über eine lange Zeit eine Kanülenblockung benötigen. Voraussetzung ist eine gewissenhafte Messung des Manschettendruckes (ca. 20 mmHg). Optimal für diese Patienten scheint jedoch die Mallinckrodt®-Kanüle zu sein, bei welcher die Manschette über ein Lanzventil mit einem äußeren Ausgleichsdruckbällchen verbunden ist, so daß auftretender Manschettenüberdruck (bei zu starker Luftinsuflation, intrathorakalen Druckspitzen beim Husten und Pressen) abgeleitet werden kann und die Gefahr der gefürchteten Druckschädigung der Trachea minimiert wird (Abb. 9.6).

Um Patienten mit geblockter Kanüle stimmhaftes Sprechen zu ermöglichen, wurde eine Kanüle entwickelt, die neben der normalen Luftzuleitung für die Manschette (nach unten) einen weiteren Luftkanal nach oben aufweist (z.B. Vocalaid Tracheostomy Tube®, Fa. Portex; Trachesoft Pitt® Sprechkanüle, Fa. Mallinckrodt). Durch diesen Luftkanal soll Druckluft von außen den fehlenden subglottischen Anblasedruck ersetzen und zu stimmhafter Phonation benutzt werden können. Wir verwenden dieses System aus folgenden Gründen nicht: Die Koordination des laryngealen Systems könnte weiter beeinträchtigt werden, und es besteht eine große Gefahr, durch den eintretenden erhöhten Luftdruck oberhalb der Kanüle aufgestautes Material an der Kanülenmanschette vorbei nach unten in die Trachea zu pressen. Allerdings kann das System in umgekehrter Weise nützlich sein, nämlich zum **Absaugen** des oberhalb der Kanüle gestauten Materials, ohne daß dafür ein Kanülenwechsel erfolgen muß, falls es nicht durch den Tracheotomiekanal abfließen kann (Abb. 9.7a und b). Speziell für diese Spülung dses subglottischen Raumes wurde die Tracheosoft® Evac Tracheostomiekanüle der Firma Mallinckrodt entwickelt.

Die dritte Kanülengrundform ist die Sprechkanüle. Sie besitzt am Kanülenschild eine Ventilklappe, welche sich beim Einatmen durch die

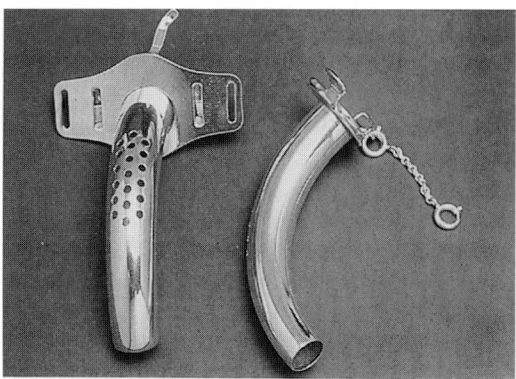

Abb. 9.8: Sprechkanüle mit siebförmiger Fensterung und Ventil.

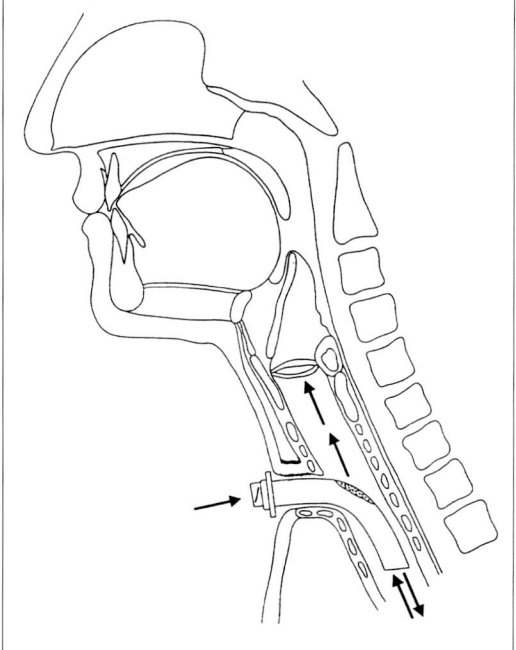

Abb. 9.9: Eingesetzte Sprechkanüle mit Darstellung des unterschiedlichen Luftstroms bei Ein- und Ausatmung.

einströmende Luft öffnet und beim Ausatmen durch den Luftstrom passiv verschlossen wird (vgl. Abb. 9.8). An der konvexen Seite des Kanülenrohres befindet sich an der Stelle der stärksten Krümmung eine Öffnung („Fenster"), welche den Ausatmungsluftstrom nach oben zur Stimmbildung durch den Kehlkopf leitet (vgl. Abb. 9.9). Der dabei entstehende größere sub-

glottische Anblasedruck ermöglicht stimmhaftes Sprechen besser, als dies bei Verwendung einer einfachen, ungeblockten, mit dem Finger verschlossenen Kanüle der Fall ist.

Die Fensterung kann entweder in Außen- und Innenkanüle bestehen oder nur in der Außenkanüle (die geschlossene Innenkanüle ist günstiger zum Absaugen). Der Patient muß bei letzterer Kanüle dann zum Sprechen die Innenkanüle entfernen. Diese Kanülenform kann bei schluckgestörten Patienten eingesetzt werden, wenn keine nennenswerte Aspirationsgefahr mehr besteht, die Kanüle aber zum Erleichtern des Abhustens und Absaugens noch benötigt wird. Die Sprechkanüle sollte so früh wie möglich verwendet werden, da sie dem Patienten wieder eine Annäherung an normale physiologische Verhältnisse ermöglicht. Der Atemwiderstand wird vergrößert, und die Erhöhung des subglottischen Anblasedruckes wirkt sich positiv als Anreiz für die Verstärkung der medialen laryngealen Kompression aus. Außerdem verbessert sich die sprachliche Kommunikationsfähigkeit erheblich.

Auch **gefensterte** blockbare **Kanülen** können in Einzelfällen sinnvoll sein, die Indikation ihrer Verwendung muß bei schluckgestörten Patienten jedoch sehr vorsichtig gestellt werden, da die Fensterung den Schutzmechanismus der Blockung für die tiefen Atemwege wieder aufhebt. Die Fensterung besteht nur in der Außenkanüle, die Innenkanüle ist geschlossen (z. B. Shiley-Kanüle®, Fa. Mallinckrodt). Bei eingeführter Innenkanüle funktioniert das System wie eine normale geblockte Kanüle. Wird die Innenkanüle entfernt (vorheriges Absaugen!) kann der Patient bei intaktem Glottisschluß stimmhaft sprechen (Verschluß der Kanüle mit Finger oder Ventil, z. B. Muir-speaking valve, „Sprechaufsatz" Fa. Rusch), für manche Patienten nach Monaten der „Stummheit" ein großes Geschenk, für manche Dauerkanülenträger die einzige Möglichkeit der – zumindest kurzzeitigen – verbalen Kommunikation. Auch die Anbahnung physiologischer Atemmuster ist möglich. Der Vorteil dieser Kanülen besteht darin, für kurze Zeit „den Kehlkopf in der Normalität angenäherten Verhältnissen in Betrieb nehmen zu können", ohne dafür einen Kanülenwechsel vornehmen zu müssen. Der Nachteil besteht in dem durch die Seele verkleinerten Innendurchmesser der Kanüle. **Eine gewissenhafte Überwachung während der Zeit der Innenkanülenentfernung, mit Absaugbereitschaft, ist Bedingung!**

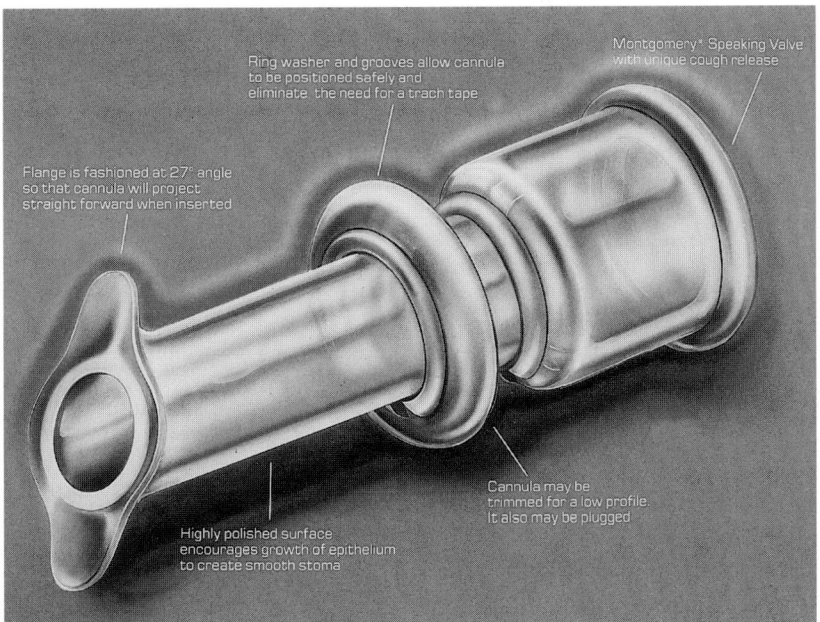

Abb. 9.10: Montgomery-Kanüle (Boston Medical Products; bess medizintechnik GmbH, Berlin).

Den gleichen Zweck kann vorübergehend eine Entblockung erfüllen: Auf die vordere Öffnung der Kanüle wird wiederum ein Ventil aufgesetzt, das sich bei Einatmung öffnet und bei Ausatmung verschließt, so daß die Ausatmungsluft nach oben geleitet wird und bei möglicher Glottisadduktion zur stimmhaften Phonation führen kann, natürlich nur bei vorheriger Entblockung (nach gründlichem Absaugen!). Das Funktionsprinzip entspricht dem Ventilverschluß der Sprechkanüle (s. u.). Auch damit kann ein Patient, welcher im Prinzip noch wegen Aspirationsgefahr eine geblockte Kanüle braucht, für kurze Zeit sprechen, ohne daß die Kanüle dafür gewechselt werden muß. Ein weiterer großer Vorteil besteht darin, daß dieser Mechanismus zur Kräftigung der Atemmuskulatur genutzt werden kann, da die Ausatmung durch Mund und Nase einen erhöhten Atemwiderstand bedeutet. Sowohl auf Intensivstationen als auch bei Rehabilitationspatienten, die über einen langen Zeitraum eine geblockte Kanüle tragen mußten, bedeutet dies den ersten Schritt zur Anbahnung physiologischer Atem-, Sprech- und Schluckmuster. Eine strenge Überwachung des Patienten, ggf. mit Messung der Blutsauerstoffsättigung, ist unverzichtbar.

Ist kein nennenswertes Absaugen mehr erforderlich, das Tracheostoma soll jedoch aus Sicher-

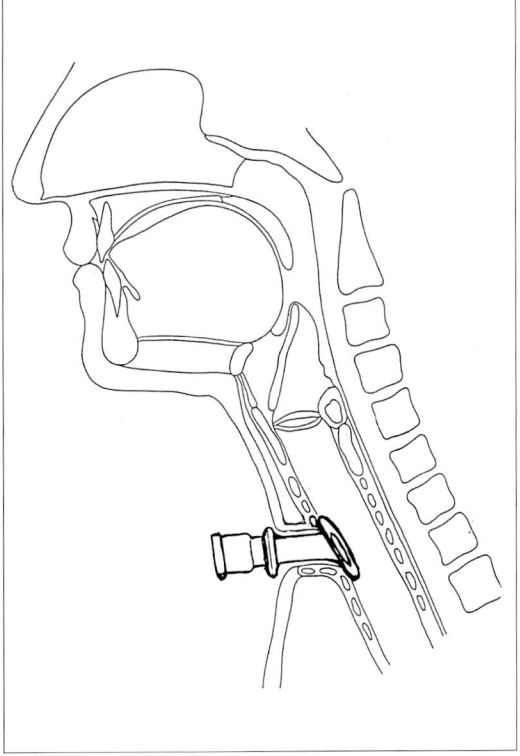

Abb. 9.11: Eingesetzte Montgomery-Kanüle.

heitsgründen noch offengehalten werden, so können sowohl Kurzkanülen oder besser sogenannte Platzhalter (button) verwendet werden, welche wie ein Kragenknopf in das Tracheostoma eingesetzt werden. Als solcher läßt sich auch eine (abgestöpselte) Montgomery-Kanüle verwenden (Abb. 9.10 und 9.11). Die stabile Befestigung stellt jedoch oft ein erhebliches Problem dar, da sie z. B. beim Husten durch den hohen Luftdruck aus dem Tracheostoma hinausbefördert werden.

Von diesen Grundformen gibt es zahlreiche Abwandlungen für spezielle Problemstellungen, hier muß auf die entsprechende Literatur verwiesen werden (vgl. Knöbber, 1991; Dikemann et al., 1995). Gleiches gilt für die Wahl des Materials, aus welchem die Kanüle bestehen sollte. Bei schluckgestörten Patienten, welche **keine** Blockung mehr benötigen, haben Silberkanülen große Vorteile gegenüber Kunststoffkanülen. Sie sind dünnwandiger und weisen daher bei gleicher Größenbezeichnung (z. B. Nr. 9, 10) ein größeres Lumen auf. Sie werden von der Schleimhaut meist besser toleriert, der Schleim haftet nicht so fest am Metall, die Kanüle verklebt weniger, und schließlich wirkt sich auch die bakterizide Wirkung des Silbers günstig aus. Andererseits ist zu bedenken, daß bei Kunststoffkanülen durch ihre weichere Konsistenz die Gefahr von Druckstellen, welche insbesondere an der Tracheavorderwand auftreten, geringer ist. Die optimale Wahl der Kanüle bedarf daher bei jedem Patienten einer individuellen Entscheidung.

9.2.3 Nachteile und Risiken der Tracheotomie

Wichtig für die Einschätzung schluckgestörter Patienten mit Trachealkanüle ist die Kenntnis der Risiken und Nachteile, die mit einer Tracheotomie verbunden sein können und von zahlreichen Autoren beschrieben worden sind (vgl. Feldman et al., 1966; Bonanno, 1971; Cameron et al., 1973; Sasaki et al., 1980; Nash, 1988; Ey et al., 1990; Shaker et al., 1995; Tolep et al., 1996).

Mechanische und neurophysiologische Beeinträchtigungen durch Tracheotomie und Kanülenversorgung:

1. Fixierung der Trachea an der vorderen Halshaut mit Behinderung der Larynxelevation mit der Folge eines unzureichenden Kehl-

kopfverschlusses und einer ungenügenden Öffnung des oberen Ösophagussphinkters.

2. Druck der Kanüle auf die Trachealwand: Reizung, Entzündung der Schleimhaut, evtl. Bildung von Granulationsgewebe, Erweichung des Knorpels (Tracheomalazie), insbesondere bei geblockten Kanülen durch den Manschettendruck: Ausweichen der geschädigten Trachealwand → mögliche Passage von eingedrungenem Material → Blockung mit höherem Druck erforderlich → weitere Schädigung.

3. Erhöhter Manschettendruck → erhöhter Druck im Ösophagus → erschwerte Passage → Aufstau und Überlauf in den Larynx (Nach Feldman et al., 1966, verursacht insbesondere dieser Sekretstau aus dem Ösophagus eine lokale Chondritis der Trachealwand mit der Folge der Erweichung).

4. Beeinträchtigung der Sensibilität von Larynx und Trachea, damit Reduzierung der Schluckreflextriggerung (Tolep et al., 1996) und des Schutzmechanismus des Abhustens.

5. Verkürzung des laryngealen Verschlusses während des Schluckens, Störung der Koordination zwischen Schluckreflextriggerung, Stimmlippenverschluß und Apnoe während des Schluckens (Shaker et al., 1995).

6. Da die Einatmungsluft Mund- und Nasenräume umgeht, wird die Aufnahme olfaktorischer und gustatorischer Reize beeinträchtigt, die eine große Bedeutung für die Stimulation des Schluckvorganges haben.

7. Vermehrte Schleimproduktion, erhöhte Infektanfälligkeit, da keine Filterung, Anwärmung, Anfeuchtung der Einatmungsluft durch den Nasen-Rachenraum mehr vorhanden.

Zusätzlich darf nicht übersehen werden, daß die Tracheotomie eine große subjektive Beeinträchtigung des Patienten darstellt, nicht nur in seiner Kommunikationsfähigkeit, sondern auch in seiner sozialen Akzeptanz. Gleichwohl ist sie in vielen Fällen ein lebensnotwendiger Eingriff und die Voraussetzung für eine mögliche längerdauernde konservative Therapie.

9.2.4 Tracheostomapflege

Hinweise zur Tracheostomapflege und zur Handhabung der Kanülen aus verschiedenen Materialien einschließlich ihrer Reinigung finden sich in „Der tracheotomierte Patient" von Knöbber (1991). Bei schluckgestörten Patienten sollte nach Möglichkeit ein epithelisiertes Tracheostoma (Denecke, 1977; Ey et al., 1990) angelegt werden. Dabei wird der Wundkanal zwischen Halshaut und Tracheavorderwand plastisch gedeckt, d. h. es erfolgt durch Schwenk- und Verschiebelappen aus der Halshaut bzw. von der vorderen Thoraxwand eine spannungsfreie Vernähung von Haut und Trachealschleimhaut. Dadurch werden Komplikationen vermieden, welche bei der klassischen Tracheotomie mit dem langen Wundkanal auftreten können wie Granulationsbildung und Blutungen, Infektionen des umliegenden Gewebes mit Narbenschrumpfung und der Gefahr von Arrosionsblutungen der benachbarten Gefäße. Außerdem erleichtert das epithelisierte Tracheostoma den Kanülenwechsel.

Ein Problem stellen die perkutan-endoskopisch angelegten Tracheostomata (auch Punktions- oder Dilatationstracheostoma) bei Patienten mit Schluckstörungen dar. Dabei wird unter endoskopischer Kontrolle ein Trokar in Höhe des anzulegenden Tracheostomas zwischen zwei Trachealknorpelspangen eingestochen und die Öffnung so weit aufbougiert, daß eine Trachealkanüle eingebracht werden kann. Auch nach Granulation des Wundkanals bleiben diese Tracheostomata sehr eng und ziehen sich nach Entfernung der Kanüle oft in Minutenschnelle zusammen, so daß nach spontaner Entfernung, z. B. nachts, die Kanüle nur unter großen Schwierigkeiten und/oder nach erneuter Aufbougierung wieder eingebracht werden kann. Besteht eine gleichzeitige mechanische Atmungsbehinderung oberhalb des Tracheostomas oder eine massive Aspirationssymptomatik, kann diese Situation lebensbedrohlich sein. Auch der Kanülenwechsel gestaltet sich oft sehr schwierig.

Es ist dabei vor allem zu bedenken, daß die Nachsorge, Betreuung und konservative Therapie solcher Patienten häufig in Rehabilitationseinrichtungen ohne Interventionsmöglichkeit wie in einer Intensivstation oder einer HNO-Klinik erfolgt, ganz zu schweigen von der häuslichen Pflege. Wir sehen uns daher immer wieder gezwungen, nachträglich ein plastisches Tracheostoma, das gefahrlos und leicht zu versorgen ist, anzulegen.

Vor der Entfernung der Kanüle sollte sorgfältig abgesaugt werden, sowohl transoral, oberhalb der Kanüle durch das Tracheostoma, sowie tracheal durch die Kanüle. Erst dann darf entblockt und die Kanüle entfernt werden. Besteht eine Neigung zur Verengung des Tracheostomas, so muß dieses mit einem Spekulum offengehalten werden. Die Umgebung des Tracheostomas wird sorgfältig inspiziert. Die Einführung der leicht eingefetteten Kanüle (medizinisch hochgereinigtes Olivenöl, Xylocain-Gel) gestaltet sich leichter, wenn die Kanüle zunächst um 90° gedreht an das Tracheostoma gehalten wird und während des Einführens die Drehung im Uhrzeigersinn erfolgt, bis die Kanüle den richtigen Sitz erreicht hat.

Ziel der Pflege ist ein sauberes, reizloses und trockenes Tracheostoma bei gleichzeitig ausreichend angefeuchteter Trachealschleimhaut und freiem Atemweg. Dies wird erreicht durch häufiges Absaugen (durch den Mund, durch das Tracheostoma und durch die Kanüle), vor allem bei Patienten mit starker Sekretbildung sowie bei Patienten mit verminderter Fähigkeit, abzuhusten. Abgesaugt wird durch die Kanüle mit einem am Ende abgerundeten, sterilen Absaugkatheter. Da die Kanülen für Erwachsene ca. 8 bis 9 cm lang sind, muß man den Katheter ca. 9 bis 10 cm durch die Kanüle vorschieben, um bis in die Trachea zu gelangen und am Kanülenende eventuell angesammeltes Sekret absaugen zu können. Für die Abdeckung der Umgebungshaut des Tracheostomas hat sich bei uns Zinksalbe mit einer saugfähigen Kompresse bewährt, z. B. Vlies, Schaumstoff (Fa. Mallinckrodt, Allvyn®-Schlitzkompressen (Fa. Portex), da auf der Haut liegenbleibendes Sekret besonders in Verbindung mit zusätzlicher Feuchtigkeit sehr aggressiv ist und schnell zur Hautmazeration führt. Schließlich ist auf eine gute Befestigung der Kanüle zu achten, welche den richtigen Sitz gewährleistet und das Herausgleiten verhindert.

Wichtig ist ferner die Luftbefeuchtung durch Ultraschallvernebler oder Luftbefeuchter bzw. Aufsätze auf der Kanüle ("künstliche Nase"). Eine Austrocknung der Schleimhaut kann zu massiver Borkenbildung mit Stenosierung und Blutungen führen.

Ein tracheotomierter, insbesondere ein aspirationsgefährdeter Patient bedarf somit immer einer besonderen Pflege. Grundsätzlich sollte in Rehabilitationseinrichtungen eine jederzeit verfügbare HNO-ärztliche Betreuung des Patienten gewährleistet sein, sowohl zur regelmäßigen Kontrolle als auch zur Beherrschung auftretender Komplikationen.

9

Basisversorgung bei Schluckstörungen

9.2.5 Richtlinien für die Entblockung und Dekanülierung

Das Tragen einer geblockten Trachealkanüle ist oft eine lebenserhaltende Notwendigkeit, erstens durch die Aufrechterhaltung des Gasaustausches und zweitens die Vermeidung einer Aspiration, wenn der Patient Speichel und Sekret nicht schlucken kann, insbesondere bei gleichzeitigem Vorliegen von Regurgitationen und Erbrechen (Lipp et al., 1997). Gleichzeitig bedeutet sie aber eine hochgradige Gefährdung (s. o.) und Beeinträchtigung des Patienten. Er kann schlechter oder gar nicht mehr schlucken, weniger riechen und schmecken und nicht sprechen. Hustenreiz, Fremdkörpergefühl, Angstzustände und auch Schmerzen durch die Kanüle können hinzukommen.

Eine schnellstmögliche Dekanülierung ist daher indiziert, welche jedoch stets die Sicherheit des Patienten berücksichtigen muß. Eine schrittweise Dekanülierung ist in den meisten Fällen anzustreben. Ausschlaggebend sind der Allgemeinzustand des Patienten, die klinischen, videoendoskopischen und videofluoroskopischen Befunderhebungen sowie die pulmonale Situation, welche ständig klinisch kontrolliert und im Zweifelsfall immer wieder bronchoskopisch abgeklärt werden muß.

Die ersten Entblockungsversuche sollten in Absaugbereitschaft und in Gegenwart von Schlucktherapeut, Arzt und Pflege durchgeführt werden. Optimal ist die Überwachung mit EKG und Pulsoximeter. Auch nachdem sich der Zustand stabilisiert hat, darf die zeitweise Entblockung nur unter qualifizierter Aufsicht und in Absaugbereitschaft erfolgen.

Folgende Hinweise sind bei der schrittweisen Entblockung/ Dekanülierung zu beachten:

Zeitweise Entblockung (Beginn mit wenigen Minuten bis zu mehreren Stunden, dann tagsüber).
- Voraussetzungen:
  - klinisch: Kein Austritt von Speichel/Sekret aus dem Tracheostoma (**cave**: Bei engem Tracheostomakanal, Irrtum möglich!)
  - endoskopisch/radiologisch: Geringer Aufstau, geringer Überlauf in die Glottis, reflektorischer Husten vorhanden oder Eigenwahrnehmung von gurgelndem Atemgeräusch oder rauher/gurgelnder Stimme und effektives willkürliches Husten.

Glottisschluß/Verschluß des Aditus laryngis muß möglich sein!

Dauerhafte (24 h) Entblockung (bzw. ungeblockte Kanüle).
- Voraussetzungen:
  - klinisch: Wegschlucken von Speichel/Sekret möglich, kein Verdacht auf ausgeprägte Aspiration mehr, jedoch noch kein konstantes Abhusten; gelegentliches Absaugen noch erforderlich. Tracheostoma trocken (**cave**: Bei engem Tracheostomakanal, Irrtum möglich! s. o.); Stufe 1 komplikationslos verlaufen.
    Atemgeräusch/Stimme nicht gurgelig.
  - endoskopisch/radiologisch: Kein Aufstau, kein Überlauf.
    Falls geringgradiger Aufstau mit Überlauf, reflektorisches effektives Abhusten.

Sprechkanüle:
- Voraussetzungen:
  - klinisch: Zusätzlich zu den oben genannten Faktoren ausreichende Atemkapazität.
  - endoskopisch/radiologisch: Zusätzlich zu den oben genannten Bedingungen ausreichend weite Glottis, keine hochgradige subglottische Stenose (Ringknorpelstenose: häufig nach Langzeitintubation; supraorifizielle Stenose:häufig nach Dilatationstracheotomie).
- Einsatz: So bald wie möglich (jedoch **cave** Verklebung des Ventils bei starker Verschleimung!)
- Ziele: Gewöhnung an die erhöhte Atemarbeit bei der Ausatmung durch die Nase (wichtig für Patienten mit einer reduzierten Lungenreserve und für neurologische Patienten mit einer Dyskoordination der Atmung).
  Leiten des Ausatmungsluftstroms durch die Glottis (Normalisierung der laryngealen/pharyngealen Regulationsmechanismen: Schluckreflextriggerung, Kehlkopfverschluß während der pharyngealen Boluspassage, s. Shaker, 1995; Tolep, 1996).
  Erleichterung des Sprechens.

Abgestöpselte (Sprech-) Kanüle:
- Voraussetzungen und Ziele:
  Sobald eine stabile Atmung besteht und die Sprechkanüle problemlos getragen wird, sollte das Sprechventil gegen einen verschließenden Stöpsel ausgetauscht werden. Damit muß der Patient durch Nase und Mund sowohl ein-

als auch ausatmen, womit die Druckverhältnisse im Oropharynx physiologischen Werten angenähert werden und der Patient sich wieder an die erhöhte Atemarbeit bei der Einatmung gewöhnt.

> Nach entsprechenden Erfahrungen soll ausdrücklich darauf hingewiesen werden, daß nur Sprechkanülen (mit Fensterung) abgestöpselt werden dürfen, durch eine geschlossene Kanüle bekommt der Patient zu wenig Luft („StenoseAtmung")! Dies wird nicht immer bemerkt, da bei genügend Spielraum der Patient zwischen Kanüle und Trachealwand noch atmen kann, dies dürfte für eine optimale Sauerstoffversorgung jedoch nicht ausreichend sein.

Dekanülierung:
- Voraussetzungen:
  - klinisch: Im Frühstadium bei neurologischen Rehabilitationspatienten verbesserte Vigilanz, zunehmende Aufmerksamkeit, Kooperationsfähigkeit.
  Stabile Atmung, sicheres Abschlucken von Sekret/Speichel, unauffälliger Lungenbefund.
  Nicht zwingend: Fähigkeit zur oralen Nahrungsaufnahme (Schluckakt kann häufig nach Dekanülierung besser aufgebaut werden, da die Kanüle selbst das Schlucken behindert, s. o.!)
  - endoskopisch/bronchoskopisch/radiologisch: Keine signifikanten Aspirationshinweise.

Zwischenlösung bei Bedarf:
Platzhalter oder Montgomery-Kanüle wie oben beschrieben.

Tracheostomaverschluß:
- **Spontan** (Dilatationstracheotomie, nicht plastisch angelegtes Tracheostoma), nach Dekanülierung durch Abkleben des Tracheostomas initiiert. Bei verbleibender Fistel chirurgischer Verschluß notwendig.
- **Chirurgisch:** Nach erfolgreichem Abklebeversuch sollte ca. 10 Tage lang eine spontane Verkleinerung abgewartet werden, da somit das Ausmaß des chirurgischen Eingriffs reduziert wird.
Bei manchen Patienten haftet nach dem Tracheostomaverschluß die Haut so fest an der Trachea, daß neben dem kosmetisch unschönen Einziehen der Haut die Kehlkopfelevation und damit der Schluckablauf behindert wird. In sol-

chen Fällen ist eine chirurgische Korrektur mit Lösung der Narbenstränge und Mobilisation des Subkutangewebes indiziert.
Es ist vom Einzelfall abhängig, welche der eine Aspiration objektivierenden Untersuchungen (Laryngoskopie, Bronchoskopie, Videofluoroskopie) bei den jeweiligen Schritten als notwendig erachtet wird.

> Eine schrittweise Dekanülierung ist besonders bei neurologischen Patienten und bei Patienten mit eingeschränkter Lungenfunktion wichtig!

geblockte Kanüle
↓
entblockte Kanüle
↓
Sprechkanüle
↓
abgestöpselte Kanüle
↓
(Platzhalter)
↓
Dekanülierung
(Tracheostomaverschluß)

9.3 Sondenernährung

Verbietet eine entsprechende Aspirationssymptomatik, Nahrung und Flüssigkeit oral zu verabreichen, muß die Ernährung parenteral oder enteral über Sonden unter Umgehung der oberen Speisewege zugeführt werden. Da der Zeitraum der parenteralen Ernährung begrenzt ist, und manche Patienten über Wochen und Monate, in schwersten Fällen dauerhaft non-oral ernährt werden müssen, ist eine Entscheidung über die Art der Sondenernährung unumgänglich.

9.3.1 Sondenarten, Indikationen

Nachdem im Jahre 1974 das erste vollbilanzierte Substrat (Biosorb) zur Verfügung stand, wurde eine Vielzahl von Produkten entwickelt, welche es erlauben, Patienten dauerhaft voll oder teilweise enteral über Sonden zu ernähren, abhängig vom individuellen Krankheitsbild. Applikations- und Pumpensysteme wurden entwickelt, die dem Patienten einen größeren Freiheitsgrad erlauben. Die Zufuhr muß nicht mehr aus-

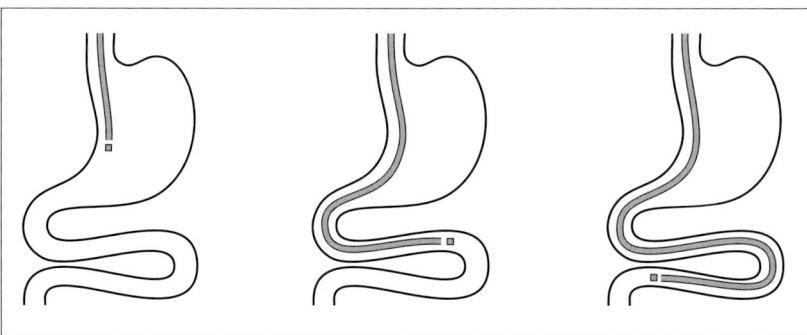

Abb. 9.12: Sondenplazierung. gastral, duodenal, jejunal.

schließlich über die Schwerkraftwirkung eines hochhängenden Behälters erfolgen, sondern kann individuell in der Geschwindigkeit gesteuert werden über tragbare Pumpe und Beutel. Die Sondenspitze kann in Magen, Duodenum oder Jejunum (Abb. 9.12a-c) plaziert werden.

Magen (gastrale Sondenernährung): bevorzugte Sondenlage bei stabilen Patienten. **Vorteile** sind eine erhaltene natürliche Ernährungsphysiologie mit nervalen, hormonellen und enzymatischen Regulationsmechanismen und die mögliche Gabe von größeren Bolusvolumen, so daß ein gewisser natürlicher Tagesrhythmus eingehalten werden und der Patient in der Zwischenzeit mobilisiert werden kann. Die Zufuhr erfolgt mittels Schwerkraft oder Pumpe. Der **Nachteil** ist die erhöhte Refluxgefahr, vor allem bei bewußtlosen und schluckgestörten Patienten.

Duodenum/Jejunum (Dünndarmsonde): indiziert bei Störungen der Magenentleerung, Resektionen oder Stenosen im oberen Aerodigestivtrakt, erhöhter Aspirationsgefahr oder Pylorusstenosen. **Nachteilig** ist, daß die Zufuhr über kontinuierlichen „Dauertropf" erfolgen muß und wegen der Weichheit und dem geringeren Durchmesser der verwendeten Sonden die Dislokationsgefahr größer ist.

Sondensysteme (s. Abb. 9.13a und b):
1. Nasogastrale Sonde. Die Einführung erfolgt über die Nase durch den Pharynx und Ösophagus in Magen oder Duodenum/Jejunum.
2. Perkutane Sonden. Anlage einer Fistel zur Langzeitsondenernährung im Bereich des Pharynx und Ösophagus (selten), Magens oder Jejunums.

Die perkutanen Sonden können chirurgisch angelegt werden, eine Gastrostomie erfolgt heute in der Regel jedoch perkutan-endoskopisch (s. u.).

9.3.2 Nachteile und Risiken der nasogastralen Sonde

Die nasogastrale Sonde stellte bis vor wenigen Jahren die Hauptform der non-oralen Ernährung dar, insbesondere bei Patienten mit neurologischen Erkrankungen und Patienten in Altenheimen und Pflegeeinrichtungen. Die Nahrungszufuhr über eine nasogastrale Sonde birgt jedoch erhebliche Risiken und Nachteile:

- Fehlende Akzeptanz bei kognitiv beeinträchtigten Patienten, häufige Entfernung (Ciocon et al., 1988; Park et al., 1992). Bei wiederholtem Einführen vergrößertes Risiko von Verletzungen.
- Ästhetische Beeinträchtigung (wird bisweilen als so stark empfunden, daß Patienten Besuche verweigern).
- Häufige Dislokationen.
- Durch geringeren Durchmesser ausreichende Mengenapplikation schwieriger (Norton et al., 1996), häufigeres Verstopfen.
- Reizung und Druckschädigungen der Schleimhaut in der Nase, im Pharynx und am Larynx einschließlich Speichel- und Sekretvermehrung und Blutungsgefahr (insbesondere bei markumarisierten Patienten).
- Behinderung der Nasenatmung, Gefahr der Nasennebenhöhlenentzündung.
- Mechanische Behinderung des Schluckvorganges.
- Sensibilitätsstörungen durch den Druck auf den Plexus pharyngeus (vgl. Winstein, 1983).
- Bei gleichzeitig liegender Trachealkanüle Gegendruck auf die Magensonde mit erhöhtem Risiko der Trachealwandschädigung, insbesondere bei geblockter Kanüle (vgl. Gilbert et al., 1987).
- Erschwerung eines frühzeitigen Beginns der funktionellen Schlucktherapie.

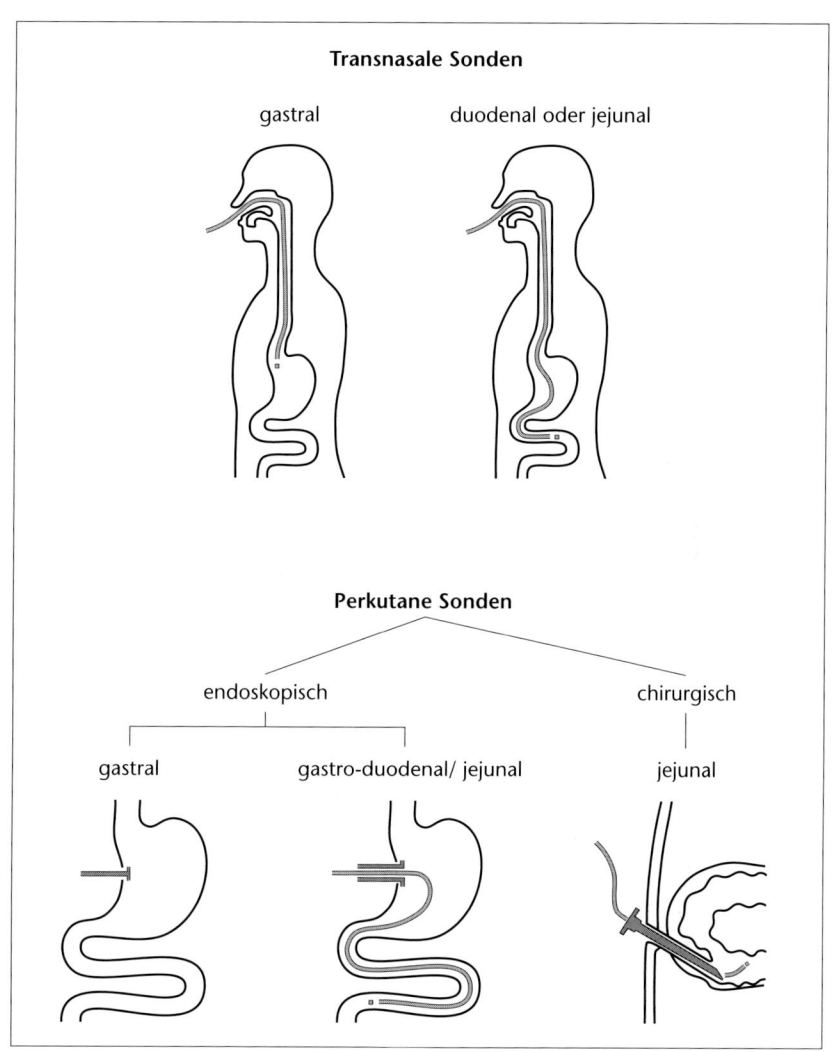

Abb. 9.13: Sonden. Transnasale Sonde, Perkutane Sonde.

Es soll an dieser Stelle ganz besonders auf die mögliche **Verstärkung einer Refluxsymptomatik** hingewiesen werden durch folgende Faktoren:

- Offenhalten der Sphinkteren, was insbesondere im Liegen und bei Erhöhung des intrathorakalen und intraabdominellen Druckes (Husten, Pressen) zum Rückfluß von Magensaft in den Ösophagus führen kann.
- Wegen der Mißempfindungen, evtl. auch Schmerzen, und möglichen Sensibilitätsstörungen wird die **Schluckfrequenz reduziert,** was zur Verminderung sowohl der Volumen-Clearance als auch der basischen Clea-

rance des sauren Refluates (Stoschus et al., 1993) führt.

> Aus diesen Gründen kann eine nasogastrale Sonde sowohl Auslöser einer Dysphagie mit Aspiration sein als auch eine solche erheblich verstärken (Alessi, 1986; Metheny et al., 1986).

Die ästhetische Beeinträchtigung wird zwar durch die Applikation eines Systems vermieden, bei welchem die Magensonde an der vorderen Nasenöffnung endet und mit einer „Plastikolive" im Nasenvestibulum versenkt und somit unsichtbar wird (SekuSond™ System, Milewski,

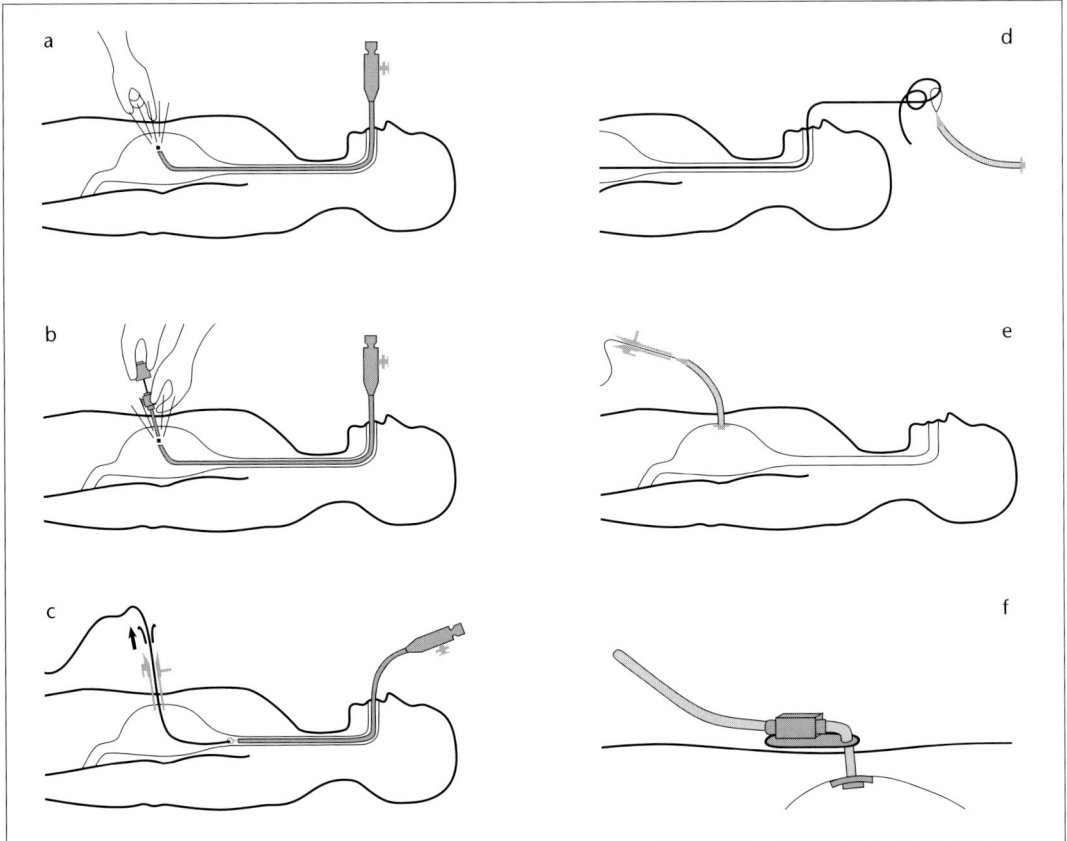

Abb. 9.14: Anlage einer PEG. a: Aufsuchen der geeigneten Punktionsstelle (positive Diaphanoskopie, Palpation), b: Punktion des Magens, c: Einbringen des Führungsfadens durch die Bauchdecke, d: Herausziehen des Fadens aus dem Mund, Verbindung des Fadens mit der Sonde, e: transabdomineller Sondendurchzug, f: Befestigung der äußeren Halteplatte, Fixierung.

1991), die übrigen Nachteile bleiben jedoch bestehen.

9.3.3 Perkutan-endoskopische Gastrostomie und Jejunostomie

Demgegenüber bietet die chirurgische oder endoskopische Gastrostomie/Jejunostomie eindeutig Vorteile (s auch Norton et al., 1996; Löser, 1997; Michaelis, 1997; Muschweg, 1998):
- Es kommt nur in Ausnahmefällen zur spontanen Entfernung.
- Die offensichtliche kosmetische Beeinträchtigung ist geringer.
- Es können größere Bolusmengen appliziert werden.

- Dislokationen sind seltener.
- Der gesamte oro-pharyngo-ösophageale Trakt wird nicht beeinträchtigt, **eine frühzeitige Stimulations- und Übungsbehandlung ist möglich!**
- Die Gefahr des Refluxes ist weniger groß.

Entsprechend wiesen Norton et al. (1996) einen besseren Ernährungszustand bei Patienten mit Gastrostomie auf sowie eine kürzere stationäre Verweildauer.

Allerdings ist die Scheu mancher Patienten – erfahrungsgemäß viel stärker noch der Angehörigen – vor einem „Loch im Bauch" ganz erheblich. Hier muß geduldig aufgeklärt und überzeugt werden, in Akutfällen, daß es sich um eine lebenswichtige Maßnahme handelt, die nur einen kritischen Zeitraum sicher überbrücken

muß, in chronischen Fällen, daß es eine sehr große Lebenserleichterung ist und viel einfacher zu handhaben, auch im häuslichen Bereich, als es zunächst den Anschein haben mag.
Die Indikationsstellung wird heute in folgenden Fällen empfohlen:

• Wenn zu erwarten ist, daß der Patient länger als 30 Tage nicht zur oralen Nahrungsaufnahme in der Lage sein wird (Kirby, 1995). Die von manchen Autoren (Puciarelli et al., 1996) empfohlene Frist von 3 Monaten erscheint uns nicht mehr diskutabel.

• Preoperativ vor geplanten chirurgischen Eingriffen bei ausgedehnten laryngopharyngealen Tumoren (Gibson et al., 1992).

Die Methode der Wahl ist derzeit die perkutan-endoskopische Anlage (Gauderer et al., 1980; s. Abb. 9.14).

Bei aspirationsgefährdeten Patienten, bei denen zusätzlich Zeichen einer Refluxsymptomatik oder ein gehäuftes Erbrechen bestehen, empfiehlt sich das Vorschieben der Sonde durch den Pylorus bis in das Jejunum (s. auch Löser, 1997), ebenso bei Patienten mit Magenresektionen, Strikturen und Tumoren. Die Indikation zur chirurgischen Anlage muß individuell gestellt werden. Die Komplikationsrate ist bei beiden Methoden etwa gleich, die Durchführbarkeit der PEG jedoch einfacher und billiger (Kirby, 1995; Bergström et al., 1995).

Ein Nachteil der „Duodeno-/Jejunostomie" ist die Notwendigkeit der Dauerinfusion. Da der Magen als „Aufnahmebehälter" für die Nahrung umgangen wird, kann die Nahrung nicht als größerer Bolus gegeben werden, der Patient die Sonde anschließend abstöpseln und in seinen Aktivitäten sich relativ unabhängig fühlen. Transportable Infusionssysteme gleichen diesen Nachteil jedoch etwas aus.

Die häufigste Komplikation von Gastrostomie/Jejunostomie ist die Wundinfektion, in schweren Fällen eine Peritonitis. Dislokationen und Verstopfungen kommen ebenfalls vor. Nicht vergessen werden darf, daß bestehende Aspirations- und Refluxsymptomatiken weiter vorhanden sind und verstärkt werden können.

> Trotz non-oraler Ernährung kann weiterhin eine Aspirationssymptomatik vorliegen (Speichel, Sekret, Magenrefluat)!

Auf diese Faktoren sind möglicherweise die Ergebnisse einer Studie von Mitchell et al. (1997) zurückzuführen, in der nachgewiesen wurde, daß die Überlebensrate von kognitiv schwer gestörten Patienten mit gravierenden Störungen des Eßverhaltens bis hin zur Verweigerung der Nahrungsaufnahme durch eine non-orale Ernährung nicht erhöht wird.

Generelle Probleme der non-oralen Ernährung
Die gravierenden Einschnitte, die eine non-orale Ernährung für den Patienten bedeutet, sollten den Verantwortlichen stets bewußt bleiben:

• Die Reduktion der Lebensqualität (Minderung von Freude und Lust der Nahrungsaufnahme, von sozialer Interaktion während der Mahlzeiten, von Zuwendung durch das Pflegepersonal beim Füttern).

• Die möglichen schweren Verdauungsprobleme durch die für den Patienten ungeeignete Sondennahrung und/oder Fehler bei der Applikation, z.B. unzureichende Hygiene, zu schnelle Applikation, falsche Temperierung, ungeeignete Lagerung des Patienten und Nichtbeachten der Einhaltung von Ruhezeiten nach Bolusgabe.

• Die Refluxgefahr aufgrund des verminderten Abschluckens von Speichel (reduzierte Ösophagus-Clearance).

Vor dieser Entscheidung sind daher alle Möglichkeiten zu prüfen, ob eine orale Ernährung aufrechterhalten werden kann, etwa durch **Anwendung kompensatorischer Maßnahmen** (Haltungsänderung, Schlucktechniken, diätetische Maßnahmen, Hilfsmittel) oder durch **geeignete Umweltbedingungen**, z.B. bei verwirrten Patienten mit Störungen des Eßverhaltens. In einer Studie wiesen Priefer und Robbins (1997) nach, daß z.B. Alzheimer-Patienten durch **Imitierung** normalen Eßverhaltens zur oralen Nahrungsaufnahme in der Lage sein können.

9.4   Zusätzliche Maßnahmen bei onkologischen Patienten

Nach chirurgischen, radiologischen und chemotherapeutischen Therapien von Kopf-Hals-Tumoren liegen bei den Patienten häufig neben den Gewebsdefekten durch die Tumorentfernung schwere Gewebeschädigungen vor wie Mukositis, Fibrose, reduzierte Speichelproduktion, Vernarbungen und Lymphstauungen. Muskelverspannungen durch Fehlbelastungen können hinzukommen, ebenso wie Schmerzen durch Kompression von Nerven, Weichteil-schwellungen, Gefäßkompressionen, Ulzeratio-nen, bei Rezidivtumoren durch Infiltrationen. Sie können ihrerseits die Dysphagiesymptomatik verstärken, z. B. ausgedehnte Narbenplatten die Kehlkopfelevation behindern, Lymphödeme die Kopfhaltung und Beweglichkeit beeinflussen, Mundtrockenheit die Gleitfähigkeit des Bolus. Da Bestrahlungen noch nach vielen Jahren zu Gewebeumbauvorgängen führen (s. auch Kap. 5 und 12), kann es gelegentlich erst nach langer Zeit zur Dekompensation einer bis dahin klinisch nicht relevanten Schluckstörung kommen. Zusätzlich zur Sicherung von Atmung und Ernährung und einer funktionellen Schluckthe-rapie können bei diesen Patienten daher folgen-de begleitende therapeutische Maßnahmen er-forderlich sein (s. auch Luckhaupt et al., 1997; Schiefer, 1998):

- Mundpflege (Spülungen mit 3prozentigem Natriumbikarbonat, 3prozentigem Wasser-stoffperoxid, jeweils 1 Teelöffel auf 1 Glas Wasser).
- Lokalanästhetika bei schmerzhaften Mund-schleimhautläsionen (Xylocain® Viskös 2 %).
- Mundbefeuchtung: Eischips, gefrorene Fruchtstückchen, Gabe von künstlichem Speichel (Glandosane®, Saliva medac®).
- Verbesserung der Gleitfähigkeit von Speisen durch Zergehenlassen von Butter im Mund.
- Bei Soorbefall Nystatin- oder Amphotericin-B-Präparaten lokal oder in Einzelfällen Fluconazol systemisch, Säuberung von Zahn-prothesen durch Einlegen nachts in wäßriger Nystatinlösung mit 5 ml Nystatin.
- Schmerzbehandlung.
- Lymphdrainage.
- Narbenlockerung und -mobilisierung.
- Muskelrelaxierende physikalische Maßnah-men.

9.5 Psychosoziale Unterstützung von Patienten mit Dysphagie

Patienten mit Schluckstörungen haben eine ho-hen Leidensdruck. Dem elementaren Bedürfnis nach Nahrungsaufnahme und -genuß kann nicht nachgegeben werden, Mobilität, Unabhängigkeit und Kommunikationsfähigkeit sind häufig be-einträchtigt, Gesichtslähmung, Speichelfluß, Tracheostoma oder Sonde ängstigen und beein-trächtigen das äußere Erscheinungsbild. Daher sollte bei diesen Patienten besonders auf Einhal-tung folgender Punkte geachtet werden (Lob, 1996):

- Vertrauensbildung durch regelmäßige Einzel- und Teamgespräche.
- Begleitung zu Untersuchungen durch vertrau-te Pflegekräfte oder Stationsärzte (gibt das Gefühl von Sicherheit und Geborgenheit).
- Bei schwer geschädigten, angstvollen Patien-ten Rooming-in, evtl. Musiktherapie.
- Rasche Erarbeitung eines Kommunikations-systems (Buchstabentafel, elektronischer Kommunikator), um dem Patienten die Mit-teilung von Wünschen, Ängsten und Fragen zu ermöglichen.
- Intensive Vermittlung der erhobenen Befun-de, Entscheidungen und Therapiemaßnah-men, die häufig schwierig zu verstehen und damit umzusetzen sind.
- Psychologische Betreuung von Patient und Angehörigen!

Trotz aller Bemühungen bleiben manche Patien-ten wegen fortbestehender Aspirationsgefahr Kanülen- und/oder Sondenträger. Für einen rei-bungslosen Übergang vom stationären Aufent-halt zur häuslichen Versorgung oder in eine Pfle-geeinrichtung müssen diese Maßnahmen recht-zeitig initiiert werden:

- Information des weiterbetreuenden Arztes.
- Vermittlung von Fachberatung für Tracheal-kanülen, Sonden und Zubehör.
- Beschaffung von Hilfsmitteln wie Absaug-gerät, Vernebler, Pumpe.
- Vermittlung ambulanter Therapie.
- Planung von Kontrolluntersuchungen und des weiteren Procedere (Wiederaufnahme, Inter-valltherapie, evtl. chirurgische Maßnahmen).

Danksagung

Bei der Erstellung des Manuskriptes zu diesem Kapitel waren mir die Erfahrungen und die fach-liche Beratung von Mitarbeitern verschiedener Abteilungen eine große Hilfe. Mein Dank gilt da-her dem außerordentlich engagierten Pflege-, Therapeuten- und Ärzteteam der Abteilung für Physikalische Medizin und Medizinische Reha-bilitation sowie den Mitarbeitern der Intensiv-stationen des Städtischen Krankenhauses Mün-chen-Bogenhausen. Zu besonderem Dank bin ich auch der Unterstützung von Frau Hartmann,

Logopädin, verpflichtet sowie den Kollegen Herrn Dr. Drobik, Herrn Dr. Gallenberger und Herrn Dr. Lob für die Überarbeitung des Manuskriptes.

Literatur

Alessi, D.M., Berci, G. (1986), Aspiration and nasogastric intubation. Otolaryngology – Head and Neck Surgery 94: 486–489.

Aviv, J.E., Sacco, R.L., Mohr, J.P., Thompson, J.L.P., Levin, B., Sunshine, S., Thomson, J., Close, L.G. (1997), Laryngopharyngeal sensory testing with modified barium swallow as predictors of aspiration pneumonia after stroke. Laryngoscope 107: 1254–1260.

Bartlett, J.G., Gorbach, S.L. (1975), The triple threat of aspiration pneumonia. Chest 68: 560–566.

Batchelor, B., Neilsen, S., Sexton, K. (1996), Issues in Maintaining Hydration in Nursing Home Patients Who Aspirated Thin Liquids. J. Med. Speech Language Pathol. 4: 217–221.

Bergström, L.R., Larson, D.E., Zinsmeister, A.R., Sarr, M.G., Silverstein, M.D. (1995), Utilization and Outcomes of Surgical Gastrostomies and Jejunostomies in an Era of Percutaneous Endoscopic Gastrostomy: A Population-Based Study. Mayo Clin. Proc. 70: 829–836.

Bonanno, P.C. (1971), Swallowing dysfunction after tracheotomy. Ann. Surg. 174: 29–33.

Buchholz, D.W. (1995), Oropharyngeal Dysphagia Due to Iatrogenic Neurological Dysfunction. Dysphagia 10:248–254.

Cameron, J.L., Reynolds, J., Zuidema, G.D. (1973), Aspiration in patients with tracheostomies. Surg. Gynec. Obst. 136: 68–70.

Ciocon, J.O., Silverstone, F.A., Graver, M., Foley, C.J. (1988), Tube Feedings in Elderly Patients. Arch. Intern. Med. 148: 429–433.

Crausaz, F., Favez, G. (1988), Aspiration of solid food particles into lungs of patients with gastroesophageal reflux and chronic bronchial disease. Chest 93: 376–378.

Denecke, H.J. (1977), Plastische Korrektur des Schluckaktes und der Stimme bei Vaguslähmung. HNO (Beil.) 25: 14o-143.

Dikemann, K.J., Kazandjian, M.S. (1995), Communication and Swallowing Management of Tracheostomized and Ventilator-dependent Adults. Singular Publishing Group, San Diego.

Ey, W., Denecke-Singer, U., Guastella, C., Önder, N. (1990), Chirurgische Behandlung der Dysphagien im Bereich des pharyngoösophagealen Überganges. In: Verhandlungsbericht der Deutschen Gesellschaft für HNO-Heilkunde, Kopf- und Halschirurgie, Referate I: Klinik und Therapie der Dysphagien. 61. Jahresversammlung, Würzburg 1990. Springer, Berlin.

Feldman, S.A., Deal, C.W., Urquhart, W. (1966), Disturbance of swallowing after tracheotomy. Lancet. 1: 954–955.

Garon, B.R., Engle, M., Ormiston, C. (1995), Reliability of the 3-Oz. Water Swallow Test Utilizing Cough Reflex as Sole Indicator of Aspiration. J. Neurolog. Rehabil. 9: 139–143.

Garon, B.R., Engle, M., Ormiston, C. (1996), Silent Aspiration: Results of 1.000 Videofluoroscopic Swallow Evaluations. J. Neurol. Rehabil. 10: 121–126.

Garon, B.R., Engle, M., Ormiston, C. (1997), A Randomized Control Study to Determine the Effects of Unlimited Oral Intake of Water in Patients with Identified Aspiration. J. Neurol. Rehabil. 11: 139–148.

Gauderer, M.W.L., Ponsky, J.L., Izant, R.J. (1980), Gastrostomy without laparatomy. A percutaneous endoscopic technique. J. Paediatr. Surg. 15: 872–875.

Gibson, S., Wenig, B.L. (1992), Percutaneous Endoscopic Gastrostomy in the Management of Head and Neck Carcinoma. Laryngoscope 102: 977–980.

Gilbert, R.W., McIlwain, J.C., Bryce, D.P., Ross, I.R. (1987), Management of patients with long-term tracheotomies and aspiration. Ann. Otol. Rhinol. Laryngol. 96: 561- 564.

Hannig, C., Wuttge-Hannig, A., Hess, U. (1995), Analyse und radiologisches Staging des Typs und Schweregrades einer Aspiration. Radiologe 35: 741–746.

Horner, J., Massey, E.W. (1988), Silent aspiration following stroke. Neurology 38: 317–319.

Hughes, T.A.T., Wiles, C.M. (1996), Clinical measurement of swallowing in health and in neurogenic dysphagia. Quart. J. Med. 89: 109–116.

Kirby, D.F. (1995), Editorial: Surgical gastrostomies Versus Endoscopic Gastrostomies: A Tube by Any Other Name. The Mayo Clinic Proceedings 70: 914–916.

Kirsch, C.M., Sanders, A. (1988), Aspiration pneumonia, medical management. Otolaryngol. Clin. North Am. 21: 637–648.

Knöbber, D. (1991), Der tracheotomierte Patient. Springer, Berlin.

Lipp, B., Schlaegel, W. (1997), Das Tracheostoma in der neurologischen Frührehabilitation. Forum Logopädie 2: 8–11.

Lob, M. (1996), Medizinische Basisversorgung im stationären Alltag. Seminar „Interdisziplinäre Diagnostik und Therapie der Dysphagie", Städt. Krankenhaus München-Bogenhausen, 3.-4. Mai.

Löser, C.H. (1997), Enterale Langzeiternährung über eine perkutan-endoskopisch gelegte Gastrostomie-Sonde. Dt. med. Wochenschr. 122: 1149–1153.

Logemann, J.A. (1998), Evaluation and Treatment of Swallowing Disorders (2nd ed.). Pro-ed, Austin.

Logemann, J.A., Pavlovski B.R., Colangelo L. (1998), High pilot study of effects on aspiration and biomechanics of the swallow. Head & Neck 20: 52–57.

Luckhaupt, H., Borkowski, G., Sudhoff, H. (1997), Palliativtherapie bei Patienten mit inkurablen HNO-Tumoren: Teil I, HNO aktuell 5: 50–54. Teil II, HNO aktuell 5: 87–90.

Mendelsohn, M.S. (1993), New Concepts in Dysphagia Management. J. Otolaryngol., Suppl. 1: 5–24.

Metheny, N.A., Eisenberg, P., Spies, M. (1986), Aspiration pneumonia in patients fed through nasoenteral tubes. Heart and Lung 15: 256–261.

Michaelis M. (1997), Die PEG in der Geriatrie – schwere Eßprbleme lassen sich lösen. Geriatriepraxis 7–8: 39–41.

Milewski, C.H. (1991), Beitrag zur künstlichen

Ernährung über nasogastrale Sonde. HNO 39: 260–262.

Miller, F.R., Eliachar, I. (1994), Managing the Aspirating Patient. Am. J. Otolaryngol. 15: 1–17.

Mitchell, S.L., Kiely, D.K., Lipsitz, L.A. (1997), The Risk Factors and Impact on Survival of Feeding Tube Placement in Nursing Home Residents With Severe Cognitive Impairment. Arch. Internal med. 157: 327–332.

Muschweg, H. (1998), Enterale Ernährung durch Anlage einer Perkutanen Endoskopischen Gastrostomie. Bayerisches Ärzteblatt 4: 129–131.

Nash, M. (1988), Swallowing problems in the tracheotomized patient. Otolaryngol. Clin. North Am. 21: 7o1–7o9.

Nathadwarawala, K.M., Nicklin, J., Wiles, C.M. (1992), A Timed test of Swallowing Capacity for Neurological Patients. J. Neurol., Neurosurg. and Psychiatry 55: 822–825.

Nathadwarawala, K.M., McGroary, A., Wiles, C.M. (1994), Swallowing and neurological outpatients: Use of a timed test. Dysphagia 9: 120–129.

Norton, B., Homer-Ward, M., Donnelly, M.T., Long, R.G., Holmes, G.K.T. (1996), A randomised prospective comparison of percutaneous endoscopic gastrostomy and nasogastric tube feeding after acute dysphagic stroke. Brit. J. Med. 312: 13–16.

Park, R.H.R., Allison, M.C., Lang, J. et al. (1992), Randomised comparison of percutaneous endoscopic gastrostomy and nasogastric tube feeding in patients with persisting neurological dysphagia. Brit. J. Med. 304: 1406–1409.

Priefer, B.A., Robbins, J. (1997), Eating Changes in Mild Alzheimer's disease: a Pilot Study. Dysphagia 12: 212–221.

Puciarelli, S., Toppan, P., Fede, A. et al. (1996), Percutaneous Endoscopic Gastrostomy for Feeding. ORL 58: 253–257.

Robbins, J.A. (1988), Dysphagia and disorders of speech. In: Handbook of Speech-Language Pathology and Audiology, B.C. Decker Inc., Toronto, Philadelphia: 1040–1057.

Sasaki, C.T., Milmoe, G., Yanagisawa, E., Berry, K., Kirchner, J.A. (1980), Surgical closure of the larynx for intractable aspiration. Arch. Otolaryngol. 106: 422–423.

Schiefer, J.A. (1998), Standards und Qualitätssicherung rehabilitativer Maßnahmen bei laryngektomierten Patienten. Tumordiagn. u. Ther. 19: 20–23.

Schröter-Morasch, H. (1994), Anamnesebogen zur klinischen Erfassung von Schluckstörungen nach Hirnverletzung. Borgmann, Dortmund.

Schröter-Morasch, H. (1996), Schweregradeinteilung der Aspiration bei Patienten mit Schluckstörung. In: Gross, M. (Hrsg.), Aktuelle phoniatrisch-pädaudiologische Aspekte 1995, Bd. 3. Renate Gross Verlag, Berlin: 145–146.

Shaker, R., Milbrath, M., Ren, J., Campbell, B., Toohill, R., Hogan, W. (1995), Deglutitive Aspiration in Patients With Tracheostomy: Effect of Tracheostomy on the Duration of Vocal Cord Closure. Gastroenterology 108: 1357–1360.

Sokoloff, L.G., Pavlakovic, R. (1997), Neuroleptic-Induced Dysphagia. Dysphagia 12: 177–179.

Stoschus, B., Allescher, H.B. (1993), Drug-induced dysphagia. Dysphagia 8:154–159.

Tolep, K., Getch, C.L., Criner, G.J. (1996), Swallowing dysfunction in Patients Receiving Prolonged Mechanical Ventilation. Chest 109: 167–172.

Winstein, C.J. (1983), Neurogenic dysphagia: Frequency, progression, and outcome in adults following head injury. Phys. Ther. 63: 1992–1996.

Die Abbildungen 9.12, 9.13 und 9.14 wurden mit freundlicher Genehmigung der Hersteller dem Band „Praxis der Enteralen Ernährung", Fresenius AG, 61343 Bad Homburg entnommen.

Information über Bezugsquellen für Kanülen/Sonden

Fa. PRO REHA Handelsgesellschaft mbH & Co. KG
Saarstraße 7
80797 München
Tel. (0 89) 30 00 74 30

Fa. bess medizintechnik gmbH
Schützallee 65
14169 Berlin
Tel. (0 30) 8 16 90 90

<table>
<tr><td>

10

</td><td>

Grundlagen der funktionellen Dysphagietherapie (FDT)

</td></tr>
</table>

Gudrun Bartolome

Einleitung

Schluckstörungen werden durch eine Vielzahl von Erkrankungen verursacht (Kap. 4, 5 und 13). In unterschiedlicher Ausprägung können einzelne oder mehrere Phasen des Schluckvorganges betroffen sein. Funktionelle Trainingsmethoden bilden die bevorzugten Therapieverfahren bei Patienten mit oropharyngealen Schluckstörungen. Medikamentöse Behandlungen oder chirurgische Interventionen beschränken sich hier auf Spezialfälle (Kap. 13). Dysphagien stellen einerseits durch Dehydratation, mangelnde Ernährung und Gewichtsverlust, andererseits bei Aspiration durch Aspirationspneumonien eine vitale Bedrohung dar. Deshalb sind die frühzeitige interdisziplinäre Diagnostik und eine sorgfältige Therapieplanung dringend notwendig.

Wie in den Kapiteln 6, 7 und 8 beschrieben, bilden in der Regel die klinische Eingangsuntersuchung, die Videoendoskopie sowie die Videofluoroskopie oder Röntgenkinematographie die Standarddiagnostik für die Erarbeitung eines Rehabilitationskonzeptes. Dabei sollte der Therapeut diagnostische Symptome von der ursächlichen Störung unterscheiden (Logemann, 1997). Nahrungsreste in den Wangentaschen weisen beispielsweise auf eine eingeschränkte Kontraktion des Musculus buccinator hin, Residuen in den Valleculae entstehen z.B. durch eine reduzierte Zungenbasisretraktion. Das Verständnis des zugrundeliegenden Pathomechanismus bildet die Voraussetzung für eine zielorientierte Therapieplanung (Bartolome, 1995). Zugleich werden bei der Zusammenstellung des Behandlungskonzeptes spezifische Begleitsymptome der Grunderkrankung, der körperliche Allgemeinzustand des Patienten, die Kommunikationsfähigkeit sowie kognitive Komponenten, vor allem Aufmerksamkeit und Gedächtnisleistungen berücksichtigt. Bei einem Hirnstamminsult mit schlaffer Parese steht etwa die Kräftigung der Muskulatur im Vordergrund, während bei einem Patienten mit amyotropher Lateralsklerose (Kap. 11) ein motorisches Training, das die Ermüdbarkeit der Muskulatur noch mehr begünstigt, kontraindiziert wäre. Bei einem hirngeschädigten Patienten in der Frührehabilitationsphase wird sich anfangs die Therapie auf Stimulationstechniken beschränken, die wenig oder gar keine aktive Eigenbeteiligung erfordern, wogegen Patienten mit intakten kognitiven Funktionen auch schwierige Schlucktechniken erlernen können.

In diesem Kapitel werden theoretische Grundlagen und praktische Übungen zur funktionellen Dysphagietherapie (FDT) dargestellt. Therapieschwerpunkte für spezielle Krankheitsbilder sind gesondert in den Kapiteln 11 und 12 beschrieben. Das Behandlungskonzept der FDT basiert auf einer problemorientierten Vorgehensweise, das heißt, es unterwirft sich nicht den Vorgaben einer bestimmten Therapierichtung. Die Wahl der geeigneten Therapieverfahren richtet sich nach der Pathophysiologie und nach den Bedürfnissen des einzelnen Patienten. Aus der Vielfalt der therapeutischen Ansätze wird nach sorgfältiger interdisziplinärer Diagnostik ein individuelles Behandlungsprogramm erstellt. Die Interpretation der Untersuchungsergebnisse sowie die Indikationsstellung zur Dysphagietherapie erfolgt im radiologisch-phoniatrisch-logopädischen Team. Die Therapieplanung und die Durchführung der Behandlung gehören zum Aufgabengebiet des Logopäden/Sprachtherapeuten.

Die Rehabilitationsverfahren lassen sich schwerpunktmäßig in **drei Komponenten** unterteilen:
1. Restituierende Verfahren.
2. Kompensatorischen Methoden.
3. Adaptierende Maßnahmen.

Restituierende Verfahren dienen der vollständigen oder, was häufiger erreicht wird, der partiellen Wiederherstellung der gestörten motorischen und sensomotorischen Funktionen. Außerhalb des eigentlichen Schluckvorganges werden für die Nahrungsaufnahme erforderliche Zielbewegungen und Bewegungsmuster trainiert. Es handelt sich um weitgehend empirisch begründete übende Verfahren, die zum Teil aus Methoden der Krankengymnastik entwickelt wurden. Die Trainingsschwerpunkte umfassen Stimulationstechniken und motorische Übungen. Dazu zählen je nach individueller Störungssymptomatik Strategien zum Abbau pathologischer oraler Reflexe und zur Stimulation des Schluckreflexes. Des weiteren enthalten sie Übungen zur Verbesserung der orofazialen und intraoralen Motorik, zum Kehlkopfverschluß und zur Kehlkopfhebung sowie zur Aktivierung pharyngealer Kontraktionen. Die restituierenden Verfahren beinhalten zwei Ziele: Erstens wird versucht, physiologisches bzw. annähernd normales Schlucken anzubahnen, und zweitens ist für eine erfolgreiche Durchführung kompensatorischer Schlucktechniken häufig ein vorbereitendes Training bestimmter Teilfunktionen notwendig (Bartolome, 1997; Neumann et al., 1995).

Die **kompensatorischen Maßnahmen** umfassen Strategien, die den physiologischen Mechanismus direkt während des Schluckens verändern, ohne die ursächliche Störung zu beheben. Zu den Kompensationen zählen Haltungsmodifikationen und spezielle Schlucktechniken. Änderungen der Haltung nutzen einerseits die Wirkung der Schwerkraft aus und sie verändern andererseits die oropharyngealen Raumverhältnisse. So könnte eine Kopfneigung nach vorne durch den Einfluß der Gravitation das vorzeitige Abgleiten des Speisebolus in den Pharynx verhindern sowie gleichzeitig durch Verengung des Kehlkopfeingangs den laryngealen Schutz verbessern (s. 10.2.1). Mit speziellen Schlucktechniken versucht man über die Willkürmotorik auf das reflektorische Schluckgeschehen einzuwirken. Zu den Schlucktechniken zählen kräftiges Schlucken, das supraglottische und supersupraglottische Schlucken, die supraglottische Kipptechnik sowie das Mendelsohn-Manöver (s. 10.2.2) Ziele der Kompensationen sind, erstens die Effizienz des Nahrungstransportes zu verbessern und zweitens ein sicheres bzw. aspirationsfreies Schlucken zu ermöglichen.

Zu den **adaptierenden Verfahren** zählen externe Hilfen, die im Sinne einer Anpassung von außen an die sensomotorische Störung angewendet werden. Es wird versucht den reduzierten Schluckfähigkeiten durch Verringerung der Anforderungen an den Schluckakt selbst oder dessen Vorbereitung gerecht zu werden. Die Adaptation umfaßt diätetische Maßnahmen (s. 10.3.1), die geeignete Plazierung der Nahrung (s.10.3.2), spezielle Eß- und Trinkhilfen (s. 10.3.3) sowie die Hilfestellung während der Essensbegleitung (s. 10.3.4). Durch eine Modifizierung der Nahrungskonsistenz, z.B. bezüglich der Viskosität, oder eine Er-

höhung des sensorischen Inputs durch Geschmacks- und Temperaturreize können der Weg und die Dauer der Boluspassage verändert und damit das Aspirationsrisiko vermindert werden. Eine adäquate Positionierung der Nahrung verbessert in vielen Fällen den oralen Bolustransport. Bei Sensibilitätsstörungen wird die Speise z.B. auf der intakten Zungenhälfte positioniert. Eß- und Trinkhilfen wie Schiebelöffel, Flaschen mit besonderen Saugern usw. erleichtern die Nahrungsaufnahme und den oralen Nahrungstransport. Viele Patienten können nicht selbständig essen und benötigen die Hilfestellung einer Begleitperson, die die individuelle Pathophysiologie berücksichtigen muß. Die Ziele der adaptierenden Maßnahmen variieren in Abhängigkeit von der Art des Hilfsmittels. Die Hilfen erleichtern einerseits die Nahrungsaufnahme oder dienen andererseits dazu, die Schluckeffizienz zu verbessern und mögliche Aspirationen zu vermeiden.

10.1 Restituierende Therapieverfahren

10.1.1 Klassische Behandlungstechniken

Die Übungsbehandlung gliedert sich in **zwei Schwerpunkte**. Sie versucht, gestörte Funktionen wiederherzustellen und/oder einen maximalen Gebrauch erhaltener Restfunktionen anzubahnen. Während bei neurogenen Schluckstörungen meist beide Komponenten berücksichtigt werden, muß die Therapie strukturell bedingter Dysphagien, z.B. nach Teilresektionen einzelner Organe, auf erhaltenen Strukturen aufbauen.

Bei der Behandlung *neurogener Dysphagien* werden unter Berücksichtigung der individuellen sensomotorischen Störung Techniken ausgewählt, die den gewünschten Bewegungsablauf *fazilitieren* (erleichtern) und unerwünschte Reaktionen wie z.B. Tonuserhöhungen oder assoziierte Bewegungen *inhibieren* (hemmen). Weitere Ziele sind die Normalisierung der Sensibilität, die Verbesserung der Koordination sowie die Förderung von Kraft und Ausdauer. In Abhängigkeit von den individuellen Funktionsdefiziten werden bei Patienten mit *strukturellen Veränderungen* gleichfalls Übungen zur Sensibilitätsnormalisierung, zur Erhaltung der Beweglichkeit und Verbesserung der Bewegungsampli-

tude verbliebener Strukturen sowie zur Förderung der Muskelkraft angewendet.

Therapiemethoden, die seit Jahren in der krankengymnastischen Behandlung von zerebralen und z.T. auch orthopädischen Bewegungsstörungen erfolgreich angewendet werden, beginnen sich in der Logopädie erst allmählich durchzusetzen. Wegbereiter der neurologisch orientierten physiotherapeutischen Behandlung waren Dr. Karel und Berta Bobath mit ihrer Arbeit über die „entwicklungsneurologische Behandlung" (Bobath et al., 1994). Mueller (Finnie, 1976) und Crickmay (1978) haben auf der Grundlage des Bobath-Konzepts eine Verbindung von der Krankengymnastik zur Logopädie geschaffen. Die Verfahren sind ursprünglich für zerebral bewegungsgestörte Kinder konzipiert worden. Sie finden sich in modifizierter Form in der Therapie mundmotorischer Störungen bei erwachsenen Patienten wieder. Eine weitverbreitete Methode, die heute auf allen Gebieten der Rehabilitationsmedizin angewendet wird, ist die „Propriozeptive Neuromuskuläre Fazilitation" (PNF) nach Dr. Hermann Kabat und Margaret Knott (Knott et al., 1968). Techniken für den orofazialen und laryngealen Bereich sind in der Grundlagenliteratur nur am Rande erwähnt worden. Einige Übungsbeispiele für den orofazialen Bereich finden sich bei Sullivan et al. (1985, 1995) und bei Beckers und Buck (1988). Elemente dieses PNF-Konzeptes eignen sich so-

10

FDT

wohl für neurologisch bedingte Schluckstörungen als auch für Dysphagien nach strukturellen Läsionen. Margret Roods Methoden thermischer und mechanischer Stimulationen der Haut haben die Verfahren der afferenten Reizanwendung erweitert (Stockmeyer, 1967). Ihre Techniken werden ebenfalls im orofazialen Bereich angewendet.

Das Behandlungskonzept der funktionellen Dysphagietherapie (FDT) integriert und erweitert Ansätze aus verschiedenen Schulen. Dabei setzt sich die FDT zum Ziel, mit einer problemorientierten Vorgehensweise den individuellen Pathologien der einzelnen Patienten gerecht zu werden. Zum besseren Verständnis sind die Schwerpunkte der wichtigsten Übungsverfahren in den folgenden Abschnitten zusammengefasst.

▶ **Die entwicklungsneurologische Behandlung nach Bobath (Neurological Development Treatment – NDT)**

Entwicklungsneurologisch bedeutet eine Orientierung der Behandlung an der Reifung des Zentralnervensystems, daß die Bewegungen in der Reihenfolge ihrer Entwicklung angebahnt werden. Primitive pathologische Reflexmuster werden bei gleichzeitiger Normalisierung des Muskeltonus gehemmt und reifere Bewegungsmechanismen initiiert. Ursprünglich wurde die Behandlung von dem Neurologen und Psychiater Dr. Karel Bobath und der Krankengymnastin Berta Bobath für zentralparetische Kinder konzipiert. Sie wird heute in veränderter Form auch bei hemiparetischen Erwachsenen angewendet. Die Schwerpunkte des Bobath-Konzeptes liegen 1. auf der Tonusregulierung, 2. auf der Hemmung pathologischer Bewegungsmuster und 3. auf der Anbahnung eines möglichst natürlichen Bewegungsablaufes. Elemente der Bobath-Therapie eignen sich für neurologisch bedingte Dysphagien. Dementsprechend ergibt sich für die Behandlung von Schluckstörungen folgender Stufenplan:

Auf der **ersten Behandlungsstufe** wird, um den Muskeltonus zu normalisieren, in Zusammenarbeit mit der Physiotherapie die geeignete reflexhemmende Stellung gewählt (s. Haltungsmuster, 10.1.4.1). Hat sich der Patient dieser Stellung angepaßt und die Tonisierungsstörung sich reduziert, beginnt man in dieser Haltung jene Reflexmechanismen (hier: des orofazialen Bereichs) zu inhibieren, welche die jeweils nächstfolgende Stufe des neuromuskulären Entwicklungssta-

diums blockieren. So muß z.B. ein Beißreflex oder das Primitivmuster des Zungenstoßes gehemmt werden, um das koordinierte Kaumuster anbahnen zu können.

Auf der **zweiten Stufe der Behandlung** geht es um das Fazilitieren der gewünschten oder höher integrierten Bewegungsabläufe. Der Patient wird wieder in eine Ausgangsstellung gebracht, die abnorme Reaktionen inhibiert. Auf dieser Basis werden unter Einbeziehung verschiedener Stimuli (z.B. Dehnen, Beklopfen, Bestreichen) für den Schluckvorgang wichtige, willkürliche mundmotorische Bewegungen angebahnt. Dabei wird darauf geachtet, daß assoziierte Reaktionen vermieden werden. Ziel ist immer die Anbahnung möglichst natürlicher Bewegungen.

Auf der **dritten Stufe der Behandlung** geht es um die willkürliche Steuerung von Bewegungen durch den Patienten selbst. Er lernt, differenzierte koordinierte Bewegungen selbständig ohne fremde Kontrolle oder Hilfe auszuführen. Inwieweit dieses Ziel erreicht werden kann, ist abhängig vom Ausmaß der Läsion und von der Aktivierbarkeit der intakten Strukturen.

▶ **Propriozeptive neuromuskuläre Fazilitation (PNF) nach Kabat**

Die Bezeichnung **PNF** wird folgendermaßen definiert:

- **Propriozeptoren** sind Geweberezeptoren, die in Muskeln, Sehnen und Gelenken lokalisiert sind und auf Stimuli reagieren. Dementsprechend bezeichnet propriozeptiv den Empfang von Reizen innerhalb des Körpergewebes.
- **Neuromuskulär** bezieht sich auf das Zusammenspiel zwischen Nerven und Muskeln.
- Der Begriff **Fazilitation** bedeutet Erleichterung und Förderung. Ziel der Förderung ist die Entladung der Motoneurone. Durch gezielte Stimulation wird versucht, die Erregungsschwelle der Motoneurone herabzusetzen, so daß ein zweiter Reiz die gewünschte Reaktion leichter auslösen kann (Voss et al., 1985, 1988).

Die theoretischen Grundlagen der Methode wurden von dem Neurophysiologen Dr. Hermann Kabat und der Krankengymnastin Margaret Knott entwickelt. Es werden bestimmte Stimuli wie z.B. thermale Reize, Druck, Dehnung und Widerstand appliziert, um die motorischen Bahnen zu aktivieren. Die verschiedenen Reizanwendungen können beim Durchlaufen eines Bewegungsweges, in einer bestimmten Bewegungsphase oder vor der Bewegung durchgeführt werden. Sie dienen je nach Technik oder Art der Anwendung der Tonisierung und Kräftigung einer muskulären Reaktion oder haben die Entspannung und Tonusreduzierung zum Ziel. Geübt wird zuerst in großzügigen Bewegungsmustern, die alle beteiligten Bewegungskomponenten optimal aktivieren. Erst später werden selektive Bewegungen erarbeitet. In der Schlucktherapie beginnt man z.B. mit den Kopf- und Halsmustern (s. 10.1.4.3) als vorbereitende Übung und trainiert dann für den Schluckakt erforderliche, fein koordinierte Einzelbewegungen.

▶ **Behandlung neuromuskulärer Dysfunktionen nach Margret S. Rood**
Auch M. Rood gilt als Pionierin einer Behandlungsweise, die sensorische Reize nutzt, um eine Fazilitation oder Inhibition von Haltungs- und Bewegungsmustern hervorzurufen (Stockmeyer, 1967; Rood, 1954, 1956, 1962). Sie hat die Reizanwendungen erweitert und versucht, durch oberflächliche Reizung der Haut, z.B. durch Pinseln, manuelles Streichen oder thermale Stimulationen, darunterliegende Muskeln zu aktivieren. Als zusätzlicher propriozeptiver Reiz werden unmittelbar nach der kutanen Reizung rasche Muskeldehnungen durchgeführt.

Häufig werden diese Therapieverfahren als neurophysiologisch orientierte Behandlungskonzepte bezeichnet. Sie sind jedoch aus der Empirie entwickelt worden. Für manche Prinzipien fehlen gesicherte neurophysiologische Grundlagenerkenntnisse. Die komplexen Mechanismen der Reizübertragung, das komplizierte Wechselspiel afferenter Informationen und efferenter Entladungen ist noch weitgehend ungeklärt. Deshalb bleibt, obwohl für zahlreiche Reizanwendungen die myographischen Parameter objektiviert werden konnten und jahrelange klinische Erfahrungen von der Effektivität der Methoden zeugen, die neurophysiologische Begründung oft hypothetisch und ungenügend. Außerdem wurden die meisten neurophysiologischen Untersuchungen an isolierten skelettalen Muskeln oder an Tieren durchgeführt. Ein direkter Transfer der Versuchsergebnisse auf die am Schlucken und Sprechen beteiligten Bewegungsvorgänge ist deshalb umstritten. Zusätzlich können je nach Art und Ausmaß der Störung individuell unterschiedliche Reaktionen auftreten. Für eine bestimmte Person wirksame Reize müssen nicht auf eine andere Person übertragbar sein. Deshalb sind die Konzipierung eines individuellen Übungsprogrammes und die sorgfältige Beobachtung des Patienten unerläßlich.

Die genannten, auf die Schlucktherapie übertragbaren Behandlungstechniken beinhalten gemeinsame physiologische Grundlagen. Einzelne Komponenten der gestörten Sensomotorik werden jedoch je nach Schule unterschiedlich gewichtet. Gelegentlich führen differierende Sichtweisen zu dogmatischen Abgrenzungen zwischen den verschiedenen Richtungen. Bislang ist die Überlegenheit einer Schule im Vergleich zu einer anderen wissenschaftlich nicht nachgewiesen worden. Wünschenswert ist deshalb eine Therapie, die sich nicht blind an das Dogma eines Konzeptes hält, sondern die individuelle Pathophysiologie des einzelnen Patienten in den Mittelpunkt stellt. Ziel ist eine ausschließlich problemorientierte Verfahrenswahl und keine sogenannte „Schubladentherapie".

10.1.2 Theoretische Grundlagen der restituierenden Verfahren

▶ **Beeinflussung der Plastizität des Zentralnervensystems**
Generell nützen diese übenden Verfahren die plastischen Eigenschaften des Zentralnervensystems aus. Lange Zeit wurden die Möglichkeiten einer Regeneration oder Umstrukturierung des ausgereiften Gehirns unterschätzt oder angezweifelt. Insbesondere während der letzten Jahre haben sich durch die Weiterentwicklung bildgebender sowie elektrischer bzw. magnetischer Verfahren neue Möglichkeiten zur Untersuchung der Funktionen des menschlichen Gehirns erschlossen. Es gibt heute zahlreiche Ergebnisse, die z.B. mit Hilfe der Positronen-Emissions-Tomographie (PET), mit funktioneller Kernspintomographie (fMRI, functional magnetic resonance imaging) oder durch Brain Mapping mit der Magnetenzephalographie (MEG) die Plastizität des ZNS belegen können. Jenkins et al. (1990) zeigten z.B. in einer bahnbrechenden Arbeit an Affen, daß wiederholte Berührungsreize bestimmter Finger – die Tiere mußten eine taktile Diskriminationsaufgabe durchführen – nach ca. 100 Trainingstagen das entsprechende Repräsentationsareal des somatosensorischen Kortex um etwa 500 % vergrößern. Nach motorischen Lernvorgängen – hier mußten die Tiere unter erschwerten Bedingungen Futter ergreifen – war eine Vergrößerung des dazugehörigen motorischen Areals um 40 %

zu beobachten (Jenkins et al., 1992). Auch strukturelle Veränderungen wie z. B. Amputationen führten innerhalb kurzer Zeit zu Umstrukturierungen der kortikalen Bewegungsfelder (Jacobs et al., 1991).

Es wird vermutet, daß folgende physiologisch-anatomischen Vorgänge den plastischen Eigenschaften des ZNS zugrunde liegen (Übersicht Mauritz, 1994; Dobkin, 1996; Sturm, 1997):

- **Axonsprossung (Sprouting).** Wurden bei einer Verletzung die Axonen oder Dendriten einer Nervenzelle abgetrennt, können die aus der Zelle ragenden Stümpfe wieder anfangen zu wachsen. Man nennt diesen Vorgang *regenerative* Axonsprossung. Wachsen hingegen aus einer intakten Zelle Axone in benachbarte geschädigte Gebiete, spricht man von *kollateraler* Axonsprossung. Bislang ist noch nicht erwiesen, welche Bedeutung dem Sprouting bei der Funktionswiederherstellung zukommt. Wachsen die Axone ungezielt oder bilden sie Verbindungen mit Zellgebieten, die für völlig andere Aufgaben verantwortlich sind, können abnorme Reaktionen entstehen. Es gibt Hinweise darauf, daß frühzeitig einsetzendes Training den Prozeß des Sprouting positiv beeinflussen kann (s. Mauritz, 1994). Der kollateralen Axonsprossung kommt vor allem im peripheren Nervensystem durch die Reinnervation denervierter Muskeln eine große Bedeutung zu.
- **Reaktivierung „stiller" Synapsen.** Bis zur Geburt ist das menschliche Gehirn weitgehend ausgebildet und mit einem Überschuß an synaptischen Verbindungen ausgestattet. Insbesondere während der ersten Lebensjahre wachsen und verknüpfen sich die Fortsätze der Nervenzellen individuell und umweltabhängig. Es bildet sich ein neuronales Schaltwerk aus, wobei Synapsen die nicht ständig aktiv sind, funktionell „stillgelegt" werden. Die Reaktivierung „stiller" Synapsen scheint für die Restitution gestörter Funktionen eine große Rolle zu spielen. Es konnte experimentell nachgewiesen werden (s. Donoghue et al., 1996), daß sensorische Stimulationen oder motorisches Training synaptische Verschaltungen neu aktivieren.
- **Überempfindlichkeit denervierter Strukturen.** Eine weitere Erklärung für die Funktionswiederherstellung liefert die Denervierungsüberempfindlichkeit defekter Strukturen. Es wurde beobachtet, daß geschädigte Rezeptoren hypersensibel auf ihre Transmittersubstanzen reagieren und auf diese Weise den verminderten Zufluß der Überträgerstoffe ausgleichen (Glick, 1974). Bei vollständiger Denervierung geschädigter Gebiete kommt es jedoch nicht mehr zu einer Übertragung.
- **Sonstige, aktivitätsunabhängige Reorganisationsprozesse.** Zusätzlich zur Informationsweiterleitung über Neurotransmitter beeinflussen viele andere Faktoren die Übertragungseigenschaften. So wird diskutiert, daß z. B. neurotrophe Faktoren, wie der Nervenwachstumsfaktor oder neuritenstimulierende Proteine, den Reorganisationsprozeß beschleunigen.

Es herrscht Einigkeit darüber, daß bei völlig zerstörtem Gewebe eine Zellneubildung nicht möglich ist. Physiologische Prozesse können jedoch im Sinne einer Umorganisation eine partielle oder gelegentlich auch vollständige Wiederherstellung der gestörten Funktionen bewirken. Dabei bilden Training und Lernen entscheidende Anreize. Diese dynamische Modellvorstellung, die eine Wiederherstellung als aktivitätsabhängiges Geschehen, das sich über einen gewissen Zeitraum erstreckt, auffaßt, bildet die *theoretische Basis* der restituierenden Maßnahmen.

▶ **Theorie von Fazilitation und Inhibition**

Der Schluckvorgang ist ein komplexes, zeitlich exakt koordiniertes Zusammenspiel verschiedener Muskelgruppen, gesteuert durch die Aufnahme sensorischer Reize und deren Verarbeitung (s. Kap. 3). Den Summationspunkt zahlreicher absteigender neuronaler Verbindungen aus der Großhirnrinde, aus Zwischenneuronen sowie aus den peripheren Afferenzen der Muskeln, Sehnen, Gelenke und der Haut bilden die *Motoneurone*. Die motorischen Kerne, die die Skelettmuskulatur versorgen, liegen im Vorderhorn des Rückenmarks. Zur Innervierung der orofazialen Muskeln und des überwiegenden Teils der Kehlkopf- und Rachenmuskulatur finden sich Motoneurone in den entsprechenden motorischen Hirnstammkernen.

In der Therapie wird versucht, durch verschiedene Reize auf die *Entladungsbereitschaft der Motoneurone einzuwirken*, sei es hemmend, um den spastisch erhöhten Muskeltonus zu reduzieren, oder fazilitierend, um die Muskelkontraktion zu fördern, Kraft und Ausdauer zu steigern. Die Theorie der Fazilitation und Inhibition wurde bereits 1906 von Sherrington publiziert (Sherrington, 1906) und hat mit einigen Ergänzungen bis heute ihre Gültigkeit behalten. In Abhängigkeit von der sensomotorischen Störung des einzelnen Patienten wählt der Therapeut die geeigneten Fazilitations- und Inhibitionstechniken. Die applizierten Reize werden über sensorische Rezeptoren vermittelt. Sensorische Rezeptoren sind Sinnesorgane, die auf Stimuli der Umgebung oder des Organismus reagieren und diese als afferente Impulse weiterleiten. Die Antwort wird über Motoneurone und deren efferente Axone zum ausführenden Organ, dem Muskel, übermittelt. Ständige afferente Rückmeldungen garantieren die Genauigkeit der Muskelbewegungen. Dabei spielt die *Wahrnehmung* der eintreffenden Reize eine wichtige Rolle. Sie bildet während der Behandlung die Voraussetzung, um mit dem Patienten eine physische Kommunikation aufzubauen.

Bedeutend für die Therapie der Schluckfunktion sind unter anderem bestimmte Rezeptororgane der Haut, die sogenannten *Exterozeptoren*. Dazu zählen z. B. Mechanozeptoren, die auf Berührung, leichten Druck und Vibration, sowie Thermozeptoren, die auf Kälte oder Wärme reagieren. Eine zweite wichtige Gruppe stellen die Rezeptoren in tieferen Schichten des Körpers, in den Muskeln, Sehnen und Gelenken dar, die sogenannten *Propriozeptoren*. Diese registrieren vor allem Stellungsveränderungen, Bewegung, Dehnung oder tiefen Druck. In der Regel führen einzelne Stimulationen lediglich zu einer unterschwelligen Erregung (Vordepolarisation). Damit es tatsächlich zum Auslösen eines Aktionspotentials kommt, ist meist das Zusammenwirken mehrerer Fazilitationsquellen notwendig.

▶ **Sensomotorische Entwicklungsfolge**
Im Laufe unseres frühkindlichen Wachstums entwickeln sich unter dem Einfluß sensorischer Stimuli die Haltungs- und Bewegungsreaktionen aus primitivem Reflexgeschehen zu fein koordinierten Haltungs- und Bewegungsmustern. Jede Stufe der Entwicklung entsteht aus der vorhergehenden und bildet die Voraussetzung für die nachfolgende. Das gilt bis zu einem gewissen Grad auch für Patienten mit spät erworbenen Läsionen, die zerstörte Fähigkeiten wieder neu erlernen müssen. Insbesondere bei Patienten nach schweren Hirnverletzungen kann die sensomotorische Entwicklungsfolge den Leitfaden für den hierarchischen Aufbau oralmotorischer Bewegungsanbahnung vorgeben. Herrschen z. B. pathologische Reflextätigkeiten wie Saugoder Beißreflex vor, müssen erst die Primitivmuster inhibiert werden, bevor zu differenzierten oralen Funktionen übergegangen wird. Des

weiteren fazilitiert eine verbesserte proximale Kontrolle distale Bewegungsmuster. So bilden basale Funktionen, wie die intakte Kopf- und Rumpfkontrolle, eine Voraussetzung zum Erlernen feinmotorischer Kiefer-, Lippen- und Zungenbewegungen. In Anlehnung an die Entwicklungsphasen werden frühe Funktionen inhibiert und höher integrierte fazilitiert.

Die oral-motorische Kontrolle der ersten drei Lebensjahre läßt sich in **vier Hauptentwicklungsphasen** unterteilen:

1 bis 3 Monate
Die Nahrungsaufnahme geschieht noch reflexgesteuert und wird ermöglicht durch die vorhandenen Such-, Saug-, Beiß- und Würgreflexe. Sie sind in dieser Entwicklungsphase lebensnotwendig und die Grundlage für die Entwicklung normaler oraler Funktionen (Bondzio et al., 1983). Diese Reflexe gelten als pathologisch, wenn sie in der kindlichen Entwicklung zeitlich länger vorherrschen oder beim Erwachsenen durch eine neurologische Erkrankung wieder auftreten. Nach Morris (1985) erfolgt die neurologische Kontrolle in dieser Phase subkortikal, also vom Hirnstamm ausgehend. Das frühe Saug-Schluckmuster ist charakterisiert durch rhythmische ganzheitliche Bewegungen der oralen Motorik. Zunge, Unterlippe, Mandibula und Hyoid führen gemeinsam eine Vor- und Rückwärtsbewegung aus, um dadurch die Flüssigkeit aus dem Flaschensauger oder der Mamilla zu drücken (nuckeln). Besondere anatomische Verhältnisse des Säuglings erleichtern die Nahrungsaufnahme. Die Zunge füllt fast vollständig den Mundraum aus, der Larynx liegt ziemlich hoch und der Pharynx ist kurz.

4 bis 12 Monate
Im Verlauf der zweiten Hälfte des ersten Lebensjahres bauen sich die Primitivmuster ab, kortikale Kontrolle kommt hinzu, und das Kind wird fähig, seine Mundmotorik willentlich zu steuern. Aus der frühen primitiven Bewegung entwickelt sich eine Separation der Zungen-, Lippen- und Kieferfunktionen.
Zwei der wichtigsten Fortschritte in der Separationsentwicklung sind die Zungenspitzenelevation (Morris, 1985) und die Zungenschüsselbildung (Rosenwinkel Marshalla, 1985). Statt der primitiven Protrusions- und Retraktionsbewegung des Zungenkörpers wird das Auf- und Abbewegen bestimmter Zungenteile möglich. Die Zunge bewegt sich nicht mehr mechanisch mit

der Mandibula nach oben. Auch die Lippenbewegungen beginnen sich von den Kieferbewegungen zu separieren. Sie verfeinern die Lippenprotraktion wie zu einer Greifbewegung, um die Nahrung vom Löffel abzunehmen. Zusätzlich zeigt sich eine Graduierung des Lippenkontaktes. Die fortschreitende Separierung ermöglicht allmählich Kaubewegungen. Anstelle der vertikalen Kiefer- und Zungenbewegung werden Lateralbewegungen mit wechselseitigen Kontraktionen ausgeführt.

12 bis 24 Monate

Es entwickeln sich eine höhere kortikale Kontrolle und sensorische Integration. Die Zungen-, Lippen- und Kieferfunktionen werden differenzierter und passen sich den verschiedenen Nahrungskonsistenzen und dem Modus der Nahrungszuführung an. Die Kiefermotorik stabilisiert sich, was zu unabhängigeren Zungenbewegungen führt. Die Separierung der Lippen- und Kieferbewegungen schreitet voran.

24 bis 36 Monate

Im dritten Lebensjahr sind differenzierte, völlig selbständige Zungen- und Kieferbewegungen möglich. Es setzt ein gut koordinierter Rhythmus der Kaubewegungen ein, aus der groben Rollbewegung der Zunge zur Seite entwickelt sich eine ausgereifte Rotation. Insgesamt zeichnen sich die Bewegungen der Artikulatoren durch größere Geschwindigkeit und Präzision der Lippen- und Zungenbewegungen aus. Nach Bosma (1997) sind die Schluckbewegungen mit 36 Monaten voll entwickelt.

Die Entwicklungsfolge dient als Leitlinie, soll aber in keinem Fall zum starren dogmatischen Programm führen. Entsprechend den Bedürfnissen des Patienten und gemäß der individuellen sensomotorischen Störungen muß die chronologische Folge unter Umständen verschoben werden. Nicht immer läßt sich bei den vielfältigen Störungsmöglichkeiten erwachsener Patienten eine entwicklungsspezifische Zuordnung finden. Hier wird die genaue Befundanalyse des vorhandenen Beweglichkeitsstadiums, die sich nach einer individuellen Schwierigkeitsabstufung und nach den dringlichsten funktionellen Fertigkeiten richtet, eine Therapieplanung ermöglichen.

▶ **Zusammenfassung**
Die **Grundlagen der restituierenden Therapieverfahren** lassen sich folgendermaßen zusammenfassen:

Die plastischen Eigenschaften des Zentralnervensystems bilden die Basis für eine Funktionswiederherstellung. Sowohl bei neurogenen Dysphagien als auch bei Schluckstörungen nach strukturellen Läsionen des Mund- und/oder Halsbereiches werden die geeigneten Stimulationen gewählt, die den passenden sensorischen Input liefern, um eine motorische Antwort zu fazilitieren oder zu inhibieren. Bei neurogenen Dysphagien fließen im hierarchischen Aufbau der Behandlung zusätzlich Aspekte der sensomotorischen Entwicklungsfolge ein. Die Therapieplanung sollte nach sorgfältiger interdisziplinärer Diagnostik die individuelle Pathophysiologie und die Gesamtsituation des einzelnen Patienten berücksichtigen.

Neben der Auswahl des geeigneten Übungsprogrammes sollten in Zukunft *didaktische* und *psychologische* Aspekte mehr Beachtung finden. Wir wissen insgesamt noch zu wenig über die optimalen Bedingungen für motorisches Lernen in der Rehabilitation, z. B. über die notwendige Anzahl von Wiederholungen einzelner Übungssequenzen, über die Bedeutung der Variabilität und Zweckgebundenheit der Übungen oder den Einfluß bildlicher Vorstellungen usw. Eine wichtige Basis, um Lerneffekte zu erreichen, bildet nicht zuletzt ein Umgangsstil des Therapeuten, der die Motivation fördert und unnötige Frustrationen vermeidet.

10.1.3 Behandlungskonzept

Bevor ein Therapiekonzept erstellt wird, müssen die Grundvoraussetzungen zur Behandlung überprüft werden. Vor allem Probleme der Kopf- und Rumpfkontrolle können die Bewegungen im orofazialen und laryngealen Bereich beeinträchtigen. Nach Bobath (1990) sollte die Behandlung mit der Rumpfkontrolle beginnen, da eine verbesserte proximale Kontrolle die distalen Bewegungen fazilitiert. Eine ausreichende Rumpfstabilität und Mobilität bilden die Basis für synchrone Bewegungen der Gesichts- und Halsmuskulatur. Oetter et al. (1995) und Hulme et al. (1987) konnten bei Kindern unter korrekter Sitzposition deutlich verbesserte oralmotorische Bewegungen und effizienteres Schlucken nachweisen. Insbesondere bei Patienten mit schweren Hirnschäden müssen in manchen Fällen durch die Physiotherapie erst die Voraussetzungen für den Beginn der logopädischen Behandlung geschaffen werden. Erstes Behandlungsziel ist also die korrekte Positionierung. Der Patient wird in eine *relaxierte Ausgangslage* gebracht, die abnorme Reaktionen inhibiert und die Rumpf-, Kopf- und Kieferkontrolle erleichtert (s. 10.1.4.1).

Nachdem die Rumpfstabilität gewährleistet ist, beginnt die Mobilisierung der distal gelegenen Muskeln, in unserem Fall der Schluckmuskulatur. In Abhängigkeit von der Art und vom Schweregrad der Störung werden durch den Therapeuten verschiedene vorbereitende Stimuli und Mobilisationstechniken zur Fazilitierung einer motorischen Reaktion angewendet. Die letzte Stufe bilden autonome Bewegungsübungen, die der Patient selbständig, ohne Unterstützung des Behandelnden, durchführt. Bei leichten Motilitätsstörungen können die Stimulationen entfallen, und der Patient übt sofort die erforderlichen Zielbewegungen bzw. Bewegungsmuster.

Zu den vorbereitenden Stimuli gehören z. B. manuelles Berühren, Pinseln, Kälte- oder Wärmeanwendungen sowie Druck, Vibration und Dehnung. In der Regel führen diese kutanen Reize zu einer Vordepolarisation. Dadurch wird die Erregungsschwelle der Motoneurone gesenkt und die Initiierung nachfolgender Willkürbewegungen erleichtert. Während dieser präparatorischen Stimulation verhält sich der Patient passiv. Der Reizanwendung muß unmittelbar eine aktive motorische Übung folgen, um auf dem erreichten muskulären Potential aufzubauen. Dies kann mit Hilfe direkt mobilisierender Reize geschehen. Dabei wird eine aktive Beteiligung des Patienten gefordert, bei gleichzeitiger Unterstützung des Therapeuten. Zu den Mobilisationstechniken zählen vor allem Widerstandsübungen. Nach Applizierung vorbereitender Stimuli erhält der Patient die verbale oder gestische Aufforderung zur Willkürbewegung, während der Therapeut durch Führungs-, Bewegungs- und/oder Haltewiderstand die Mobilisation unterstützt. Training gegen Widerstand fazilitiert die Bewegungsanbahnung, verbessert Kraft, Ausdauer und Koordination. Allerdings kann Widerstand das Auftreten unkontrollierter assoziierter Reaktionen oder eine Zunahme der Spastizität begünstigen. Falls nötig, wird der Widerstand reduziert oder überhaupt nicht angewendet.

Mit der Entwicklung motorischer Fertigkeiten werden die vorbereitenden Stimulationen und Mobilisationstechniken allmählich abgebaut, es folgen *autonome Bewegungsübungen*. Der Patient übt selbständig ohne Hilfestellung des Therapeuten. Ziel ist das Erreichen eines höheren Grades an Koordination und Automatisierung. Die Übungen beinhalten den Schluckbewegungen ähnliche, nichtsprachliche willkürliche Bewegungen sowie Artikulations- und Phonationsübungen.

Beispielsweise könnte eine Behandlungssequenz zur Förderung des Mundschlusses bei Patienten mit peripherer Fazialisparese folgendermaßen konzipiert werden:

1. Zuerst werden vorbereitende Reize zur Tonuserhöhung appliziert. Der Therapeut beklopft mit den Fingerspitzen die Mundmuskulatur (leichter Druck). Als nächste Fazilitationsquelle könnte ein Bestreichen des Musculus orbicularis oris mit Eis folgen.
2. Anschließend wird mit einem Spatel die Oberlippenmitte kräftig nach kranial vorgedehnt, während der Patient aufgefordert wird, die Lippen zu schließen.
3. Jetzt folgt Training gegen Widerstand, indem der Therapeut mit dem Spatel Widerstand gegen das aktive Lippenschließen appliziert. Die Sequenz „kurze Vordehnung und Widerstand" wird an der rechten und linken Oberlippenseite gleichermaßen durchgeführt und mehrmals wiederholt.
4. Nach ausreichender Anbahnung des Mundschlusses kann das Training durch autonome bzw. selbständig durchgeführte Übungen ergänzt werden, z.B. durch Übungen mit Lauten der ersten Artikulationszone (p, b, m), kräftiges Aneinanderreiben der Lippen usw.

Die restituierenden Verfahren lassen sich also in folgende 4 Stufen unterteilen:

Relaxierte Ausgangslage
↓
Vorbereitende Stimuli
↓
Mobilisationstechniken
↓
Autonome Bewegungsübungen

Eine sorgfältige Therapieplanung setzt Grundkenntnisse über die Wirkungsweise der angewendeten Stimuli und Mobilisationstechniken voraus. Im Folgenden wird die spezifische Wirkung der einzelnen Reize, sei sie fazilitierend oder inhibierend, beschrieben. Für den Praktiker sind am Ende jedes Abschnittes Indikationen und Kontraindikationen stichpunktartig aufgezählt und jeweils durch ein Anwendungsbeispiel verdeutlicht. Eine ausführliche Darstellung der verschiedenen Übungsmöglichkeiten sowie Positio-

10

FDT

nierungsbeispiele für die relaxierte Ausgangslage folgen weiter unten im praktischen Teil.

10.1.3.1 Vorbereitende Stimuli

Vorbereitende Reize sind nicht bei allen Patienten notwendig. Ist bereits ein gewisses Maß an Beweglichkeit vorhanden, entfallen selbstverständlich einleitende Reizanwendungen. Die Auswahl der Stimuli ist abhängig von der neuromuskulären Störung und ihren Auswirkungen auf den Muskeltonus.

▶ Leichte manuelle Berührungen

Leichte manuelle Berührungen können zwei unterschiedliche Zielsetzungen verfolgen. Sie dienen je nach Applikationsart entweder der Aktivierung motorischer Reaktionen oder der Normalisierung der taktilen Sensibilität.

Wird die *Mobilisierung der Motorik* angestrebt, gibt der Therapeut durch leichte, streichende oder wischende manuelle Bewegungen über den betreffenden Muskeln Innervationsreize. Es genügen wenige Wiederholungen, da sonst durch Rezeptoranpassung die stimulierende Funktion verloren geht. Die Impulsübertragung geschieht über Hautrezeptoren zu Nervenfasern, die auf einzelne niederschwellige Reize schnell reagieren. Ist der Muskel stimuliert, muß sofort willkürliche Aktivität, z. B. über Widerstand folgen, um die Kontraktion zu erhalten. Besonders für

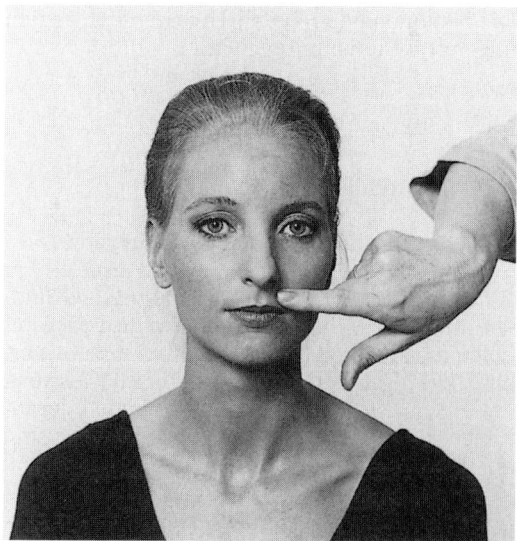

Abb. 10.1: Manuelles Streichen am M. orbicularis oris.

die Gesichts- und Zungenmuskulatur mit ihrer großen Zahl an spezifischen Hautrezeptoren gilt die leichte Berührung als geeigneter Reiz zur Auslösung phasischer Reaktionen, das heißt kurzer Muskelkontraktionen. „Die Wirksamkeit des phasischen Inputs im Gesicht kann auf das Überwiegen der schnellzuckenden Fasern dieser Muskeln zurückzuführen sein" (Shahani, 1970). Beispielsweise wird, um die Kontraktionsbereitschaft der Lippenmuskulatur zu erhöhen, dreimal leicht mit der Fingerkuppe um den Musculus orbicularis oris gestrichen (Abb. 10.1).

- Der Stimulus sollte in leichten, streichenden Bewegungen ohne große Druckanwendung ausgeführt werden, von distal nach proximal oder bei ringförmigen Muskeln in kreisenden Bewegungen.
- Es genügen wenige Wiederholungen, drei- bis fünfmal.
- Leichte manuelle Berührungen können vielseitig mit anderen Stimuli und Techniken kombiniert werden.

Neben der Stimulation der Motorik werden Berührungsreize auch zur Normalisierung der *taktilen Sensibilität* appliziert. Durch häufiges, regelmäßiges Anwenden wird die Rezeptorschwelle normalisiert und damit orale Hypo- oder Hypersensibilität abgebaut. Geschwindigkeit, Druck und Wiederholungsrate der manuellen Berührungen werden sich der jeweiligen Sensibilitätsstörung anpassen. So wird man bei Hypersensibilität, einer übersteigerten Empfindlichkeit (die Patienten zeigen bei Berührung Abwehrreaktionen), mit langsamen, streichenden und leichten Druck ausübenden Stimuli beginnen. Bei Hyposensibilität, einer eingeschränkten oder fehlenden Berührungsempfindung, wird in der Regel ein schneller, wischender Reiz appliziert. Die Art der Anwendung wird sich jedoch immer an der individuellen Reaktion des Patienten orientieren. Zur Normalisierung der oralen Berührungsempfindung werden am äußeren und inneren Zahnfleisch, an den Wangen, auf der Zunge und am Gaumen Berührungsreize gesetzt und der Patient nach jeder Sequenz zum Schlucken aufgefordert (s. 10.1.4.2). Abbildung 10.2 illustriert dieses Vorgehen.

Indikationen:

- Die leichte Berührung gilt als Stimulation der Motorik, besonders für die Gesichts- und Zungenmuskulatur.
- Manuelle Berührungen werden zur Normalisierung der taktilen Sensibilität verwendet.

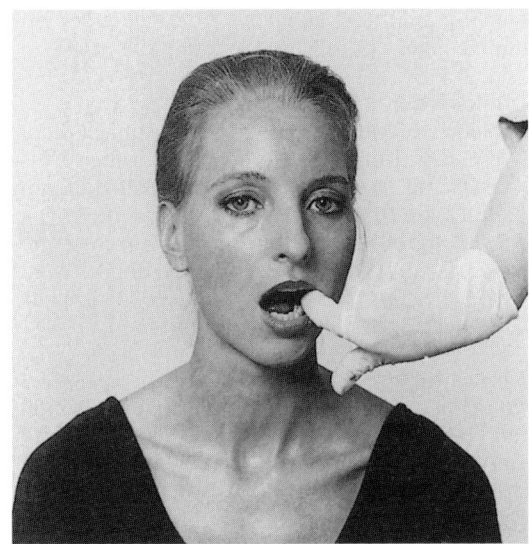

Abb. 10.2: Manuelles Streichen an der Wangenmuskulatur. Zur Normalisierung der intraoralen Sensibilität werden manuell die Schleimhäute berührt. Die Abbildung zeigt kreisförmiges Streichen an den Wangeninnenseiten.

Vorsichtsmaßnahmen und Kontraindikationen:
- Beim spastischen Muskel besteht die Gefahr einer unerwünschten Tonuserhöhung.
- Diese leichten Hautreize haben die Eigenheit, eine starke präsynaptische Inhibition zu erfahren, die 150 bis 200 ms dauert. Dies muß berücksichtigt werden, wenn Reize dieser Art wiederholt werden. Sie führen nur zu einer Antwort, wenn sie nicht öfter als drei- bis fünfmal pro Sekunde angewendet werden. Die Ursache dieses Phänomens ist bislang noch nicht geklärt (Feldkamp et al., 1982).

▶ **Pinseln**
Taktile Stimulation durch Pinseln wurde durch M. Rood (1962) eingeführt. Sie beschreibt eine exzitatorische Wirkung auf die Motoneurone durch schnelles, wiederholtes Pinseln. Aufgrund ihrer Erfahrungen empfiehlt Rood zwei Streichungen pro Sekunde, jeweils mindestens zehn Sekunden lang. Diese Sequenz wird je nach Bedarf drei- bis fünfmal wiederholt. Danach muß willkürliche Muskelkontraktion folgen (Rood, 1956). Gepinselt wird entweder manuell, mit raschen streichenden Bewegungen von distal nach proximal mit dem Haarstrich, oder der Pinselstiel wird an einem Barmixer befestigt und damit in rotierenden Bewegungen stimuliert.

Rood verwendet je nach Anwendungsgebiet Malpinsel verschiedener Größe, z. B. einen weichen Haarpinsel (etwa Nr. 10) für die faziale Muskulatur oder einen sehr feinen Schablonenpinsel für die Zunge (Abb. 10.3).
Über die Latenzzeit dieser Technik gibt es differierende Meinungen. Rood und Stockmeyer beschreiben aufgrund empirischer Daten von Patienten mit neurologischen Störungen einen ersten Effekt nach 30 Sekunden, bei vielen Patienten beobachteten sie eine optimale Wirkung jedoch erst nach einer Dauer von etwa 30 bis 40 Minuten (Rood, 1962; Stockmeyer, 1967). Nach kontrollierten Studien von Spicer und Matyas, die an gesunden Versuchspersonen und Hemiplegiepatienten durchgeführt worden sind, war jedoch der fazilitierende Effekt in beiden Gruppen sofort zu beobachten und nicht längeranhaltend (Spicer et al., 1980).

Indikationen: Pinseln wird vor allem zur Aktivierung hypotoner Muskeln angewendet.

Vorsichtsmaßnahmen und Kontraindikationen: Wegen der tonuserhöhenden Wirkung sollte an spastischen Muskeln nicht gepinselt werden.

▶ **Thermische Maßnahmen**
Temperaturreize umfassen die Anwendung von Wärme und Kälte.

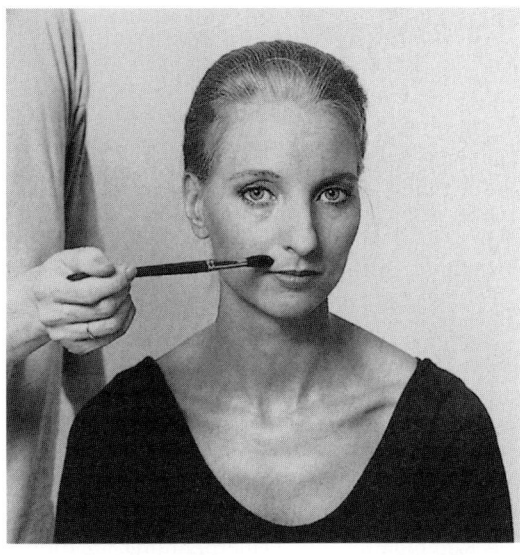

Abb. 10.3: Pinseln am M. zygomaticus (Auf- und Seitwärtsziehen der Mundwinkel).

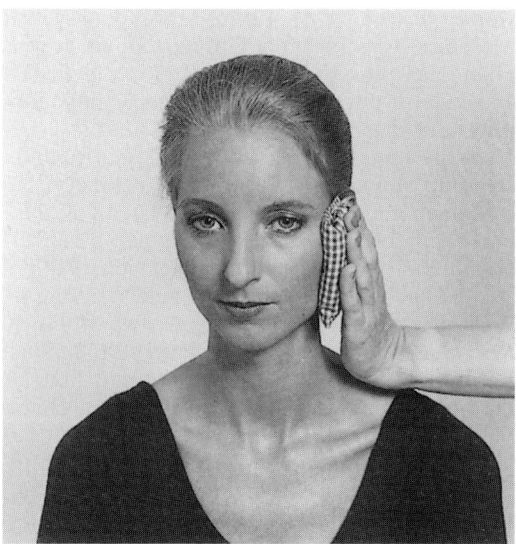

Abb. 10.4: Neutrale Wärme auf dem M. masseter. Abdecken des spastischen M. masseters mit einem kleinen Kissen, um neutrale Wärme und begleitend eine inhibierende Wirkung zu erzielen.

Wärme: Zu den Wärmeapplikationen zählen verschiedene Techniken, die hier nur kurz erwähnt werden. Die Behandlung gehört in erster Linie zum Arbeitsbereich der physikalischen Therapie. Die Erwärmung von Geweben kann *unmittelbar* erfolgen, aus einem Wärmeträger (z. B. Packungen, Fango) oder als Strahlung (z. B. Infrarot). Bei der *mittelbaren* Erwärmung erfolgt die Wärmebildung erst nach Energieabsorption, wie beispielsweise bei der Hochfrequenztherapie (Werner et al., 1997).
Rood schlägt *neutrale Wärme*, sie bezeichnet damit normale Körpertemperatur, zur Tonusreduzierung eines spastischen Muskels vor. Der betreffende Muskel wird z. B. durch ein Kissen oder eine warme Kompresse bedeckt und damit die körpereigene Temperatur bewahrt. Im Bereich der Schluckmuskulatur könnte die Wärmeapplikation an spastischen äußeren Kaumuskeln, der äußeren Zungenbeinmuskulatur oder im Gesicht angewendet werden. Dieser inhibitorische Stimulus wird in der Regel 10 bis 30 Minuten vor dem eigentlichen Muskeltraining eingesetzt. Im Bereich der Kiefermuskulatur kann die Kombination mit Dauerdehnung im Individualfall die hemmende Wirkung noch verstärken (s. Dehnung). Das ist eine Maßnahme, die auch

vom Sprachtherapeuten als vorbereitender Stimulus angewendet werden kann (Abb. 10.4).

Indikationen:
- Neutrale Wärme wird in der Dysphagietherapie zur Tonusreduzierung spastischer Muskeln und zur verbesserten Dehnfähigkeit von bindegewebigen Strukturen angewendet.
- Weitere Indikationskriterien für verschiedener Wärmeanwendungen beinhalten die Schmerzreduzierung (Lehmann et al., 1974) und die Steigerung der Muskelkraft (Chastain, 1978).

Kontraindikationen: Rood sieht Wärmeapplikationen, welche die Körpertemperatur überschreiten, beim spastischen Muskel als kontraindiziert.

Kälte: Je nach Behandlungsindikation wird zwischen *kurzzeitigen* Stimuli, durch Bestreichen oder Betupfen mit Eis, oder *längeren* Applikationen in Form von Kompressen unterschieden. In Abhängigkeit von der Anwendungsdauer und Geschwindigkeit werden die Impulse über spezielle Nervenfasern aus der Peripherie weitergeleitet und wirken sich aktivierend oder inhibierend auf die Motoneurone aus.
Kurzzeiteisbehandlung bewirkt eine Steigerung der Gamma- und Alpha-Motoneuronenaktivität (Eldred et al., 1954; Biermann, 1955; Knutsson, 1969, 1970) und erhöht den Muskeltonus. Rood empfiehlt für die kurze Eisanwendung eine Dauer von drei bis fünf Sekunden. In schnellen, streichenden Bewegungen oder durch mehrmaliges Betupfen wird die Haut über dem zu aktivierenden Muskel stimuliert. Als Hilfsmittel eignen sich in Stieleisbehältern gefrorenes Wasser und Eiswürfel, für punktförmige und kleinflächige Applikationen gefrorene Wattestäbchen oder in Eiswasser getauchte Metalle wie etwa ein Larynxspiegel (Abb. 10.5).
Längere, auch für die intramuskuläre Kühlung ausreichende Kälteanwendung führt durch Adaptation zu einer Herabsetzung der Motoneuronenerregbarkeit (Knutsson, 1969, 1970; Olson et al., 1972; Kelley, 1969; Miglietta, 1973). Damit kommt es zu einer Reduzierung der Spastik. Damit kein Kältebrand entsteht, wird das Eis nicht direkt auf der Haut appliziert. In Eiswasser getauchte, gut ausgewrungene Frottiertücher oder Waschlappen werden als Eiskompresse auf die Haut über den betreffenden Zielmuskel gelegt. Die Kompressen sollten innerhalb von drei Minuten mindestens einmal erneuert werden. In

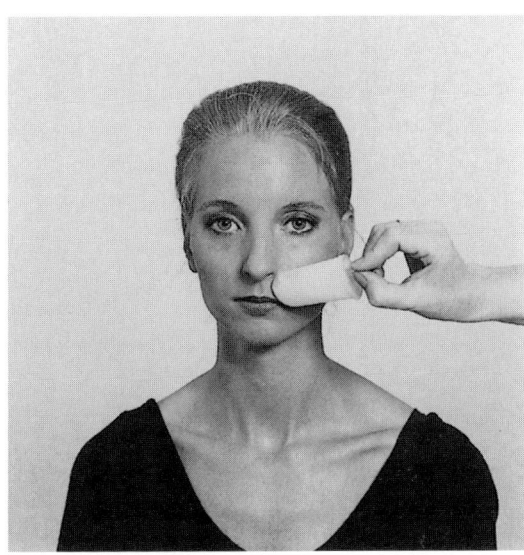

Abb. 10.5: Kurze Eisanwendung am M. orbicularis oris.

der Literatur finden sich unterschiedliche Vorgaben über die empfohlene Zeitdauer, die von 3 bis etwa 20 Minuten angegeben wird. Wichtig bleibt die Beobachtung der individuellen Reaktion des Patienten. Durch Palpation kontrolliert der Therapeut manuell die erreichte Tonusreduzierung. Starke Rötungen der Haut weisen auf die Gefahr eines Kältebrandes und damit auf eine zu lange Applikationsdauer hin. Langzeiteis wird in der Dysphagietherapie nur selektiv angewendet. Längere Eisstimulation in Form von Kompressen eignet sich für hypertone äußere Muskeln des Halsbereiches. Intraoral erfolgt die Eisstimulation direkt. Zur Tonusverminderung einer spastischen Zunge läßt der Patient z.B. einen Eiswürfel im Mund zergehen. Selbstverständlich muß bei letzterer Reizapplikation eine eventuelle Aspirationsgefahr berücksichtigt werden. Ein weiteres Indikationskriterium für Kälteanwendungen ist das *Reduzieren der Schmerzempfindung*. Abkühlung ist als Anästhetikum schon seit dem Altertum bekannt. Bei Patienten mit neuromuskulären Störungen werden vor allem die durch Spasmus verursachten Muskelschmerzen behandelt. Knott und Voss (1968) empfehlen kräftiges Reiben mit Eis auf dem schmerzhaften Gebiet. Die Art und Dauer der Anwendung bestimmen die Aussagen des Patienten über das Abnehmen der Schmerzempfindung. Die Rezeptoren für die Temperaturempfindung liegen in direkter Nachbarschaft zu denjenigen für die Schmerzempfindung. Bei gestörtem Temperaturempfinden kann auch Analgesie bestehen und umgekehrt.

Ein dritter Indikationsfaktor für Kälteanwendungen ist die *Verzögerung der Muskelmüdbarkeit*. Nach Strand (1976) beeinflussen das ACTH und andere Hormone entscheidend die Muskelkontraktion und die Muskelermüdbarkeit. Bei Abkühlung wird der ACTH-Spiegel erhöht, was die verzögerte Muskelmüdbarkeit erklären könnte.

Indikationen:
● Kurzzeiteisanwendung (drei bis fünf Sekunden) fördert die Kontraktionsbereitschaft eines Muskels und damit die Tonisierung.
● Langzeiteisanwendung (drei bis zwanzig Minuten) setzt den Tonus herab.
● Neben den Wirkungen auf den Muskeltonus sind die Schmerzlinderung und eine Verzögerung der Muskelmüdbarkeit zusätzliche Anwendungskriterien.

Vorsichtsmaßnahmen und Kontraindikationen:
● Bei subjektiver Überempfindlichkeit gegen Kältereize oder pathologischer Thermhyperästhesie[1] werden Eisstimuli nicht appliziert.
● Langzeiteisanwendung sollte wegen des zu erwartenden Wärmeverlustes bei Säuglingen und älteren Menschen nicht angewendet werden.
● Bei längerer Eisapplikation besteht die Gefahr eines Kältebrandes.
● Über den Modus der Eisapplikation (kurz oder lang) entscheidet die jeweilige Störungssymptomatik (Hypo-, Hypertonus).

▶ Druck
Druck kann auf verschiedene Weise ausgeführt werden, als leichter, intermittierender Stimulus (Druck-Tapping), als rhythmisch streichende Bewegung (streichender Druck) oder als fester, anhaltender Kontakt (statischer Druck). Zusätzlich ist zu bedenken, daß bei jeder Hilfestellung des Therapeuten in gewisser Art und Weise Druck ausgeübt wird, sei es um eine Position zu halten oder eine Bewegung zu führen.

---

[1] Thermhyperästhesie bezeichnet eine starke unangenehme Erhöhung von Temperaturreizen, Thermhypästhesie eine schwächere Wahrnehmung des Temperaturreizes. Die Pathologie wird im Kopfbereich vor allem durch Trigeminuserkrankungen verursacht.

10

FDT

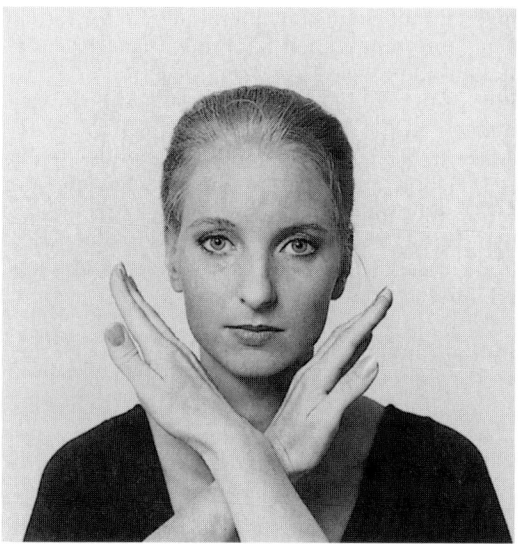

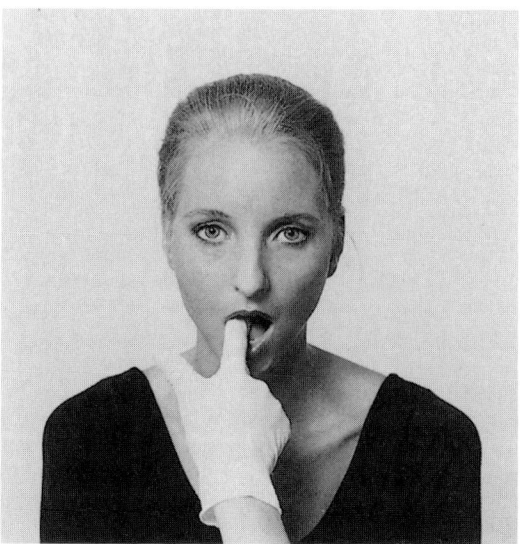

Abb. 10.6: Druck-Tapping an den Wangen. Mit den beiden Handrücken überkreuzt wird bilateral über die Wangen getappt, um die Kontraktion der Wangenmuskulatur zu fazilitieren.

Abb. 10.7: Streichender Druck auf dem Zungenrücken. Ausstreichen einer spastischen Zunge von der Zungenmitte nach lateral, abwechselnd rechts und links.

Druck-Tapping: Je nach Größe des zu fazilitierenden Gebietes wird mit den Fingerspitzen, den Fingerrücken oder dem Handrücken kurz und schnell hintereinander mit leichtem Druck auf die betreffenden Muskeln geklopft. Dabei kommt es zu einem exzitatorischen Einfluß auf die Motoneurone. Ziel ist eine phasische kurzzeitige Muskelkontraktion, um die nachfolgende Willkürbewegung zu erleichtern. Druck-Tapping wird wegen der erregenden Wirkung vor allem bei Hypotonie oder Schwäche einzelner Muskelgruppen angewendet (Abb. 10.6).
Streichender Druck: Langsame, gleichmäßig fließende, massierende Bewegungen senken in der Regel die Entladungsbereitschaft der Motoneurone und zeigen inhibierende Wirkung. Im orofazialen Bereich wird wegen der kleinen Flächen meist mit den Fingern gearbeitet. Mit langsamen, massierenden Bewegungen wird – mit nicht zu festem Druck – über den hypertonen Muskel gestrichen, möglichst so lange, bis eine Lockerung fühlbar wird (Abb. 10.7).

Indikationen:
● Intermittierender Druck (Druck-Tapping) führt zu kurzen Muskelkontraktionen und wird vor allem bei Hypotonie oder Schwäche einzelner Muskelgruppen appliziert.

● Langsam streichender, massierender Druck wirkt in der Regel inhibierend auf hypertone Muskeln.

Vorsichtsmaßnahmen und Kontraindikationen: Wo immer in der Behandlung manuelle Kontakte notwendig werden, wird in gewisser Weise Druck ausgeübt. Deshalb sollte die Plazierung der manuellen Kontakte immer gut durchdacht werden. Wichtig ist vor allem die Beobachtung der Reaktion des Patienten. Treten assoziierte Reaktionen oder unerwüschte Tonusveränderungen auf, muß der Druck variiert oder aufgegeben werden.
Anhaltender Druck: Anhaltender Druck löst eine Haltereaktion aus, also eine länger dauernde Kontraktion. Durch den Druck werden die Muskeln von außen gedehnt. Damit die ursprüngliche Muskel- bzw. Organposition beibehalten werden kann, kommt es zu einer Muskelkontraktion und es wird ein Gegendruck erzeugt (Sullivan et al., 1985). Anhaltender Druck eignet sich vor allem zur Fazilitierung erster Bewegungsreaktionen, wenn die Muskelkontraktion einem kräftigen Widerstand noch nicht standhalten könnte. Um die Kontraktionsbereitschaft zu erhöhen, kann dem Druck z.B. eine kurze Dehnung vorausgehen. Der Patient erhält die In-

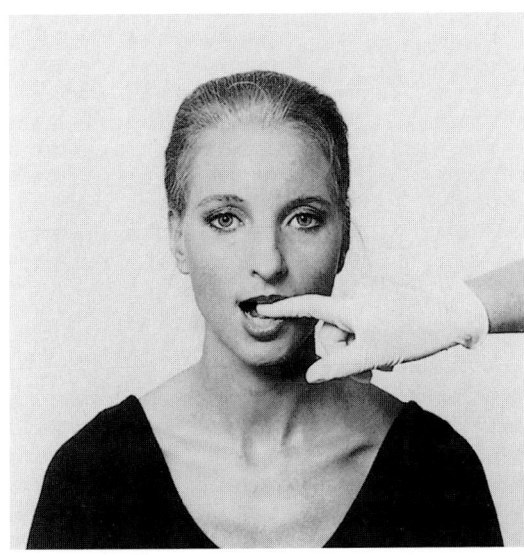

Abb. 10.8: Anhaltender Druck auf die Zungenspitze. Mit der Zeigefingerkuppe wird konstanter Druck auf die Zungenspitze ausgeübt. Es kontrahieren die Muskeln zur Zungenspitzenelevation, um die Position zu halten.

struktion: „Lassen Sie sich nicht von mir bewegen" oder „Versuchen Sie, die Position zu halten" (Abb. 10.8).

Indikationen: Anhaltender, fester Druck löst eine länger dauernde Kontraktion aus und eignet sich im orofazialen Bereich vor allem zur Bahnung erster Bewegungsreaktionen.

Vorsichtsmaßnahmen und Kontraindikationen: Der Druck wird so dosiert, daß keine pathologischen Tonuserhöhungen oder assoziierte Reaktionen auftreten.

▶ **Vibration**
Vibration bewirkt rasche, kurz aufeinanderfolgende, oberflächliche Dehnungen. Sie kann manuell oder elektrisch erfolgen. Untersuchungsergebnisse an skelettalen Muskeln beschreiben eine erregende Wirkung auf die Motoneurone bei einer Frequenz von 100 bis 200 Hz. Je höher die Frequenz, desto stärker scheint die fazilitierende Wirkung zu sein. Vibrationen mit niedriger Frequenz scheinen nicht nur weniger effektiv zu sein, sondern verursachen sogar in einigen Fällen Muskelinhibition (s. Sullivan et al., 1985). Nach Untersuchungen von Hagbarth (1973) konnte der tonische Vibrationsreflex in allen

Skelettmuskeln, ausgenommen des Gesichtes und der Zunge, ausgelöst werden. In der logopädischen Literatur wird elektrische oder manuelle Vibration meist zur Tonussenkung empfohlen. Bislang fehlen jedoch fundierte Daten über deren fazilitierende oder inhibierende Wirkung auf die Sprech- bzw. Schluckmuskulatur. Die Behandlung orientiert sich an der Beobachtung des Patienten.

▶ **Dehnung**
Im Folgenden wird zwischen langanhaltender und kurzzeitiger Dehnung unterschieden.

Langanhaltende Dehnung (mehrere Minuten) wirkt im Unterschied zu kurzen Dehnungsstimuli hemmend auf die Motoneurone. Durch die Dauerdehnung kommt es zur Adaptation der Dehnungsrezeptoren an die neuen Bedingungen mit anschließender Tonusminderung. Wird nach der Dauerdehnung die Ausgangsstellung wieder eingenommen, ist die exzitatorische Afferenz vermindert, was eine geringere Entladungsbereitschaft der Motoneurone zur Folge hat (Hummelsheim et al., 1992). Die tonische Dauerdehnung wird im Kopf- und Halsbereich vor allem an der Kiefermuskulatur angewendet. Bei Patienten mit spastisch erhöhtem Tonus der Kieferschließer werden zur Erweiterung der Kieferöffnung z. B. mehrere Lagen Holzspatel zwischen die Molaren geschoben. Nach ausreichender

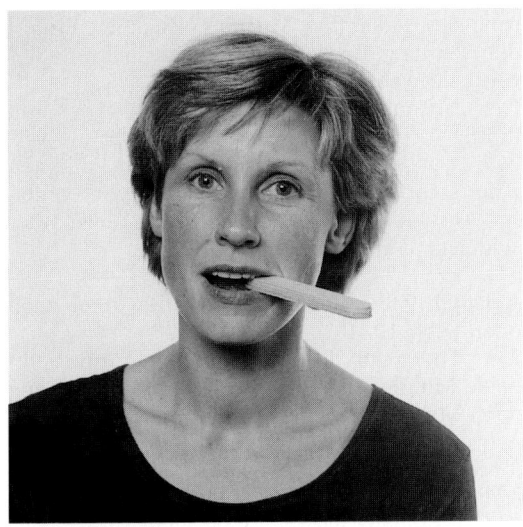

Abb. 10.9: Fazilitation der Kieferöffnung durch Dauerdehnung.

Adaptation kann die Dehnung sukzessive erweitert werden, indem man vorsichtig weitere Spatel hinzufügt. Anschließend folgen Übungen zur Kieferöffnung. Zugleich wirkt die Dauerdehnung den durch Spastizität bedingten Veränderungen der biomechanischen Eigenschaften der Muskeln und Gelenke entgegen (Abb. 10.9).

Kurze Vordehnung: Ein Muskel kann sich mit größerer Kraft kontrahieren, nachdem er vorgedehnt wurde. Bei fast allen Skelettmuskeln, deren Motoneurone im Rückenmark liegen, kommt es nach einem *kurzen Dehnreiz* (Stretch) zu einer reflektorischen Muskelkontraktion. Dieser von den Muskelspindeln vermittelte Eigenreflex verläuft auf spinaler Ebene, also ohne willkürliche Beteiligung. Kurze Dehnreize werden in der Physiotherapie zur Aktivierung reflektorischer Kontraktionen angewendet. Der spinale Reflexbogen ist jedoch nicht auf die Muskeln der Kopf- und Halsregion übertragbar, deren Motoneurone überwiegend im Hirnstamm liegen. Der Dehnungsreflex wurde bisher ausschließlich für die Kieferheber beschrieben. Im fazialen und oralen Bereich applizierter Stretch kann also nicht den tonischen Dehnungsreflex zur Förderung unwillkürlicher Muskelkontraktionen nützen. Myographische Parameter zeigen jedoch, daß auch hier Dehnungsreize kräftigere Muskelkontraktionen zur Folge haben (Sahrmann et al., 1977; Stewart et al., 1981; Sullivan et al., 1995). Generell wirken die kurzen phasischen Dehnungen erregend auf die Motoneurone des gedehnten Muskels. Zugleich fördert die Dehnung die elastischen Rückstellkräfte des Muskelgewebes.
Der Zielmuskel wird manuell kurz (1 s) und kräftig vorgedehnt. Gleichzeitig erfolgt die verbale Bewegungsaufforderung, die den Patienten zum sofortigen Bewegungsbeginn vorbereitet. Im Anschluß an den Stretch wird angepaßter Widerstand appliziert.

Beispiel: Zurückziehen der Mundwinkel nach oben (Abb. 10.10).
Der Therapeut legt seine Fingerkuppen an beide Mundwinkel und setzt kurze Vordehnung nach vorne unten (Vordehnung des Musculus risorius). Der Patient erhält die Bewegungsaufforderung: „Breit lächeln – so halten (Widerstand durch den Therapeuten) – loslassen". Die Übungssequenz wird achtmal wiederholt. Dehnung und Widerstand sollten nicht zu kräftig ausgeführt werden.

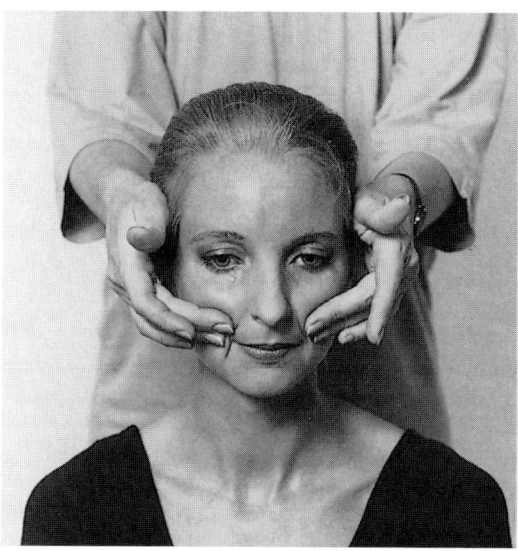

Abb. 10.10: Zurückziehen der Mundwinkel nach oben.

Die Hand- bzw. Fingerhaltung des Therapeuten bleibt während der Übungsfolgen gleich. Die Finger werden also nicht nach jeder Kontraktion weggenommen und neu angesetzt.

Indikationen:
- *Kurze Vordehnung* (1 s) dient der Fazilitierung der Muskelkontraktion. Sie kann in jeder Phase des Bewegungsmusters angewendet werden. Als kurzer, wiederholter Dehnungsreiz bei Bewegungsbeginn dient diese Stimulierung der Erleichterung der Bewegungsinitiierung, während der Bewegung auf eine Kontraktion angewendet zur Kräftigung der muskulären Reaktion.
- *Langanhaltende Dehnung* (mehrere Minuten) dient der Inhibition bzw. dem Senken des Muskeltonus.

Vorsichtsmaßregeln und Kontraindikationen: Schlaffe Muskeln sollten nicht überdehnt werden. Bestehende Spastizität könnte durch die aktivierende Wirkung der kurzen Vordehnung erhöht werden.

10.1.3.2 Mobilisationstechniken

Mobilisationstechniken fordern die willkürliche Bewegung des Patienten, während der Therapeut gleichzeitig die Reaktion beeinflußt. Direkt

nach oder während der letzten Reizapplikation
wird zur Willkürbewegung aufgefordert. Die verbalen Instruktionen sollten kurz und klar sein.
Falls der Patient Sprachverständnisstörungen
(z. B. Aphasiker) oder kognitive Probleme mit
dem Erfassen sprachlicher Inhalte hat, muß die
Kommunkiation den individuellen Fähigkeiten
angepaßt werden. Ziel der Mobilisationstechniken ist die Erleichterung der Bewegungsinitiierung, eine bessere Wahrnehmung der Bewegung,
die Vergrößerung des Bewegungsausmaßes, die
Stärkung der Muskelkraft, die Verbesserung von
Geschwindigkeit und Koordination, aber auch
Entspannung nach vorangegangener Kontraktion.
In den folgenden Abschnitten werden neben der
Anwendung des „Widerstandes" als Grund-
übung verschiedene Mobilisationstechniken in
Kombination mit Widerstand dargestellt. Aus
der Vielfalt spezifischer Techniken der propriozeptiven neuromuskulären Fazilitation (PNF)
wurde eine Auswahl getroffen, die auf die Muskulatur des Mund- und Halsbereiches anwendbar ist.

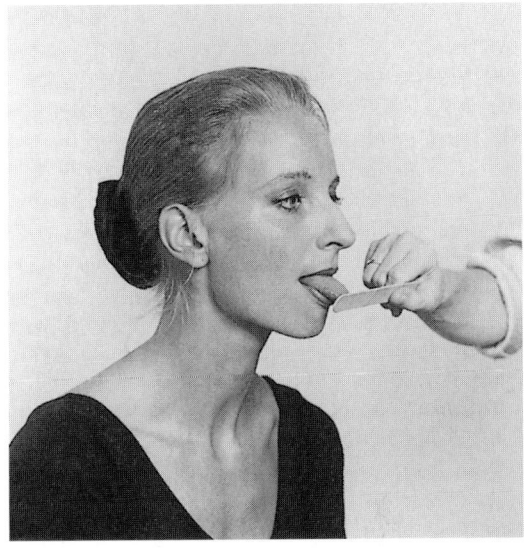

Abb. 10.11: Widerstand gegen die dynamische Muskelarbeit.

▶ Widerstand

Training gegen Widerstand gilt als wichtiger
Grundgedanke des PNF-Konzeptes. In der klassischen Terminologie unterscheidet man zwischen dem Widerstand gegen die „isotonische
Kontraktion", d. h. Anwendung von Widerstand
während der Bewegung, einerseits und dem Widerstand während einer Haltereaktion, der „iso-
metrischen Kontraktion", andererseits. Der Begriff „isoton" bedeutet gleiche Spannung, während „isometrisch" eine gleichbleibende Muskellänge bezeichnet. Da jedoch während einer
Bewegung die Muskelspannung variiert und
während einer Haltereaktion anfänglich eine
Verkürzung der Muskellänge eintritt, stimmt diese Definition nicht mit den biomechanischen Eigenschaften des menschlichen Bewegungsapparates überein. Deshalb werden heute die Begriffe
„statische" bzw. „dynamische" Muskelarbeit bevorzugt. Demzufolge unterscheidet man folgende beiden Möglichkeiten (vgl. Hedin-Andén,
1994):
1. Widerstand gegen die dynamische Muskelarbeit.
2. Widerstand gegen die statische Muskelarbeit.
Widerstand gegen die **dynamische** Muskelarbeit
wird während einer Bewegung durchgeführt. Im
Verlauf einer Bewegung ändert sich die Muskellänge, zugleich variiert die Muskelspannung.

Der Therapeut dosiert so, daß der Patient die
Zielbewegung trotz Gegenkraft ausführen kann
(Abb. 10.11). Beim Widerstand gegen die **stati-
sche** Muskelarbeit wird eine Position beibehal-
ten. Die Muskelspannung erhöht sich, während
die Muskellänge annähernd unverändert bleibt
(Abb. 10.12).
Allgemein gilt, daß Widerstand das Feedback der
Muskelafferenz vergrößert und dadurch den
Motoneuronenpool, der diesen Muskel inner-
viert, fazilitiert (Scholz et al., 1980), also die
Kontraktionsbereitschaft des Muskels fördert.
Die Art des Widerstandes, die während der PNF-
Behandlung ausgeführt wird, ist früher „maximaler Widerstand" genannt worden. Man versteht
darunter eine individuelle Anpassung der Wider-
standskraft an die Fähigkeiten des Patienten, so
daß maximale Kraftanstrengung von seiten des
Patienten erforderlich ist, aber keine unerwünschten assoziierten Reaktionen auftreten.
Da es durch den Begriff „maximaler Widerstand"
häufig zu Mißverständnissen gekommen ist,
wird in der neueren Literatur der Ausdruck „optimaler oder angepaßter Widerstand" verwendet (s. Hedin-Andén, 1994).
Der Widerstand kann auch so reduziert werden,
daß lediglich ein leichter *Führungswiderstand*
appliziert wird. Der Stimulus des Gegendruckes
zeigt hier indirekt die Bewegungsrichtung an

10

FDT

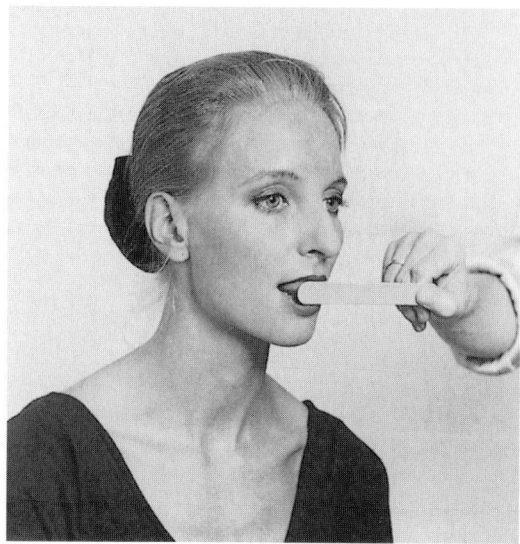

Abb. 10.12: Widerstand gegen die statische Muskelarbeit.

und aktiviert die Kontraktionsbereitschaft während des gesamten Bewegungsweges.

Zur Aktivierung schwacher Muskeln wird das Prinzip der *Irradiation* ausgenützt. Irradiation oder „Overflow" beinhaltet das Übertragen von Impulsen innerhalb einer Muskelkette in geschwächte ipsilateral-synergistische bzw. kontralateral-symmetrische Muskeln. Festes Zusammenkneifen der Augen bewirkt z. B. synergistische Muskelkontraktionen der unteren Gesichtshälfte, es wird also gleichzeitig die Mundmotorik aktiviert. Wird andererseits bei einseitigen Fazialisparesen maximaler Widerstand auf der gesunden Seite appliziert, kommt es zum „Overflow" auf die symmetrischen Muskeln der kranken Seite.

Gemäß den Grundsätzen Sherringtons erfolgt „auf *maximale Kontraktion maximale Entspannung*, d. h. spastische Muskelgruppen werden zu weiterer Kontraktion gereizt, um anschließend vollkommene Entspannung zu erzielen" (Sherrington, 1906).

Ein weiterer Grundsatz der PNF-Methode basiert auf dem Gesetz der „*reziproken Innervation*" und beinhaltet die Erkenntnis, daß erhöhte Anspannung des Antagonisten den Tonus des (spastischen) Agonisten herabsetzt (Sherrington, 1906). Da jedoch bei vielen am Schlucken beteiligten Muskeln Gelenkverbindungen fehlen, gibt es nur wenig klar definierte Agonisten-Antagoni-

sten-Paare. Vielmehr können sich überschneidende Muskelgruppen funktionelle Bewegungseinheiten bilden. Das in der skelettalen Muskulatur häufig verwendete Hebelmodell der Flexoren und Extensoren und das damit verbundene Gesetz der reziproken Innervation läßt sich nicht auf die komplizierten mechanischen Eigenschaften der Kopfmuskulatur übertragen. Die funktionellen Bewegungseinheiten lassen sich jedoch in agonistische und antagonistische Muster gruppieren, wie z. B. das Öffnen und Schließen, Spitzen und Breitziehen der Lippen usw.

Indikationen: Widerstand kann je nach Plazierung und Anwendungsart fazilitierend oder inhibierend wirken und sowohl beim Hypo- als auch beim Hypertonus angewendet werden. Widerstand kann vielseitig mit anderen Techniken kombiniert werden.

Vorsichtsmaßnahmen und Kontraindikationen: In der Praxis zeigt sich als häufigster Fehler die Anwendung von zu starkem Widerstand, was zu unerwünschten assoziierten Reaktionen führen kann. Insbesondere beim Widerstand an spastischen Muskeln kann es zu Mitkontraktionen der Antagonisten oder verstärkten synergistischen Bewegungen kommen. In umgekehrter Weise kann beim hypotonen Muskel durch zu starken Widerstand der Tonus gesenkt werden, besonders empfindlich scheinen die Haltemuskeln zu sein (betrifft z. B. die Nackenmuskulatur), wohingegen die phasischen Muskeln (betrifft z. B. die faziale Muskulatur) nicht so gefährdet sind. Auch hier gilt als wichtigstes Anwendungskriterium die Beobachtung der Reaktionen des Patienten.

Im Folgenden werden verschiedene **Anwendungsbeispiele in Kombination mit Widerstand** dargestellt.

▶ Rhythmische Bewegungsinitiierung
Hierbei werden passive, aktive und Widerstandsbewegungen durchgeführt. Ziel ist die Entspannung, wodurch sowohl die Bewegungsinitiierung als auch der Bewegungsumfang verbessert werden. Durch wiederholte, rhythmische Bewegungen und beruhigende, verbale Unterstützung soll eine Verringerung des Erregungseffektes erzielt werden (Ter Vrugt et al., 1973; Pederson, 1975).

Der Therapeut fordert den Patienten auf, sich zu entspannen, und führt zunächst die gewünschte

Zielbewegung passiv aus. Jetzt wird der Patient ermuntert mitzumachen. Nach wiederholten Bewegungen mit aktiver Beteiligung des Patienten kann vorsichtig Widerstand appliziert werden. So wird aus der geführten passiven Bewegung in die aktiv-assistive und schließlich in die resistive Bewegung übergeleitet. Langsam fügt der Therapeut leichten Führungswiderstand hinzu, der allmählich gesteigert werden kann.

Beispiel: Lippen breitziehen.
1. Der Patient erhält die Aufforderung: „Entspannen Sie sich, lassen Sie sich von mir bewegen!" Der Therapeut zieht die Mundwinkel nach außen.
2. Bei genügender Entspannung wird der Patient zur Mitarbeit ermuntert: „Jetzt helfen Sie mir etwas." Dabei kann einschleichend leichter, dann sich steigernder Widerstand appliziert werden.

Wichtig ist,daß die verbale Aufforderung beruhigend und die Bewegungen wiederholt, langsam und rhythmisch ausgeführt werden. Diese Stimulationsform unterscheidet sich klar von der kurzen Vordehnung, die aktivierend wirkt und für eine Tonusreduzierung nicht geeignet ist.

Indikation:
- Rhythmische Bewegungsinitiierung wird vor allem bei Patienten mit Rigidität oder starker Spastizität angewendet (Voss et al., 1988), um durch die tonussenkende Wirkung die Bewegungseinleitung zu verbessern und die Bewegungsamplitude zu vergrößern.
- Die Technik eignet sich auch bei eingeschränkter Mobilität aufgrund von strukturellen Läsionen.

▶ **Wiederholte Kontraktion**
Die wiederholten Kontraktionen werden durch wiederholte kurze Dehnreize in Kombination mit Widerstand durchgeführt. Dehnreize können erstens auf vorgedehnter und zweitens auf kontrahierter Muskulatur gesetzt werden.

Dehnreiz auf vorgedehnter Muskulatur
Um eine Bewegung zu initiieren, werden *am Anfang des Bewegungsweges* wiederholte kurze Dehnreize gegeben („Initial Stretch"). Gleichzeitig mit der Dehnung fordert der Therapeut verbal zur Zielbewegung auf. Sobald eine Reaktion zu spüren ist, wird Widerstand gegen die statische Muskelarbeit appliziert, um die willkürliche Spannung zu erhalten.

Beispiel: Lippen breitziehen.
1. Während der Therapeut kurze Dehnreize setzt, erfolgt die Aufforderung: „Versuchen Sie, die Lippen breitzuziehen!"
2. Dann erfolgt Widerstand gegen die dynamische Muskelarbeit.

Dehnreiz auf kontrahierter Muskulatur
A. Ohne Halten. Hier wird die kurze Dehnung *während* einer Bewegung wiederholt angewendet mit dem Ziel, die Muskelkontraktion zu verstärken. Die dynamische Muskelarbeit wird also durch den Widerstand nicht blockiert. Im Vergleich zum „Initial Stretch", der nur zu Beginn einer Bewegung durchgeführt wird, spricht man hier von „Restretch". Da es sich bei den Muskeln des Kopfbereiches um sehr kurze Bewegungsamplituden handelt, kann Restretch während des Bewegungsweges höchstens ein- bis zweimal appliziert werden.

Beispiel: Lippen breitziehen.
1. Die Bewegung wird eventuell mit „Initial Stretch" und Bewegungswiderstand eingeleitet. „Ziehen Sie die Lippen breit!"
2. Während der Bewegung setzt der Therapeut „Restretch" mit der verbalen Aufforderung: „...und weiter breitziehen!"

B. Mit Halten. Die Bewegung wird durch die Kombination von dynamischer und statischer Muskelarbeit erschwert. Während der dynamischen Muskelarbeit wird die Bewegung durch „Restretch" und Widerstand blockiert und dadurch eine Haltereaktion ausgelöst. Der Widerstand gegen die dynamische Muskelarbeit kann zu Beginn, im Verlauf und am Ende eines Bewegungsweges appliziert werden.

Beispiel: Lippen breitziehen.
1. Die Bewegung wird eventuell mit „Initial Stretch" eingeleitet: „Ziehen Sie die Lippen breit!"
2. Während der Bewegung setzt der Therapeut „Restretch" mit der verbalen Aufforderung: „...und halten!"
3. Nach dieser Haltereaktion folgt wieder dynamische Muskelarbeit: „...und weiter breitziehen!"
4. Die Bewegung kann mit erneutem Restretch und Haltewiderstand enden: „...und halten!"

Indikation: Das dargestellte Prinzip der wiederholten Kontraktion erhöht den Muskeltonus. Sie dient der Fazilitierung der Bewegungsinitiierung,

10

FDT

der Verbesserung von Muskelkraft und Ausdauer sowie der Vergrößerung des Bewegungsausmaßes. Die Technik wird vor allem bei Hypotonus und bei Bewegungseinschränkungen durch Läsionen der Strukturen angewendet.

▶ **Langsame Umkehr (Dynamische Umkehr)**
Diese Technik beinhaltet die Bewegungsumkehr. Die ursprüngliche Bezeichnung „langsame Umkehr" schließt Tempovariationen aus. Heute wird der Begriff „dynamische Umkehr" verwendet, der unterschiedliche Bewegungsgeschwindigkeiten miteinbezieht. Die „langsame Umkehr" **ohne** Halten wird durch dynamische Muskelarbeit bewirkt, die „langsame Umkehr" **mit** Halten durch dynamische und statische Muskelarbeit. Die Kontraktionen werden ohne Entspannung zwischen agonistischem und antagonistischem Muster durchgeführt. Während des Bewegungsablaufs wird Widerstand appliziert und so dosiert, daß die Bewegung nicht blockiert wird. Bei der „langsamen Umkehr – Halten" wird am Ende einer Sequenz eine statische Muskelarbeit ausgelöst.
Nach Sherringtons Gesetz der *sukzessiven Induktion* wird ein Bewegungsmuster durch die sofort folgende Kontraktion seines antagonistischen Musters fazilitiert (Sherrington, 1906).

A. Ohne Halten. Beispiel: Lippen breitziehen.
1. Der Patient wird aufgefordert: „Ziehen Sie die Lippen breit!" Der Therapeut setzt Widerstand gegen die dynamische Muskelarbeit (Druck nach anterior).
2. Am Ende des Bewegungsweges wird der Patient aufgefordert: „Spitzen Sie die Lippen!" und gleichzeitig die Richtung des Widerstandes geändert (Druck nach posterior).
B. Mit Halten. Beispiel: Lippen breitziehen.
1. Der Patient wird aufgefordert: „Ziehen Sie die Lippen breit!", während der Therapeut Widerstand gegen die dynamische Muskelarbeit setzt (Druck nach anterior).
2. Am Ende des Bewegungsweges wird Haltewiderstand appliziert und der Patient aufgefordert: „...jetzt halten!" (Druck nach anterior).
3. Nun folgt die Sequenz Bewegungs- und Haltewiderstand in der Bewegungsumkehr (Druck nach posterior): „Spitzen Sie die Lippen!" und „... jetzt halten!"

Indikation: Die Bewegungsumkehr ist ein wichtiges Element des normalen Bewegungsablaufs, z. B. Lippenbewegungen während des Kauens.

Die wiederholte Anwendung der Technik fazilitiert sowohl das agonistische als auch das antagonistische Muster. Sie dient der Förderung von Kraft und Ausdauer sowie der Koordinationsschulung. Die Technik wird bei neurologisch und bei strukturell bedingten Bewegungsstörungen angewendet.

▶ **Halten – Entspannen**
Die Technik beginnt mit einer statischen Muskelarbeit im antagonistischen Muster, gefolgt von Entspannung dieser Muskeln. Verspannte antagonistische Muskulatur hemmt die agonistische Motilität. Deshalb wird die Tonusreduzierung der antagonistischen Muskeln ausgenützt, um das Bewegungsausmaß der Agonisten zu vergrößern.
Der Patient wird zu einer Zielbewegung aufgefordert, am Ende des erreichbaren Bewegungsweges setzt der Therapeut Haltewiderstand ins antagonistische Muster. Ist aktives Bewegen noch nicht möglich, wird passiv ein Stück in Richtung Zielbewegung geführt. Der Widerstand wird langsam und vorsichtig appliziert, ohne die statische Muskelarbeit zu brechen. Die Spannung wird über mehrere Sekunden gehalten, der Widerstand langsam gesteigert, dann erfolgt die Aufforderung zur Entspannung. Wichtig ist, dem Patienten genügend Zeit zum Entspannen zu geben.

Beispiel: Lippen breitziehen.
1. Die Mundwinkel werden aktiv oder passiv retrahiert (Zielbewegung).
2. Am Ende des Bewegungsweges setzt der Therapeut vorsichtig wachsenden Widerstand nach posterior, also gegen das Lippenspitzen mit der Aufforderung: „Lassen Sie Ihre Lippen nicht weiter von mir bewegen!" (statische Muskelarbeit im antagonistischen Muster).
3. Nun folgt die Aufforderung: „Lassen Sie langsam los!"
4. Nach ausreichender Entspannungsphase: „Versuchen Sie, die Mundwinkel so weit wie möglich nach außen zu ziehen!", dann folgen wieder die Übungsschritte 2 und 3.

Indikation: Diese Technik dient der Vergrößerung des Bewegungsausmaßes.

▶ **Anspannen – Entspannen**
Die Bewegungsfolge wird ähnlich wie beim „Halten – Entspannen" durchgeführt. Statt zu halten (statische Muskelarbeit), erhält der Pa-

tient die Aufforderung, zu bewegen (dynamische Muskelarbeit).

Beispiel: Lippen breitziehen.
1. Die Mundwinkel werden passiv retrahiert
2. Gegen den wachsenden Widerstand des Therapeuten wird der Patient aufgefordert: „Versuchen Sie, Ihre Lippen zu spitzen und weiter nach vorne zu ziehen!"
3. Nun folgt die Aufforderung: „Lassen Sie langsam los!"
4. Nach ausreichender Entspannungsphase: „Versuchen Sie, die Mundwinkel so weit wie möglich nach außen zu ziehen!", dann folgen wieder die Übungsschritte 2 und 3.

Indikation: Diese Technik wird zur Vergrößerung des Bewegungsausmaßes angewendet.

10.1.3.3 Autonome Bewegungsübungen

Ziel der dargestellten Fazilitierungsmethoden ist die selbständige Durchführung der Bewegungen. Sobald eine ausreichende Motilität erreicht ist, kann das Training durch autonome Bewegungsübungen ergänzt werden. Der Patient übt selbständig, ohne Unterstützung des Therapeuten, für den Schluckakt relevante Bewegungen. Je nach Zielsetzung werden neben motorischen Funktionsübungen nun auch unterstützende Sprech-, Atem- und Stimmübungen sowie pragmatische Übungen miteinbezogen.

► Motorische Funktionsübungen
In Anlehnung an die herkömmlichen nichtsprachlichen Bewegungsübungen der Sprechtherapie werden für den Schluckvorgang erforderliche Zielbewegungen durchgeführt. Die Übungen umfassen vor allem die orofaziale, linguale und Kiefermuskulatur. Der Patient wird z. B. aufgefordert, den Zungenrücken zu heben, mit der Zunge zu kreisen, den Kiefer zur Seite zu bewegen, die Mundwinkel zu kneifen usw. Je nach Störung werden die erforderlichen Bewegungsmuster geübt. Die Übungen können nach Geschwindigkeit, Rhythmus und Bewegungsausmaß variiert werden.

► Pragmatische Übungen
Der Patient wird über eine pragmatische Zielsetzung zu einer Bewegung motiviert. Meist dienen praktische Hilfsmittel als Stimulus. Um z. B. die Zungenspitzenelevation zu kontrollieren, legt der Therapeut einen kleinen Gummiring auf die Zungenspitze, den der Patient während des Schluckens am Gaumen festhält. Zur Fazilitierung der Kontraktion des Musculus buccinator und gleichzeitiger lateraler Kieferbewegungen legt der Therapeut z. B. ein Stück Brotrinde in eine Wangentasche und fordert den Patienten zum Kauen auf. Im Vordergrund steht also immer ein praktisches Ziel, das zur gewünschten Bewegung führt.

► Sprech-, Atem- und Stimmübungen
Da beim Sprechen und Schlucken teilweise verwandte Bewegungsmuster verwendet werden, können mit ausgewählten artikulatorischen Beispielen schluckspezifische Bewegungen stimuliert und gefestigt werden. So werden Übungen von Silben-, Wort- oder Satzreihen mit Lauten der ersten Artikulationszone zur Verbesserung des Lippenschlusses durchgeführt. Übungen der zweiten Artikulationszone dienen der Unterstützung der Zungenspitzenelevation, Laute der dritten Artikulationszone fördern die Zungenrückenelevation.

Einzuwenden ist, daß es sich bei solchen Wortübungen um sprachliche Realisationen handelt, die differenzierte zentrale Steuerungsmechanismen erfordern. Zusätzlich muß im Wortzusammenhang der Bewegungsablauf der Lautbildung nach den Erfordernissen von Koartikulation und Antizipation verändert werden. Häufig werden deshalb zum isolierten Muskeltraining Übungen mit sinnlosen Silben bevorzugt.

Bestimmte Stimmübungen verbessern für den Sckluckvorgang wichtige Kehlkopffunktionen. Im Vordergrund stehen die laryngeale Adduktion und die Larynxelevation. Die Phonationsübungen beziehen sich vor allem auf Entspannungs- oder Kräftigungsübungen zur Normalisierung des Stimmbandschlusses und Tonhöhenübungen zur Verbesserung der Kehlkopfhebung. Die Atemübungen umfassen vor allem die willkürliche Steuerung und Verlängerung des Atemanhaltens, sowie den forcierten Atemstop zur Fazilitierung des Stimmbandschlusses.

► Zusammenfassung
Die plastischen Eigenschaften unseres Zentralnervensystems bilden die Basis für eine Restitution neurogener, aber auch strukturell bedingter sensomotorischer Störungen. Dabei spielen Training und Lernen eine wichtige Rolle für die Funktionswiederherstellung. Als Ziel der restituierenden Verfahren gilt, die Entladungsbereitschaft der Motoneurone zu beeinflussen, sei es

inhibierend oder fazilitierend. Bei neurogenen Schluckstörungen, insbesondere nach schweren Hirnverletzungen, muß im Aufbau des Behandlungsplanes die Reihenfolge oralmotorischer Entwicklungsphasen berücksichtigt werden. So ist es notwendig, z. B. pathologische orale Reflexe abzubauen, bevor höher integrierte Funktionen angebahnt werden können. Grundvoraussetzung für den Beginn der Behandlung ist eine ausreichende Kopf- und Rumpfkontrolle sowie eine relaxierte Ausgangslage, die pathologische Reaktionen inhibiert und die Rumpfstabilität unterstützt.

Die Effektivität der Übungen zeigt sich an der Verbesserung der motorischen oder sensomotorischen Kontrolle am Schlucken beteiligter Muskeln und Muskelgruppen. In vielen Fällen wird ein geduldiges, monatelanges Üben notwendig sein, bis Fortschritte erreicht werden. Der Patient erhält jeweils schriftlich sein individuelles Übungsprogramm, welches er in der Regel drei- bis fünfmal täglich durchführt. Sind die Patienten zum selbständigen Üben noch nicht in der Lage, versucht man, die Angehörigen in die Therapie miteinzubeziehen. Inwieweit diese Kotherapie sinnvoll ist und weder zu Überbelastung noch zu zusätzlichen Konflikten führt, muß im Individualfall entschieden werden.

10.1.4   Praktische Übungen

Die Übungen lassen sich schwerpunktmäßig in 11 Gruppen unterteilen:
1. Haltungsmuster.
2. Abbau pathologischer oraler Reflexaktivitäten.
3. Kopf- und Halsmuster.
4. Orofaziale Bewegungen.
5. Kieferbewegungen.
6. Zungenmotorik.
7. Velumfunktion.
8. Laryngeale Adduktion.
9. Larynxelevation.
10. Aktivierung pharyngealer Kontraktionen.
11. Stimulation des Schluckreflexes.

Die einzelnen Abschnitte beinhalten jeweils eine Zusammenstellung unterschiedlicher Techniken. Der Therapeut erstellt abhängig vom individuellen Störungssyndrom das geeignete Therapieprogramm. Gleichzeitig werden, wie im theoretischen Teil dargestellt, die neurophysiologischen Wirkungsmechanismen der einzelnen Ver-

fahren berücksichtigt. Eine kritische Auswahl der Übungen sowie die sorgfältige Beobachtung der Reaktionen des Patienten sind die Voraussetzungen für eine effektive Therapie.

10.1.4.1 Haltungsmuster

Basis jeder Behandlung ist eine relaxierte Ausgangslage. Es wird eine Körperhaltung angestrebt, die *abnorme Bewegungsabläufe blockiert* und die *Rumpf-, Kopf- und Kieferkontrolle erleichtert.* Selbst kleine Haltungsänderungen können das muskuläre Gleichgewicht stören. Bei leichtem Zurückbeugen (Retroflexion) des Kopfes beispielsweise wird der normale Schluckvorgang deutlich erschwert. Durch die Spannung der vorderen Halsmuskeln sind die Hyoidelevation und davon abhängig die Zungenbewegungen und die Larynxelevation in ihrem funktionellen Einklang gestört. Es ließen sich viele weitere Beispiele anfügen. Alle Elemente des Bewegungsapparates stehen in einem differenzierten Wechselspiel. Bereits *eine* gestörte Teilfunktion beeinträchtigt die Motilität des Bewegungsmusters.

In schweren Fällen können massive Tonusänderungen, manchmal auch unter dem störenden Einfluß primitiver Haltungsreflexe die angestrebten Lagerungspositionen behindern. Hier müssen in der Krankengymnastik erst die Grundvoraussetzungen geschaffen werden, bis der Patient ohne Schwierigkeiten in der gewünschten Haltung verbleiben kann. Im Team wird dann über den Beginn des Schlucktrainings entschieden.

▶ Positionierung auf dem Stuhl

Die Wirbelsäule sollte gestreckt sein, der Patient sitzt gerade, mit symmetrisch ausgerichteten Körperhälften auf dem Stuhl. Schlechte Rumpfkontrolle erschwert die Kopfkontrolle, da der Hals zur präzisen Ausrichtung des Kopfes eine stabile Basis benötigt. Korrektes Sitzen hängt von der korrekten Positionierung des Beckens ab. Der Schwerpunkt sollte gleichmäßig auf beiden Gesäßhälften liegen. Vor- oder Rückwärtskippen des Beckens stört das muskuläre Gleichgewicht. Es wird deshalb eine optimale Hüftflexion von 90 Grad empfohlen. Als zusätzliche Unterstützungshilfe könnte einerseits ein Schaumstoffkeilkissen unter dem Gesäß eine Beckenkippung nach hinten verhindern; ein zusammengerolltes Handtuch oder ein Schaumstoffkeil unter den Knien unterbindet andererseits das Vorwärtskippen des Beckens (Morris et al., 1995).

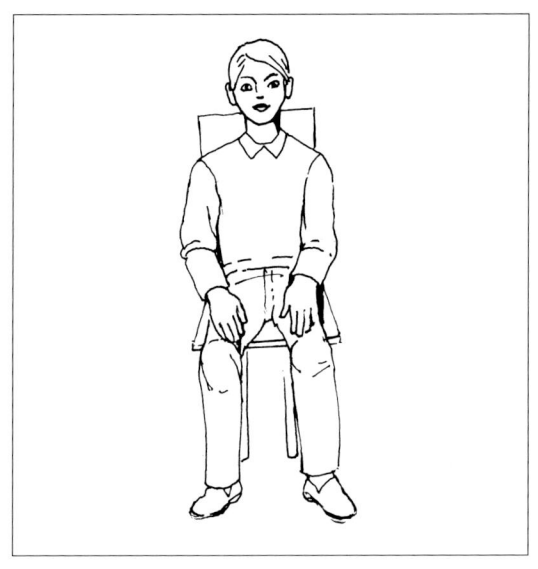

Abb. 10.13: Positionierung auf dem Stuhl.

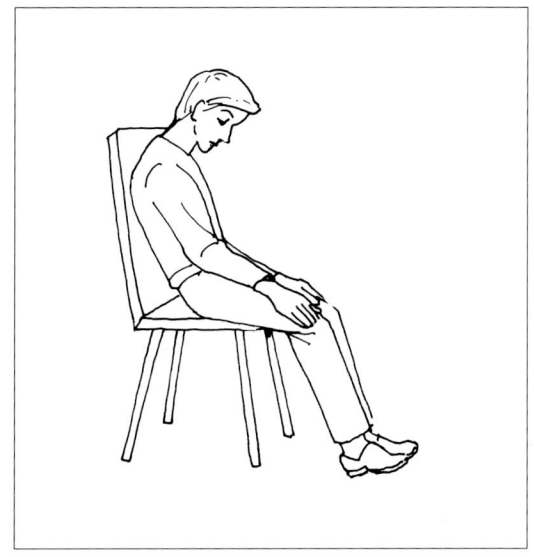

Abb. 10.14: Beispiel einer falschen Haltung.

Um Überstreckungen des Halses zu vermeiden, werden die Schultern *leicht* nach vorne gebeugt. Die Nackenextension beeinträchtigt den Kieferschluß und die Kehlkopfhebung. Allerdings können zu weit nach vorn geneigte Schultern ebenfalls Fehlspannungen der Halsmuskulatur verursachen. Der Kopf befindet sich in Mittellage und ist minimal nach vorn gebeugt (ventralflektiert). Die Unterarme und Hände ruhen in Pronationshaltung locker auf den Oberschenkeln, wobei die Ellenbogen leicht angewinkelt sind (Abb. 10.13). Bei unsicherer Rumpfkontrolle empfiehlt es sich, die Unterarme auf eine Tischplatte, die sich direkt vor dem Patienten befindet, zu legen. Diese Position stabilisiert die Wirbelsäule und inhibiert das Extensionsmuster mit begleitender Hypertonisierung (Davies, 1986). Auch beim Hypotonus wird durch das Aufstützen die Rumpfstabilität unterstützt.

Die Beine werden, um eine dauerhafte Stabilität zu gewährleisten, leicht abduziert. Die Knie sind 90° gebeugt, die Fußsohlen liegen flach auf dem Boden. Der Stuhl muß so hoch sein, daß die Füße den Boden erreichen und gleichzeitig die Hüft- und Kniegelenke im rechten Winkel gebeugt sind (Abb. 10.13 und 10.14).

▶ **Positionierung im Rollstuhl**

Für Rollstuhlpatienten gilt ebenfalls das oben dargestellte Haltungsmuster. Falls der Patient den Rücken nicht über einen längeren Zeitraum gestreckt halten kann, empfiehlt es sich zur Inhibition der kyphotischen oder gebeugten Haltung, in mittlerer Thoraxhöhe ein Kissen zwischen Lehne und Rücken zu schieben. Ein mit Schaumgummi überzogenes Holzbrett zwischen Rollstuhllehne und Rücken bietet eine weitere Möglichkeit zur Unterstützung der Wirbelsäulenextension. Durch Lagern der Unterarme auf

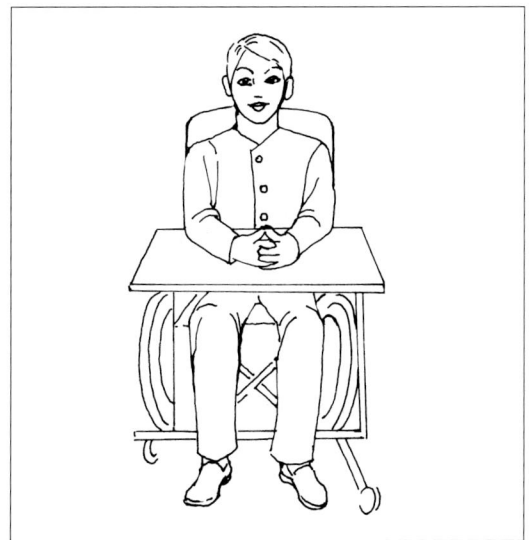

Abb. 10.15: Haltung im Rollstuhl.

10

FDT

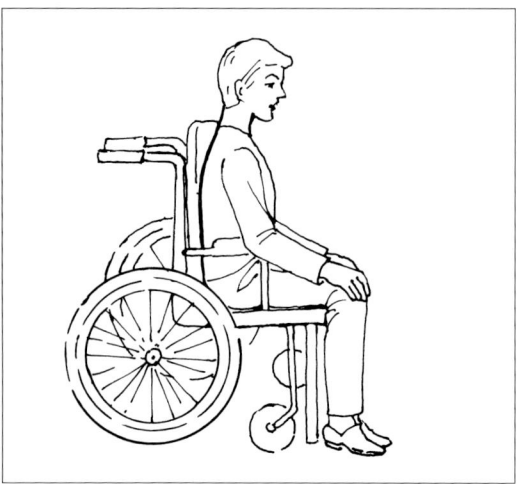

Abb. 10.16: Haltung im Rollstuhl, mit Brett als Rückenstütze.

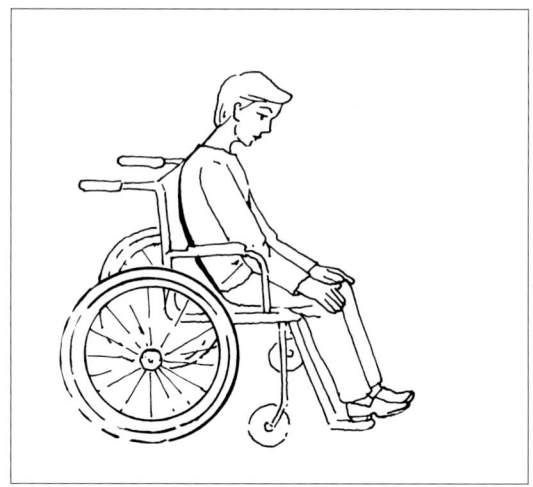

Abb. 10.17: Beispiel einer falschen Haltung.

einem Rollstuhltisch wird zusätzliche Stabilität gewährleistet. Fällt der Rumpf des Patienten ständig zur Seite, kann ein fester, gepolsterter Block zwischen Armlehne und betroffener Seite eingefügt werden. (Davies, 1995).
Achtung: Die Fußstützen werden so eingestellt, daß eine Knieflexion von etwa 90° möglich wird und die Füße mit den Fußgelenken in Dorsalflexion gut aufliegen. Während der Therapie bietet es sich an, die Fußstützen zu entfernen, so daß die Fußsohlen flach auf dem Boden oder auf einer stabilen, erhöhten Unterlage liegen. Falsche Lagerung der Beine unterstützt die Spitzfußstellung, die sich negativ auf die Gelenks- und Muskelfunktionsketten des ganzen Körpers auswirken kann (Abb. 10.15 bis 10.17).

▶ **Positionierung im Bett**
Auch bei bettlägerigen Patienten sollte zum Essen und Trinken in der Regel die Sitzhaltung eingenommen werden (Ausnahmen s. Abschnitt 10.2.1). Die vertikale, leicht anteflektierte Kopfposition erleichtert die orale Boluskontrolle, zugleich werden durch den Einfluß der Schwerkraft in der Sitzhaltung die Bolusaustreibung aus dem Pharynx und die Muskelfunktionen des Ösophagus unterstützt. Das Kopfteil des Bettes sollte 80 bis 90° nach oben gekippt werden, um eine möglichst rechtwinklige Hüftbeugung zu erreichen. Durch ein Kissen im Rücken wird die Aufrichtung der Wirbelsäule unterstützt.
Die Beine liegen gestreckt auf dem Bett. Wenn dadurch Extension provoziert wird, empfiehlt

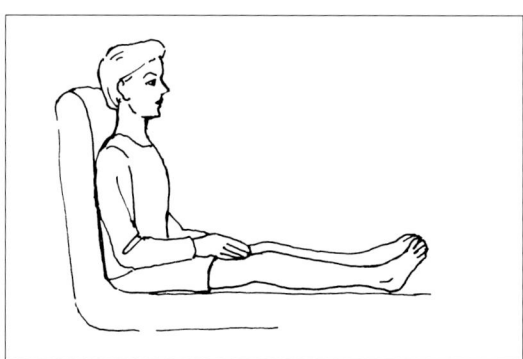

Abb. 10.18: Sitzen im Bett, mit verstellbarer Rückenlehne.

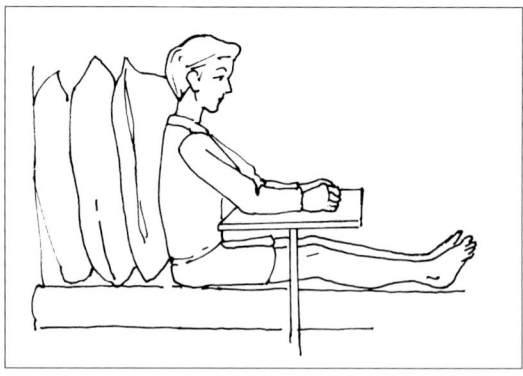

Abb. 10.19: Sitzen im Bett, mit nicht verstellbarer Rückenlehne.

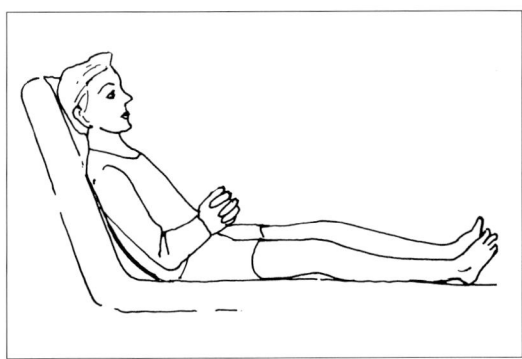

Abb. 10.20: Beispiel einer falschen Lagerung.

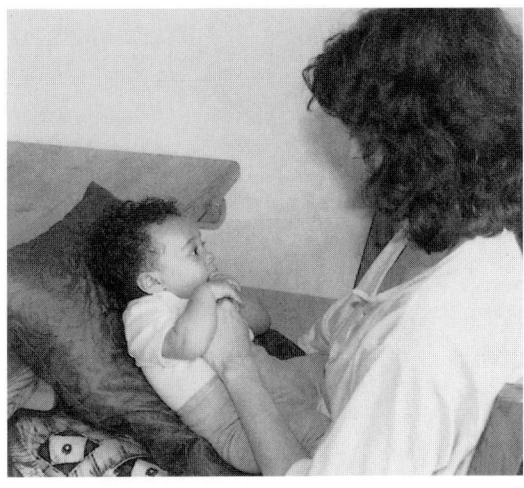

Abb. 10.21: Lagerung am Tisch.

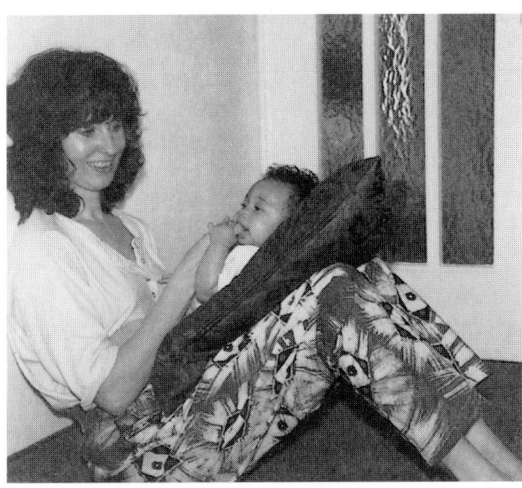

Abb. 10.22: Lagerung auf den Oberschenkeln.

sich eine Knieflexion von 20 bis 30°. Als Lagerungshilfe kann eine mit Fell bedeckte Schaumstoffrolle, Kissenrolle oder dergleichen unter die Kniekehlen geschoben werden. Die Unterarme ruhen auf einem höhenverstellbaren Tisch, der quer über das Bett vor den Patienten geschoben wird. Das Aufstützen der Arme erleichtert die Streckung der Wirbelsäule. Ist der Auflagedruck sehr stark, wird ein Kissen unter die Ellbogen geschoben. Besitzt das Bett keine verstellbare Rückenlehne, stapelt man auf dem Kopfteil so viele Kissen, bis der Patient sich mit dem Rücken anlehnen kann (Abb. 10.18 und 10.19).
Achtung: Wird der Patient halb liegend, halb sitzend gelagert, kann Spastizität verstärkt werden (Davies, 1986; Abb. 10.20).

▶ **Lagerung bei Kleinkindern**
Das Kind sitzt frontal auf dem Schoß des Therapeuten oder Angehörigen. Die Beine liegen abduziert auf dem Schoß des Behandelnden, Kopf und Rücken sind durch ein schräg an den Tisch gelehntes Kissen gestützt. Diese Haltung ermöglicht während der Nahrungsaufnahme den notwendigen Blickkontakt mit dem Kind. Die Wirbelsäulenposition kann je nach Bedarf durch Variieren der Kissenschräge verändert werden. Der Therapeut hat in dieser Positionierung beide Hände frei und kann gleichzeitig eventuell notwendige Stimulationen durchführen (Abb. 10.21).
Eine weitere Möglichkeit ist die Positionierung auf den Oberschenkeln. Der Angehörige (Therapeut) setzt sich auf den Boden, lehnt den Rücken an die Wand, die Knie werden flektiert. Das Kind sitzt wieder mit abduzierten Beinen

auf dem Schoß. Die Oberschenkel des Behandelnden dienen als Rumpfstütze (Abb. 10.22).

▶ **Spezielle Therapiehaltung**
Manche Übungen erfordern die Hilfestellung des Therapeuten von dorsal. Der Therapeut sitzt im Grätschsitz hinter dem Patienten. Das Kind sitzt oder liegt in Rückenlage auf einer Matte vor dem Behandelnden, die Arme in Pronations- und die Beine in Flexionshaltung (Abb. 10.23).
Der Patient liegt in Rückenlage, die Beine flektiert, während der Therapeut hinter dem Kopfende der Liege steht (Abb. 10.24).

10

FDT

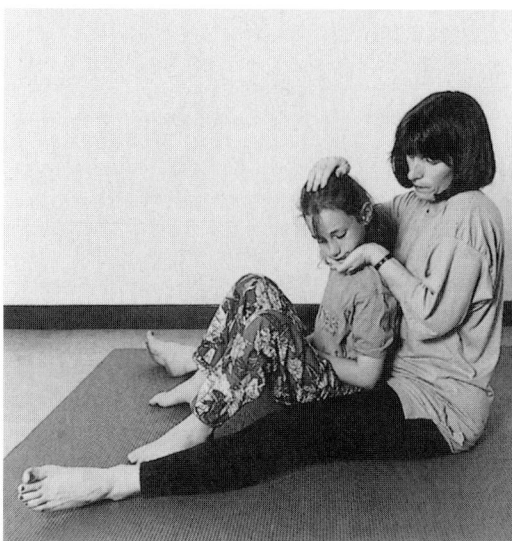

Abb. 10.23: Sitzen auf der Matte.

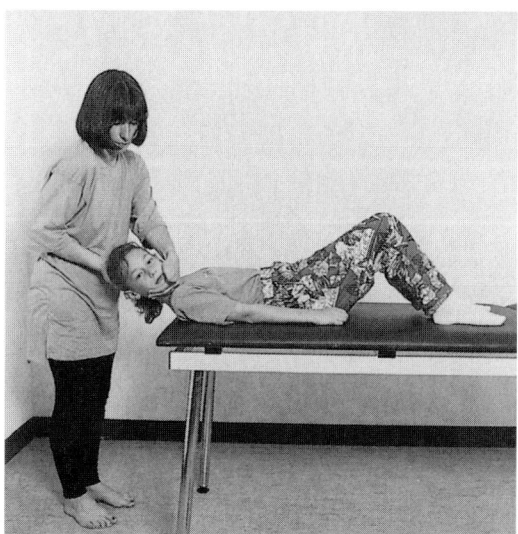

Abb. 10.24: Rückenlagerung.

▶ Probleme mit der Kopfkontrolle

Bei Patienten mit schweren Schädigungen können erhebliche Probleme mit der Kopfhaltung auftreten. In der Regel gilt eine ausreichende Kopfstabilität als Voraussetzung für die Behandlung am Schlucken und Sprechen beteiligter Muskeln. Kann die Nahrungsaufnahme trotzdem zu einem sehr frühen Zeitpunkt erfolgen,

wird eine passive Unterstützung der Kopfkontrolle notwendig.

Stimulation der Kopfkontrolle:
● Druck mit der flachen Hand auf das Sternum, dadurch wird die Nackenflexion angeregt.
● Setzen von Hautsensibilitätsreizen durch kontinuierliches, leichtes Hochstreichen in den seitlichen Bereichen der oberen Halswirbelsäule. Mit der Daumen-Zeigefingergabel wird vom Schulteransatz bis zum Hinterkopf nach oben gestrichen. Nach Pörnbacher (1987) wird dadurch ein reflektorisches Dehnen der Nackenextensoren fazilitiert.

Passive Maßnahmen: In der Regel wird der Kopf des Patienten nicht gestützt, damit sich die selbständige Kopfhaltung anbahnen kann. In schwersten Fällen sind während der Nahrungsaufnahme jedoch passive Hilfen notwendig:
● Abstützen des Kopfes durch externe Hilfen, z. B. mit Kissen und Nackenrolle (Abb. 10.25).
● Eine weitere Möglichkeit bietet das Stützen durch manuelle Stabilisation. Der Therapeut steht seitlich neben dem Patienten und umfaßt mit dem Arm der zugewandten Körperhälfte den Kopf des Patienten. Der Oberarm berührt kranial, Zeige- und Mittelfinger liegen am Kinn. Um unnötige Reize zu verhindern, wird fazialer Kontakt mit der Hand- oder Unterarminnenseite vermieden (Abb. 10.26).
● Bei Patienten, die zu Kopfextension neigen, führt eine Veränderung der Positionierung des

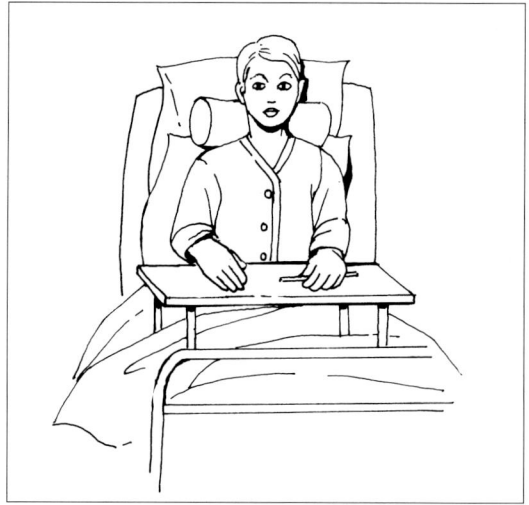

Abb. 10.25: Abstützen des Kopfes durch Kissen und Nackenrolle.

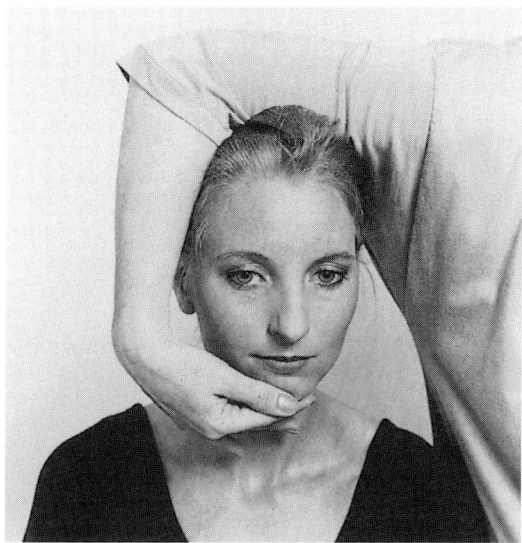

Abb. 10.26: Manuelle Stabilisation des Kopfes.

▶ **Probleme mit der Kieferkontrolle**
Neben der Rumpf- und Kopfkontrolle ist die Kieferkontrolle eine wichtige Voraussetzung zu ungestörter Nahrungsaufnahme. Beim Schlukken kommt es zum Kieferschluß, der eine stabile Grundlage für die Zungenbewegungen der oralen Schluckphase sowie für die Larynxelevation der pharyngealen Phase bildet. Normalpersonen können zwar ohne weiteres mit geöffnetem Kiefer schlucken, der Vorgang ist jedoch deutlich erschwert. Ziel der folgenden Techniken ist die momentane Verbesserung der Kieferhaltung während des Schluckens.

Stimulation der Kieferkontrolle
• Der Therapeut legt den Zeigefinger quer über die Nasenlippenfurche und gibt anhaltenden Druck nach ventral/dorsal auf den Oberkieferknochen (Abb. 10.28).
• Oft genügt auch nur ein kurzes Antippen der Zeigefingerspitze an der Nasenlippenfurche.
• Als weitere Möglichkeit kann man den Handrücken, mit leichtem Druck nach kranial, kurz auf den äußeren Mundboden legen.

Kieferkontrollgriffe
Die folgenden Griffe eignen sich zum Stabilisieren des Unterkiefers während der Nahrungsaufnahme oder für bestimmte therapeutische Übungen.

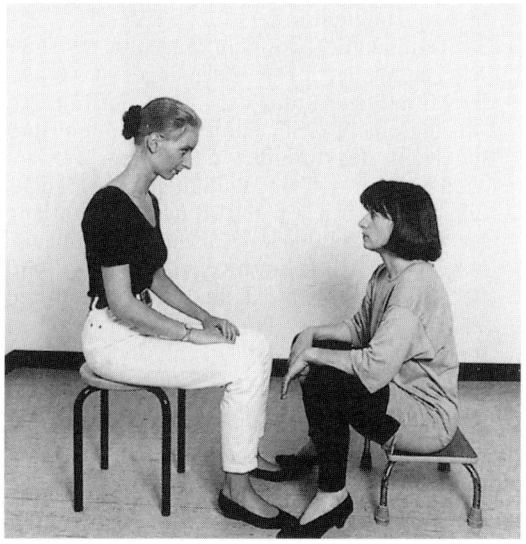

Abb. 10.27: Position des Therapeuten zur Förderung der Kopfflexion.

Therapeuten häufig zu sofortiger Abhilfe: Der Behandelnde sitzt unterhalb der Augenhöhe des Patienten auf einem niederen Schemel. Der notwendige Blickkontakt zum Therapeuten zwingt den Patienten durch die unterschiedlichen Positionsebenen zur Kopfflexion (Abb. 10.27).

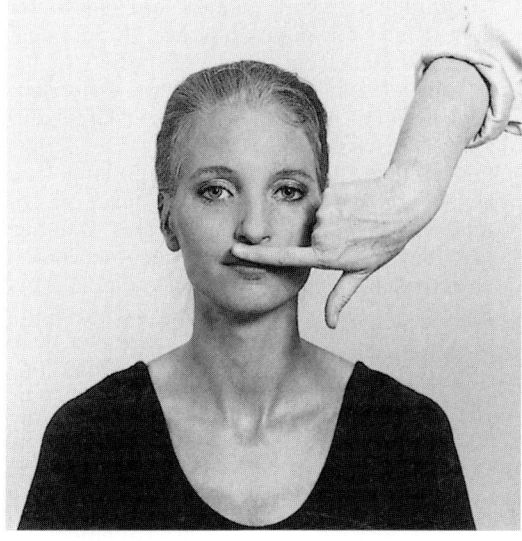

Abb. 10.28: Stimulation der Kieferkontrolle.

10

FDT

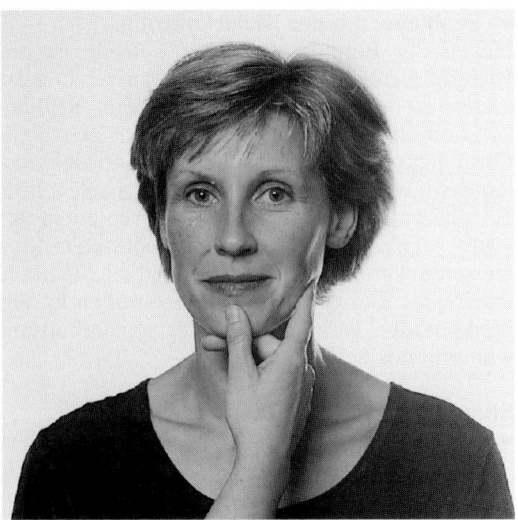

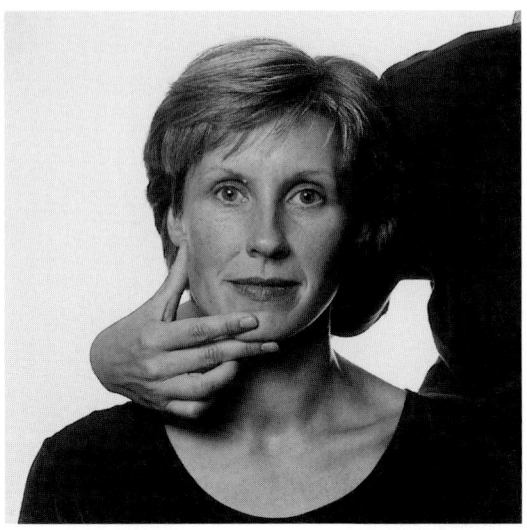

Abb. 10.29: Kieferkontrollgriff A.

Abb. 10.30: Kieferkontrollgriff B.

Kieferkontrollgriff A ermöglicht dem Therapeuten, die mundmotorischen Bewegungen von vorne zu beobachten. Bei *Griff B* steht der Therapeut neben dem Patienten, *Griff C* erlaubt die Behandlung von frontal oder lateral.

Kieferkontrollgriff A:
- Der Therapeut steht/sitzt vor dem Patienten.
- Bei Problemen mit der Kopfkontrolle legt der Therapeut eine Hand auf den Scheitel.
- Die andere Hand stabilisiert den Unterkiefer: Der Mittelfinger wird flektiert und liegt hinter dem Kinn auf dem äußeren Mundboden. Durch Streichen entlang der Mundbodenmuskulatur nach kranial/dorsal werden die Zungenbewegungen fazilitiert, z.B. zur Unterstützung der Schluckreflextriggerung. Der Zeigefinger liegt locker seitlich entlang der Mandibula und kontrolliert oder führt die Lateralbewegungen des Kiefers. Der Daumen liegt auf dem Kinn und unterstützt durch Druck nach unten die Mundöffnung. Hat der Patient Probleme mit dem Kieferschluß, drückt der Mittelfinger den Unterkiefer nach kranial, während der Daumen die Unterlippe Richtung Oberlippe schiebt, um gleichzeitig den Lippenschluß zu erleichtern (Abb. 10.29).

Kieferkontrollgriff B:
- Der Therapeut steht neben dem Patienten.
- Mit dem Arm wird der Kopf des Patienten umfaßt. Bei Problemen mit der Kopfkontrolle kann mit dem Oberarm oder mit der Schulter die Kopfstabilität unterstützt werden.
- Der Daumen liegt auf dem Musculus masseter (Kieferschließer). Der Zeigefinger wird auf, der Mittelfinger unter dem Kinn positioniert. Mit diesem V-Griff kann das Öffnen und Schließen des Mundes unterstützt werden. Wie bei *Griff A* bietet sich auch die Möglichkeit, durch Streichen des Mittelfingers entlang der Mundbodenmuskulatur die Zungenbewegungen zu fazilitieren. Mit dem Daumen wird die Spannung des Musculus masseter ertastet. Dadurch erhält der Therapeut Informationen über erste aktive Kieferschlußbewegungen (Abb. 10.30).

Zu starker oder einseitiger Druck kann in manchen Fällen pathologische Veränderungen bewirken, z.B. Kopfextension, zu starke Kopfflexion oder Lateralneigungen. Deshalb ist eine sorgfältige Beobachtung des Patienten notwendig. Bei unerwünschten Reaktionen wird der Druck verringert oder alternativ *Kieferkontrollgriff C* angewendet. Dieser bietet die Möglichkeit, den manuellen Kontakt gleichmäßig auf beide Seiten der Mandibula zu verteilen.

Kieferkontrollgriff C:
- Der Therapeut steht vor oder neben dem Patienten. Bei Problemen mit der Kopfkontrolle wird je nach Position des Therapeuten der Kopf wie unter *Griff A* oder *B* unterstützt.

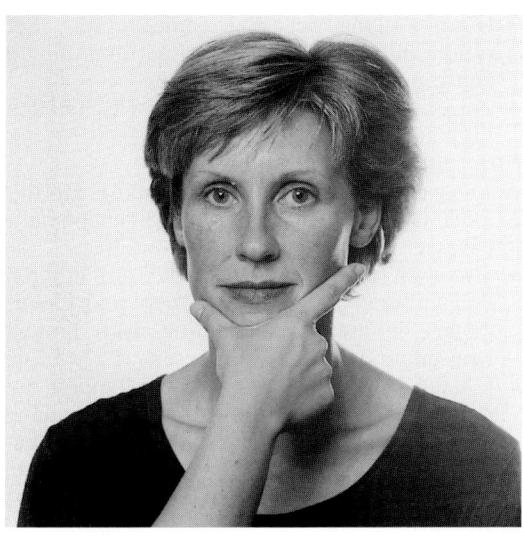

Abb. 10.31: Kieferkontrollgriff C.

- Die Daumen-Zeigefingergabel umfaßt leicht den Unterkiefer (Scherengriff), der Mittelfinger wird flektiert und liegt auf dem äußeren Mundboden. Daumen und Zeigefinger unterstützen durch Druck nach unten das Öffnen des Mundes, z. B. für die Nahrungsaufnahme. Muß hingegen der Kieferschluß erreicht werden, etwa nach der Nahrungsgabe, drückt der Mittelfinger nach oben. Zugleich kann der Mittelfinger am Mundboden Zungenbewegungen stimulieren, beispielsweise zur Initiierung der oralen Schluckphase (Abb. 10.31).

10.1.4.2 Abbau pathologischer oraler Reflexaktivitäten

Die normale ontogenetische Entwicklung durchschreitet verschiedene orofaziale Reflexstadien, die auf Hirnstammebene ausgelöst werden und nach und nach von höheren kortikalen Ebenen inhibiert werden. Dazu gehören der Suchreflex (Rooting), der Saug-Schluckreflex, der Beißreflex und der hyperaktive Würgreflex. Bei zerebral bewegungsgestörten Kindern beobachtet man eine zeitliche Verzögerung in der Entstehung und in der Rückbildung der primitiven Saug-Schluck- und Beißreflexe. In schweren Fällen fehlen sogar diese Primitivmuster. Auch bei erwachsenen Patienten mit erworbenen Läsionen ist durch Schädigung der höheren inhibitorischen Zentren ein Rückfall in die frühen Sta-

dien möglich. Nach Miller (1997) handelt es sich dann überwiegend um frontale oder bilaterale Läsionen.

▶ Suchreflex (Rooting)

Der Suchreflex gilt als physiologisch bei Neugeborenen bis zum vierten, spätestens bis zum neunten Lebensmonat. Er äußert sich in Suchbewegungen des Kopfes, die häufig von Greifbewegungen der Lippen begleitet werden. Rooting wird durch Berühren von Wangen oder Mundwinkel ausgelöst, wobei sich der Kopf zur Reizquelle wendet. Der Rooting-Reflex wird in der Regel durch das Hungergefühl initiiert. Es empfiehlt sich deshalb, erst zwei Stunden nach dem Essen zu prüfen. Das Rooting wird mit zunehmender Differenzierung der orofazialen Willkürmotorik und der Normalisierung der Sensibilität inhibiert. Um unerwünschtes Auslösen dieses unwillkürlichen Suchverhaltens zu vermeiden, werden Wangen oder Mundwinkel möglichst nicht berührt.

▶ Saug-Schluckreflex

Der Saug-Schluckreflex gilt bis zum Alter von drei bis vier Monaten in der Entwicklung des Säuglings als normal. Er ist gekennzeichnet durch rhythmische Bewegungsfolgen, wobei sich die einzelnen Sequenzen gegenseitig reflektorisch auslösen. Die Zunge preßt in einer groben Bewegung nach posterior und anterior die Flüssigkeit aus dem Sauger und zieht sie in den Mundraum. Nach zwei bis drei Saugbewegungen folgt der Schluckreflex. Saugen und Schlucken sind in dieser Phase untrennbar aneinandergeknüpft und erfolgen immer in demselben Rhythmus. Dieser Bewegungsablauf kann willkürlich nicht unterbrochen werden. Der primitive Saug-Schluckreflex unterscheidet sich von den späteren Saugmustern. Um die verschiedenen Saugphasen besser einordnen zu können, folgt eine kurze Beschreibung des frühkindlichen Saugverhaltens.

Etwa mit **sechs Monaten** entwickelt sich aus dem kombinierten Saug-Schluckreflex das *„Saugmuster"*. Die Zunge nimmt statt der Retraktions-Protraktionsbewegung eine Orientierung nach oben und unten ein. Sie hebt sich in der Saugphase zusammen mit dem Kiefer und protrahiert in der Reflexphase. Diese Bewegung wird auch als normaler, das heißt entwicklungsphysiologischer Zungenstoß bezeichnet. Mit **neun Monaten** bahnt sich ein fortgeschritteneres Zungenmuster an, wobei sich die linguale

Bewegung von der mandibularen separiert. Die Zunge bleibt kurz an den oberen Alveolen, während der Kiefer sich senkt. Man vermutet als Ursache lediglich einen mechanischen Hafteffekt. Dieser bewirkt jedoch, daß sich die Zunge zum ersten Mal unabhängig vom Kiefer bewegen kann. Der Mechanismus ermöglicht also eine erste *Separierung* der lingualen von den mandibularen Aktivitäten und führt somit zu einer wichtigen sensomotorischen Erfahrung für die weitere Entwicklung (Morris, 1985).

Saugen ist also keineswegs immer mit dem ursprünglichen Saug-Schluckmuster gleichzusetzen. Aus den primitiven Bewegungsfolgen des Neugeborenen entwickelt sich im Laufe der Zeit ein differenziertes orofaziales Muster. Das spätere Strohhalmtrinken etwa unterscheidet sich erheblich vom frühen Saugen. Die häufig geäußerte Befürchtung, durch Saugübungen z. B. am Strohhalm orale Primitivmuster zu fördern, findet keine Begründung.

In der Behandlung zerebral bewegungsgestörter *Kinder* ist die Stimulation der Saugbewegungen häufig erstes Therapieziel. Die Ursachen für Defizite des Saugmechanismus können vielfältig sein. Fromm (1986) empfiehlt deshalb vor der logopädischen Stimulationsbehandlung eine gründliche ärztliche Untersuchung.

Bei der Therapie *Erwachsener* wird kaum die Indikation zur Fazilitierung dieses unwillkürlichen Primitivmusters gegeben sein. Das „suckle-feeding" nach Ramsey (s. 10.3.3) ist bei starken lingualen Bewegungseinschränkungen indiziert und in der Regel der Willkürkontrolle unterworfen.

Die *Auslösung* des frühen Saug-Schluckreflexes geschieht über einen Stimulus, z. B. Sauger, Lutscher oder ähnliches. Bei Berührung der Lippen, des perioralen Bereichs, der Zunge, der Wangenschleimhaut oder des harten Gaumens werden in der Regel rhythmische Saugbewegungen eingeleitet. Auch Geschmacksstimuli können den Saug-Schluckreflex auslösen. Bevorzugt werden süße Stimuli, während salzige, saure und bittere Stimuli Abwehrreaktionen auslösen.

Zur **Fazilitierung** des Saug-Schluckreflexes werden verstärkt Reize, die normalerweise das Saugen auslösen, angewendet. Man stimuliert multisensorisch, z. B. mit Berührungsreizen, Temperaturreizen, Geschmacksreizen sowie gezielter motorischer Aktivierung des Mundschlusses und der Mundbodenbewegungen:

Periorale Berührungsreize
- Streichende Bewegungen mit der flachen Hand entlang der Wangenmuskulatur, Berühren mit den Fingerkuppen perioral und an den Lippen selbst.
- Zeigefinger oder Sauger werden zwischen den Lippen hin- und herbewegt.

Intraorale Berührungsreize
Aus hygienischen Gründen trägt man Fingerlinge oder Gummihandschuhe, die gegebenenfalls mit Wasser befeuchtet werden.
- Streichen mit dem Zeigefinger am inneren und äußeren Zahnfleisch (Ober- und Unterkiefer), je dreimal von vorne nach hinten, Kreisen an der Wangeninnenseite.
- Je nach Tonuslage Streichen oder Tapping auf der Zungenmitte Richtung dorsal und entlang der Zungenränder rechts und links (Mundbehandlung nach Müller in: Bondzio et al., 1983).

Temperaturreize
- Berühren der Wangen mit angewärmten Tüchern oder mit dem warmem Sauger.
- Stimulation mit Eis erzeugt bei Säuglingen häufig Abwehrreaktionen.

Geschmacksreize
- Der Finger wird vor Berühren der Lippen oder der Zunge in süßen Tee, Milch oder Honig getaucht.

Motorische Stimuli
- Fazilitierung des Mundschlusses (s. Übungen zum Lippenschluß, 10.1.4.4).
- Aktivierung der Mundbodenbewegungen zur Stimulierung der Zungenkörperhebung durch wiederholtes Streichen mit dem Zeigefingerrücken vom Kinn in Richtung kranial/dorsal bis zum Zungenbein, abschließend wird jeweils ein leichter Druck auf das Hyoid appliziert.
- Bei Kindern mit fehlendem Saug-Schluckreflex kann die Nahrung mit dem Löffel im Mund plaziert werden. Zur Stimulation wird jedoch immer wieder die Flaschenernährung versucht.

Die **Inhibition** des primitiven Saugreflexes erfolgt entsprechend der neuromuskulären Entwicklungsfolge, wenn das Bewegungsmuster ausgereift ist und allmählich die willkürliche Kontrolle einsetzt. Erstes Teilziel ist deshalb die willkürliche Kontrolle des Saug-Schluckens und Endziel die Aufhebung des Reflexes.

Sensorische Reize
- Häufiges passives Unterbrechen des Bewegungsablaufs durch Anlegen der Fingerkuppen an die Mundwinkel.
- Passives Halten der Lippen in Normalstel-

lung bei gleichzeitiger Reizung der Lippen mit den Fingern der anderen Hand, die Lippen sollen keine Saugstellung (Protraktion) einnehmen.
- Allmähliches Reduzieren der passiven Hilfe bei gleichzeitiger Stimulation.

Motilitätsübungen
- Gezielte motorische Übungen, Differenzierung und Separierung der Kiefer-, Lippen- und Zungenbewegungen (s. Kiefer-, Lippen- und Zungenübungen, 10.1.4.4, 5, 6).
- Allmähliches Einführen der Löffelnahrung, dadurch Anpassung der motorischen Funktionen an die veränderten Bedingungen der Nahrungsaufnahme.

▶ **Beißreflex**
Der Beißreflex gilt als physiologisch vom vierten bis siebten Lebensmonat. Er äußert sich durch intensives, schnappartiges Schließen des Kiefers ohne spezifische Druckanpassung. Es fehlen Lateralbewegungen der Mandibula und der Zunge. Der Beißreflex bildet die Vorstufe zum späteren Kauen.
Ausgelöst wird der Beißreflex durch Berühren von Lippen, Zähnen oder Zahnfleisch. Zum Prüfen des Beißreflexes eignet sich weiches Material. Mit einer zigarrenförmig zusammengerollten Mullkompresse werden die genannten Stellen berührt. Als reflektorische Antwort folgt ein kräftiger Kieferschluß, der kurzzeitig persistiert. Versuche, den Stimulus gewaltsam aus dem Mund zu ziehen, verstärken meist die Adduktion. Nach zwei oder mehr Sekunden wird der Kiefer in der Regel spontan wieder geöffnet.
Bei *Kindern* gilt als pathologischer Befund das Fehlen des Beißreflexes in der entsprechenden Entwicklungsphase oder dessen verspäteter Beginn. Auch bei *Erwachsenen* mit schweren Hirnschädigungen ist dieses orofaziale Muster häufig zu beobachten. In der Literatur gibt es keine einheitliche Meinung darüber, ob es sich hier um ein Wiederauftreten des primitiven Säuglingsmusters handelt. Die pathologischen Merkmale ähneln sich.
Fazilitierung bei fehlendem oder insuffizient ausgebildetem Beißreflex im Säuglingsalter:
Sensorische Stimuli
Leichtes manuelles Berühren der Zähne, die andere Hand regt den Kiefer zu Beißbewegungen an.
Motorische Stimuli
Übungen zur Kieferelevation und Depression (s. 10.1.4.5).

Inhibition des Beißreflexes:
Sensorische Stimuli
Durch sensorische Stimuli wird versucht, die Reflexauslösemechanismen allmählich zu desensibilisieren. Bezüglich der Dauer und der Region der Reizapplikation wird schrittweise vorgegangen. Man beginnt außerhalb des Mundraumes und schreitet dann fort zu intraoralen Regionen.
Punktuelle Berührungsstimuli
Wangen, Mund, Zähne, Zahnfleisch und Zunge werden kurzzeitig berührt, während mit der anderen Hand der Kiefer mit Kieferkontrollgriff A, B oder C offengehalten wird (s. Abb. 10.29–31). Die Wahl des geeigneten Griffes muß individuell entschieden werden. Griff B ermöglicht taktile Rückmeldung über den Tonus des Musculus masseter, so daß der Therapeut bei einsetzender Kontraktion schnell den Finger aus dem Mund ziehen kann. Für manche Patienten bedeutet dieser Griff eine zu starke Reizapplikation, weshalb Griff A oder C geeigneter erscheinen. Hier sitzt der Therapeut vor dem Patienten und kann durch Beobachten der Mundbewegungen den Beißreflex erfahrungsgemäß ebenfalls schnell realisieren. Zur Sicherheit wird mit Reizanwendungen innerhalb des Mundraumes erst begonnen, wenn der Patient in der Lage ist, den Beißreflex während der Stimulation außerhalb des Mundraumes willkürlich zu unterdrücken.
Die Stimulation beginnt also schrittweise an weniger empfindlichen extraoralen Bereichen, z. B. an der Wange, intraorale Reize folgen später. Manchmal ist es für den Patienten leichter, die Berührung zu ertragen, wenn er die Dauer der Reizapplikation abschätzen kann. Der Therapeut legt einen Finger auf die Oberlippe, zählt gleichzeitig: „eins, zwei" und nimmt den Finger wieder weg. In Abhängigkeit von der Toleranz des Patienten wird der Berührungsstimulus verkürzt oder verlängert, in der Regel wird bis drei oder maximal vier gezählt. Damit der Patient nicht versucht, während der Berührungsstimulation die Schluckreflexauslösung zu unterdrücken, sollte vor allem im inneren Mundraum eine Stimulussequenz nicht zu lange dauern.
Streichende Berührungsstimuli
Eine weitere Möglichkeit der Reizadaptation bieten streichende Berührungsstimuli (Müller in: Bondzio et al., 1983). Mit dem Mittelfinger wird über das äußere und innere Zahnfleisch, oben und unten, an der Wangeninnenseite und über die Zunge gestrichen, während der Patient auf-

gefordert wird, den Kiefer willkürlich offen zu halten. Gegebenenfalls wird mit den oben genannten Griffen der Unterkiefer passiv stabilisiert. Man beginnt z. B. von der Oberkiefermitte ausgehend, auf einer Seite entlang der äußeren Zahnreihe nach hinten zu streichen, führt dann den Finger mit Druck entlang des Zahnfleisches nach vorne zur Mitte, jetzt am Zahnfleisch nach hinten und wieder nach vorne und nochmals entlang des Zahnfleisches nach hinten und nach vorne, also dreimal. Jetzt wird der Patient zum Schlucken aufgefordert. Diese Sequenz wird am Unterkiefer derselben Seite wiederholt. Anschließend werden in kreisförmigen Bewegungen die Wangeninnenseiten ausgestrichen und der Patient wieder zum Schlucken aufgefordert. Ebenso wird auf der anderen Seite verfahren. Kann der Patient den Beißreflex willkürlich unterdrücken, versucht der Therapeut vorsichtig, das innere Zahnfleisch auf dieselbe Weise zu behandeln. Zum Schluß wird die Zunge in kreisförmigen Bewegungen stimuliert.

Statt manuellem Streichen kann auch eine weiche Zahnbürste verwendet werden, dabei wird in ähnlicher Weise schrittweise vorgegangen. Weitere Möglichkeiten sensorischer Stimulationen bieten Lutschaktivitäten und kinästhetisches Wahrnehmen von Gegenständen im Mundraum.

Motilitätsübungen
Ähnlich wie beim Abbau des Saug-Schluckreflexes bildet auch bei der Inhibition des Beißreflexes die Entwicklung feinmotorischer Kiefer- und Zungenbewegungen eine wichtige Komponente. Bedeutend sind vor allem Übungen zur Separierung der Kiefer- und Zungenmotilität sowie das Anbahnen der lateralen und rotatorischen Kiefer- und Zungenbewegungen (s. Kiefer- und Zungenübungen, 10.1.4.5, 6).

Maßnahmen während der Mahlzeiten
- Morris et al. (1995) empfiehlt, den Löffel oder Becher in einem klaren Rhythmus anzubieten.
- Trinkgefäß und Löffel müssen stabil bzw. „beißfest" sein. Damit durch das schnappartige Zubeißen keine Zahnschäden entstehen, kann der Eßlöffelstiel mit weichen Materialien, z. B. einer Mullkompresse, umwickelt werden (Arvedson, 1993).
- Beim Trinken wird der Becherrand auf die Unterlippe gelegt, um die Stimulation der Zähne zu vermeiden. Ein leicht nach außen gewölbter Becherrand erleichtert die Plazierung.

- Zum Essen eignet sich ein flacher, abgerundeter Löffel, der von vorne gerade in den Mund eingeführt wird, ohne dabei die Zähne oder das Zahnfleisch zu berühren. Eventuell wird mit einem kurzen Druck auf die Zungenmitte die Zungenhebung für die orale Phase stimuliert. Beim Herausziehen sollte der Patient die Nahrung mit der Oberlippe abnehmen, das Abstreifen an den oberen Schneidezähnen könnte den Beißreflex stimulieren. Wird der Beißreflex ausgelöst, sollte der Löffel nicht gewaltsam aus dem Mund gezogen werden, man wartet, bis sich der Tonus senkt.
- Kommt es während der Mahlzeiten häufig zur Auslösung des Beißreflexes, wird der Patient immer wieder zum willkürlichen, aktiven Loslassen aufgefordert.

Lösen des Beißreflexes im Notfall
Gelegentlich kann es geschehen, daß der Therapeut während der Manipulationen im Mundraum gebissen wird. Gewaltsames Öffnen des Kiefers oder ruckartiges Herausziehen des Fingers verstärkt in der Regel den Beißreflex. Gegenseitige Panik könnte die körperliche Anspannung erhöhen. Der Therapeut sollte deshalb möglichst ruhig bleiben. In der Regel wird der Kiefer nach ein paar Sekunden spontan geöffnet. Kopfextension fördert häufig die Kieferöffnung. Der Therapeut könnte versuchen, mit der anderen Hand den Kopf des Patienten zu strecken. Befindet sich eine weitere Person im Raum, so könnte diese versuchen mit den Daumen auf beide Temporomandibulargelenke Richtung medial zu drücken und auf diese Weise die Kieferöffnung zu fazilitieren (Avery-Smith, 1997). Schwierig wird die Situation bei nicht kooperationsfähigen Patienten. In Extremfällen empfehlen Morris et al. (1995), ins Gesicht zu blasen, Wasser ins Gesicht zu spritzen oder die Nase zuzuhalten. Selbstverständlich werden diese Methoden wegen der erschreckenden Wirkung nur als letzter Ausweg eingesetzt.

▶ **Würgreflex**
Das vorzeitige *Auslösen* des Würgreflexes gilt bis zum siebten Lebensmonat als physiologisch. Beim *hyperaktiven* Würgreflex erfolgt die Triggerung bereits nach taktiler Reizung des vorderen Mundraumes. Der Würgreflex äußert sich durch plötzliche Mund- und Kieferöffnung mit gleichzeitiger Zungenprotrusion, einer plötzlichen starken Kontraktion der Rachenwände, des weichen Gaumens und des Larynx. Er dient

als Schutzmechanismus, um unerwünschte Fremdkörper aus dem Rachen nach außen zu befördern. Würgen und Schlucken sind also entgegengesetzte Mechanismen. Während beim Schlucken in Richtung Magen transportiert wird, erfolgt beim Würgen die Bewegung in Richtung Mundraum.

Taucht der hyperaktive Würgreflex im Kleinkind- oder Erwachsenenalter auf, gilt er als pathologisch. Häufig beobachtet man bei schluckgestörten Patienten die konträre Form, also einen *hypoaktiven* Würgreflex. Hierbei läßt sich der Auslösemechanismus entweder überhaupt nicht oder allenfalls erschwert provozieren. Leder (1996) hat nachgewiesen, daß ein fehlender Würgreflex keinen Hinweis auf eine eventuelle Schluckstörung darstellt. Interessanterweise konnte bei 13 % der Normalpersonen (N=69) der Würgreflex nicht ausgelöst werden.

Der Würgreflex wird meist taktil *ausgelöst*, daneben können unangenehme gustatorische, olfaktorische und/oder visuelle Reize ebenfalls zur Reflextriggerung führen. Im Normalfall kommt es bei Berührung der Hinterzunge oder des weichen Gaumens zum Würgen. Beim gesteigerten Reflex genügen taktile Reize im vorderen Mundraum – bei der hypoaktiven Form ist entweder keine Reaktion zu beobachten, oder die Reflexauslösung erfolgt erst nach Berührung des Zungengrundes oder der Rachenhinterwand. Da der hypoaktive Würgreflex nicht als eindeutig pathologisch zu bewerten ist, wird im folgenden nur die Inhibition des hyperaktiven Würgreflexes beschrieben.

Die Inhibition des hyperaktiven Reflexes geschieht durch taktile Stimulation bzw. durch allmähliche Adaptation der Rezeptoren an die Berührungsreize. Ziel ist also die Erhöhung der Reflexauslöseschwelle.

- Es können Berührungsstimuli mit verschiedenen Materialien angewendet werden. Man beginnt mit harten Gegenständen, wie z. B. Besteck, und setzt dann die Reizapplikation mit weicheren Substanzen, wie z. B. mit einer weichen Zahnbürste, einem feuchten Schwamm usw. fort.
- Mit einem Stäbchen wandert man auf der Zungenmitte nach hinten bis an die Grenze zur reflexauslösenden Zone, fünf- bis siebenmal hintereinander (Silvermann et al., 1979).
- Mit dem Spatel wird drei bis fünf Sekunden lang konstanter Druck auf die Mitte des hinteren Zungendrittels ausgeübt, der Stimulus wird mehrmals hintereinander wiederholt.

- Manuelles Streichen am Zahndamm, an der Wangeninnenseite, am Gaumen und an der Zunge wird zur Normalisierung der erniedrigten Reizschwelle mit kräftigeren Streichbewegungen durchgeführt, bzw. der Druck der individuellen Reizauslöseschwelle angepaßt. Die Erfahrung zeigt, daß auf kräftigere Reize mit mehr Druck weniger empfindlich reagiert wird als auf leichte Berührungsreize. Allmählich wird dann der Druck reduziert.
- Manche Patienten tolerieren Selbststimulationen besser als die Reizanwendungen durch den Therapeuten (O'Sullivan, 1990).

10.1.4.3 Kopf- und Halsmuster

Die Kopf- und Halsmuster nach PNF eignen sich vorzüglich als vorbereitende Maßnahmen zur allgemeinen Mobilisierung am Schlucken beteiligter Funktionen und werden vor allem bei Patienten mit multiplen Bewegungsstörungen der Kopf- und Halsmuskulatur eingesetzt. Das Motilitätsmuster beinhaltet spirale und diagonale Bewegungsrichtungen. Damit lassen sich zahlreiche Bewegungskombinationen aktivieren (Voss et al., 1988). Im folgenden werden die einzelnen Übungssequenzen sowie deren Auswirkungen auf die Schluckmuskulatur erläutert.

Das Bewegungsmuster beinhaltet folgende Komponenten (nach Voss et al., 1988):

- Extension mit Rotation nach links
  → hinauf und weg nach links schauen.
- Flexion mit Rotation nach rechts
  → zur rechten Hüfte schauen.
- Extension mit Rotation nach rechts
  → hinauf und weg nach rechts schauen.
- Flexion mit Rotation nach links
  → zur linken Hüfte schauen.

▶ **Übungsfolgen**

Eine Übungssequenz dauert etwa drei bis vier Minuten und wird zu Beginn der Therapie oder direkt vor dem Essen durchgeführt. Der Patient befindet sich während der Übungen vorzugsweise in Sitzhaltung oder auf einer Liege in Rückenlage. Der Therapeut steht oder sitzt hinter dem Patienten. Zur *Einführung* empfiehlt sich ein stufenweiser Aufbau der Übungsschritte.

1. Stufe:

Man beginnt mit Widerstand in *statischer* Position auf halbem Bewegungsweg (statische Muskelarbeit).

10

FDT

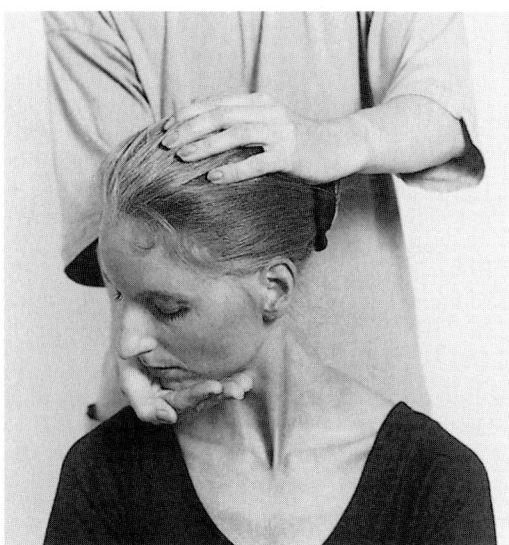

Abb. 10.32: Flexion mit Rotation nach rechts.

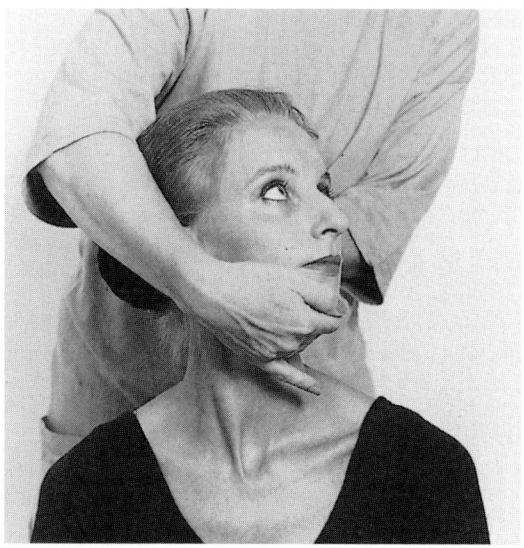

Abb. 10.33: Extension mit Rotation nach links.

Flexion mit Rotation nach rechts
Manuelle Kontakte des Therapeuten
- Die rechte Hand gibt mit den Fingerinnenflächen Druck von unten auf den Unterkiefer, es entsteht Widerstand gegen die Flexion. Die Handinnenfläche liegt am seitlichen rechten Unterkiefer an und übt Druck nach medial aus, es entsteht Widerstand gegen die Lateralisation.
- Die linke Hand- und Fingerinnenfläche liegt auf dem Scheitel, die Finger ziehen leicht in die Diagonale nach dorsal/medial. Es entsteht Widerstand gegen die Rotation (Abb. 10.32).

Bewegungsaufforderung
„Schauen Sie zu Ihrer rechten Hüfte, lassen Sie sich nicht von mir bewegen!"

Extension mit Rotation nach links
Manuelle Kontakte des Therapeuten
- Der Daumen der rechten Hand gibt Druck von oben auf das Kinn. Die Zeige- und Mittelfinger liegen am linken Unterkiefer und geben Druck nach medial.
- Die Daumen-Zeigefingergabel der linken Hand liegt am Haaransatz des Hinterkopfes und zieht in die Diagonale nach kranial/medial (Abb. 10.33).

Bewegungsaufforderung
„Schauen Sie nach links hoch, lassen Sie sich nicht von mir bewegen!"

Mit umgekehrter Handhaltung wird die gleiche Sequenz auf der kontralateralen Seite durchgeführt (Abb. 10.34 und 10.35).

2. Stufe:
Damit der Patient den Bewegungsweg spürt, *führt* der Therapeut den Kopf des Patienten passiv durch die vier diagonalen Bewegungsmuster.

3. Stufe:
Im *dynamischen* Muster wird Widerstand durch den diagonalen Bewegungsweg appliziert (dynamische Muskelarbeit). Am Ende des Bewegungsweges kann zusätzlich Haltewiderstand gesetzt werden (statische Muskelarbeit).

A. Ausgangsstellung. *Flexion mit Rotation nach rechts*
Manuelle Kontakte
- Wie bei Stufe 1 im Flexionsmuster.
- Eventuell wird Haltewiderstand appliziert, mit der *Bewegungsaufforderung:* „Drücken Sie Ihr Kinn nach unten – und weiter drücken, lassen Sie sich nicht von mir bewegen!"

B. Diagonaler Bewegungsweg.
Bewegungsaufforderung
„Heben Sie Ihr Kinn, drehen Sie Ihren Kopf nach links hoch!"

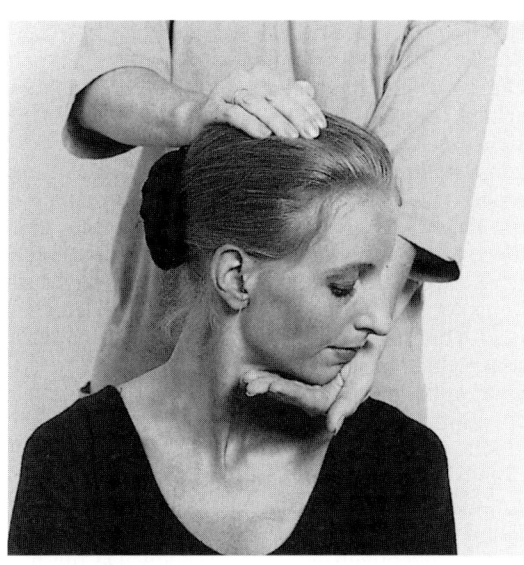

Abb. 10.34: Flexion mit Rotation nach links.

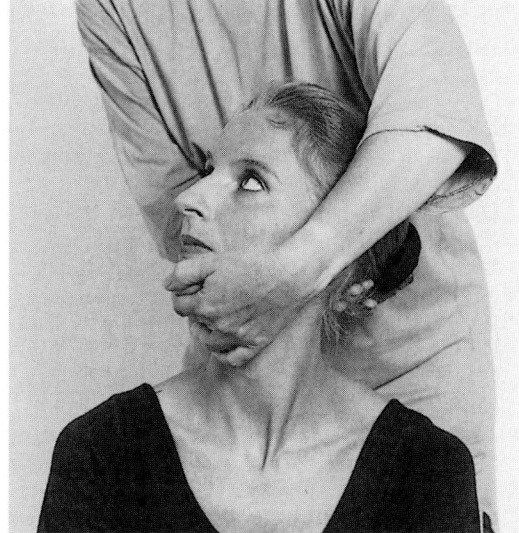

Abb. 10.35: Extension mit Rotation nach rechts.

Manuelle Kontakte
- Nach der Bewegungsaufforderung beginnt das Umgreifen. Gegen die Lateralbewegung wird Widerstand mit den Fingerinnenflächen am linken Unterkiefer appliziert. Sodann drückt der Daumen der rechten Hand gegen das Hochziehen des Kinns nach unten.
- Zuletzt greift die linke Hand von der Schädeldecke auf das Hinterhaupt um und zieht mit der Daumen-Zeigefingergabel am Haaransatz in die Diagonale nach kranial/medial.

C. Endstellung. *Extension mit Rotation nach links*
Manuelle Kontakte
- Wie bei Stufe 1 im Extensionsmuster.
- Am Ende des Bewegungsweges kann Widerstand gegen die statische Muskelarbeit appliziert werden, mit der *Bewegungsaufforderung*: „Schauen Sie nach links hoch, lassen Sie sich nicht von mir bewegen!"
Anschließend beginnt dieselbe Bewegungsfolge auf der *kontralateralen* Seite:
- Flexion mit Rotation nach links.
- Extension mit Rotation nach rechts.
- Die *manuellen Kontakte* und die *Bewegungsaufforderungen* sind entgegengesetzt.

Vorsichtsmaßnahmen
Eine übermäßige Nackenextension könnte sich nachteilig auf die Halswirbelsäule auswirken oder andererseits zu einer übermäßigen Tonisierung führen. Eine maximale Rotation könnte den Blutfluß durch die Halsschlagader behindern. Der Kopf wird deshalb nur bis 45° gedreht.

Reaktionen
Neben den Hauptmuskelkomponenten der Halsmuskulatur werden folgende am Schlucken beteiligte Muskeln aktiviert:

Flexion mit Rotation nach rechts
- Durch Widerstand gegen die Depression der Mandibula Kontraktion der oberen und unteren Zungenbeinmuskulatur sowie des Platysma.
- Durch Druck am Unterkiefer nach medial Aktivierung der Kieferlateralbewegungen zur stimulierten Seite.
- Begünstigung der Zungenprotraktion durch die Kopfflexion, Aktivierung der Zungenrotation nach rechts mit Elevation der rechten Zungenhälfte.
- Aktivierung des Gaumensegels durch Spannungserhöhung.
- Kontraktion der Wangenmuskulatur mit Retraktion der Mundwinkel auf der stimulierten Seite.
- Dehnung des linken Stimmbandes. Aktivierung der Adduktion durch erhöhte Muskelkontraktion während der statischen Muskelarbeit.

10

FDT

- Dehnung der pharyngealen Muskulatur.
- Lateralisation beider Augen Richtung Stimulus.

Extension mit Rotation nach links
- Dehnung der oberen und unteren Zungenbeinmuskeln.
- Durch Widerstand gegen das Heben des Kiefers Kontraktion der Kieferschließer, durch Druck nach medial Aktivierung der Kieferlateralbewegungen zur stimulierten Seite.
- Begünstigung der Zungenretraktion durch die Kopfextension, Aktivierung der Zungenrotation nach links mit Elevation der linken Zungenhälfte.
- Aktivierung des Gaumensegels durch Spannungserhöhung.
- Kontraktion der Wangenmuskulatur mit Retraktion der Mundwinkel auf der stimulierten Seite.
- Dehnung des rechten Stimmbandes. Aktivierung der Adduktion durch erhöhte Muskelkontraktion während der statischen Muskelarbeit.
- Lateralisation beider Augen Richtung Stimulus.

Die Kopf- und Halsmuster können vielseitig variiert werden, z.B. in Kombination mit rhythmischer Bewegungsinitiierung, Halten – Entspannen, Umkehrbewegungen oder wiederholten Kontraktionen.

10.1.4.4 Orofaziale Bewegungen

Die wichtigsten direkt am Schluckvorgang beteiligten fazialen Muskeln sind der Musculus buccinator (Wangenmuskel) und der Musculus orbicularis oris (Lippenmuskel). Sie werden wie die übrige mimische Muskulatur *motorisch* vom Nervus facialis (VII) innerviert. Lähmungen der Gesichtsmuskeln treten als *einseitige* oder *beidseitige Fazialisparesen* auf, nach *peripheren* oder *zentralen Läsionen*.
Bei der einseitigen *nukleären* oder *peripheren Fazialisparese* ist die ganze ipsilaterale Gesichtsmuskulatur gelähmt. Zusätzlich kann es, abhängig von der Höhe der Läsion des peripheren Nerven, zu Begleitsymptomen wie Störungen des Geschmackssinnes, der Tränen- und Speichelsekretion sowie zu Hörstörungen kommen. Eine einseitige *zentrale* (supranukleäre) *Läsion* zeigt die Lähmung auf der kontralateralen Seite. Die Beweglichkeit der Stirnmuskulatur bleibt jedoch bei der zentralen Lähmung immer

erhalten, da der Stirnast supranukleär von beiden Hirnhälften innerviert wird.
Die *sensible* Versorgung der Gesichtsmuskeln erfolgt über den Nervus trigeminus (V). Die Gesichtsmuskeln haben im Gegensatz zu den übrigen Skelettmuskeln ihren Ursprung und Ansatz an der Haut. Anstelle von Gelenken bewegen sie die Haut. Die propriozeptiven Rezeptoren, also die sensorischen Organe, die Informationen über Lage, Länge und Spannung einzelner Muskeln vermitteln, scheinen sich im Gesichtsbereich von der übrigen skelettalen Muskulatur zu unterschieden. Es fehlen Gelenksrezeptoren, aber auch Muskelrezeptoren wie die Muskelspindeln.
Nach anatomischen Studien von Kadanoff (1956) befinden sich in der perioralen Muskulatur nur wenige atypische Dehnungsrezeptoren. Die Gesichtshaut besitzt jedoch ein dichtes Netz an exterozeptiven Rezeptororganen. Da die mimischen Muskeln eng mit der Gesichtshaut verbunden sind, nimmt man an, daß bestimmte Mechanorezeptoren der Haut auf Muskelkontraktionen, Stretch oder Deformationen des Gewebes reagieren (Larson, 1989). Insgesamt sind die fazialen Muskeln vorwiegend aus schnell zuckenden oder phasischen Muskelfasern zusammengesetzt, die gut auf phasischen exterozeptiven Input zu reagieren scheinen.
Alle mimischen Muskeln stehen in funktionellem Zusammenhang. Die Lippenbewegungen verstärken die Bewegungen um Mund, Wangen und Nase. Umgekehrt fördert eine kräftige Kontraktion der Nasenmuskulatur das Mitwirken von Augen- und Mundmuskulatur. Unilaterales Schließen der Augen verursacht ein Hochziehen des Mundwinkels derselben Seite. Deshalb genügt es meist nicht, isoliert die gestörten Wangen- und Lippenbewegungen zu trainieren. In der Regel ist es angebracht, auch andere vom Nervus facialis innervierte Gesichtsmuskeln in das Trainingsprogramm miteinzubeziehen. Die praktischen Übungsbeispiele umfassen deshalb ein Fazialistraining der gesamten mimischen Muskulatur sowie gesondert beschriebene Techniken zur Verbesserung der Wangen- und Lippenbewegungen.

▶ **Fazilitierung der mimischen Gesichtsmuskulatur – Training bei Fazialisparesen**
Olfaktorische Stimulation
Die olfaktorische Stimulation wird punktuell eingesetzt, um z.B. bei Patienten mit Problemen der willkürlich intendierten Bewegungen Reak-

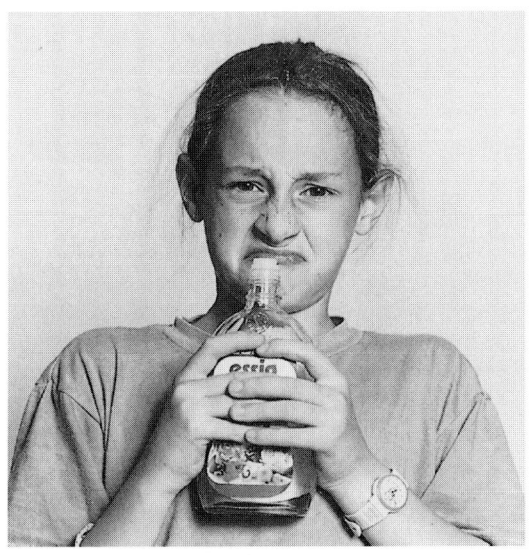

Abb. 10.36: Olfaktorische Stimulation der Gesichtsmuskeln.

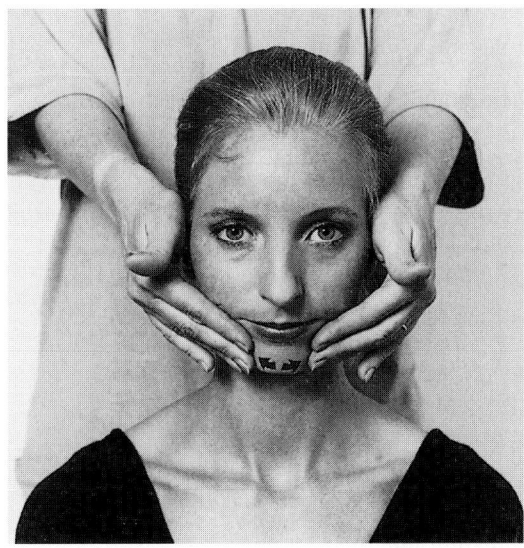

Abb. 10.37: Manuelle Streichungen an der fazialen Muskulatur.

tionen der mimischen Muskulatur zu provozieren. Bei häufigeren Wiederholungen kommt es zur Adaptation. Der Patient riecht an Ammoniak oder Essig. Die Stimulation der Nozizeptoren des Nervus trigeminus in der Nase dient der Auslösung einer Schutzrekation der Gesichtsmuskeln (Stockmeyer, 1967; Abb. 10.36).

Leichte manuelle Berührungen
Diese Stimuli regen die Durchblutung der Muskeln an und vermitteln dem Patienten über die taktilen Rezeptoren eine Rückmeldung, in welcher Region seines Körpers geübt wird. Mit beiden Händen wird vom Kinn beginnend mit Zug nach kranial das Gesicht bis zur Stirn nachgeformt (Abb. 10.37).

Streichender Druck – Fingerzirkelungen
Fingerzirkelungen werden bei Patienten mit erhöhtem Muskeltonus als vobereitender Stimulus angewendet. Mit dem Finger werden kreisende, massierende Bewegungen mit leichtem Druck im Bereich der gesamten mimischen Muskulatur appliziert (Abb. 10.38).

Tapping
Tapping wird bei schlaffen Paresen zur Tonuserhöhung angewendet. Mit dem Handrücken (flacher und härter als die Handinnenfläche) und überkreuzten Armen wird vom Jochbein über

die Wangen bis zum Kinn geklopft (s. 10.1.3.1, Abb. 10.6).
Nach diesen Stimulationen, die das gesamte Gesicht betreffen, wird speziell an den einzelnen Zielmuskeln gearbeitet, mit Hilfe thermaler Reize, Vordehnung und Widerstand. Verlauf und

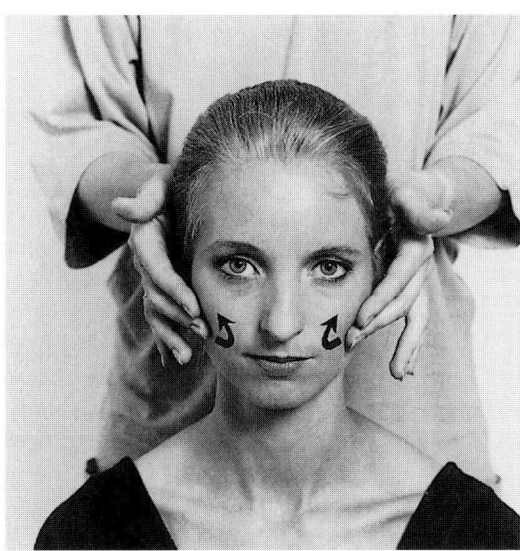

Abb. 10.38: Fingerzirkelungen an der fazialen Muskulatur.

Funktionen der betreffenden Muskeln sind im folgenden Abschnitt beschrieben.

Thermale Stimuli
Die Muskelregion wird entgegen der gewünschten Bewegungsrichtung kurz und schnell mit Eis bestrichen, auf jeder Seite drei- bis viermal. Danach wird wieder entgegen der Aktionsrichtung mit einem weichen Papiertuch trockengetupft. Es wird argumentiert, daß die entgegengesetzte Arbeitsrichtung als zusätzlicher Stimulus dient. Dies ist jedoch nicht wissenschaftlich belegt.

Mimische Muskulatur –
Vordehnung und Widerstand
Nach der Eisanwendung wird der Muskel kurz vorgedehnt und der Patient gleichzeitig zur Zielbewegung aufgefordert. Sofort erfolgt Widerstand entgegen der Bewegungsrichtung. Zu Beginn und am Ende des Bewegungsweges kann zusätzlich Haltewiderstand appliziert werden. Jeder Muskel wird in einer Übungssequenz acht- bis zehnmal beübt. Bei schweren Störungen muß die Vordehnung mehrmals mit Unterstützung verbaler Kommandos wiederholt werden, ehe eine Muskelreaktion spürbar wird. Es wird gleichzeitig auf beiden Seiten stimuliert. Der Therapeut achtet auf eine symmetrische Ausführung der Bewegungen. Vordehnung und Widerstand sollten nicht zu kräftig durchgeführt werden. Die Plazierung der Finger bleibt gleich, es wird nicht nach jeder Kontraktion neu angesetzt.
Die folgenden Übungen zeigen Vordehnung und Widerstand im gesamten fazialen Bereich. Da die kurze Dehnung in der Regel bei *peripheren Fazialisparesen* angewendet wird, ist auch die Stirnmuskulatur miteinbezogen (Liebenstund, 1989).
Achtung: Abhängig von der Tonuslage entfallen bei Patienten mit *zentralen Fazialisparesen* und erhöhtem Tonus spannungssteigernde Stimuli wie Tapping, Kältereize und die kurze Vordehnung. Hier wird zur Tonusreduzierung mit Fingerzirkelungen begonnen. Die darauffolgenden Widerstandsübungen werden so durchgeführt, daß es nicht zu pathologischen Tonuserhöhungen oder assoziierten Reaktionen kommt.
1. Musculus frontalis (Abb. 10.39): Der Stirnmuskel entspringt in der Haut der Brauen und verläuft leicht divergierend aufwärts. Er runzelt die Stirn und öffnet das Auge.
● „Die Augenbrauen hochziehen, Stirn runzeln!"
● *Stretch* und *Widerstand* nach kaudal.

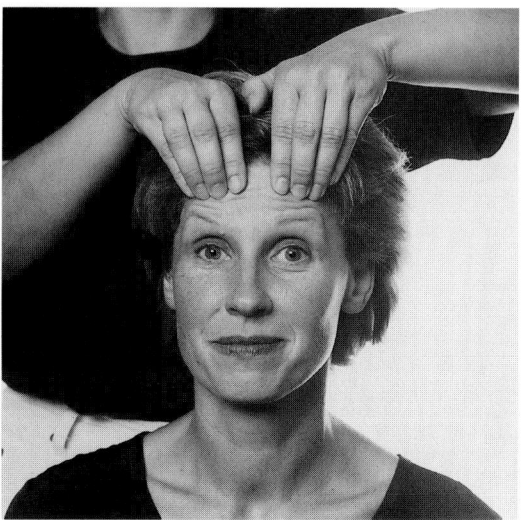

Abb. 10.39: Die Augenbrauen hochziehen, Stirn runzeln.

2. Musculus corrugator supercilii (Abb. 10.40): Der Stirnglatzenrunzler entspringt am Stirnbein oberhalb der Sutura nasofrontalis (Nasenwurzel) und strahlt in die Haut des vorderen Augenbrauendrittels ein. Er wird vom Orbicularis oculi und vom Frontalis bedeckt. Deshalb kann dieser Muskel durch kutane Eisstimulation nicht direkt aktiviert werden. Der Corrugator supercilii

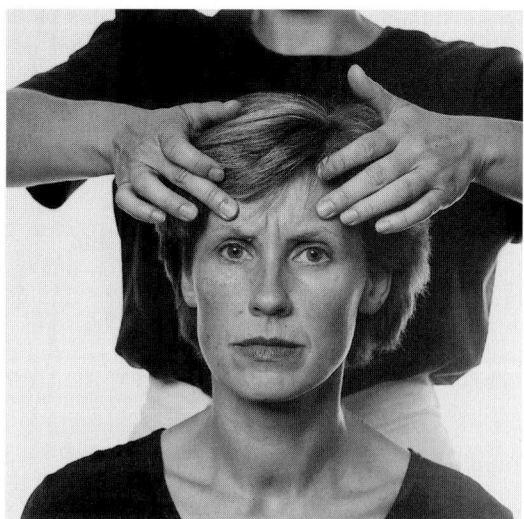

Abb. 10.40: Augenbrauen zusammenziehen, böse schauen.

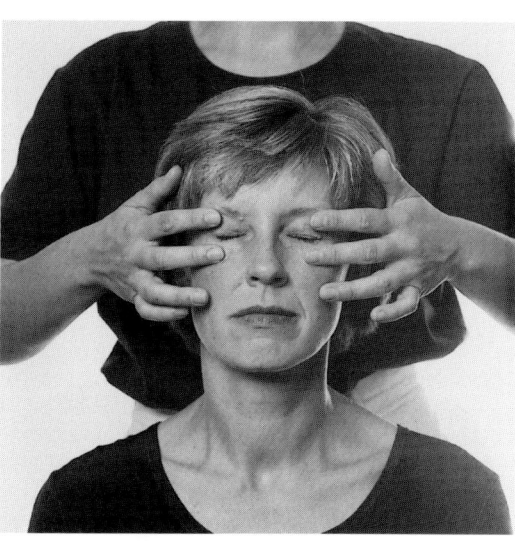

Abb. 10.41: Augen zusammenkneifen.

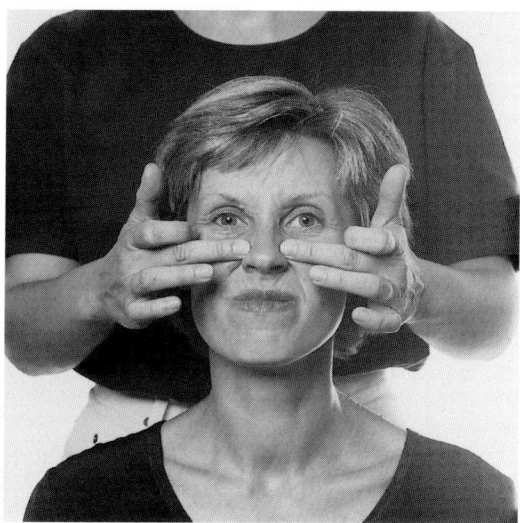

Abb. 10.42: Nase rümpfen.

schiebt die Haut an der Nasenwurzel zu senkrechten Falten zusammen.

- „Augenbrauen zusammenziehen, böse schauen!"
- *Stretch* und *Widerstand* nach kranial, lateral.

3. Musculus orbicularis oculi (Abb. 10.41): Die dicke Pars orbitalis des Musculus orbicularis oculi ist rund um die Augenhöhle angeordnet und sorgt für einen festen Lidschluß.

- „Augen zusammenkneifen!"
- *Stretch* und *Widerstand* unter und über dem Auge. Die Fingerkuppen werden knapp über und unter den Augenlidern aufgesetzt.

Da Eis leicht in die Augen tropfen kann, wird auch hier in der Regel auf die Eisapplikation verzichtet.

4. Musculus levator labii superioris alaeque nasi (Abb. 10.42): Der Heber der Oberlippe und der Nasenflügel entspringt nahe dem medialen Augenwinkel und strahlt in die Haut der Nasenflügel und der Nasenlippenfurche ein.

- „Nase rümpfen!"
- *Stretch* und *Widerstand* knapp neben der Nase über den Nasenflügeln nach kaudal und leicht medial.

5. Musculus levator labii superioris (Abb. 10.43): Der Oberlippenheber steht in Verbindung mit dem Musculus levator labii superioris alaeque nasi. Er hebt die Nasenlippenfurche und damit die Oberlippe.

- „Obere Zahnreihe zeigen, Zähne fletschen!"

- *Stretch* und *Widerstand* direkt oberhalb der Oberlippe nach kaudal und leicht medial.

6. Musculus depressor labii inferioris und Musculus depressor anguli oris (Abb. 10.44): Der Musculus depressor labii inferioris (Unterlippensenker) entspringt am unteren Rand des Unterkiefers und strahlt in die Haut der Unterlippe ein. Er wird vom Musculus depressor anguli oris (Herabzieher des Mundwinkels) an der Basis bedeckt.

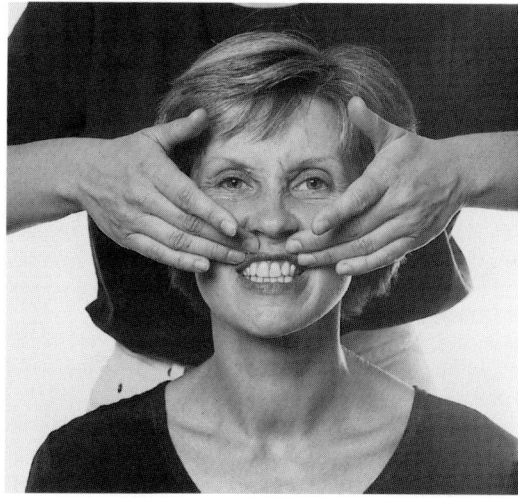

Abb. 10.43: Obere Zahnreihe zeigen, Zähne fletschen.

10

FDT

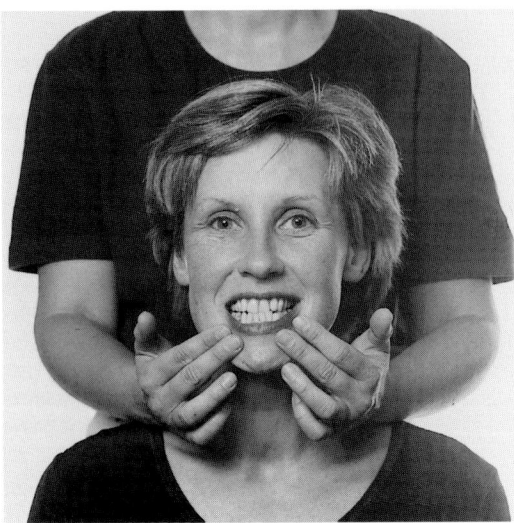

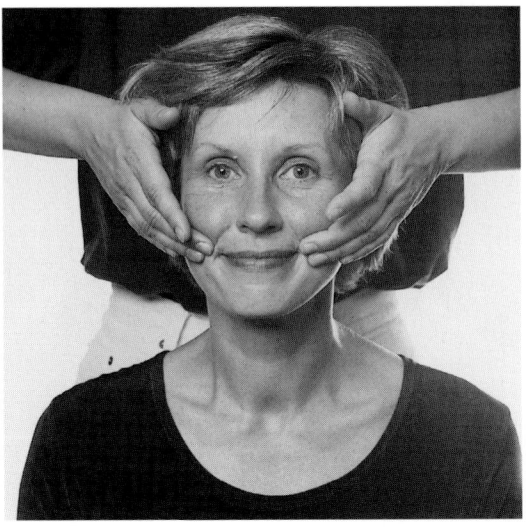

Abb. 10.44: Untere Zahnreihe zeigen.

Abb. 10.46: Mit geschlossenen Lippen lächeln.

- „Untere Zahnreihe zeigen!"
- *Stretch* und *Widerstand* direkt unterhalb der Unterlippe nach kranial.

7. Musculus orbicularis oris (Abb. 10.45): Der Ringmuskel des Mundes bildet die muskulöse Grundlage der Lippen. Bei schwacher Kontraktion werden die Lippen geschlossen, bei kräftiger Kontraktion kommt es zum Vorschieben der Lippen.

- „Mund spitzen wie beim Pfeifen und Küssen!"
- *Stretch* und *Widerstand* auf Ober- und Unterlippe nach lateral.

8. Musculus risorius und Musculus zygomaticus (Abb. 10.46): Der Musculus risorius (Lachmuskel) entspringt in der Wangenhaut und zieht zum Mundwinkel. Der Musculus zygomaticus minor (kleiner Jochbeinmuskel) entspringt am Jochbein und strahlt in die Nasenlippenfurche aus. Der Musculus zygomaticus major (großer Jochbeinmuskel) entspringt unterhalb des kleinen Jochbeinmuskels und zieht zum Mundwinkel. M. risorius und M. zygomaticus kontrahieren beim Lachen.

- „Mit geschlossenen Lippen lächeln!"
- *Stretch* und *Widerstand* nach medial und leicht nach ventral.

9. M. mentalis (Abb. 10.47): Der Kinnmuskel entspringt an den Allveolarfortsätzen der seitlichen unteren Schneidezähne und strahlt in die Haut des Kinn ein. Er unterstützt den festen Lippenschluß und zeigt eine problematische Hyperaktivität bei erschwertem Mundschluß.

- „Unterlippe und Kinn runzeln, Flunsch ziehen."
- Stretch und Widerstand nach medial und leicht nach ventral.

Autonome Bewegungsübungen
Die genannten Zielbewegungen werden ohne Vordehnung und Widerstand völlig selbständig durchgeführt, je nach Belastbarkeit drei- bis

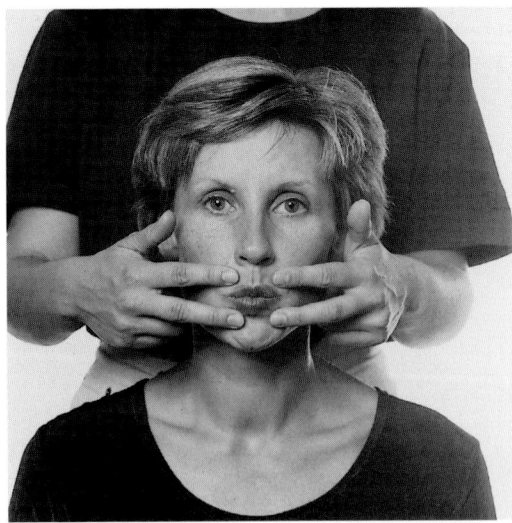

Abb. 10.45: Mund spitzen, wie beim Pfeifen und Küssen.

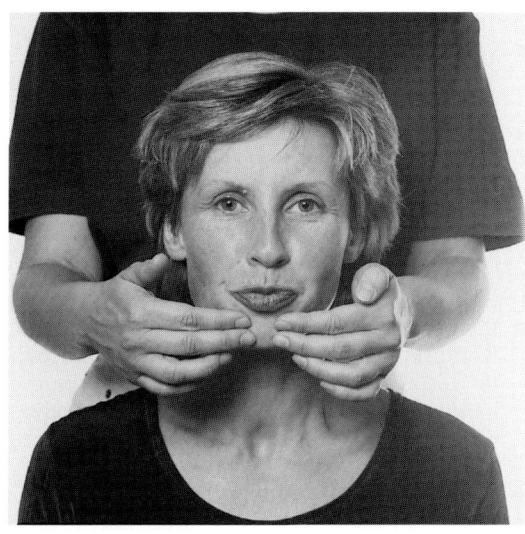

Abb. 10.47: Unterlippe und Kinn runzeln, Flunsch ziehen.

zehnmal täglich, pro Zielbewegung mindestens achtmal. Zur Kontrolle der Symmetrie ist visuelles Feedback durch einen Spiegel sinnvoll.

▶ **Wangenmuskulatur**
Der *Musculus buccinator* gilt als wichtiger Muskel für die orale Vorbereitungsphase. Man könnte ihn als *Kauhilfsmuskel* bezeichnen, seine Kontraktion verhindert das Abgleiten von Bolusteilen in die Wangentaschen.
In der Regel beobachtet man Störungen des Musculus buccinator in Verbindung mit *Fazialisparesen*. Die folgenden Übungen können deshalb in das Fazialistraining integriert werden. Für den Schluckvorgang wichtige **Funktionen** des M. buccinator sind:
1. Das Andrücken der Wangen und der Mundwinkel an die Zähne.
2. Über die Buccinatorschleife bestehen muskuläre Verbindungen zu den oberen pharyngealen Konstriktormuskeln. Deshalb stimulieren Bewegungen des M. buccinator indirekt die Rachenmuskeln.
Als **klinisches Störungssymptom** beobachtet man bei zu geringer Spannung der Wangenmuskulatur Nahrungsreste in einer bzw. in beiden Wangentaschen.

Streichender Druck – Massage
● Mit der Daumen-Zeigefingergabel (ein Finger innen, einer außen) wird bei verspannter, hy-pertoner Muskulatur der Musculus buccinator massiert.
● Variante: mit je zwei Fingern (möglichst steil halten) mit Druck in kreisenden Bewegungen die kontrahierten Muskeln massieren.

Vibration
Studien an der skelettalen Muskulatur beschreiben unterschiedliche Auswirkungen der Vibration in Abhängigkeit von der Frequenz. Hochfrequente Vibration (ca. 80 bis 100 Hz) gilt als tonussteigernd, während niedere Frequenzen (etwa 50 Hz und darunter) den Tonus senken. Inwieweit diese Ergebnisse auf die faziale Muskulatur übertragbar sind, bleibt bislang ungewiß.
● Mit dem Handrücken manuell über die Wangen vibrieren.
● Wangen zwischen Daumen und Zeigefinger nehmen und vibrierend schütteln.
● Mit einem elektrischen Vibrator von der Seite bis zum Mund über die Wangen gleiten (Abb. 10.48).

Geschmacks-/Berührungsstimulus
Bestehen Probleme mit der willkürlichen Initiierung der Wangenkontraktion, könnte man z.B. einen Tropfen Flüssigkeit in die Wangentaschen träufeln, um damit eine muskuläre Reaktion zu provozieren.

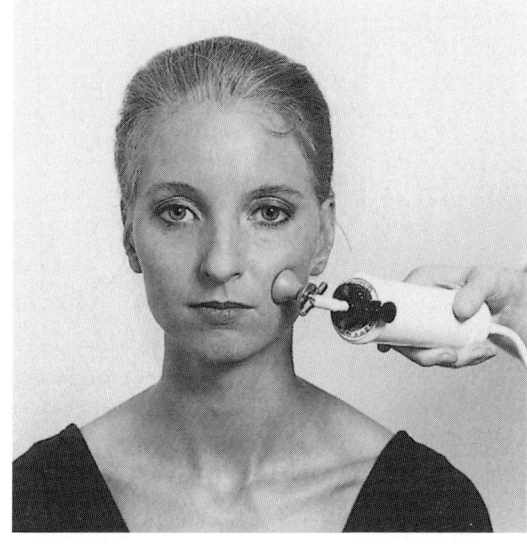

Abb. 10.48: Elektrische Vibrationsmassage der Wangen.

Vordehnung und Widerstand
- Mit zwei Zungenspateln oder Fingern werden beide Wangen gleichzeitig kurz nach außen gedehnt, der Patient wird aufgefordert, die Wangen einzuziehen, der Widerstand folgt entgegen der Wangenadduktion (Abb. 10.49).

Es folgen Beispiele verschiedener Widerstandstechniken. Sie sind gleichermaßen auf andere faziale Muskeln anwendbar.
- Auftrag 1: „Wangen einziehen – fester ziehen – entspannen!"
- Der Therapeut gibt Widerstand während des gesamten Bewegungsweges (dynamische Muskelarbeit).
- Auftrag 2: „Wangen einziehen – so halten, fester ziehen (zwei oder mehrere Sekunden) – entspannen!"
- Der Therapeut hält den Widerstand bei Bewegungsinitiierung (statische Muskelarbeit).
- Auftrag 3: „Wangen einziehen – so halten, fester ziehen – und noch einmal – und entspannen!"
- Der Therapeut gibt während des Bewegungsweges alternierend Widerstand, die Anzahl der Wiederholungen variiert je nach Individualfall (wiederholte Kontraktionen).
- Auftrag: wie oben 1, 2 oder 3.
- Der Therapeut dehnt mit zwei Spateln oder Fingern die Wangen nach außen und gibt dann Widerstand, konstant oder alternierend (kurze Vordehnung mit Widerstand).

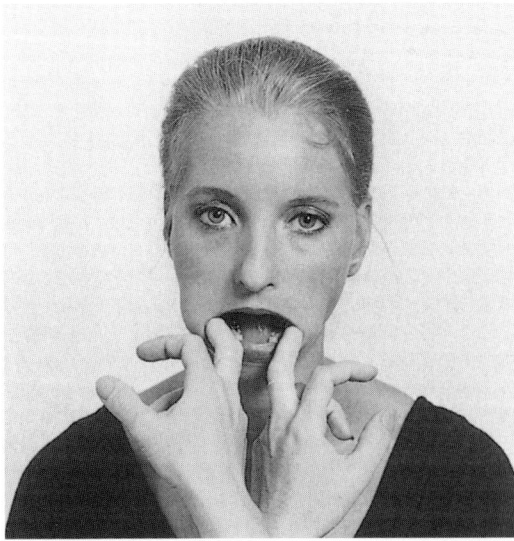

Abb. 10.49: Kurze Vordehnung und Widerstand an der Wangenmuskulatur.

Autonome Bewegungsübungen
- Wangen mit gleichzeitigem Zurückziehen der Mundwinkel an die Zähne drücken (wie beim Kauen), rechts, links und dann bilateral.
- Eine Wangenseite aufblasen, dadurch Kontraktion der gegenüberliegenden Seite.

Anmerkung: Das häufig angewendete bilaterale Wangenaufblasen als Funktionsübung für den Musculus buccinator erfordert eine Relaxierung dieses Muskels und nicht die gewünschte Kontraktion.
- Pfeifen und Blasen, hier wird durch bilaterale Kontraktion des M. buccinator die Mundspalte gesprengt, bei einseitiger Fazialisparese kann eine Kerze, die vor den Mund gehalten wird, durch das schräge Ableiten des Luftstromes nicht ausgeblasen werden.
- Abwechselnd „o" und „i" sprechen.
- Nahrungsstückchen, z.B. Brotrinde, Käse usw. (bei Aspirationsgefahr in einer Mullkompresse eingewickelt, s. Kausäckchen, Abb. 11.3) durch Kontraktion der Wangen auf die Molaren schieben.
- Mit Flüssigkeit getränkte Mullkompresse in die Wangentasche legen, durch Saugbewegung ausdrücken.
- Trinken mit einem Strohhalm.

▶ **Orale Muskulatur**
Die Lippen besitzen eine komplexe anatomische Struktur. Der ringförmig erscheinende Orbicularis oris besteht in Wirklichkeit aus vier Teilen. Außerdem unterscheidet man eine innere Pars labialis und eine äußere Pars marginalis. Verschiedene andere Gesichtsmuskeln enden am Orbicularis oris und ermöglichen dadurch differenzierte Lippenbewegungen.

So müssen bei Störungen der Lippenfunktion häufig auch weitere faziale Muskeln, in der Hauptsache Wangen, Nase und Kinnmuskulatur in das Übungsprogramm miteinbezogen werden. Folgende **Lippenfunktionen** sind beim Schluckvorgang zu beobachten:
1. Für die Nahrungsaufnahme ist das Öffnen der Lippen wichtig, das zusammen mit der Kieferöffnung geschieht.
2. Beim Abnehmen der Nahrung vom Löffel senkt sich die Oberlippe, die Mundwinkel werden auf- und seitwärts gezogen.
3. Während der Kauphase wird der Lippenschluß in der Regel konstant beibehalten, wobei es in Abhängigkeit von den Kieferbewegungen zu koordinierten Protraktions- und Retraktionsbewegungen kommt.

4. Auch in der oralen und pharyngealen Phase bleiben die Lippen geschlossen.

Mögliche klinische Störungssymptome: Störungen der Mundöffnung stehen immer in Zusammenhang mit der Kieferöffnung (isolierte Lippenöffnung, wie z. B. beim Zähnefletschen, läßt sich nicht mit der Mundöffnung zur Nahrungsaufnahme vergleichen). Bei unvollständigem Mundschluß können Nahrung oder Speichel aus dem Mund fließen. Eingeschränktes Senken und Einwärtsziehen der Oberlippe führt zu Problemen beim Abnehmen der Nahrung vom Löffel. Undifferenzierte oder unkoordinierte Lippenbewegungen stören den Kauvorgang. **Anmerkung:** Prothesenträger benutzen häufig die orale Muskulatur, um ein schlecht sitzendes Gebiß zu halten, was nicht selten zu einer falschen Einschätzung des muskulären Grundtonus führt. Patienten mit Kauproblemen neigen manchmal zu übermäßiger Anspannung der Unterlippe und versuchen damit die gestörten Kieferfunktionen zu kompensieren.

▶ **Vorbereitende Stimulation**
Tapping
Mit Zeige- und Mittelfinger wiederholt um die Lippenränder klopfen – tonisierend.

Leichte manuelle Berührungen
● Mit den Mittel- und Zeigefingerkuppen in kreisenden Bewegungen um die Lippen streichen.
● Streichen von der Nasenwurzel zur Oberlippe – mit dem Finger – macht das Philtrum elastisch, so daß sich die Oberlippe zum Mundschluß leichter der Unterlippe nähern kann.

Streichender Druck
Mit dem Zeigfingerrücken in sanften, rhythmischen Bewegungen spastische Lippen ausstreichen – tonusreduzierend.

Kurze Eisanwendung
Drei- bis viermal kreisförmig um den Musculus orbicularis oris eisen oder auch zwischen den Lippen und an der Lippeninnenseite – mit Stieleisbehälter oder Eiswürfel. Die Lippen haben keine Wärmerezeptoren, nur Kälterezeptoren (Rood, 1962) – tonisierend.

Vibration
● Mit einem elektrischen Vibrator wird am Mundwinkel beginnend zur Lippenmitte vibriert, rechts und links, Ober- und Unterlippe – je nach Frequenz tonussenkend oder -aufbauend.
● Je eine Fingerkuppe seitlich unter der Nase ansetzen und langsam nach unten zur Oberlippe vibrieren – tonusreduzierend.

Geschmacksstimulus
Ein Tropfen Flüssigkeit auf die Mundwinkel geträufelt kann Lippenbewegungen stimulieren, meist Vorwölben der Lippen.

▶ **Gezielte Mobilisation**

▶ **1. Lippenöffnung**
Während der Nahrungsaufnahme geschieht die Lippenöffnung immer in Zusammenhang mit der Kieferöffnung. Die folgenden Übungen beziehen sich gesondert auf die labiale Muskulatur.

Vordehnung und Widerstand
Die Übungen 5 und 6 im Abschnitt „Mimische Muskulatur – Vordehnung und Widerstand" beinhalten die Lippenöffnung (s. Abb. 10.43 und 10.44).

Autonome Bewegungsübungen
● Obere Zahnreihe zeigen.
● Untere Zahnreihe zeigen.
● Bei geschlossenem Kiefer beide Mundwinkel anspannen, Lippen leicht öffnen.
● Gleichzeitig obere und untere Zahnreihe zeigen, Zähne fletschen.

▶ **2. Lippenschluß**
Die Lippen bleiben beim Kauen sowie während der oralen und pharyngealen Schluckphase geschlossen.

Leichter Druck
Falls während des Schluckvorganges immer wieder unvollständiger Mundschluß beobachtet wird, legt der Therapeut den gestreckten Zeigefinger unter die Nase und übt Druck nach dorsal aus.
Variante: Es wird mit der Fingerspitze kurz auf die Oberlippenmitte gedrückt.

Vordehnung und Widerstand
Bei der folgenden Übung werden kurze Vordehnung und Widerstand im diagonalen Muster appliziert.
● Mit manuellem Kontakt am Musculus levator labii superioris und am Musculus depressor

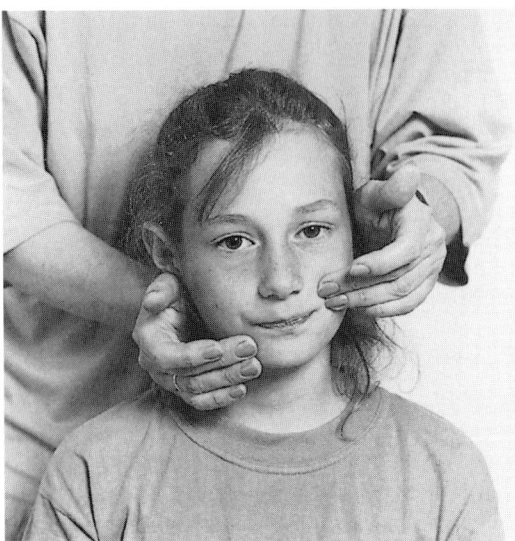

Abb. 10.50: Kurze manuelle Vordehnung und Widerstand zur Übung des Lippenschlusses.

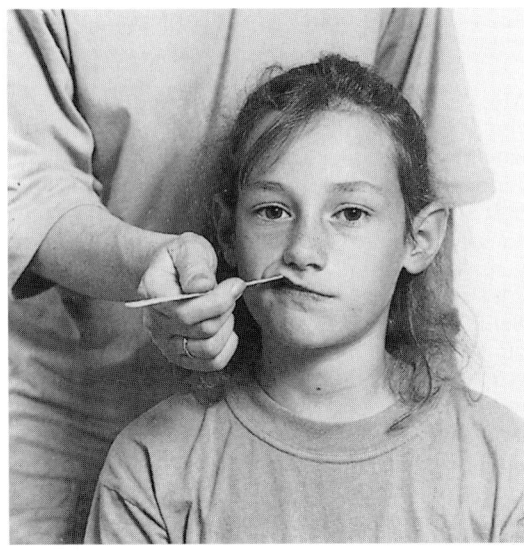

Abb. 10.51: Kurze Vordehnung und Widerstand mit Spatel zur Übung des Lippenschlusses.

labii inferioris wird kurz nach außen gedehnt. Der Patient erhält den Auftrag, die Lippen fest zu schließen (Abb. 10.50).

- Mit der Spatelspitze wird auf einer Oberlippenseite kurze Vordehnung nach kranial ausgeübt. Jetzt soll der Patient die Lippen schließen. Dann wird die Übungsfolge auf der gegenüberliegenden Seite und schließlich auf der Lippenmitte durchgeführt. Bei unilateralen Paresen beginnt man mit der gesunden Seite (Abb. 10.51).

- Ein Holzspatel oder ein Sauger, ein Strohhalm oder ähnliches werden mit den Lippen festgehalten, während der Therapeut durch Zug nach ventral den Widerstand so dosiert, daß der Gegenstand zwischen den Lippen bleibt (Abb. 10.52).

- Tauziehen (Garliner, 1989): Ein Knopf, der an einem Faden befestigt ist, wird mit den Lippen festgehalten und dosierter Widerstand durch Zug appliziert. Man beginnt z. B. mit einem Knopf in Markstückgröße, mit wachsender Lippenkraft wird der Durchmesser verkleinert (Abb. 10.53). **Variante:** An einem etwa 40 cm langen Faden wird beidseitig je ein Knopf befestigt, Patient und Therapeut ziehen gleichzeitig nach dorsal (Abb. 10.54).

- Zur Kräftigung der Lippenseiten wird der Knopf hinter dem rechten und linken Lippenrand positioniert.

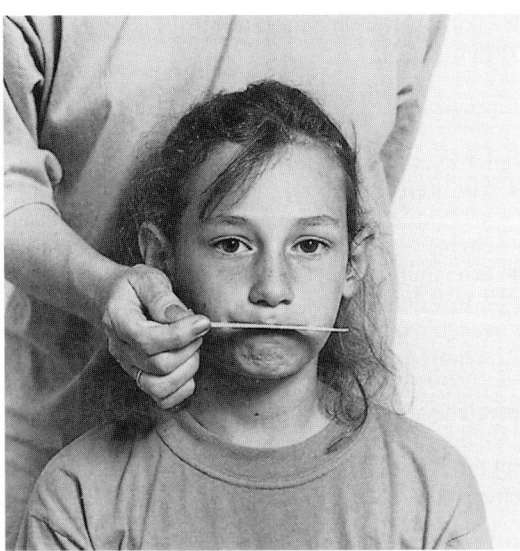

Abb. 10.52: Widerstand mit Spatel zur Übung des Lippenschlusses.

- Einen Beißblock, der an einem Faden befestigt ist (Acrylknopf, Abb. 10.55) mit den Schneidezähnen festhalten, einen Spatelkeil (Abb. 10.56) zwischen die Lippen schieben und durch Schließen des Mundes zusammendrücken (Dworkin, 1991; Abb. 10.57).

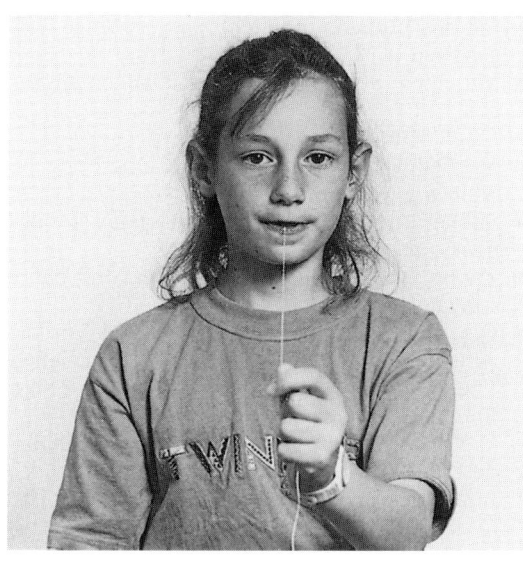

Abb. 10.53: Tauziehen nach Garliner.

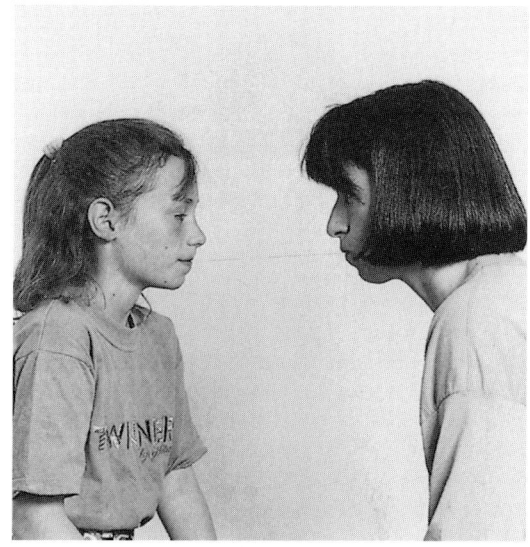

Abb. 10.54: Variante Tauziehen.

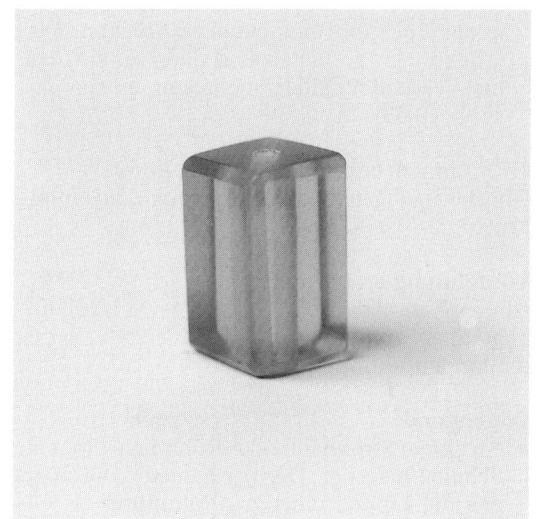

Abb. 10.55: Beißblock für Lippen- und Zungenübungen. Es wird ein etwa 1 cm großer Acrylknopf verwendet.

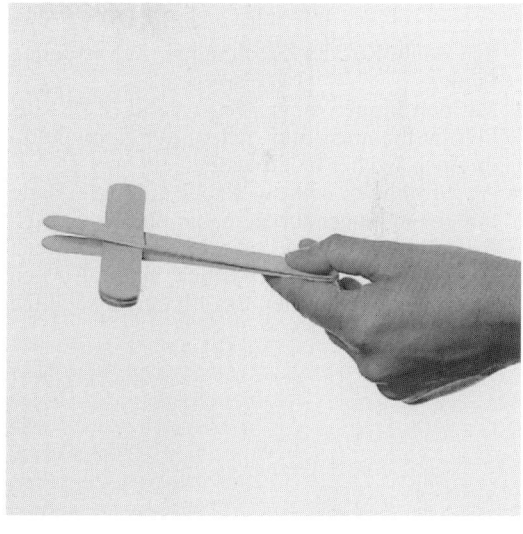

Abb. 10.56: Spatelkreuz zur Kräftigung der Lippen-, Zungen- und Kiefermuskeln. Ein bis fünf Spatel werden aufeinandergelegt und im rechten Winkel zwischen zwei Spatel geschoben, die an einem Ende festgehalten werden und dadurch einen Keil formen.

Autonome Bewegungsübungen
- Lippen fest schließen, 2 Sekunden halten, loslassen.
- Die Unterlippe über die Oberlippe stülpen, die Oberlippe über die Unterlippe stülpen.
- Mit den Lippen schmatzen.

- Wangen aufblasen, stufenweise Luft wieder abgeben.
- Gegenstände mit verschiedenem Durchmesser mit den Lippen festhalten, z. B. unterschied-

10

FDT

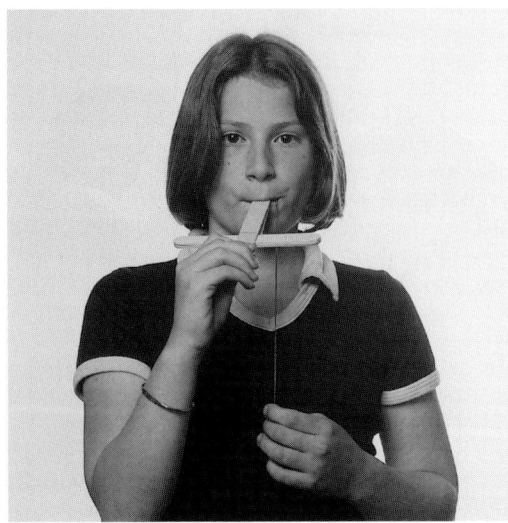

Abb. 10.57: Widerstandsübungen mit einem Spatelkreuz. Der Schwierigkeitsgrad wächst mit der Höhe des dazwischengeschobenen Spatelblocks.

lich breite Korken, Strohhalme, Zahnstocher, Papier.
- Mit den Lippen einen Gegenstand (z. B. Korken) aufnehmen und halten, auf Kommando in einen Becher fallen lassen.
- An Strohhalm saugen, dabei das freie Ende mit einem Finger zuhalten, die Lippen müssen den Strohhalm fest umschließen, eventuell dicht hinter dem Mundstück einen Korken befestigen, damit der Strohhalm tatsächlich

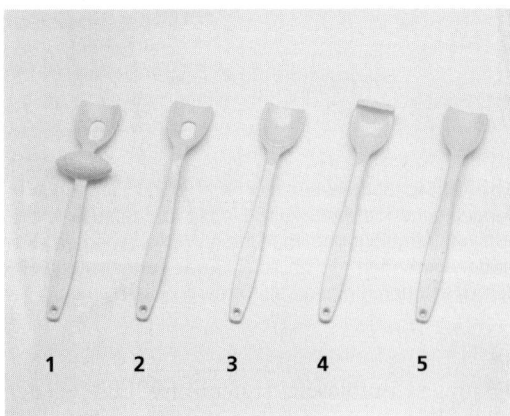

Abb. 10.58: Thera Spoons (von links nach rechts Nummer 1 bis 5).

mit den Lippen, und nicht mit der Zunge festgehalten wird.
- Mit einem Strohhalm Papierstückchen ansaugen.
- Flöte, Mundharmonika blasen.
- Mit dem Löffel essen, wobei die Oberlippe die Nahrung vom Löffel schiebt.
- Silben- und Wortreihen mit bilabialen Phonemen, „m", „b", „p".
- Zähne mit den Lippen verstecken und dabei sprechen.
- Die Kombination Lippenschluß und Vorderzungenhebung läßt sich gut mit speziellen Therapielöffeln (s. Bezugsquellen, Thera Spoon) trainieren.
  a) Thera Spoon 1: Der Patient wird aufgefordert, die Lippen auf den verbreiterten Teil des Löffelstieles zu pressen und die Zungenspitze in das Loch im Gaumenteil zu drücken, 2 bis 5 Sekunden zu halten und dann zu entspannen (Abb. 10.58).
  b) Thera Spoon 2: Der Patient wird aufgefordert, die Lippen auf den schmalen Teil des Löffelstieles zu pressen und die Zungenspitze in das Loch im Gaumenteil zu drücken, 2 bis 5 Sekunden zu halten und dann zu entspannen. Variante: halten, schlucken, entspannen (Abb. 10.58).

▶ **3. Lippenrundung und Protraktion**
Die Bewegungen sind wichtig beim Saugen und Kauen.

Vordehnung und Widerstand
Übung 7 im Abschnitt „Mimische Muskulatur" beinhaltet Vordehnung und Widerstand gegen die Lippenprotraktion (Abb. 10.45).

Widerstand
- An einem Strohhalm oder Röhrchen wird eine Scheibe befestigt. Der permanente Druck gegen die Lippen führt zu Protraktion als Gegenbewegung (Gaffney et al., 1974).
- Während der Patient „o" oder „u" phoniert, wird mit zwei Fingern oder Spateln Widerstand nach dorsal gegeben.
- Widerstandssaugen, zugleich als Lippenschlußübung geeignet:
  Dicke Flüssigkeiten, z. B. eisgekühlte Fruchtsäfte saugen, mit Strohhalm oder Röhrchen Papierstücke ansaugen. Die forcierte orale Inspiration bewirkt zugleich eine kräftigere Lippenkontraktion, der Widerstand erfolgt hier indirekt über das Saugen.

Autonome Bewegungsübungen
- Lippen fest spitzen, so daß sich Falten bilden.
- Mit gespitzten Lippen schmatzen (küssen).
- Lippen von einer Seite zur anderen schieben (mit geöffneten und geschlossenen Lippen).
- Lippen (geöffnet und geschlossen) im Wechsel spitzen und breitziehen.
- Lippen im Wechsel vorwölben und einwärtsziehen.
- Saugübungen, trainieren gleichzeitig den Lippenschluß:
  Es werden Hilfsmittel mit unterschiedlichem Durchmesser verwendet, z. B. Daumen, Glas- oder Plastikröhrchen, breite Strohhalme und schließlich schmale Halme.
- Blasübungen, trainieren gleichzeitig den Lippenschluß:
  Mit Halm Papierstücke wegblasen, Kerze ausblasen, mit Watte, Pfeife, Windrad usw. blasen.
- Kranspiel (Garliner, 1989):
  An einem etwa 30 cm langen Faden hängt eine Scheibe, die durch Einziehen der Schnur mit den Lippen eingeholt wird. Die Zahl der Scheiben oder Knöpfe wird gesteigert – etwa bis 10 Stück. Die Übung trainiert gleichzeitig den Lippenschluß und das Einwärtsziehen der Lippen.
  Gekochte Spaghetti, Lakritze oder Gummischlangen mit den Lippen in den Mund hineinholen.
- Bleistift, Strohhalm oder ähnliches auf der Oberlippe tragen.
- Gegenstände mit den Lippen aufnehmen (z. B. Brotrinde, Weinbeeren, Brösel usw.).
- Pfeifen.
- Silben- und Wortübungen mit den Phonemen „o", „u", „w", „sch".

▶ **4. Lippenretraktion**
Die Bewegungen sind wichtig beim Kauen.

Vordehnung und Widerstand
Übung 8 im Abschnitt „Mimische Muskulatur" beinhaltet Vordehnung und Widerstand gegen die Lippenretraktion (Abb. 10.46).

Widerstand
Mit den Fingerspitzen am Mundwinkel wird Widerstand nach ventral appliziert, während der Patient „i" sagt (Abb. 10.46).

Autonome Bewegungsübungen
- Lippen so weit wie möglich zurückziehen.
- Abwechselnd so weit wie möglich zurückziehen und vorstülpen.
- Lautloses Sprechen von „a-i-a-i".
- Mit geschlossenen Lippen lachen.
- Mundwinkel kneifen.
- Rechten Mundwinkel nach rechts ziehen, linken Mundwinkel nach links ziehen.
- Abwechselnd Mundwinkel nach rechts und links ziehen.
- Mit der Oberlippe die obere Zahnreihe polieren, Lippen dabei nach rechts und dann nach links schieben.
- Lippen nach innen ziehen.
- Mit geschlossenem Kiefer und geschlossenen Lippen Grimassen schneiden.

10.1.4.5 Kieferbewegungen

Während die Gesichtsmuskeln die Haut verschieben, bewegen die Kaumuskeln Gelenke. Der Unterkiefer kann in verschiedene Richtungen im Raum bewegt werden. Für das Kauen sind rotierende Bewegungen wichtig. Beim Sprechen werden nur vertikale Kieferbewegungen ausgeführt. Die *motorische* Innervation dieser kraniomandibularen Muskeln erfolgt über den Nervus trigeminus (V).

Neben anatomischen Verbindungen des Kiefers zur Lippen- und Wangenmuskulatur bestehen auch Bewegungszusammenhänge zur Zunge. Zu Beginn der ontogenetischen Entwicklung arbeiten Kiefer und Zunge in der Saugbewegung gemeinsam, eine Separierung der Funktionen beginnt erst ab der 12. Woche. In der weiteren Entwicklung sind bestimmte Kieferstellungen wichtig für selektive Zungenbewegungen. Das bedeutet, die Kieferstabilität bildet die Voraussetzung für eine differenzierte Zungenmotilität. Zusammen mit dem Musculus pterygoideus externus sind die Suprahyoidmuskeln (M. mylohyoideus, M. geniohyoideus, vorderer Teil des M. digastricus) und das Platysma maßgebend an der Kieferöffnung beteiligt. Das heißt, daß z. B. Widerstand gegen das Öffnen des Kiefers gleichzeitig die suprahyoidale Muskulatur kräftigt, die eine wichtige Rolle bei der Bewegung des Zungenbeins und des Zungengrundes sowie bei der Kehlkopfhebung spielt. Die Kieferschließer (Pterygoideus medialis, Masseter, Temporalis und Zygomaticomandibularis) tragen zur Stabilisation des Zungengrundes während der kolbenartigen Bewegung zu Beginn der pharyngealen Schluckphase bei (Robbins, 1985). So müssen bei Störungen der Kieferfunktion häufig auch linguale Beeinträchtigungen berücksichtigt werden und umgekehrt.

Die *sensorische* Versorgung erfolgt ebenfalls über den Nervus trigeminus. Während die Kieferöffner kaum Muskelspindeln besitzen, weisen die Kieferschließer, die zu einer kräftigen Kontraktion fähig sind, zahlreiche Muskelspindelrezeptoren auf. Durch ihre reflektorische Antwort auf Dehnungsreize verhindern diese Propriozeptoren das Auf- und Zuklappen des Kiefers beim Gehen oder Laufen (Larson, 1989).

Folgende **Kieferfunktionen** sind beim Kauen und Schlucken zu beobachten:

1. Während der Nahrungsaufnahme wird der Kiefer geöffnet, wobei sich der Unterkiefer mit leichter Retraktion senkt.
2. Differenzierte Kieferbewegungen kennzeichnen den Kauvorgang. Neben der Kieferrotation beinhaltet das Kauen die Bewegungskomponenten Lateralisation, Protraktion, Retraktion, Öffnung und Schluß.
3. Während der oralen und pharyngealen Schluckphase bleibt der Kiefer geschlossen.

Mögliche klinische Störungssymptome: Bei unvollständigem Kiefer- und Lippenschluß können Nahrung oder Speichel aus dem Mund fließen. Probleme mit der Nahrungsaufnahme ergeben sich bei der sogenannten Kieferklemme, wobei z. B. durch Spasmus der Kieferschließer der Mund nicht genügend weit geöffnet werden kann. Fehlen die lateralen und rotatorischen Bewegungskomponenten, kann die Nahrung nicht zerkaut werden. Verschiedene orale *Primitivreaktionen* äußern sich durch spezielle oder eingeschränkte Kiefermotilität. Der Kieferstoß wird während der oralen Phase in Zusammenhang mit dem Zungenstoß beobachtet. Die Protraktion der Zunge und des Kiefers stoßen dabei die Nahrung aus dem Mund. Auch beim Beißreflex, der durch schnelles, schnappartiges Schließen des Kiefers gekennzeichnet ist, gelingen nur Bewegungen in der vertikalen Ebene, es fehlt die rotatorische Komponente. Ebenso können diskrete Separationsprobleme zwischen Zunge und Unterkiefer, wenn z. B. die Zunge nicht unabhängig vom Unterkiefer gehoben werden kann, Kauschwierigkeiten verursachen. Übermäßige Kieferbewegungen, z. B. eine extreme Kieferöffnung, sind meist mit Nackenhyperextension verbunden.

▶ **1. Kieferöffnung**
Hypotonisierung der Kieferöffner oder Hypertonus der Kieferschließer beeinträchtigen die Depression der Mandibula.

Fazilitation der Kieferöffner

Leichte manuelle Berührungen
- Leichtes Berühren beider Lippen, z. B. mit der Löffelrückseite, stimuliert die Mund- und Kieferöffnung.
- Streichen mit leichtem Druck entlang des Musculus digastricus (vorderer Teil) stimuliert ebenfalls die Kieferöffnung (Gaffney et al., 1974).

Leichter Druck
- Mit einem Finger wird leichter Druck auf das Kinn ausgeübt und der Patient verbal zum Öffnen aufgefordert.
- Auf das temporomandibulare Gelenk wird beidseitig mit dem Finger leichter Druck appliziert.

Pinseln
Mit einem Haarpinsel (Stärke 10) wird, von distal nach proximal beginnend, zehn Sekunden lang mit einer Geschwindigkeit von zwei Pinselstrichen pro Sekunde am äußeren Mundboden stimuliert – tonisierend (Abb. 10.59).

Eisanwendung
Nach dem Pinseln kann Eisanwendung folgen. Dabei streicht man dreimal kurz und kräftig mit dem Eisstift (in Stieleisbehälter gefrorenes Wasser) über die Kieferöffner, dann wird sofort mit

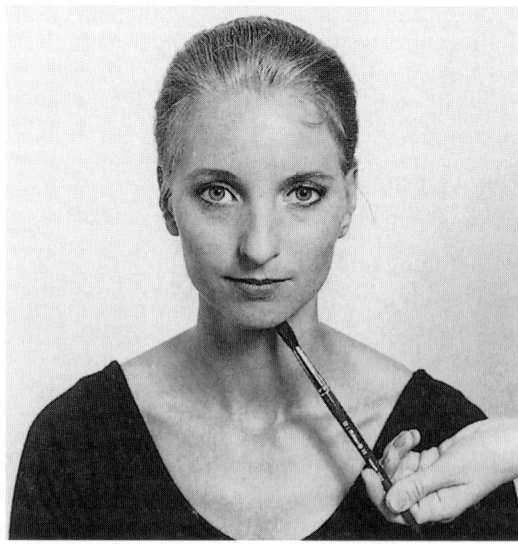

Abb. 10.59: Stimulation der Kieferöffner durch Pinseln.

einem weichen Papiertuch trockengetupft – tonisierend.

Inhibition der Kieferschließer
Wird die Kieferöffnung durch einen Hypertonus der Kieferschließmuskeln behindert, versucht man vor den Bewegungsübungen durch Stimuli den Tonus zu reduzieren.

Neutrale Wärme
Rood (1962) empfiehlt Langzeitanwendung von neutraler Wärme (zwei bis zehn Stunden) zur Tonusreduzierung. Der spastische Musculus masseter wird z. B. mit einem kleinen Kissen bedeckt, um damit eine neutrale körpereigene Temperatur zu erzielen – tonusreduzierend.

Langanhaltende Dehnung
- Der Patient soll den Mund möglichst weit öffnen: Je nach Öffnungswinkel werden mehrere angefeuchtete Spatel oder ein schmaler Holzbaustein zwischen die Zähne gelegt und so lange wie möglich (mindestens mehrere Minuten) dort festgehalten. Die Öffnung wird sukzessive durch mehr Spatel vergrößert (Schalch, 1994; s.a. Abb. 10.9).
- Ein sogenannter „Kieferspreizer" (Gerät aus der Zahnmedizin) wird zwischen die beiden Vorderzahnreihen gelegt und durch vorsichtiges Drehen der Kieferöffnungswinkel vergrößert. Der Therapeut oder der Patient selbst dehnt bis zur Schmerzgrenze. Der Öffnungswinkel kann während einer Anwendungsphase je nach erreichter Relaxierung allmählich vergrößert werden. Langanhaltendes Dehnen wirkt tonussenkend.

Streichender Druck – Massage
Mit der Daumen-Zeigefingergabel massiert der Therapeut den Musculus masseter, wobei der Zeigefinger im Mundraum und der Daumen äußerlich massiert (Abb. 10.60).

Widerstand
- Der Therapeut legt Mittel- und Zeigefinger auf das Kinn und übt Druck Richtung kranial aus, während der Patient versucht, die Mandibula zu senken. Zu starker Widerstandsdruck kann zu Kopfextension führen (Abb. 10.61).
- Widerstand mit Vibration: Ausgangsstellung ist die Rückenlage. Der Therapeut steht am Kopfende der Liege, falls der Patient auf einer Matte liegt, sitzt der Behandelnde im Grätschsitz hinter dem Patienten. Eine Hand liegt

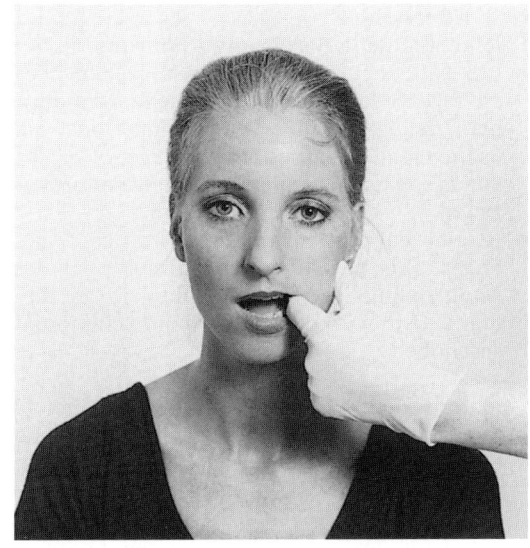

Abb. 10.60: Manuelle Massage des M. masseter.

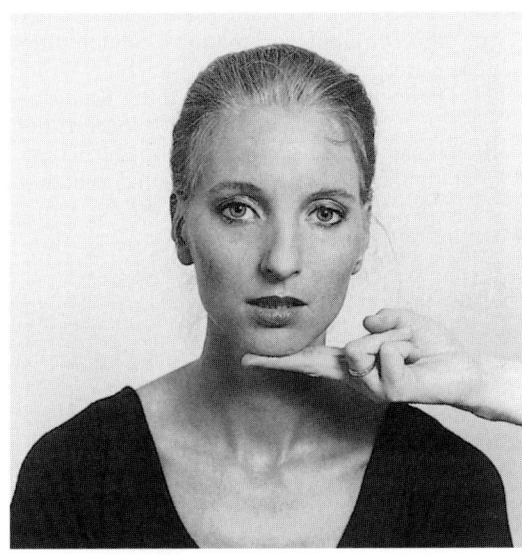

Abb. 10.61: Widerstand gegen die Kieferöffnung.

flach auf dem Sternum und übt Druck und Vibration nach dorsal/kaudal aus. Die andere Hand appliziert mit der Handfläche am Kinn Druck und Vibration Richtung Kiefergelenk. Der Patient versucht, gegen diesen Widerstand den Kiefer zu öffnen, der Kopf bleibt dabei liegen (Castillo, 1991).

10

FDT

► **2. Kieferschluß**

Leichte manuelle Berührung – Führung

• Um Patienten während der Mahlzeiten oder im Tagesverlauf an den Kieferschluß zu erinnern, genügt es häufig, einen Finger oder die flache Hand unter das Kinn zu legen. Der Stimulus soll jedoch keine Kopfextension provozieren.

• Ist eine Führung notwendig, wird der Zeigefinger zwischen Kinn und Unterlippe, der Daumen unter dem Kinn positioniert. Mit diesem V-Griff wird das Kinn leicht nach kranial geschoben.

Leichter Druck – Führung

• Ein breites Gummiband wird an einer Kappe befestigt oder eine elastische Binde um Kinn und Kopf gebunden und dadurch der Unterkiefer passiv gehoben (Abb. 10.62). Allmählich kann man die Spannung des Gummis bzw. der Binde lockern oder ein etwas weiteres Haarband verwenden.

• Der Zeigefinger wird am Kiefergelenk direkt vor dem Ohrläppchen und der Daumen unter dem Kinn positioniert. Durch leichten Druck des Daumens nach kranial wird der Kiefer geschlossen. Der Patient wird aufgefordert, den Kieferschluß zu halten, während der Therapeut allmählich seine Unterstützung reduziert. Sinkt der Unterkiefer erneut, wird der Druck nach kranial wiederholt.

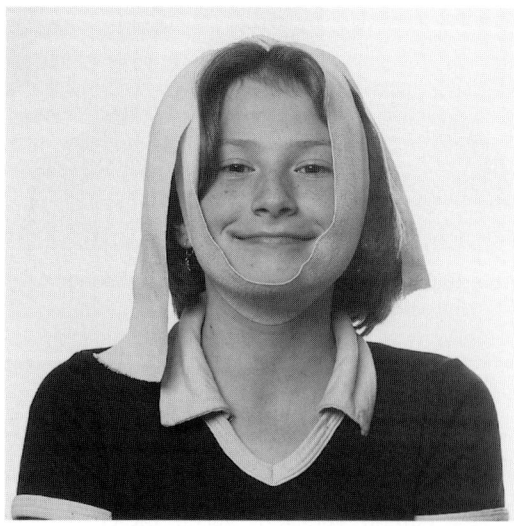

Abb. 10.62: Passives Heben des Kiefers. Kieferöffnung gegen den Widerstand des elastischen Bandes.

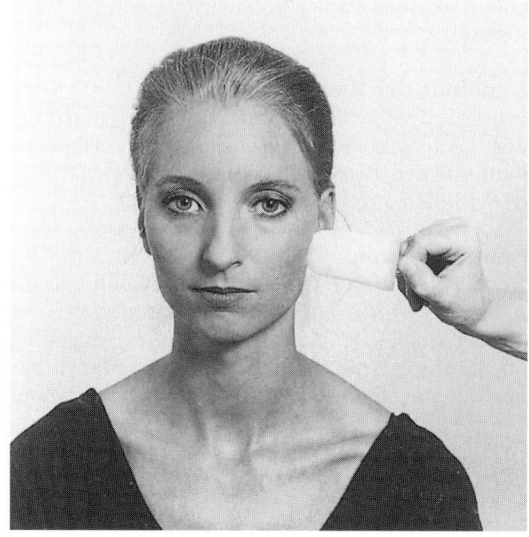

Abb. 10.63: Kurze Eisanwendung an den Kieferschließern.

Eisanwendung

Dreimal kurz über den Kieferschließmuskel Musculus masseter streichen, sofort trockentupfen – tonisierend (Abb. 10.63).

Pinseln

Der Eisanwendung kann Pinseln über demselben Muskel vorangehen (zehn Sekunden lang, mit etwa zwei Pinselstrichen pro Sekunde) – tonisierend.

Leichter Druck

Man hält einen Holzspatel unter die oberen Schneidezähne und übt damit anhaltenden Druck nach kranial aus. „Dadurch setzt man einen Reiz auf die Peridontal-Membran-Nervenendigungen, die an den Zahnwurzeln lokalisiert sind. Auf Druck korrespondieren sie mit den Mechanorezeptoren des gesamten Mundinnenraumes und führen somit zu einer Reaktion, die sich durch die kontrollierte Haltung nur in einer Richtung, nämlich im Schließen des Kiefers auswirken kann" (Pörnbacher, 1980).

Vibration

Silverman und Elfant (1979) vibrieren zur Stimulation der Unterkieferelevation an Musculus temporalis und Musculus masseter. Die Mandibula sollte sich dabei in relaxierter Mittelstellung befinden, d.h. die beiden Zahnreihen weichen leicht auseinander.

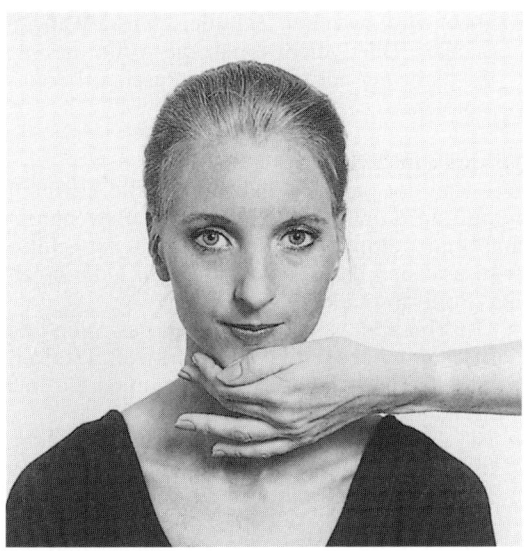

Abb. 10.64: Manueller Widerstand gegen den Kieferschluß.

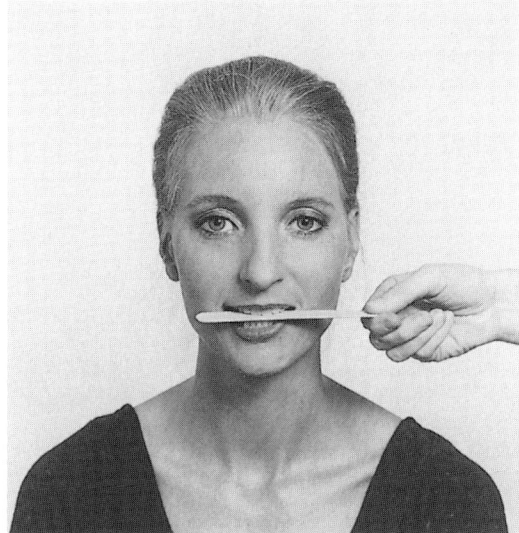

Abb. 10.66: Widerstand mit dem Spatel gegen den Kieferschluß.

Widerstand
- Mit dem Daumen am Kinn wird dosierter Widerstand gegen den Kieferschluß ausgeübt (Abb. 10.64).
- Ein Block mit fünf Spateln wird im rechten Winkel zwischen zwei Spatel geschoben (Spatelkreuz), die an einem Ende festgehalten werden und dadurch einen Keil formen. Der Patient wird aufgefordert, so fest wie möglich auf den offenen Keil zu beißen (Dworkin, 1991). Gibt es Probleme mit dem vollständigen Kieferschluß, wird der Spatelblock verkleinert (Abb. 10.65).
- Der Patient hält mit den Zähnen einen Holzspatel oder ein Tuch fest, während der Therapeut versucht, den Gegenstand aus dem Mund zu ziehen (Abb. 10.66).

▶ **3. Kieferprotraktion und Retraktion**
Die Protraktion der Mandibula wird durch den Musculus masseter, die vorderen Fasern des Musculus temporalis und den Musculus pterygoideus lateralis bewirkt, die Retraktion durch den Musculus masseter, die hinteren Fasern des Musculus temporalis und den Musculus pterygoideus medialis. Für oberflächliche Reizanwendung erreichbar sind der M. masseter und zum Teil der M. temporalis.

Pinseln, Eisanwendung
Kutane Stimuli wie z.B. Pinseln oder Eisanwendung werden vor allem auf dem M. masseter appliziert.

Vordehnung und Widerstand
- Mit der Daumen-Zeigefingergabel einer Hand wird das Kinn umfaßt, die andere Hand stabili-

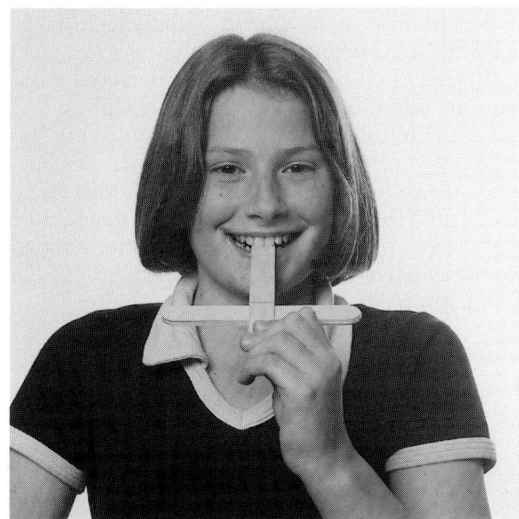

Abb. 10.65: Kräftigung des Kieferschlußes mit dem Spatelkreuz.

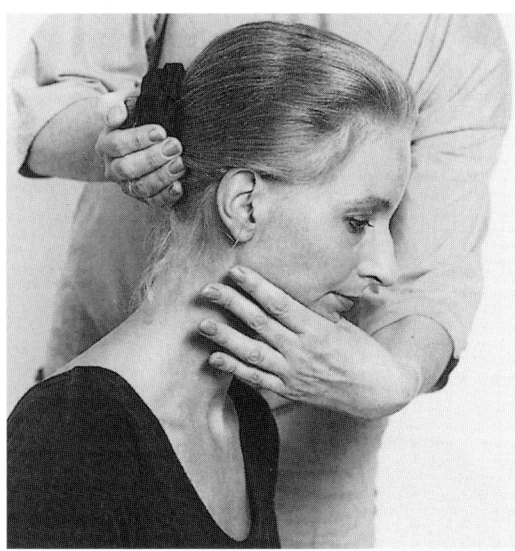

Abb. 10.67: Kurze Vordehnung und Widerstand gegen die Kieferprotraktion.

siert am Hinterkopf. Die Mandibula wird schnell nach dorsal gedrückt und dadurch die Protraktionsmuskeln vorgedehnt. Während der Patient nun versucht, den Unterkiefer nach vorn zu schieben, wird dosierter Widerstand gegen die Protraktion appliziert (Abb. 10.67).
● Mit beiden Daumen am Kiefergelenk wird die Mandibula schnell nach vorne gezogen und dadurch Stretch auf die Retraktionsmuskeln ausgeübt. Der Patient versucht nun gegen den leichten Widerstand des Therapeuten den Unterkiefer zurückzuziehen.

▶ **4. Kieferrotation (Kaubewegungen)**
Leichter Druck
Der Druck, den feste Nahrung auf die Kauflächen ausübt, setzt einen Reiz auf die periodontalen Membrannervenendingungen und aktiviert die Kaubewegungen.
● Brotrinde, eine Weintraube oder ähnliches wird auf die Molaren einer Seite gelegt und der Patient zum Kauen aufgefordert.
● Durch festes Abbeißen mit den Molaren kann der Stimulus verstärkt werden. Ein langes schmales Fleischstück wird zwischen den Mahlzähnen plaziert. Der Patient wird aufgefordert, abzubeißen.
Reize an der Wangenschleimhaut können ebenfalls zum Kauen anregen.
● Der Bolus (Brotrinde, Weintraube oder ähnli-

ches) wird zwischen Zahnfleisch und Wangen plaziert. Der Patient erhält die Aufforderung, die Nahrung aus den Wangentaschen hervorzuholen.

Führen und Widerstand
Das Ziel der passiven Führung ist die Entspannung und damit Vergrößerung der Bewegungsamplitude, durch die der Patient erst geführt wird und sich dann mehr und mehr aktiv beteiligt (Sullivan et al., 1985).
● Der Therapeut steht hinter dem Patienten und hält mit einer Hand den Unterkiefer. Das verbale Kommando lautet: „Entspannen Sie sich und lassen Sie mich bewegen!"
● Ist die notwendige Entspannung erreicht, führt der Therapeut den Unterkiefer etwa zehn Sekunden lang in rhythmischen Rotationsbewegungen. Wichtig ist, daß die Bewegungsaufforderung beruhigend wirkt und die Bewegungen langsam und rhythmisch ausgeführt werden.
● Später wird die Aufforderung hinzugefügt: „Jetzt helfen Sie mir etwas!", um in die aktive Mitbeteiligung überzuführen. Allmählich wird die resistive Komponente immer mehr verstärkt, so daß der Entspannungstechnik Widerstand folgt.

Widerstand
Ist der Patient überhaupt nicht zu aktiven Bewegungen in der Lage, wird er aufgefordert, bestimmte Kieferstellungen gegen den natürlichen Widerstand der Schwerkraft zu halten. Allmählich wird der Haltewiderstand manuell verstärkt und schließlich als Bewegungswiderstand während der Rotationsbewegung durchgeführt.
Mit der Hand seitlich an der Mandibula wird Widerstand gegen die Lateralbewegungen des Kiefers ausgeübt. Die Übung wird abwechselnd rechts und links durchgeführt, um die für die Mahlbewegungen notwendigen wechselseitigen Kontraktionen des Musculus pterygoideus zu aktivieren (Abb. 10.68).

Autonome Bewegungsübungen
● Unterkiefer so weit wie möglich öffnen, bis Dehnung, aber nicht Schmerz spürbar wird. Einige Sekunden halten, entspannen und dann den Kiefer schließen.
● Abwechselnd Kiefer öffnen und schließen.
● Unterkiefer so weit wie möglich nach rechts schieben, einige Sekunden halten, entspannen, dasselbe nach links.

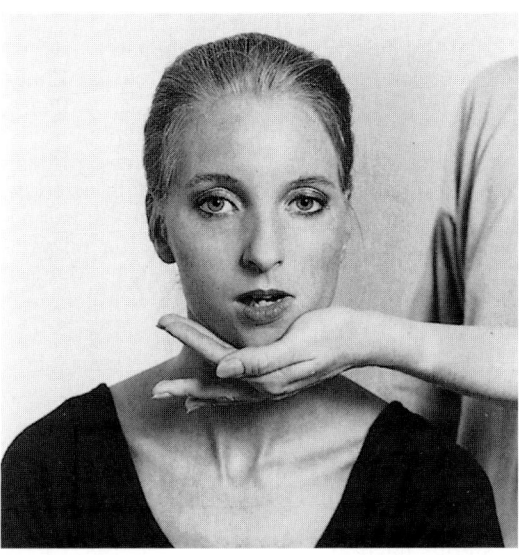

Abb. 10.68: Widerstand gegen die seitliche Kieferbewegung.

- Abwechselnd nach rechts und links schieben.
- Unterkiefer so weit wie möglich nach vorn schieben, halten, entspannen.
- Unterkiefer so weit wie möglich zurückschieben, halten entspannen.
- Abwechselnd vor- und zurückschieben.
- Unterkiefer kreisförmig nach rechts bewegen, dann kreisförmig nach links bewegen.
- Auf einen Strohhalm beißen.
- Dünnen Gegenstand sanft mit den Zähnen festhalten, eventuell mit Stoppuhr messen, wie lange der Kieferschluß gehalten werden kann.
- Direkte Kauübungen:
Konsistenz, Größe und Lokalisierung der Nahrung sind die drei Faktoren, die eine Schwierigkeitsgradsteigerung der Kauübungen ermöglichen. Es erweist sich als günstig, mit Nahrung zu beginnen, die einen gewissen Druck auf die Kauflächen ausübt, sich dann aber gleich auflöst, z.B. Waffeln, Knäckebrot, Weißbrotkruste. Später folgt die Anwendung von festerer Konsistenz wie z.B. Apfel- oder Möhrenstücke, Graubrotrinde und schließlich zähe Nahrungsmittel wie Lakritze, Fleisch usw.
Besteht **Aspirationsgefahr**, kann man z.B. das Obststück in angefeuchtete doppelte Gaze einwickeln oder ein langes, schmales Stück zähes Fleisch zwischen die Molaren einer Seite legen, während der Therapeut das andere Ende festhält (Abb. 11.3).

10.1.4.6 Zungenbewegungen

Die Zunge gilt als das beweglichste Muskelsystem unseres Körpers. Sie ist als einziger quergestreifter Muskel nur an einem Ende fixiert. Die Vorderzunge kann sich frei in alle Richtungen bewegen. Bestimmte Bewegungen sind nur möglich, wenn die Zunge ein Widerlager in den Hart- und Weichteilen des Mundes findet. Für die partiellen, wellenförmig ablaufenden Kontraktionen in der oralen Schluckphase wird z.B. als Kontaktstelle das Gaumendach benötigt. Die Interaktion mit der umgebenden Struktur gleicht also die fehlende Insertionsstelle aus. Mit Ausnahme des Musculus palatoglossus werden alle Zungenmuskeln *motorisch* vom Nervus hypoglossus (XII) innerviert.
Im allgemeinen werden die Zungenmuskeln in innere (intrinsische) und äußere (extrinsische) Muskelgruppen unterteilt. Die *intrinsischen* Muskeln befinden sich im Zungenkörper. Sie lassen sich in M. longitudinalis (Längsmuskel), M. transversus (Quermuskel) und M. verticalis (Senkrechtmuskel) unterteilen. Wie aus ihrer Bezeichnung hervorgeht, verlaufen sie längs, quer und senkrecht. Diese dreidimensionale Anordnung ermöglicht die Formveränderungen des Zungenkörpers, also z.B. Abflachung, Verkürzung oder Streckung. Die *extrinsischen* Zungenmuskeln haben ihren Ursprung außerhalb des Zungenkörpers und verbinden die Zunge mit den umgebenden skelettalen Strukturen. Der M. genioglossus (Kinn-Zungen-Muskel) inseriert am inneren Kinnwinkel und strahlt fächerförmig von unten in die Zunge aus. Am Zungenbein entspringt der M. hyoglossus (Zungenbein-Zungen-Muskel) und zieht nach vorn und oben in die Zunge. Der M. styloglossus (Griffel-Zungen-Muskel) verläuft vom Griffelfortsatz des Schläfenbeines kaudal- und ventralwärts zum seitlichen Zungenrand. Mit dem Gaumen ist die Zunge durch den M. palatoglossus (Gaumen-Zungen-Muskel) verbunden. Die äußeren Zungenmuskeln bewirken in erster Linie Lageveränderungen der Zunge im Raum, zum Teil aber auch Formveränderungen.
Die *Sensorik* der Zunge weist eine komplizierte Innervierung auf. Im Gegensatz zur zirkumoralen Muskulatur, die keine Muskelspindeln besitzt, wurden in der Zunge als sensorisches Organ für Lageveränderungen Muskelspindeln nachgewiesen (Bowman, 1971; Kenndey et al., 1989). Die Versorgung dieser Propriozeptoren erfolgt über Fasern des Nervus hypoglossus (XII)

und des Nervus trigeminus (V). Oberflächlich wird die Zunge von sensiblen Fasern des N. trigeminus (V), N. facialis (VII), N. glossopharyngeus (IX) und des N. vagus (X) innerviert. Sensible Afferenzen der Schleimhaut der vorderen beiden Zungendrittel werden durch den N. trigeminus übertragen, während die Geschmacksempfindung über den N. facialis erfolgt. Der N. glossopharyngeus registriert Geschmack und Sensibilität des hinteren Zungendrittels. Die Valleculae, also der Raum direkt vor der Epiglottis, wird sensibel vom N. vagus innerviert.

Folgende **Zungenfunktionen** sind beim Schluckvorgang zu beobachten:

1. Während des Kauvorganges kommt es zu rotatorischen, lateralen und vertikalen Zungenbewegungen.
2. Zu Beginn der oralen Phase wird die Nahrung auf der Zungenschüssel gesammelt, wozu die Elevation der Zungenspitze und seitlichen Zungenränder, die Depression der Zungenmitte und die Elevation des Zungenrückens[2] erforderlich sind.
3. Während der oralen Transportphase wird die Zunge durch sequentielle Elevationsbewegungen wellenförmig gegen den Gaumen gepreßt.
4. Mit Beginn der Schluckreflexauslösung stößt die Zunge mit einer kräftigen Retraktionsbewegung die Nahrung in den Pharynx, wobei sich die Zungenbasis[3] bis zur Rachenhinterwand bewegt. Die Zunge gilt als wichtigstes Organ für die orale und pharyngeale Boluspropulsion (Kahrilas et al., 1993).

Mögliche klinische Störungssymptome: Bei eingeschränkter Vorderzungenbeweglichkeit können Speisereste im vorderen Sulcus, unter der Zunge oder auf der Zunge verbleiben. Ebenso sind bei gestörten seitlichen Zungenbewegungen häufig Speisereste auf der Zunge oder im lateralen Sulcus zu beobachten. Nahrungsreste am harten Gaumen oder auf der Hinterzunge weisen auf eine reduzierte Zungenrückenelevation oder Zungenretraktion hin. Klinisch leicht zu erkennen ist das pathologische Muster des Zungenstoßes. Die Patienten stoßen die Nahrung nach vorne aus dem Mund, statt sie nach hinten in den Rachen zu befördern. Bei Parkinson-Patienten beobachtet man häufig wiederholte, stereotype Pumpbewegungen der Zunge, die den oralen Bolustransport beeinträchtigen.

Zu geringer Propulsionsdruck durch die Zunge führt zu Problemen der pharyngealen Phase, z.B. zu Nahrungsretentionen im Hypopharynx. Nahrungsreste in den Valleculae weisen hingegen auf eine eingeschränkte Zungenbasisretraktion hin. Gelingt durch die gestörten Zungenbewegungen die orale Boluskontrolle nur unzureichend, kommt es zum Leaking, d.h. Material gleitet in den Rachen, bevor der Schluckreflex ausgelöst wird.

▶ Vorbereitende Stimulationen
Streichender Druck

- Liegt die Zunge in Ruheposition nach hinten retrahiert (Hypertonus), streicht man mit zwei Fingern langsam und rhythmisch, unter leichtem Druck nach unten, auf der Zunge von posterior nach anterior (Alexander, 1987) – tonusreduzierend.
- Variante: Mit gestrecktem Zeigefinger streicht man langsam und rhythmisch von medial beginnend nach lateral, abwechselnd rechts und links – tonusreduzierend.

Vibration

- Ein oder zwei Finger werden auf die Hinterzunge gelegt und leicht nach anterior vibriert – tonusreduzierend.
- Manuelle Vibration der suprahyoidalen Muskulatur hinter dem Kinn lockert die extrinsischen Zungenmuskeln.

Tapping

- Liegt die Zunge in Ruheposition breit und flach auf dem Mundboden (Hypotonus), „tappt" man mit ein oder zwei Fingern mehrmals über die Zunge, bei interdentaler Zungenlage von anterior nach posterior – tonisierend.
- Tapping der suprahyoidalen Muskulatur hinter dem Kinn tonisiert extrinsische Zungenmuskeln.

Kurzzeiteis

Mit dem Eis drei- bis fünfmal vom Zungenrücken bis zur Zungenspitze streichen – tonisierend.

Langzeiteis

Bei hypertoner Zunge Eiswürfel im Mund schmelzen lassen – Vorsicht: bei Aspirationsgefahr nicht geeignet!

---

[2] Anatomisch wird zwischen Zungenrücken und Zungenbasis differenziert. Der Zungenrücken umfaßt den Zungenabschnitt unter dem vorderen weichen Gaumen bis zur Uvula.

[3] Als Zungenbasis wird der Bereich zwischen Uvula und Valleculae bezeichnet.

Leichte manuelle Berührungen

Schnelle Berührungsstimuli der intraoralen Schleimhäute oder des Zahndammes – z.B. mit dem Finger (Gummischutz tragen!) – stimuliert die Zungenbewegungen in Richtung Reizapplikation (Stockmeyer, 1967).

▶ **Gezielte Mobilisation**

▶ **1. Zungenprotraktion**
Leichte manuelle Berührungen
- Der Patient wird aufgefordert, seine Zunge zu berühren, häufig wird dadurch die Zunge unwillkürlich vorgeschoben.
- Leichte taktile Stimulation mit dem Zeigefinger an der Zungenspitze kann zu unwillkürlicher Protraktion führen.

Geschmacksreize
Werden saure Geschmacksreize am Zungenrand appliziert, kommt es häufig zur unwillkürlichen Protraktion.

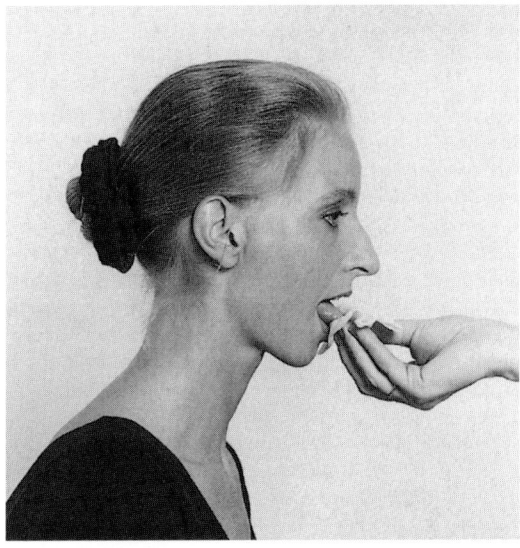

Abb. 10.69: Widerstand gegen das Zurückziehen der Zunge.

Vordehnung und Widerstand
- Zur kurzen Vordehnung schiebt man mit dem Finger oder mit einem Holzspatel die Zungenspitze schnell nach hinten. Dann drückt der Patient die Zunge gegen den Finger oder Spatel. Die Bewegungsaufforderung lautet beispielsweise: „Drücken Sie die Zunge zu mir heraus – so halten – jetzt etwas weiter drücken – noch mehr – jetzt locker lassen!"
- Ein Teelöffel wird mit der Oberseite nach unten auf die Vorderzunge gelegt, bei leichtem Druck nach kaudal/dorsal soll der Patient den Löffel aus dem Mund stoßen.

▶ **2. Zungenretraktion**
Leichte manuelle Berührung
Nimmt man das Frenulum (Zungenbändchen) zwischen zwei Finger, reagieren die Patienten häufig mit Retraktion.

Geschmacksreize
Appliziert man süße Geschmacksreize auf die Zungenspitze, kann es zu einer unwillkürlichen Zungenretraktion kommen.

Vordehnung und Widerstand
Mit einer Mullkompresse wird die Zungenspitze vorsichtig festgehalten und schnell, jedoch sanft, nach vorn gezogen. Während der Therapeut die Zunge weiter festhält, erhält der Patient die Aufforderung: „Ziehen Sie die Zunge zurück – so

halten – etwas mehr ziehen – und wieder lockerlassen!" (Abb. 10.69).

Autonome Bewegungsübungen zur Protraktion und Retraktion
- Zunge so weit wie möglich herausstrecken, zwei Sekunden halten, loslassen.
- Zunge so weit wie möglich zurückziehen, zwei Sekunden halten, loslassen.
- Zunge spitz herausstrecken und flach zurückziehen.
- Zunge im Wechsel rausstrecken und zurückziehen, Unterkiefer dabei ruhighalten.
- Einen in Honig, Eis, Apfelmus oder ähnliches getauchten Spatel abschlecken.
- Mit der Zunge Brösel aufsammeln.
- Eine Tasse mit Folie abdecken, mit der Zunge die Folie durchstoßen.
- *Zungenbasisretraktion*:
  Der Patient schluckt, während die Zungenspitze zwischen den Vorderzähnen oder mit den Lippen festgehalten wird.

▶ **3. Zungenspitzenelevation**
Leichte manuelle Berührung
- Mit einem Stäbchen, Pinsel oder ähnlichem werden leicht die Zungenspitze und dann die oberen Alveolen berührt und der Patient aufgefordert, die Zunge in Richtung Stimulus zu bewegen.

10

FDT

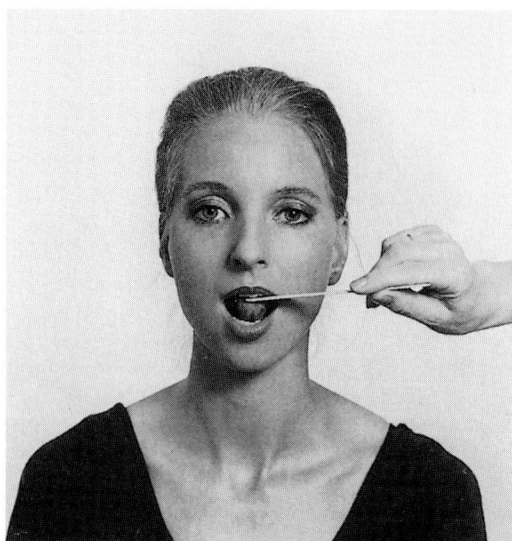

Abb. 10.70: Widerstand gegen das Heben der Zungenspitze.

- Mit dem Finger wird sanft von der Zungenspitze Richtung Zungenblatt und über die vorderen Zungenränder gestrichen, häufig kommt es dabei zur unwillkürlichen Zungenspitzenhebung (Rosenwinkel Marshalla, 1985).

Kurzzeiteis
Von der Zungenmitte 3- bis 5mal mit einem Eisstift zur Zungenspitze streichen – direkte Stimulation des Musculus longitudinalis superior, der bei Kontraktion die Zungenspitze hebt.

Vordehnung und Widerstand
Mit dem Finger oder Spatel drückt man schnell Richtung kaudal auf die Zungenspitze und behält den Kontakt. Der Patient wird aufgefordert: „Heben Sie die Zungenspitze Richtung Zahnfleisch der oberen Vorderzähne – drücken Sie gegen den Widerstand – noch mehr drücken – jetzt entspannen!" (Abb. 10.70).

Widerstand
- Ein Stück Nahrung, z. B. Fleisch, Gummibärchen – etwa in der Größe von 1 x 1 x 1 cm –, wird an einem Faden festgebunden, auf die Vorderzunge gelegt und der Patient zum Schlucken aufgefordert. Dabei zieht der Therapeut mit dosiertem Widerstand am Faden.
- Ein stabiler, flacher Plastiklöffel (Thera Spoon 3, s. Abb. 10.58) wird mit der Oberseite nach

unten auf die Vorderzunge gelegt und der Patient aufgefordert, die Zungenspitze in die Wölbung hinter dem Löffelstiel zu pressen, während der Therapeut Widerstand nach kaudal gibt.
- Beim Widerstand gegen das Schließen des Mundes kommt es als assoziierte Reaktion meist zur Zungenspitzenelevation.

Autonome Bewegungsübungen
- Mit der Zungenspitze obere Zähne antippen.
- Die Oberlippe ablecken.
- Marmelade, Honig, Erdnußbutter usw. von der Oberlippe und vom harten Gaumen ablecken lassen.
- Zungenspitze zur Nase strecken.
- Mit der Zungenspitze die Außenseite der oberen Vorderzähne putzen.
- Mit der Zungenspitze von den oberen Schneidezähnen bis zum weichen Gaumen zurückstreichen.
- Mit der Zungenspitze schnalzen.
- Mit der Zungenspitze vorderen Gaumenbogen berühren, einige Sekunden halten, loslassen.
- Dieselbe Übung, jedoch dabei den Kiefer so weit wie möglich öffnen. Die Zungenspitze bleibt dabei am vorderen Gaumenbogen – einige Sekunden halten – loslassen.
- Zunge im Wechsel nach oben und nach vorne bewegen.
- Mit der Zungenspitze von unten nach oben an einem Lutscher lecken.
- Silben-, Wort- und Satzübungen mit Lauten der zweiten Artikulationszone (d, t, l, n, z).
- Mit der Zungenspitze das Loch im Gaumenteil des Therapielöffels ertasten (Thera Spoon 2, s. Abb. 10.58).
- Zungenspitze in das Loch im Gaumenteil des Therapielöffels pressen, 2 bis 5 Sekunden halten, entspannen (Variante: 2–5 s halten, schlucken, entspannen).
- Ein-Gummiübung (Garliner, 1989; Abb. 10.71):
  a) Ein Gummiring wird bündig auf den Zungenspitzenrand gelegt. Der Patient wird aufgefordert, bei geöffnetem Kiefer den Gummiring an den vorderen Gaumenbogen anzusaugen.
  b) Dieselbe Übung wird mit geschlossenem Kiefer durchgeführt.
  c) Wie Übung (b), jetzt wird der Patient zum Schlucken aufgefordert, der Gummiring bewegt sich nicht.
- Gummiring auf die Zungenspitze legen und hochdrücken.

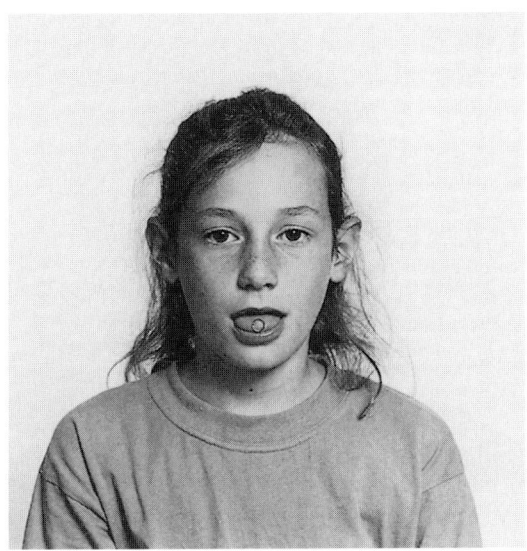

Abb. 10.71: Ein-Gummiübung nach Garliner.

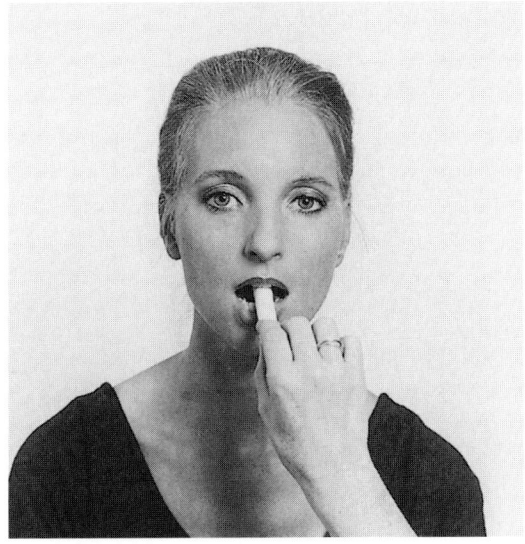

Abb. 10.72: Hebung des Zungenblattes.

▶ **4. Zungenblattelevation**
Leichte manuelle Berührung
Mit dem Finger wird mit leichtem Druck auf das Zungenblatt und an die Gaumenmitte getupft und dann der Patient aufgefordert, die Zungenmitte in Richtung Stimulus zu bewegen.

Vordehnung und Widerstand
Der Therapeut gibt mit Spatel oder Finger am Zungenblatt eine kurze Vordehnung nach kaudal, während der Patient aufgefordert wird, die Zunge zu heben: Dann folgt Widerstand gegen die Zungenblatthebung.

Widerstand
- Ein stabiler, flacher Plastiklöffel (z.B. Thera Spoon 2, s. Abb.10.58) wird mit der Oberseite nach unten oben auf das Zungenblatt gelegt und der Patient aufgefordert, den Löffel an den Gaumen zu saugen, während Widerstand nach kaudal gesetzt wird.
- Eine Mullkompresse 10 x 10 cm wird eingerollt und auf die Zunge gelegt, der Patient drückt sie gegen den Gaumen, während der Therapeut am äußeren Ende zieht (Abb. 10.72).

Autonome Bewegungsübungen
- Die Zungenspitze liegt an den Rugae des Gaumens, die Zungenmitte wird gegen die Gaumenwölbung gepreßt. Der Patient senkt den Unterkiefer, während die Zunge oben bleibt.

- Bei geöffnetem Mund Zunge an den Gaumen saugen, so daß nur das Zungenbändchen sichtbar ist.
- Zunge an den Gaumen ansaugen, einige Sekunden halten, mit einem Knall lösen.
- Zunge an den Gaumen ansaugen, halten, dabei den Kiefer mehrmals öffnen und schließen.
- Bei geschlossenem Mund Zunge an den Gaumen ansaugen.
- Eine Mullkompresse 10 x 10 cm wird eingerollt, in Saft getaucht und auf das Zungenblatt gelegt. Nun wird der Patient aufgefordert, die Zunge zu heben und den Saft auszupressen.
- Ein Schwamm oder Sauger wird mit der Zunge gegen den harten Gaumen gedrückt.
- Zwei-Gummiübung (Garliner, 1989; Abb. 10.73):
  a) Ein Gummiring wird bündig auf den Zungenspitzenrand gelegt, der zweite auf das Zungenblatt. Der Patient wird aufgefordert, bei geöffnetem Kiefer die Gummiringe an den Gaumen zu saugen.
  b) Dieselbe Übung wird mit geschlossenem Kiefer durchgeführt.
  c) Wie Übung (b), jetzt wird der Patient zum Schlucken aufgefordert, die Gummiringe bewegen sich nicht.

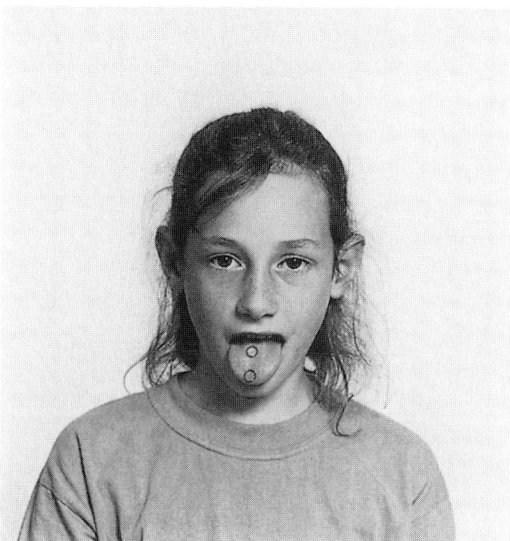

Abb. 10.73: Zwei-Gummiübung nach Garliner.

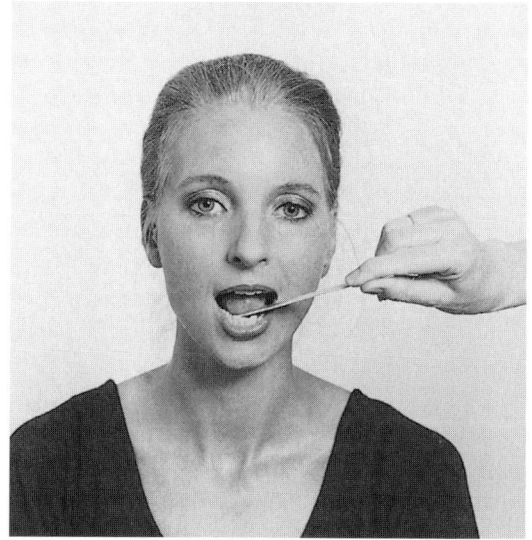

Abb. 10.74: Zungenrückenhebung durch Widerstand gegen das Senken der Zungenspitze.

▶ **5. Zungenrückenelevation**
Leichte manuelle Berührung
● Mit dem Finger wird auf der Zungenmittellinie von vorne nach hinten gestrichen, etwa bis zur Zungenhälfte. In vielen Fällen kommt es dabei zu einer unwillkürlichen Zungenrückenelevation (Rosenwinkel Marshalla, 1985).
● Mit dem Finger leicht auf den Zungenrücken tupfen.

Kurzzeiteis
An den vorderen Gaumenbögen mit einem geeisten Wattestäbchen oder gekühlten Larynxspiegel 3- bis 5mal von oben nach unten streichen – direkte Stimulation des Musculus palatoglossus, der an der Zungenrückenhebung beteiligt ist.

Widerstand
● Mit dem Spatel wird auf dem Zungenrücken Widerstand nach dorsal/kaudal appliziert und der Patient zur Zungenrückenhebung aufgefordert: „Heben Sie den Zungenrücken, als ob Sie ein „k" sprechen würden!" Nachteilig ist, daß dabei manchmal der Würgreflex stimuliert wird.
● Ein spezieller Therapielöffel mit verdicktem Gaumenteil (Thera Spoon 4, s. Abb. 10.58) wird mit der Oberseite nach unten auf den hinteren Teil der Zunge gelegt, der Zungenrücken drückt gegen die Verdickung, während der Therapeut Widerstand nach kaudal setzt.

● Ein spezieller Therapielöffel ohne Gaumenteil mit flachem Ende (Thera Spoon 5, s. Abb. 10.58) wird auf den hinteren Teil der Zunge gelegt, der Patient hebt die Hinterzunge zum weichen Gaumen, während der Therapeut Widerstand nach kaudal appliziert.
● Eine weitere Möglichkeit zur Aktivierung der Zungenrückenhebung bietet das Senken der Zungenspitze gegen Widerstand. Der Therapeut legt den Spatel unter die Zungenspitze und hebt diese vorsichtig hoch. Der Patient wird nun aufgefordert: „Drücken Sie den Spatel nach unten – der Mund bleibt geöffnet – etwas mehr drücken – bis zum Mundboden herunterdrücken – entspannen!" (Abb. 10.74).

Autonome Bewegungsübungen
● Alle Saugübungen.
● Zungenrücken nach hinten oben heben wie bei „k", einige Sekunden halten, loslassen.
● Mit dem Zungenrücken schnalzen.
● Gähnen, Gurgeln.
● Silben-, Wort- und Satzübungen mit Lauten der 3. Artikulationszone (g, k, ch 2, Zäpfchen-R).
● Drei-Gummiübung (Garliner, 1989):
a) Ein Gummiring wird bündig auf den Zungenspitzenrand gelegt, der zweite auf das Zungenblatt und der dritte auf den Zungenrücken. Der Patient wird aufgefordert, bei geöffnetem

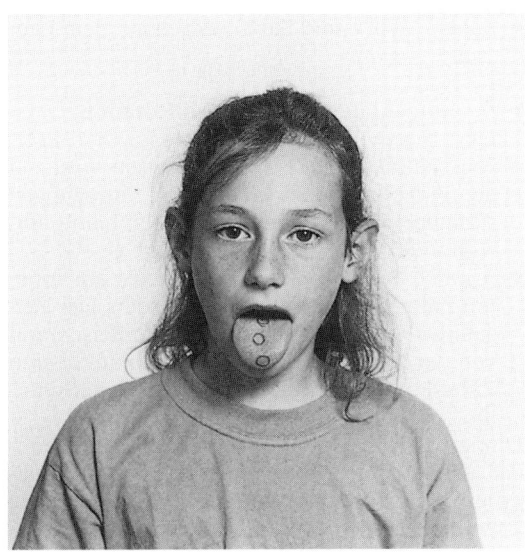

Abb. 10.75: Drei-Gummiübung nach Garliner.

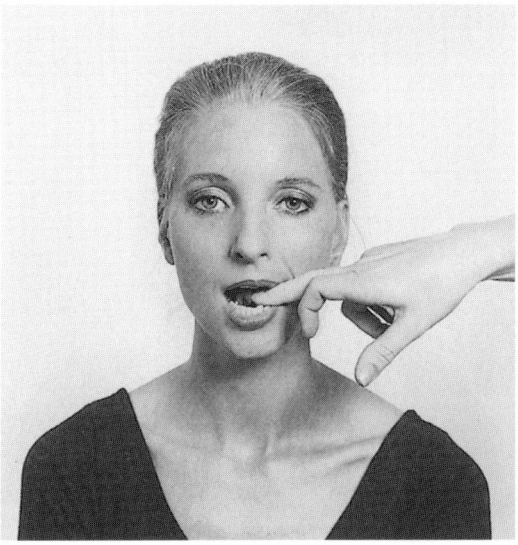

Abb. 10.76: Kurze Vordehnung und Widerstand an den Zungenrändern.

Kiefer die drei Gummiringe an den Gaumen zu saugen.
b) Dieselbe Übung wird mit geschlossenem Kiefer durchgeführt.
c) Wie Übung (b), jetzt wird der Patient zum Schlucken aufgefordert, die Gummiringe bewegen sich nicht (Abb. 10.75).

▶ **6. Zungenrandelevation (Zungenschüsselbildung)**
Leichte manuelle Berührung
Zunge evtl. leicht herausstrecken lassen, bestreichen beginnend von der Zungenspitze entlang der seitlichen Zungenränder nach dorsal bis zum hinteren Zungendrittel – Stimulation des Musculus transversus, dessen längere Fasern bis in die Schleimhaut der Zungenränder reichen. Seine Kontraktion bewirkt eine Hebung der Zungenränder bei gleichzeitiger Senkung der mittleren Zungenanteile.

Kurzzeiteis
Bestreichen der Zungenränder mit geeisten Wattestäbchen oder gekühltem Larynxspiegel, 3- bis 5mal, beginnend an der Zungenspitze, wie oben – Stimulation des M. transversus.

Vordehnung und Widerstand
Die Zungenränder der rechten und dann der linken Vorderzunge und schließlich der Mittelzunge werden nacheinander durch kurzen Druck

mit der Fingerkuppe nach kaudal vorgedehnt. Gleichzeitig erfolgt die Aufforderung: „Lassen Sie sich nicht von mir bewegen!" (Abb. 10.76).

Widerstand
Bei Druck der Zungenspitze gegen einen Spatel und gleichzeitigem Haltewiderstand (statische Muskelarbeit) nimmt die Zunge ebenfalls eine Löffelform an. Der Patient erhält die Aufforderung, die Zungenspitze gegen den Spatel zu drücken und die Position zu halten. Der Therapeut dosiert den Widerstand so, daß er nicht gebrochen werden kann.

Autonome Bewegungsübungen
● Oberlippe heben, obere Zahnreihe zeigen, als assoziierte Reaktion kommt es zur Elevation der Zungenspitze und der Zungenränder.
● Mundwinkelkneifen bewirkt als Mitbewegungseffekt gleichzeitig Zungenspitzen- und Zungenrandelevation.
● Zunge an den Gaumen ansaugen, einige Sekunden halten, dann die Zungenmitte senken, die Zungenränder behalten den Gaumenkontakt bei.
● Eine Holz- oder Acrylkugel wird an einem Faden befestigt, der Patient jongliert die Kugel in der Zungenschüssel. Diese Übung wird dann durch Variationen der Kopfhaltung (nach vorne beugen, zur Seite neigen) erschwert (Abb. 10.77).

10

FDT

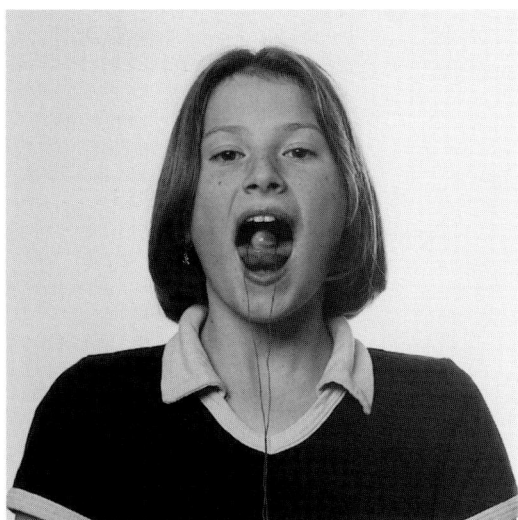

Abb. 10.77: Jonglieren einer Kugel, Übung zur Zungenschüsselbildung.

- Wenn keine Aspirationsgefahr besteht, Flüssigkeit oder Nahrung mit breiiger Konsistenz in der Zungenschüssel halten.
- Aufforderung zur willkürlichen Zungenschüsselbildung, dabei ist anfangs häufig die visuelle Kontrolle über den Spiegel notwendig. Falls dies gelingt, wird der Patient gebeten, „sch" zu sprechen.

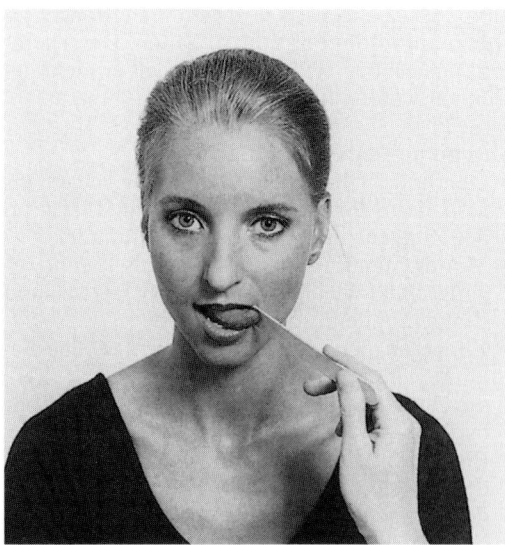

Abb. 10.78: Widerstand gegen die seitliche Zungenbewegung zum Mundwinkel.

- Silben-, Wort- und Satzübungen mit dem Laut „sch".

▶ **7. Zungenlateralisation und Rotation**
Leichte manuelle Berührung
- Am seitlichen äußeren Zahnfleisch wird mit der Fingerkuppe in kreisenden Bewegungen stimuliert. Die Zunge wendet sich häufig unwillkürlich in Richtung Stimulus.
- Ähnlich können Berührungsreize am inneren Zahnfleisch angewendet werden. Der Zeigefinger streicht am unteren Zahnfleischrand von der Mitte nach dorsal, ebenso am oberen Zahnfleischrand. Die Zunge folgt dem Stimulus.

Direkte Berührungsstimulation der Zungenränder zur Aktivierung der Lateralisation und Rotation wird zwar in der Literatur beschrieben, eine Lageveränderung der Zunge durch diese Reizapplikation erscheint aber zweifelhaft. Seitliche und rotierende Zungenbewegungen erfolgen vor allem durch Kontraktion der äußeren Zungenmuskeln.

Vordehnung und Widerstand
Der gestreckte Finger oder ein Holzspatel liegt z. B. am rechten Zungenrand und schiebt die Zunge schnell auf die andere Seite nach links unten. Gleichzeitig wird der Patient aufgefordert: „Schieben Sie Ihre Zunge nach rechts oben – noch mehr – da halten – entspannen!"

Widerstand
- Der Patient streckt seine Zunge aus dem Mund Richtung Mundwinkel einer Seite und drückt mit der Zungenspitze gegen den Spatel oder schiebt den Spatel so weit wie möglich weg (Abb. 10.78).
- Während die Zungenspitze in eine Wangeninnenseite bohrt, hält der Therapeut mit zwei Fingern von außen dagegen (Abb. 10.79).

Autonome Bewegungsübungen
- Mit der Zungenspitze die seitlichen Zähne antippen.
- Zungenspitze in die Wange schieben, rechts und links.
- Zungenspitze in den Mundwinkel schieben, rechts und links.
- Mit der Zungenspitze um die Lippen kreisen, nach rechts und links.
- Kreisende Bewegungen des Zungenkörpers von der Mundmitte zu einer Zahnseite wie beim Kauen.

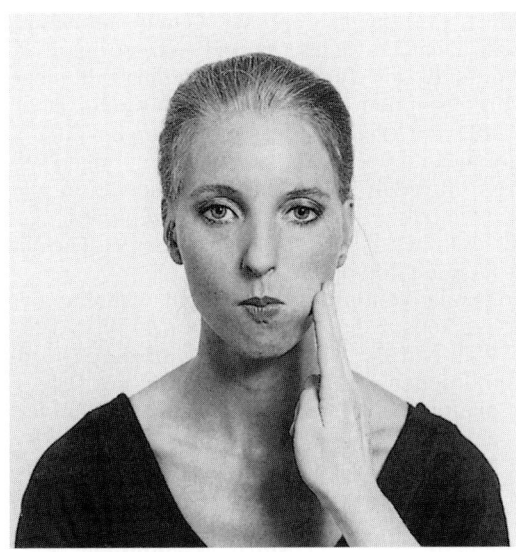

Abb. 10.79: Widerstand gegen die seitliche Zungenbewegung zur Wangeninnenseite.

- Mit Wattetupfer verschiedene Stellen berühren, mit der Zunge Kontaktstelle lokalisieren.
- Honig, Gelee usw. an die lateralen Lippenränder streichen, abschlecken.
- Lutscher seitlich der Lippenmitte halten, ablecken lassen.
- Nahrung mit klebriger Konsistenz vom Eßlöffel ablecken.
- Mullkompresse 10 x 10 cm einrollen, evtl. mit Wasser oder Saft tränken. Mit der Zunge von einer Seite auf die andere schieben, während der Therapeut ein Ende festhält.
- Lakritze oder Weingummischlange von einer Seite auf die andere schieben, der Therapeut hält das freie Ende fest.
- Nahrung, z. B. Käsestücke, Brotrinde auf die Molaren legen, mit der Zunge von einer Seite zur anderen transportieren.
- Nahrung aus den Wangentaschen hervorholen.
- Kaugummi kauen, bei Asprationsgefahr in angefeuchtete Mullkompresse einwickeln.

▶ **8. Abbau von pathologischen Zungenreaktionen**
Zungenstoß
Mit dem Extensorstoß der Zunge werden Nahrung oder Speichel wieder aus dem Mund geschoben, der Bolus also nach anterior statt nach posterior transportiert. Zungenstoß gehört zum

normalen infantilen Schluckreflex der postnatalen Phase (Lewis et al., 1965). Er kann bei Kindern mit zerebralen Bewegungsstörungen als Primitivmuster verbleiben oder bei Erwachsenen durch schwere Hirnschädigungen hervorgerufen werden.
Robbins (1985) beurteilt die Terminologie „Zungenstoß" als irreführend, da nicht nur die Zunge abweichend reagiert, sondern das gesamte Zusammenwirken der labialen, mandibularen und lingualen Muskulatur gestört ist. Es fehlen der Lippen- und Kieferschluß, die stabilisierende Funktion der Mandibula und die Separierung der Zungen- und Kieferbewegungen. Häufig ist der Zungenstoß in Kombination mit dem Beißreflex zu beobachten.
Voraussetzung zur **Inhibition** dieses Streckmusters ist die reflexhemmende Ausgangslage (s. Abschnitt 10.1.4.1). Der Therapeut achtet auf die Aufrichtung der Wirbelsäule, die Hüft- und Kopfflexion. Kräftiger Druck mit der flachen Hand auf das Sternum kann als zusätzlicher Reiz appliziert werden. Als Stimulus zum Abbau des Zungenstoßes empfiehlt Langley (1996) manuelle Vibration am Kiefergelenk. Bewegungsübungen zum Abbau des Zungenstoßes umfassen die Stabilisierung des Lippen- und Kieferschlusses, Rotationsbewegungen der Mandibula, die Separierung der Zungen- und Kieferbewegungen, sowie Elevations-, Retraktions- und Lateralbewegungen der Zunge. Mit der Verbesserung dieser Bewegungsmuster nimmt der Zungenstoß ab.
Während der Nahrungsaufnahme kann in vielen Fällen die richtige Plazierung der Nahrung das Protrusionsmuster verhindern. Der Bolus wird auf der Hinterzunge plaziert. Beim Herausnehmen des Löffels wird ein kurzer kräftiger Druck nach kaudal auf die Vorderzunge gegeben oder mit dem Löffel vibriert, um die Zungenelevation und den Kieferschluß zu aktivieren. Dann erfolgt die Aufforderung zum Schlucken. Kann der Patient den Mundschluß nicht halten, wird mit dem passenden Kieferkontrollgriff passiv unterstützt.

Pumpbewegungen der Zunge
Wiederholte Pumpbewegungen der Zunge als Vorstufe zur Reflexeinleitung sind vor allem bei Patienten mit Parkinson-Krankheit zu beobachten. Da als Folge der Grunderkrankung motorisches Lernen, also die Automatisierung häufig geübter Bewegungsmuster, nicht mehr möglich ist, wird versucht, über die bewußte willkürliche

Kontrolle die Bewegung zu steuern. Der Therapeut erklärt dem Patienten das pathologische Muster. Er wird aufgefordert, die Zungenspitze bewußt an den Alveolarrand zu legen und mit einer kräftigen Aufwärts- Rückwärtsbewegung den Schluckreflex zu initiieren.

Als Alternative kann der Patient aufgefordert werden, das sog. Saug-Schlucken anzuwenden, indem er die Zunge an den Gaumen saugt und dann schluckt. Zur Unterstützung dieser kognitiven Steuerung ist es manchmal hilfreich, eine schriftliche Erinnerungshilfe (z. B. in Form eines Aufklebers) neben das Eßgedeck zu legen.

10.1.4.7 Velumfunktion

Das Velum kann als bewegliche Verlängerung des harten Gaumens betrachtet werden. Seitlich des Zäpfchens wölben sich zwei hintereinanderliegende Falten. Der vordere Gaumenbogen zieht zum seitlichen Zungenrand, der hintere Gaumenbogen zur Seitenwand des Rachens. Außer einem Muskel, dem Tensor veli palatini, der *motorisch* vom Nervus trigeminus versorgt wird, werden alle anderen durch den Plexus pharyngeus innerviert. (Der Plexus pharyngeus setzt sich aus Fasern des Vagus (X), des Glossopharyngeus (IX) und des spinalen Accessorius (XI) zusammen).

Hauptaufgabe des Velums ist es, den oralen Trakt von den Nasenwegen zu trennen. Das Velum besteht aus einem intrinsischen Muskelpaar und vier Paar extrinsischen Muskeln. Der intrinsische Musculus uvulae (Zäpfchenmuskel) erstreckt sich innerhalb des Zäpfchens. Seine Kontraktion bewirkt eine Hebung und Verkürzung des Gaumensegels. Ebenfalls an der Hebung des Gaumensegels beteiligt sind der Musculus levator veli palatini (Gaumensegelheber) und der Musculus tensor veli palatini (Gaumensegelspanner). Der Musculus palatopharyngeus (Gaumen-Rachen-Muskel) bildet den hinteren Gaumenbogen und verbindet den Gaumen mit dem Pharyngeus superior (oberer Rachenmuskel). Seine Kontraktion zieht den Gaumen abwärts und wölbt die Rachenhinterwand nach vorne. Den vorderen Gaumenbogen formt der Musculus palatoglossus (Gaumen-Zungen-Muskel), der den Gaumen ebenfalls abwärts zieht, der aber auch an der Zungenrückenelevation beteiligt ist.

Die *sensible* Versorgung der Propriozeptoren erfolgt beim Gaumensegelspanner über den Trigeminus (V), bei den anderen Gaumensegelmuskeln über den Vagus (X) und Accessorius (XI). Während der Tensor veli palatini zahlreiche Muskelspindeln aufweist, fanden Kuehn et al. (1981) nur wenige Muskelspindeln im Palatoglossus und überhaupt keine in den übrigen velaren Muskeln. Die sensible Innervation der Schleimhäute, also der Exterozeptoren, geschieht über die Nerven Trigeminus (V), Facialis (VII) und Glossopharyngeus (IX).

Folgende **Velumfunktionen** sind während des Schluckens zu beobachten:

1. Während der oralen Phase wird durch Kontraktionen des Palatoglossus und des Palatopharyngeus der Eingang in den Rachen verengt.
2. Mit Beginn der Reflexauslösung hebt sich das Gaumensegel und verschließt dadurch die Nasenwege.

Mögliche klinische Störungssymptome: Eine unzureichende Verengung des Pharynxeinganges kann in der oralen Phase zu vorzeitigem Nahrungseintritt in den Rachen führen (Leaking). Eingeschränkte oder fehlende Velumhebung bewirkt nasale Penetration oder sogar nasalen Nahrungsaustritt. Störungen der reflektorischen Hebung während des Schluckens, aber auch beim Würgen, Gähnen oder Lachen werden als Hinweis für eine *periphere* Gaumensegelparese betrachtet (Kap. 7). Bei *zentralen* Gaumensegelparesen sind in der Regel reflektorische Vorgänge nicht beeinträchtigt. Die periphere Gaumensegellähmung zeigt also Störungen beim Schlucken und Sprechen, während die zentrale Velumparese ausschließlich Beeinträchtigungen des Sprechens erwarten läßt.

▶ **Stimulation der Velumhebung**
Leichte manuelle Berührung
Mit der Fingerkuppe am harten Gaumen punktweise bis zum Zäpfchen tupfen (Schalch, 1994).

Kurzzeiteis
Bestreichen des weichen Gaumens (nicht der vorderen Gaumenbögen) 3- bis 5mal mit geeistem Wattestäbchen oder gekühltem Larynxspiegel – tonisierend.

Leichter Druck
Die Fingerkuppe des Mittelfingers wandert, am harten Gaumen beginnend, mit leichtem Druck in kreisenden Bewegungen zum weichen Gaumen.

Widerstand

- Beide Arme des Patienten liegen angewinkelt auf dem Tisch. Der Kopf wird nach rechts gedreht und die linke Gesichtshälfte auf den rechten Arm gelegt. Der Therapeut plaziert eine Hand auf der Kopfseite und fordert den Patienten auf, den Kopf zur Mitte zu drehen, dabei wird gleichzeitig Widerstand gesetzt. Es folgt eine Spannungszunahme der velaren Muskeln auf der stimulierten Seite.
- Press-Drückübungen: Der Patient sitzt und umfaßt mit beiden Händen die Stuhlkante. Mit gestreckten Armen wird nach kaudal gedrückt und dabei das Gesäß leicht angehoben, zwei Sekunden halten, entspannen. Die Übung bewirkt einen Spannungsaufbau des Velums.

Autonome Bewegungsübungen

Velumhebung:

- Wangen aufblasen, leicht mit den Fingern dagegenboxen.
- Saug- und Blasübungen.

Untersuchungen mit dem Nasenendoskop bestätigen, daß die fehlende Velumelevation hier häufig mit Zungenrückenhebung und dadurch mit lingual-palatalem Abschluß kompensiert wird.

- Lautes Gähnen mit leicht geöffnetem Mund.
- Der Patient versucht, die Silbe „duh" zu sprechen, ohne tatsächlich zu phonieren.

Heben und Senken:

- Abwechselndes Heben und Senken des Velums wird erreicht durch alternierendes Nasalieren der Vokale, erst wird der Vokal hell und offen gesprochen, und dann nasaliert, z. B. „a" und dann „a" usw.

Eine Beschreibung der in der Logopädie bekannten Lautübungen zur Stimulation der Velumhebung geht über die Thematik dieses Buches hinaus. Ungeklärt bleibt, inwieweit Sprechübungen, die komplexe Übertragungsmechanismen auf kortikaler Ebene erfordern, ein geeignetes Muskeltraining zur Aktivierung der reflexiven Velumhebung während des Schluckens darstellen. Sicher bieten sie die Möglichkeit, insbesondere bei peripheren Lähmungen, die Motilität und Kraft der velaren Muskeln zu trainieren.

10.1.4.8 Laryngeale Adduktion

Die Kehlkopfmuskeln werden in intrinsische und extrinsische Gruppen unterteilt. Die *intrin*

sischen Kehlkopfmuskeln bewegen die Aryknorpel und verschließen oder öffnen die Stimmritze. Die Stimmritzenöffnung bewirkt der Musculus cricoarytaenoideus posterior (Ringknorpel-Stellknorpelmuskel) durch Zug am Processus muscularis des Aryknorpels nach hinten seitwärts. Für die Feinspannung der Stimmlippen und Verengung der Stimmritze ist der Musculus thyreoarytaenoideus (Schildknorpel-Stellknorpelmuskel) verantwortlich, dessen innerer Teil, der Musculus vocalis, die eigentlichen Stimmlippen bildet. Zusätzlich am Glottisschluß beteiligt sind der M. cricoarytaenoideus lateralis (Ringknorpel-Stellknorpelmuskel), der den Aryknorpel nach vorn und unten bewegt, sowie der M. arytaenoideus transversus, der von einem Aryknorpel zum anderen zieht. Beim kräftigen Atemanhalten (Pressen) schließt sich der M. ventricularis (Taschenfaltenmuskel), dessen Kontraktion gleichzeitig durch Zug der Aryknorpel nach vorn eine Senkung der Epiglottis bewirkt. Dadurch kommt es zu einem Verschluß oberhalb der Glottis. *Motorisch* und *sensorisch* werden die inneren Kehlkopfmuskeln vom Nervus vagus (X) innerviert.

Der laryngeale Verschluß beim Schlucken ist ein komplexer Vorgang. Folgende **Funktionen** sind zu beobachten:

1. Aneinanderlegen der Stimmlippen.
2. Aneinanderlegen der Taschenfalten.
3. Aneinanderlegen der aryepiglottischen Falten.
4. Epiglottisschluß.

Mögliche klinische Störungssymptome: Unvollständiger Glottisschluß während der Phonation (Flüsterstimme, behauchte oder gepreßte Stimmqualität) kann zwar, muß aber nicht auf eine gestörte Adduktion während der reflektorischen pharyngealen Schluckphase hinweisen. Falls während des Schluckens Material in den Kehlkopfeingang fließt und die Stimmlippen z. B. wegen einer Rekurrensparese nicht geschlossen sind, kommt es zur *intradeglutitiven Aspiration.*

Bei intradeglutitiver Aspiration werden Übungen zur Stimmbandadduktion durchgeführt. Ziel der Therapie ist das Beeinflussen des reflexiven Ablaufs durch willkürlich intendierten Glottisschluß. Geübt werden der Stimmbandschluß beim willkürlichen Atemanhalten und beim Husten. Sobald durch dieses vorbereitende Muskeltraining eine ausreichende Adduktion erreicht ist (Kontrolle durch die Laryngoskopie/Videoendoskopie), wird das willkürlich intendierte Atemanhalten und/oder Abhusten in den reflexiven Schluckakt integriert. Das weitere Vorgehen ist im Abschnitt 10.2.2.2 dargestellt. Im folgenden werden vorbereitende Übungen zur Anbahnung und Verbesserung des laryngealen Verschlusses beschrieben. Im Vergleich zu dem differenzierten Schwingungsmechanismus während der Stimmgebung, handelt es sich hier um einen einfacheren Adduktionsvorgang, dadurch wird die Therapie wesentlich erleichtert.

Um einen *ausreichenden subglottischen Druck* zu erreichen oder die *Steuerung der Atem-Schluckkoordination* zu verbessern, sind häufig begleitende Atemübungen notwendig, die in diesem Rahmen nicht aufgeführt werden.

Vordehnung der Stimmbänder
Mit der Daumen-Zeigefingergabel wird in Schildknorpelhöhe der Kehlkopf leicht nach lateral hin- und herbewegt.

Dehnung – direkte Stimmbandadduktionshilfe
Es empfiehlt sich, die Effektivität der direkten Adduktionshilfen anfangs durch Phonationsprobe zu überprüfen. Der Patient phoniert z. B. anhaltend „o", zuerst ohne, dann mit Adduktionshilfe. Der Therapeut achtet auf die Verbesserungen der Stimmqualität. Direkte Adduktionshilfen können während der Übungen, aber auch während des Schluckens angewendet werden.
Kopfrotation: Bei unilateralen Adduktionsstörungen wird der Kopf zur gesunden Seite gedreht und dadurch das inaktive Stimmband gespannt. In manchen Fällen führt eine Kopfdrehung zur kranken Seite, durch Dehnung der gesunden Stimmbandhälfte, zur besseren Adduktion. Zur Überprüfung phoniert der Patient anhaltend „o", während der Kopf nach rechts und nach links gedreht wird.
Kompression: Daumen und Zeigefinger werden jeweils auf die Schildknorpelplattenmitte gelegt. Während der Patient anhaltend „o" phoniert, übt der Therapeut mit abwechselnd einem, dann mit beiden Fingern Druck nach medial aus. Zugleich werden mehrere Stellen abgetastet, bis die beste Stimmqualität errreicht ist (Blaugrund, 1991). Je nach Einzelfall ist Dehnen des gelähmten oder des intakten Stimmbandes indiziert. Der manuelle Kontakt richtet sich nach der gegebenen Zielsetzung.
Autonome Bewegungsübungen
Der willkürliche Glottisschluß beim Schlucken wird durch Atemanhalten gesteuert. Die zuverlässigste Kontrolle über den notwendigen Druckaufbau beim Atemstopp bietet die Laryngoskopie bzw. Videoendoskopie. Beim Hypotonus geht der Spannungsaufbau in der Regel über das normale Kraftmaß hinaus. Der Atemdruck wird forciert und der Patient zum gepreßten Atemanhalten aufgefordert. Beim Hypertonus versucht man, übermäßiges Pressen während des Atemanhaltens zu vermeiden. Es wird gerade so viel Atmungsdruck aufgebaut, wie zum vollständigen Glottisschluß notwendig ist, ohne dabei pathologische Tonuserhöhungen zu provozieren. Wichtig ist, kein laryngeales Preßverhalten anzubahnen, das sich möglicherweise negativ auf die spätere oder gleichzeitige Behandlung der Phonationsstörung auswirken kann. Erfahrungsgemäß läßt sich die Glottisadduktion beim Atemanhalten relativ rasch anbahnen, während die Behandlung der Stimme ein langwieriges und differenziertes Eingehen auf die Störungspathologie erfordert. Es ist anzunehmen, daß unterschiedliche neuronale Übertragungsmechanismen vorliegen.

Lockerungsübungen
Bei Patienten, die zu Hyperadduktion neigen, sind häufig vorbereitende Lockerungsübungen indiziert. Es werden im folgenden nur einige Beispiele genannt. Weitere Möglichkeiten finden sich in der Spezialliteratur zur Stimmtherapie.
- **Gähnübung:** Gähnen relaxiert die pharyngealen und laryngealen Muskeln. Es wird langsam durch die Nase eingeatmet, dabei bleiben die Lippen geschlossen. Während der Einatmung versucht man zu gähnen, ohne dabei den Unterkiefer zu senken. Beim Gähnen mit geschlossenem Mund wird durch Zug des M. genohyoideus und des M. sternohyoideus das Zungenbein schräg nach unten gezogen, dadurch tritt der Kehlkopf tiefer und die pharyngealen Räume weiten sich. Zur Palpationsprobe legt man die Fingerspitzen an den Halswinkel vor das Zungenbein.
- **Gähn-Seufzübung:** Der Patient wird aufgefordert, bei geschlossenem Mund und geöffnetem Kiefer langsam durch die Nase einatmend zu gähnen. Während der Ausatmung wird seufzend ein weiches „A" phoniert. Dabei achtet man auf eine behauchte, leise Stimmqualität.
- **Resonanzübungen:**
  Summübung: Die Lippen berühren sich leicht, dann summt man auf „M" in unterer Stimmmittellage.
  Kauübung: Summen, und dann mit geschlossenem Mund zu kauen beginnen.

Nasalwechselübung: Die Nasallaute „M, N, NG" werden nacheinander im Wechsel gesummt.

Die Einstellung des Ansatzrohres beim Summen, insbesondere die Erschlaffung des Gaumensegels sowie die Vibrationsempfindungen werden genutzt, um übermäßige Spannung zu reduzieren (Wirth, 1995).

Spannungsübungen

Logemann (1983) empfiehlt, die folgenden Übungen fünf- bis zehnmal täglich, jeweils etwa fünf Minuten lang durchzuführen.

1. Der Patient sitzt auf einem harten Stuhl.
2. Er wird aufgefordert, seine beiden Hände auf die seitlichen Stuhlkanten zu stützen, nach dem Einatmen den Atem so fest wie möglich anzuhalten und gleichzeitig fünf Sekunden lang kräftig mit den Händen nach unten zu drücken, dann zu entspannen. Um der pathologischen Hochatmung entgegenzuwirken, werden die Schultern dabei nicht hochgezogen.
3. Der Patient drückt mit einer Hand auf den seitlichen Stuhlrand und wird aufgefordert, gleichzeitig „ah" zu phonieren, dieselbe Übung wird mit der anderen Hand durchgeführt.
4. Wieder drückt der Patient mit einer Hand auf den Stuhlrand und phoniert dabei mit hartem Stimmeinsatz fünfmal „ah, ah, ah, ah, ah".
5. Während einer Sequenz werden diese Übungen dreimal durchgeführt.
6. Der Patient wird aufgefordert, einzuatmen, den Atem zu halten und dann so kräftig wie möglich zu husten. Logemann (1993) bezeichnet diese Übung als „pseudo"-supraglottisches Schlucken (das supraglottische Schlucken ist eine wichtige Kompensationstechnik zum willkürlichen Glottisschluß während des Schluckvorganges und wird in Abschnitt 10.2.2.2 beschrieben).

- **Variation a:** Das Gesäß leicht vom Stuhl wegheben. Zusätzlich kann die Stimmgebung erschwert werden, indem mit einem harten Stimmeinsatz begonnen wird und dann die Phonation auf „ah..." etwa zehn Sekunden lang mit weicher Stimmqualität gehalten wird.
- **Variation b:** Die Hände umfassen die Stuhlkante, das Gesäß wird nach unten gedrückt.
- **Variation c:** In Brusthöhe Hände falten, Ellenbogenwinkel etwa 90°, so fest wie möglich die Handflächen gegeneinanderdrücken.
- **Variation d:** Ellbogen und Unterarme werden auf die Armlehnen des Stuhles oder Rollstuhles gedrückt.
- **Variation e:** Der Therapeut appliziert Widerstand an der Stirn oder an den Schultern (z. B. für Tetraplegien geeignet).

Bei vielen Patienten können schon nach zwei Wochen gute therapeutische Ergebnisse erzielt werden, in manchen Fällen muß auch mit einer 6- bis 8monatigen Übungsdauer gerechnet werden.

10.1.4.9 Larynxelevation

Die *extrinsischen* Larynxmuskeln verbinden das Kehlkopfgerüst und das Zungenbein mit den umgebenden Strukturen. Die suprahyoidalen Muskeln (obere Zungenbeinmuskeln) ziehen nach oben zum Kinn und zum Schädel, die infrahyoidalen Muskeln (untere Zungenbeinmuskulatur) nach unten zum Brustkorb. Sie heben und senken den Kehlkopf oder halten ihn in einer Position fixiert. Die *motorische* nervale Versorgung erfolgt hauptsächlich durch den N. trigeminus (V), den N. facialis (VII) und den N. hypoglossus (XII). Kontraktionen der oberen Zungenbeinmuskeln heben den Kehlkopf, während die unteren Zungenbeinmuskeln den Larynx senken. Die Muskeln Digastricus venter anterior (V), Mylohyoideus (V) und Geniohyoideus (VII) verbinden das Kinn mit dem Zungenbein und ziehen damit das Hyoid und den Larynx nach vorne oben. Der Thyrohyoideus (XII) nähert den Kehlkopf dem Zungenbein. Am Schläfenbein entspringen der Digastricus venter posterior (VII) und der Stylohyoideus (XII), die den Kehlkopf nach hinten oben heben. Zu den unteren Zungenbeinmuskeln gehören die Mm. sternothyroideus (XII), sternohyoideus (XII) und omohyoideus (XII). Die infrahyoidalen Muskeln können Schildknorpel und Zungenbein einander annähern bzw. bei der Mundöffnung das Zungenbein nach kaudal ziehen. Die *sensorische* Versorgung der extrinsischen Kehlkopfmuskeln erfolgt über den Nervus vagus.

Folgende **Funktionen** stehen mit der Kehlkopfhebung während der pharyngealen Schluckphase in Zusammenhang:

1. Durch die Verschiebung des Kehlkopfes nach vorne oben wird der Rachenraum erweitert und dadurch die Boluspassage erleichtert.
2. Ungenügende Kehlkopfhebung bewirkt eine unvollständige Epiglottisneigung.
3. Durch den Zug werden der Musculus cricopharyngeus und seine angrenzenden Fasern

passiv gedehnt, zugleich wird der Ringknorpel von der hinteren Pharynxwand weggezogen. Diese beiden Komponenten tragen zur Öffnung des oberen Speiseröhrensphinkters bei.

Mögliche klinische Störungssymptome: Bei jüngeren Personen bewegt sich der Kehlkopf um durchschnittlich 2 cm, bei älteren um etwa 1,5 cm nach oben. Wird der Larynx überhaupt nicht, ungenügend oder zu spät Richtung kranial/ventral gezogen, kann *während* des reflexiven Schluckens Material in den Aditus laryngis penetrieren. Werden nach dem Schluckreflex die Stimmlippen wieder geöffnet, kommt es zur *postdeglutitiven Aspiration* des penetrierten Materials. Ist jedoch gleichzeitig die Glottisadduktion gestört, entsteht eine *intradeglutitive Aspiration*. Als Reaktion können eine gurgelnde Stimmqualität und/oder Husten auftreten. Eingeschränkte oder fehlende Larynxelevation kann zugleich Öffnungsstörungen des oberen Speiseröhrensphinkters bewirken. Die Nahrung staut sich über dem unzureichend geöffneten Sphinkter und dringt *nach* der Reflexphase in den geöffneten Larynx. Es entsteht die *postdeglutitive Aspiration*. Die hypopharyngealen Retentionen können klinisch durch Hochräuspern und Ausspucken grob erfaßt werden. Bei Überlauf in den Kehlkopfeingang kommt es zu gurgelnder Stimmqualität und/oder Husten.

Obwohl die Larynxelevation während des Schluckaktes reflexiv erfolgt, kann diese auch willkürlich intendiert werden. Die folgenden Techniken dienen als vorbereitende Maßnahmen zur Verbesserung der willkürlichen Larynxelevation. Im Abschnitt 10.2.2.6 wird dann das „Mendelsohn-Manöver", eine Technik, die die willkürliche Kehlkopfhebung während des Schluckens anwendet, beschrieben.

Oberflächliche Reize, wie z. B. Pinseln usw., sind an den Kehlkopfhebern vermutlich nicht sonderlich effizient, da die Muskeln tiefer liegen. Eine Möglichkeit der Stimulation bieten deshalb propriozeptive Reize.

Streichender Druck
Der Zeigefingerrücken streicht mit Druck unter dem Kinn beginnend zum Zungenbein. Stimuliert werden dadurch der M. mylohyoideus und M. digastricus.

Tapping
Mit zwei Fingern wird die Muskulatur zwischen Kinn und Zungenbein Richtung kranial beklopft.

Vibrationsmassage
Mit einem Vibrationsgerät wird entlang der Halsmuskulatur erstens hinter dem Kinn beginnend von oben nach unten und zweitens von hinten nach vorn massiert. In Abhängigkeit von der Frequenz des Gerätes kommt es zur Entspannung oder Tonisierung der äußeren Kehlkopfmuskulatur.

Widerstand
- In Sitzhaltung werden die Ellbogen auf eine Tischplatte gestützt, die Vorderarme einwärts gedreht und nach oben gerichtet. Jetzt wird die Stirn in die Handflächen gedrückt, diese statische Muskelarbeit einige Sekunden gehalten, dann wieder entspannt. Die Übung bewirkt eine kräftige Kontraktion der suprahyoidalen Muskeln.
- Widerstand gegen Kopfheben und -senken: Der Patient wird aufgefordert, das Kinn zur Brust zu neigen. Der Therapeut legt eine Hand auf den Scheitel und setzt angepaßten Widerstand Richtung rostral/ventral, während der Patient den Kopf hebt. Die Hand sollte nicht auf dem Hinterkopf liegen, da durch Druck von hinten ein pathologisches Extensionsmuster provoziert werden könnte. Die Kopfhebung wird einige Sekunden gegen Widerstand gehalten und dann der Patient aufgefordert, wieder das Kinn zur Brust zu neigen. Nun liegt der Handteller des Therapeuten unter dem Kinn und gibt während der Anteflexion Widerstand Richtung kranial/dorsal. Die Endposition wird wieder einige Sekunden gehalten, dann werden die Muskeln entspannt. Diese Sequenz wird mindestens achtmal wiederholt (Abb. 10.80 a und b).

Autonome Bewegungsübungen
Kräftigung der suprahyoidalen Muskeln: Kopf eine Minute lang heben und wieder senken (3mal hintereinander), dann 30mal im Wechsel Kopf heben und senken, insgesamt 3mal täglich – Kräftigung der suprahyoidalen Muskeln. Shaker (1995) konnte nach 6wöchiger Übungsdauer eine signifikante Verbesserung sowohl der Kehlkopfhebung als auch der Öffnung des Ösophaguseingangs nachweisen.
Willkürliche Larynxelevation durch Zungenrückenhebung: „Heben Sie Ihren Zungenrücken an den Gaumen, als ob Sie „k" wie in „kein" sprechen würden. Legen Sie dabei Ihren Zeige- und Mittelfinger an den Schildknorpel und fühlen Sie die Kehlkopfhebung!"

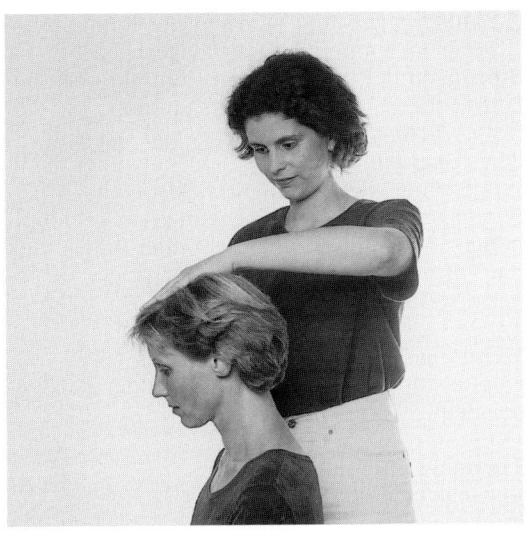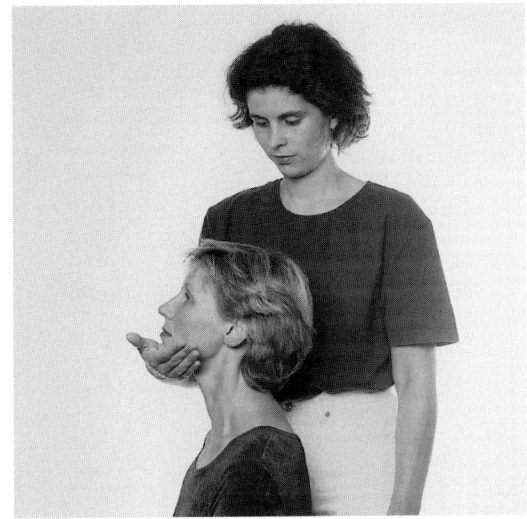

Abb. 10.80a und 10.80b: Kopf heben und Senken gegen Widerstand zur Kräftigung der Kehlkopfheber.

Larynxelevation durch Sprechübungen:
- Stimmloser Glottisplosiv, Stimmlippen durch Atemanhalten fest schließen und mit leichtem „Knall" loslassen – kräftige Hebung.
- Plosive „p", „t", „k" – kräftige Hebung.
- Alveolare Artikulation „t", „d", „l", „n", „s", „z", „r" – Hebung des Zungenbeins nach vorne.
- Palatale Artikulation „e", „i", „j", „c" – Hebung des Zungenbeins nach vorne.
- Velare Artikulation „k", „g", „u", „x" – Hebung des Zungenbeins nach hinten.
- Uvulare Artikulation „r" – Hebung des Zungenbeins nach hinten.

Diese Lautbeispiele werden durch Silben- und Wortreihen ergänzt.

Larynxelevation durch Stimmübungen:
Der Kehlkopf hebt sich beim Singen hoher Töne. Es bieten sich zahlreiche Übungen an, hier sind nur einige Beispiele genannt:
- So tief wie möglich: /ee/ /ii/ /uu/ /nn/.
- So hoch wie möglich: /ee/ /ii/ /uu/ /nn/.
- Von unten nach oben gleiten: /ee/ /ii/ /uu/ /nn/.
- Von oben nach unten gleiten: /ee/ /ii/ /uu/ /nn/.
- Den höchsten Ton so lange wie möglich halten: /ee/ usw.
- Die vorhergehenden Übungen werden zu Silben erweitert, z. B. /ne/ /ke/ usw.
- Biofeedbacktraining am Visi-Pitch bzw. Sprechsichtgerät, hierbei auditive und visuelle

Wiedergabe der Tonhöhe und Lautstärke sowie sonstiger Stimm- und Sprechparameter (s. Bezugsquellen). Das Programm beinhaltet gleichzeitig verschiedene Stimmspiele und erlaubt dadurch eine abwechslungsreichere Gestaltung der Übungssequenzen.

10.1.4.10 Aktivierung pharyngealer Kontraktionen

Primär nimmt der Rachen wichtige Funktionen während des pharyngealen Bolustransportes ein und sekundär dient er als Resonator des Stimmklanges. Die Rachenmuskeln sind quergestreift, unterliegen jedoch nicht der willkürlichen Kontrolle. Die Aktivierung pharyngealer Kontraktionen erfolgt deshalb in der Übungstherapie *indirekt* über Bewegungskombinationen mit pharyngealer Beteiligung, z. B. kräftiges Atemanhalten. Die Rachenmuskeln (s. Kap. 1) werden funktionell in zwei Gruppen unterteilt: 1. die ringförmig verlaufenden Schlundschnürer oder Konstriktoren und 2. die längsförmigen Schlundheber oder Levatoren. *Motorisch* wird der Pharynx hauptsächlich vom Nervus vagus (X) versorgt, mit zusätzlicher Beteiligung von Fasern des Nervus glossopharyngeus (IX) und des spinalen Accessorius (XI).
Der *Musculus constrictor pharyngis superior* (oberer oder Kopfschlundschnürer) bildet in Höhe des harten Gaumens an der Rachenhinterwand einen Halbring. Er entspringt am Proces-

10

FDT

sus pterygoideus des Keilbeins und hat auch Faserverbindungen zur Wangenmuskulatur, zum weichen Gaumen, zur Innenseite des Unterkiefers und zur Zungenbasis. Die Fasern ziehen zur Rachenhinterwand und laufen in der Raphe pharyngis zusammen. Seine Kontraktion verengt den oberen Rachenraum und wirft gegenüber dem gehobenen Gaumensegel eine leistenförmige Falte, den sogenannten Passavant-Wulst auf. Der *Musculus constrictor pharyngis medius* (mittlerer oder Zungenbeinschlundschnürer) verläuft vom kleinen und großen Horn des Zungenbeins zur Rachenhinterwand. Durch seine Kontraktion wird der mittlere Rachenraum verengt. Der *Musculus constrictor pharyngis inferior* (unterer oder Kehlkopfschlundschnürer) verbindet das Kehlkopfgerüst mit der Rachenhinterwand. Sein Pars thyropharyngea strahlt vom Schildknorpel aufwärts zur Raphe. Der Pars cricopharyngeus setzt am Ringknorpel an und geht in den oberen Speiseröhrensphinkter über.

Neben dem Musculus palatopharyngeus (s. Gaumenmuskulatur) gehört der Musculus stylopharyngeus (Griffel-Schlund-Muskel) zu den Schlundhebern. Dieser entspringt am Processus styloideus (Griffelfortsatz) des Schläfenbeins, zieht zur hinteren seitlichen Pharynxwand, zum Seitenrand der Epiglottis und zum Oberrand des Schildknorpels. Seine Kontraktion bewirkt das Aufwärtsziehen des Kehlkopfes.

Bezüglich der kontraktilen Elemente des sensorischen Systems ließen sich in den oberen Rachenmuskeln keine Muskelspindeln nachweisen (Kuehn et al., 1981). Die nichtkontraktilen Elemente, also die Pharynxschleimhaut, werden *sensibel* hauptsächlich vom N. trigeminus (V), N. glossopharyngeus (IX) und N. vagus (X) versorgt.

Funktionen der Rachenmuskeln während des Schluckens:

1. Die Kontraktion der Schlundschnürer setzt am Bolusende ein und dient vor allem der Reinigung des Rachens.
2. Durch die Kontraktion der Schlundheber wird der Rachen während der pharyngealen Schluckphase um *ein Drittel* seiner ursprünglichen Länge verkürzt.
3. Der Pars cricopharyngeus des unteren Rachenmuskels weist als Teil des oberen Speiseröhrensphinkters einen erhöhten Ruhetonus auf, ist im Normalzustand kontrahiert und verschließt damit den Speiseröhreneingang. Er relaxiert in der pharyngealen

Schluckphase und wird mit der Kehlkopfhebung nach anterior passiv aufgezogen.

Störungen der pharyngealen Kontraktionen beeinträchtigen die Reinigungsfunktion, so daß Bolusteilchen an der Rachenwand hängenbleiben. Dagegen kann eine fehlende oder nicht zeitgerechte Relaxation des Musculus cricopharyngeus, aber auch eine reduzierte Kehlkopfhebung oder ein verminderter oraler Bolusdruck die Öffnung des Speiseröhreneinganges behindern (s. Kap. 2).

Dehnung
Kopfflexion bewirkt eine Dehnung der Rachenmuskeln.

Thermale Stimulation
Eis lutschen und Schlucken eisgekühlter Getränke kann die Kontraktionsfähigkeit der Pharynxmuskeln fördern. Selbstverständlich wird dieser Stimulus bei Aspirationsgefahr nicht angewendet.

Indirektes Training gegen Widerstand
Als Relikt unseres frühkindlichen Saugmusters bestehen funktionelle Verbindungen zwischen der oralen Muskulatur, der Buccinatorschleife und den oberen Rachenmuskeln. Widerstandsübungen der Lippen- und Wangenmuskeln (s. 10.1.4.4) führen gleichzeitig zur Kontraktion der oberen Rachenmuskeln.

Indirekte autonome Bewegungsübungen
Aktivierung der Konstriktoren: Perlman et al. (1989) haben in einer EMG-Studie die Kontraktionen der oberen Rachenmuskeln bei unterschiedlichen reflektorischen und willkürlich intendierten Bewegungen gemessen. Die deutlich höchste Amplitude wurde während des Schluckens registriert, dann folgte die Pharynxkontraktion beim Würgen und an dritter Stelle standen die Kontraktionskraft beim modifizierten „Valsalva-Manöver" und beim Sprechen des Wortes „hok".

- Der Patient wird aufgefordert, tief einzuatmen, zum kräftigen „k" anzusetzen und das „k" so lange und so kräftig wie möglich zu halten (modifiziertes Valsalva-Manöver).
- Als Variante wird das Wort „hok" gesprochen und dabei der Laut „k" kräftig betont.
- Etwas niedriger liegen die EMG-Aktivitäten beim Singen hoher Töne (Falsettstimme).
- Beim kräftigen Saugen sind die EMG-Aktivitäten erstaunlicherweise geringer als bei den

oben genannten Übungen (Perlman et al., 1989).

Aktivierung der Öffnung des oberen Speiseröhrensphinkters: Da an der Öffnung des Musculus cricopharyngeus verschiedene Komponenten beteiligt sind, entscheidet der individuelle Pathomechanismus über den Übungsschwerpunkt.

- Um den oralen Bolusdruck zu erhöhen, werden Zungenkräftigungsübungen und Zungenbasisretraktionsübungen durchgeführt (s. 10.1.4.6).
- Bei eingeschränkter Kehlkopfhebung empfiehlt sich, um die passive Traktion am M. cricopharyngeus zu verbessern, ein Larynxelevationstraining (s. 10.1.4.9).
- Eine Möglichkeit zur willkürlich initiierten Sphinkteröffnung bietet „rülpsen". Das Ruktationsgeräusch entsteht durch Vibrationen des oberen Speisröhrensphinkters, die während des Austritts von Luft aus der Speiseröhre erzeugt werden. Techniken zum willkürlichen „rülpsen" finden sich in der Literatur zur Anbahnung der Ösophagussprache kehlkopfloser Patienten (z. B. Casper et al., 1992; Lotter et al., 1991). Die Luftaufnahme in die Speiseröhre kann auf zwei verschiedene Arten geschehen: 1. Mit Hilfe der Inhalations- oder 2. mit der Injektionsmethode.

1. Inhalationsmethode: Synchron zur Einatmung wird Luft in die Speiseröhre gesaugt. Der Patient wird aufgefordert, seinen Mund zu schließen und schnell durch die Nase Luft einzuziehen, dabei liegt die Zunge flach auf dem Mundboden, wie bei der Phonation des /a/, die Zungenbasis macht eine kleine Rückwärtsbewegung. Eine andere Möglichkeit besteht darin, durch den geöffneten Mund Luft anzusaugen, bei leicht angehobenem und vorgestrecktem Unterkiefer. Vorstellungshilfen, wie z. B. „nach Luft schnappen wie ein Fisch", „Luft einsaugen" usw. können die Bewegung erleichtern.

2. Injektionsmethode: Bei dieser Technik wird Luft durch Zungendruck oder durch Konsonantendruck in die Speiseröhre gepumpt. Nach der Einatmung durch Mund oder Nase wird bei ersterer Methode die Luft im Mund gesammelt. Dieser *Luftball* wird dann bei geschlossenen Lippen und kontrahierten Wangen, mit einer wellenförmigen Kolbenbewegung der Zunge, in den Rachen und in die Speiseröhre geschoben. Eine Hilfe könnten Aufforderungen sein wie „Backen

aufblasen und Inhalt in die Speiseröhre schieben" usw. Bei der Konsonanteninjektion wird während der Phonation der Verschlußlaute (p, t, k) Luft nach hinten gedrückt.

Bei beiden Methoden ist darauf zu achten, die Luftsäule nicht zu tief in den Magen zu schieben. Die Luftabgabe erfolgt durch Aktivierung der Zwerchfellaufwärtsbewegung, z. B. durch Einsatz der Bauchpresse oder über Vorstellungshilfen wie „Ausatmen aus dem Bauch", „sich übergeben müssen" usw. Ausführliche Beispiele finden sich in der Literatur zur Anbahnung der Ösophagussprache.

Inwieweit willkürliches Rülpsen tatsächlich die Sphinkteröffnung während des Schluckens verbessert, ist bislang lediglich an einigen Einzelfallbeschreibungen dokumentiert worden (Schultz et al., 1979).

10.1.4.11 Stimulation des Schluckreflexes

Beim neurologisch ausgereiften Individuum besteht der Schluckreflex aus der willkürlichen, oralen Reflexeinleitung und der unwillkürlichen Reflextriggerung. Die orale Reflexeinleitung entspricht also der oralen Schluckphase, während die Reflexauslösung die pharyngeale Schluckphase einleitet. Nach Kennedy und Kent (1988) läßt sich der Schluckreflex in drei verschiedene neurophysiologische Organisationsebenen unterteilen:

1. Stimulation durch den Bolus und periphere Reizaufnahme.
2. Auf subkortikaler Ebene erzeugte Bewegungsmuster und Reflexbögen.
3. Zentrale Wahrnehmung und modulierende Einflüsse durch kortikal absteigende Bahnen.

Die Eigenschaften des Bolus beeinflussen den Schluckablauf. Ohne ausreichendes Bolusvolumen kann keine Reflextriggerung erfolgen. Es ist z. B. kaum möglich, häufiger als viermal schnell hintereinander zu schlucken. Dabei bildet die Fähigkeit, Größe, Form und Konsistenz des Bolus wahrzunehmen, also intakte sensorische Afferenzen, eine wichtige Voraussetzung zur Interaktion zwischen Bolus und muskulärer Antwort. So zeigen z. B. Patienten mit gestörter taktiler Sensibilität Probleme mit der willkürlichen Reflexeinleitung, da der Bolus unzureichend gespürt wird. Des weiteren spielen die muskuläre Leistung und Steuerung eine wichtige Rolle für die Reflexinitiierung. Bei Patienten mit paretischer Zunge oder apraktischen Bewegungsstörungen werden häufig verspätete und verlängerte orale Reflexeinleitungsphasen beobachtet. Patienten mit schwersten kognitiven Beeinträchtigungen lassen den Speisebolus häufig zu lange im Mundraum liegen, da sie ihn nicht als Nahrung, die geschluckt werden soll, identifizieren.

Neben Faktoren, die die willkürliche Reflexeinleitung bestimmen, spielen für den Ort und Zeitpunkt der Triggerung bestimmte reflexauslösende Zonen eine wichtige Rolle. Es können Haupt- und Nebenareale unterschieden werden. Bei jüngeren Personen gelten die vorderen Gaumenbögen als eines der Haupttriggerareale, während sich mit höherem Lebensalter (> 60 Jahre) der Triggerpunkt in Richtung Zungenbasis verlagert (Tracy et al., 1989). Für die radiologische Beurteilung wird deshalb mittlerweile als kritische Region der Schnittpunkt zwischen der Verlängerung der Unterkieferlinie mit der Zungenbasis angegeben (Logemann, 1997). Geschieht die Reflextriggerung im Pharynx unterhalb dieses Schnittpunktes, ist der Zeitpunkt als verspätet einzustufen. Ein Areal zweiter Ordnung liegt an der Rachenhinterwand des Oropharynx. Hannig (1995) konnte unter Umgehung des oralen Traktes und der Rachenwand durch Einspritzen von Flüssigkeit in die Valleculae oder in die Sinus piriformes ebenfalls Schluckreflexe auslösen. Dodds et al. (1975) haben durch Einträufeln geringer Flüssigkeitsmengen in den Aditus laryngis Reflextriggerungen provoziert. Nicht zuletzt sind für die Bereitschaft zur willkürlichen Reflexeinleitung auch psychische Faktoren, wie die Motivation zum Essen und Trinken, die z.B. durch Aussehen, Geruch und Geschmack der Nahrung beeinflußt wird, zu berücksichtigen. Übereinstimmend gilt in der Literatur, daß der Schluckakt durch ein Zusammenwirken verschiedener Reize ausgelöst wird. Es herrscht jedoch immer noch Unklarheit darüber, welche Reizsummierung tatsächlich zur Triggerung führt.

Mögliche klinische Störungssymptome: Beeinträchtigungen der oralen Reflexeinleitung sowie eine verspätete Reflextriggerung können klinisch durch den sogenannten Schluckkontrollgriff erfaßt werden (s. Abb. 8.1: Schluckkontrollgriff). Fließt aufgrund der zeitlichen Verzögerung vor der Reflexauslösung Material unkontrolliert in die geöffneten Luftwege, kommt es zur *prädeglutitiven Penetration* oder *Aspiration*.

Techniken zur Schluckreflexstimulation

In der Therapie versucht man durch *Erhöhung des sensorischen Inputs* entweder die orale Initiierungsphase oder den Triggerzeitpunkt zu beschleunigen. Zusätzlich werden vorbereitende Maßnahmen zur Erhöhung der Schluckmotivation berücksichtigt. Die folgenden Beispiele zeigen eine Übersicht verschiedener Techniken. Die Zusammenstellung der Stimuli wird abhängig vom Individualfall variieren. Die Effektivität der Methoden kann in der Therapiesituation weitgehend durch die Palpationskontrolle überprüft werden. Eine genaue Lokalisation des Triggerzeitpunktes ist jedoch nur durch die radiologische Aufnahme möglich.

Erhöhung der Schluckmotivation
Visuelle, olfaktorische und gustatorische Sinneseindrücke beeinflussen die Schluckmotivation. Sieht die Nahrung appetitlich aus, riecht und schmeckt sie gut, wird der Speichelfluß stimuliert, zugleich der Genuß am Essen und Trinken erhöht und damit die Bereitschaft zur willkürlichen Reflexinitiierung gefördert. Deshalb sollte der Therapeut auf ein appetitliches Aussehen der Nahrung achten. Während der Mahlzeit wird der Teller so plaziert, daß der Patient die Speise sehen kann. Gesichtsfeldausfälle oder Neglect werden gesondert berücksichtigt. Die Menüwahl sollte sich, soweit möglich, nach dem Geschmack des Patienten richten.

Stimulation der Reflexeinleitung, Beschleunigung der Reflexauslösung
Durch Verstärkung des sensorischen Inputs wird versucht, die Reizschwelle zu senken und damit die Reflextriggerung zu erleichtern.

Antizipatorischer Stimulus
Bei manchen Patienten kann der motorische Input der Arm-Handbewegung zum Mund als antizipatorischer Stimulus die orale Reflexinitiierung fördern. Wird diesen Patienten das Essen von einer Begleitperson in den Mund geschoben, kommt es häufig verspätet oder überhaupt nicht zu einer motorischen Antwort. Beim selbständigen Essen kann dagegen in diesen Fällen die Reflexeinleitung regelrecht erfolgen (Logemann, 1996). Sind die Patienten aufgrund von Defiziten der Arm-Handmotorik auf fremde Hilfe angewiesen, bietet die geführte Bewegung eine ideale Kompromißlösung.

Diese antizipatorische Wirkung sollte auch während der *Diagnostik* berücksichtigt werden. So führt z.B. der Patient während der radiologischen Untersuchung das Kontrastmittel möglichst selbständig zum Mund.

Aktivierung der Zungen- und Mundbodenmuskulatur

Kurze Eisstimulation

- Um die Mundbodenmuskulatur zu stimulieren, wird z. B. mit einem Eiswürfel oder Stieleisbehälter seitlich vom Kinn beginnend zum Zungenbein gestrichen, auf jeder Seite jeweils dreimal – tonisierend.
- Auf der Zunge streicht man von hinten nach vorne (dreimal), wobei beim dritten Mal mit einem abschließenden Druck auf die Zungenspitze gleichzeitig die Zungenspitzenelevation aktiviert werden kann (tonisierend). Dann wird der Patient zum willkürlichen Schlucken aufgefordert.

Längere Eisanwendung

Lutsch- oder Kauübungen mit Eis lassen sich in der zeitlichen Sequenz nach Bedarf variieren. Die zeitliche Dauer der Eisanwendung zur Herabsetzung des Muskeltonus variiert je nach individueller muskulärer Reaktion.

Streichender Druck

Langley (1996) beschreibt eine aus der Tiermedizin übernommene Stimulation („This is the same action as that used when persuading a cat to swallow a pill"). Hinter der Mandibula beginnend wird entlang des M. digastricus und des M. mylohyoideus kräftig nach hinten gestrichen und entlang des M. stylohyoideus wieder zurück. Manchmal genügen leichte Berührungsreize, z. B. durch mehrmaliges sachtes Aufwärtsstreichen mit dem Zeigefingerrücken unter der Mandibula beginnend bis zum Zungenbein, um den Schluckreflex auszulösen. Wichtig ist, dabei auf die exakte Kieferkontrolle zu achten und, wenn nötig, mit dem Kieferkontrollgriff zu unterstützen (s. Abschnitt 10.1.4.1).

Mobilisierung der laryngealen Muskulatur

Streichender Druck

Mit leicht gespreizter Daumen-Zeigefingergabel wird am seitlichen Larynx nach oben gestrichen (Abb. 10.81).
Asher (1984) und Silverman et al. (1979) üben manuelle Vibrationsreize an der laryngo-pharyngealen Muskulatur aus, indem sie unter dem Kinn beginnend an beiden Seiten des Larynx bis zur Drosselgrube vibrieren und damit Dehnungsreize in das entgegengesetzte Bewegungsmuster ausüben.

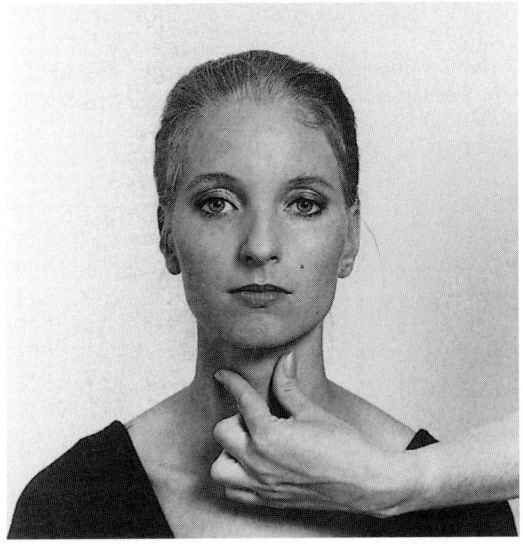

Abb. 10.81: Reflexstimulation durch Aktivierung der laryngealen Muskulatur.

Bolusspezifische Stimulation

Bolusvolumen: Ein größeres Bolusvolumen erhöht den sensorischen Input. So kann man im Individualfall beobachten, daß z. B. bei Schlucken von 1 ml Bolusgröße die Reflexauslösung deutlich erschwert oder sogar aufgehoben ist, während bei 3 ml eine regelrechte Triggerung erfolgt. Deshalb ist es notwendig, insbesondere während der radiologischen Untersuchung, unterschiedliche Bolusvolumen zu versuchen.
Falls die sensorische Stimulation durch den Bolus nicht ausreicht, kann nach dem Einführen des Löffels in den Mund ein kurzer Druck auf die Zungenmitte gesetzt werden. Die Reizung der Propriozeptoren wird dadurch verstärkt.
Bolusstruktur: Homogen breiige Nahrung weist bedeutend weniger stimulierende Eigenschaften auf als z. B. feste Nahrung mit unterschiedlicher Struktur. Zudem bietet das Kauen zusätzliche antizipatorische Reize durch die Mobilisierung verschiedener Bewegungskomponenten.
Bolusgeschmack: Intensiver Geschmack bietet zusätzliche sensorische Reize. Ist der Patient noch nicht zur Nahrungsaufnahme in der Lage, kann zur gustatorischen Stimulation der Mundraum mit flüssigkeitsgetränkten Wattestäbchen (z. B. Zitronensaft) bestrichen oder betupft werden. Wie eine Pilotstudie von Logemann (1995) zeigt, bewirkt vor allem ein saurer Bolus eine

10

FDT

signifikante Verbesserung der Schluckreflexauslösung.

Bolustemperatur: Insbesondere bei Flüssigkeiten, die bezüglich ihrer Konsistenz gering stimulieren, beobachtet man häufig eine Verbesserung der Reflexinitiierung oder Triggerung bei eisgekühlten oder heissen Getränken.

Eis lutschen (in Stieleisbehältern gefrorene Getränke) vor oder während des Essens kann im Individualfall die Reflexauslösung deutlich beschleunigen.

Gaffney und Peterson Campbell (1974) stimulieren ähnlich, der Patient behält einen Teelöffel Eisstücke einige Sekunden lang im Mund und spuckt sie dann wieder aus. Mit fortschreitenden oralen Fertigkeiten versucht der Patient einige Sekunden lang an den Eisstücken zu kauen. Er wird dabei aufgefordert, seine Wahrnehmung auf das Erfühlen der Temperatur und der Nahrungskonsistenz zu richten und konzentriert an den Schluckvorgang zu denken, dann soll geschluckt werden.

Besteht bei Flüssigkeiten hohe Aspirationsgefahr, empfiehlt es sich, nur einige Tropfen kalten Wassers aus einer Augentropfenpipette auf die Zunge zu träufeln.

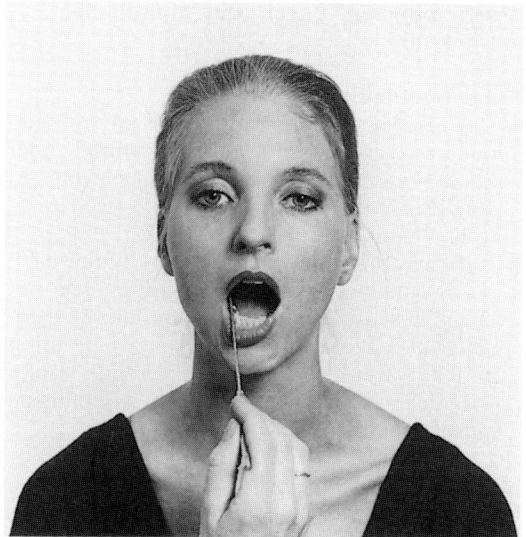

Abb. 10.82: Reflexstimulation an den vorderen Gaumenbögen durch Kältereize.

Thermosonde (s. Bezugsquellen)

Thermal-taktile Stimulation
Mit einem eisgekühlten Metallstab werden gezielt Triggerzonen gereizt.

Logemann (1993) stimuliert folgendermaßen:
1. Ein Larynxspiegel mit etwa 1 cm Durchmesser wird etwa 10 Sekunden lang zum Abkühlen in Eiswasser getaucht.
2. Dann wird die Rückseite des Spiegels an die Basis der vorderen Gaumenbögen gelegt (Abb. 10.82 und 10.83) und fünfmal auf- und abgestrichen.
3. Jetzt wird der Spiegel wieder einige Sekunden in Eiswasser getaucht und dann die gegenüberliegende Seite stimuliert.
4. Nun nimmt der Patient Nahrung in den Mund und versucht zu schlucken. Bei Aspirationsgefahr wird der Patient lediglich zum Speichelschlucken aufgefordert.
5. Diese Sequenz sollte fünf- bis zehnmal wiederholt werden, insgesamt werden die Übungsfolgen drei- bis viermal täglich durchgeführt.

Bei Patienten mit Teilresektionen des Gaumens und massiven Sensibilitätseinschränkungen auf der operierten Seite wird einseitig auf der gesunden Seite stimuliert. Bei vorhandenem Beißre-

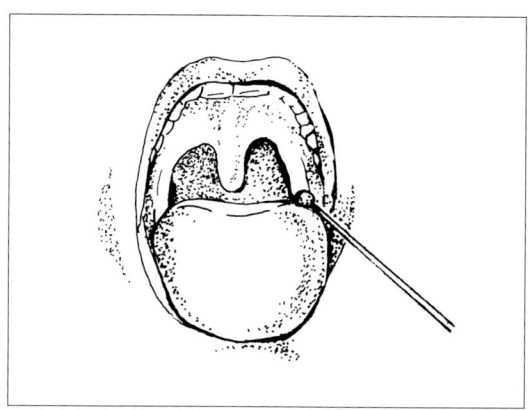

Abb. 10.83: Reflexstimulation an den vorderen Gaumenbögen durch Kältereize.

flex kann man zum Schutz vor Verletzungen den Stiel des Kehlkopfspiegels mit einer Mullkompresse umwickeln (s. Abschnitt 10.1.4.2). Die Thermosondenstimulation bewirkt keine direkte Reflexauslösung, sondern dient dazu, die Reflexauslöseschwelle zu senken, so daß der darauffolgende Schluck schneller erfolgen kann. Mehrere Studien konnten bei einem hohen Prozentsatz der Patienten eine signifikante Verbesserung der Reflextriggerung nachweisen (Lazzara et al., 1986; Fujiu et al., 1994; Rosenbeck et al.,1996).

10.2 Kompensatorische Therapieverfahren

Es handelt sich hierbei um Strategien, die das Schlucken erleichtern und/oder eine Aspiration verhindern, ohne auf die primäre Ursache des neuromuskulären Defizits einzuwirken. Die Techniken werden direkt während des Schluckens angewendet. Insbesondere Jeri Logemann hat mit ihrer Gruppe wesentlich dazu beigetragen, diese Methoden wissenschaftlich zu untermauern. Mit Hilfe der Videofluoroskopie hat sie die Wirkung der verschiedenen Strategien auf die Schluckphysiologie systematisch untersucht. Die kompensatorischen Verfahren lassen sich in 1. **Haltungsänderungen** und 2. **spezielle Schlucktechniken** unterteilen. Voraussetzung zur Durchführung kompensatorischer Maßnahmen sind ausreichende kognitive Fähigkeiten des Patienten. Er muß in der Lage sein, die erlernte Strategie im Gedächtnis zu behalten, während der Nahrungsaufnahme bei jedem Schluck selbständig anzuwenden, und genügend Eigenwahrnehmung und Selbstkontrolle besitzen.

Da bei Nichtbeachten oder ungenauem Befolgen der Anweisungen tatsächlich *Lebensgefahr* bestehen kann, muß der Therapeut den Patienten, seine Angehörigen, den Hausarzt oder die nachbehandelnde Klinik eingehend informieren. Die Erfahrung hat gezeigt, daß nach einer längeren Zeitspanne aspirationsfreien Schluckens bei manchen Patienten eine Nachlässigkeit eintreten kann oder die als lästig empfundene Technik nicht mehr angewendet wird. Besonders gefährdet sind Patienten ohne sichtbare äußere Aspirationszeichen. Häufig werden auch einfache Kompensationsstrategien in ihrer Wirksamkeit unterschätzt. Es ist z. B. schwer einzusehen, warum eine leichte Veränderung der Kopfhaltung die Aspiration verhindern sollte. Der Patient wird deshalb ausführlich über seine Schluckstörung informiert und die Funktion der angewendeten Technik erklärt. Es empfiehlt sich, für jeden Patienten schriftlich ein Merkblatt mit genauen Instruktionen zusammenzustellen. Falls möglich, zeigt man zur Veranschaulichung die Videoendoskopie- und Videofluoroskopieaufnahmen.

10.2.1 Haltungsänderung

Haltungsmodifikationen verändern den pharyngealen Raum oder beeinflussen durch Modifikation der Schwerkraftverhältnisse den Nahrungstransport (Logemann et al., 1994; Larnert et al., 1995; Rasley et al., 1993). Im Kapitel „Restituierende Verfahren" (Kap. 10.1) ist die normale Ausgangslage dargestellt. Bei bestimmten Störungsbildern sind jedoch Abweichungen von der physiologischen Grundhaltung notwendig, um die Schluckeffektivität zu verbessern oder eine Aspiration zu vermeiden. Haltungsänderungen sind relativ einfach durchzuführen und schnell zu erlernen. Sie eignen sich auch für Patienten mit leichten kognitiven Beeinträchtigungen.

▶ **Anteflexion des Kopfes**
Während der Kopfneigung nach vorn verhindert die Wirkung der Schwerkraft ein vorzeitiges Abgleiten der Speise in den Rachen. Signifikant verengt sich zugleich der Larynxeingang, die Zungenbasis und der Kehldeckel nähern sich mehr der Rachenhinterwand (Welch et al., 1993). In Abhängigkeit von der individuellen Anatomie können die Verlagerung der Zunge nach anterior und die stärkere Epiglottisneigung eine Erweiterung der Valleculae bewirken. Die Anteflexion des Kopfes wird in folgenden Fällen angewendet:

- Bei ungenügender oraler Boluskontrolle, um die Schwerkraft auszunutzen.
- Bei verzögerter Reflexauslösung, da die erweiterten Valleculae den Bolus auffangen und der gleichzeitig verengte Larynxeingang möglicherweise eine Penetration verhindern kann.
- Bei reduzierter Zungenbasisretraktion, da sich die Zungenbasis mehr der Rachenhinterwand annähert.
- Bei eingeschränktem laryngealem Verschluß, da durch die stärkere Epiglottisneigung und die Verengung des Kehlkopfeinganges ein größerer laryngealer Schutz gewährleistet ist.

Die Effektivität der Kopfneigung muß in jedem Falle durch die Videofluoroskopie überprüft werden. Gelangen z. B. durch eine verzögerte Reflextriggerung Retentionen bis in den Hypopharynx, scheint diese Kompensation weniger erfolgreich. Die Recessus piriformes bleiben während der Anteflexion unverändert (Shanahan et al., 1993). Auch individuelle anatomische Unterschiede können die Wirkung der Anteflexion beeinflussen. In der älteren Literatur wird häufig die Kopfneigung nach vorne als generell zu empfehlende Haltung beim Schlucken beschrieben. Wie die

10

FDT

folgenden Beispiele zeigen, muß diese Ansicht bei differenzierter Betrachtung der pathologischen Mechanismen revidiert werden.

▶ Kopfextension

Das Strecken des Kopfes gilt als unphysiologische Haltung während des Schluckens. Die Überdehnung der suprahyoidalen Muskeln erschwert die Kehlkopfhebung. Versucht man mit gestrecktem Kopf zu schlucken, spürt man die erhöhte Anstrengung. Zusätzlich wird durch Kopfextension der Ruhetonus im oberen Schlundschnürer erhöht (Logemann et al., 1989; Castell et al., 1993). Ist primär der orale Bolustransport gestört, kann diese Haltung jedoch durch Ausnutzen der Gravitation effizienteres Schlucken ermöglichen. Die Kopfextension ist deshalb indiziert in folgenden Fällen:

- Bei gestörter lingualer Boluspropulsion oder Zungenteilresektionen.
- Bei gestörter oraler Boluskontrolle in Kombination mit *Anteflexion*.

Im letzteren Fall wird während der oralen Vorbereitungsphase der Kopf nach vorne geneigt, und sobald die Nahrung in der Zungenschüssel gesammelt ist, schnell nach rückwärts gekippt, um dadurch die orale Transitzeit zu beschleunigen.

In der Regel kann Kopfextension nur bei prompter Schluckreflexauslösung angewendet werden. Einen zusätzlichen Schutz bietet die Kombination mit *supraglottischem Schlucken* (s. Abschnitt 10.2.2.2). Die Patienten werden aufgefordert, vor der Kopfextension und während des Schluckens die Glottis durch willkürliches Atemanhalten zu schließen.

▶ Kopfrotation zur kranken Seite

Das Drehen des Kopfes nach lateral verschließt den Sinus piriformis auf der zugewandten Seite. Bei pharyngealen Hemiparesen kommt es zu hypopharyngealen Retentionen auf der kranken Seite. Durch Kopfrotation zur defekten Seite wird der Bolus über die gesunde Seite transportiert (Kirchner, 1967; Logemann et al., 1989).

In der Behandlung einseitiger Stimmbandparesen wird die Kopfdrehung zur Verbesserung des Stimmlippenschlusses ausgenützt. Die Kompression von außen bewirkt eine Verkürzung und Verschiebung der kranken Stimmlippe Richtung Mittellinie. Die Kopfrotation zur kranken Seite findet deshalb folgende zwei Anwendungsbereiche:

- Bei pharyngealer Hemiparese, um den Bolus über die gesunde Seite zu transportieren.

- Bei unilateraler Stimmbandparese und laryngealen Teilresektionen (z. B. Hemilaryngektomie), um den Verschluß auf Stimmlippenebene zu verbessern.

Im letzteren Fall führt gelegentlich die Kopfdrehung zur *gesunden* Seite zu einer besseren Adduktion, da hier das inaktive Stimmband gespannt wird. Über die günstigste Positionierung entscheidet hier die Stimmprobe.

▶ Kopfrotation zur kranken Seite kombiniert mit Anteflexion

Kopfrotation zur kranken Seite *kombiniert mit Anteflexion* wird angewendet bei unilateraler Stimmbandparese und laryngealen Teilresektionen, da die Anteflexion den Larynxeingang einengt und somit den Schutz der Luftwege zusätzlich begünstigt.

Kopfrotation zur kranken Seite *kombiniert mit Anteflexion und Retraktion* erweist sich als hilfreich bei gestörter Zungenfunktion mit gleichzeitiger unilateraler pharyngealer Dysfunktion. Der Kopf wird zuerst nach vorn gebeugt, mit der Reflexauslösung schnell zurück- und gleichzeitig zur kranken Seite geneigt.

▶ Kopfrotation nach rechts oder links

Kopfdrehung zu einer Seite vergrößert die Distanz zwischen Ringknorpel und Rachenhinterwand, dadurch wird der obere Ösophagussphinkter gedehnt. Zusätzlich konnten Logemann et al. (1989) bereits ab einem Rotationswinkel von 45° eine Senkung des Ruhetonus im oberen Speiseröhrensphinkter nachweisen, mit den höchsten Werten bei einer Kopfdrehung von 90°. Die Kopfdrehung nach rechts oder links ist deshalb indiziert bei Öffnungsstörungen des oberen Speiseröhrensphinkters. Häufig muß diese Kompensation mit anderen Schlucktechniken wie z. B. dem Mendelsohn-Manöver (s. Abschnitt 10.2.2.6) kombiniert werden.

▶ Lateralflexion des Kopfes zur gesunden Seite

Bei Neigung des Kopfes zur gesunden Seite wird durch die Wirkung der Schwerkraft die Nahrung im Mund und im Pharynx auf dieser Seite transportiert (Logemann, 1983). Die Position eignet sich deshalb für gleichseitig unilaterale orale und pharyngeale Paresen oder unilaterale Teilresektionen. Der Patient sollte schon während der Nahrungsaufnahme diese Kopfposition einnehmen, damit die Nahrung nicht vorzeitig über die beeinträchtigte Seite in den Rachen fällt.

▶ **Liegeposition**

Normalerweise wird für die Nahrungsaufnahme auch bei Patienten mit schweren motorischen Beeinträchtigungen die Sitzhaltung angestrebt, da die Schwerkraftverhältnisse den pharyngealen und ösophagealen Bolustransport erleichtern. In bestimmten Fällen erweist sich jedoch die Liegeposition als vorteilhaft. Bei Patienten mit pharyngealen Nahrungsretentionen kommt es meist nach dem Schlucken zum Überlauf des retinierten Materials in die Luftwege. Befindet sich der Patient in Rücken- oder Seitenlage, können die veränderten Schwerkraftverhältnisse unter Umständen eine postdeglutitive Aspiration verhindern (Logemann et al., 1994; Drake et al., 1997). Dabei wird der Kopf auf einem Kissen so gelagert, daß er mit der Wirbelsäule eine Horizontale bildet.

Diese Kompensation wird angewendet bei bilateral eingeschränkter pharyngealer Kontraktion aufgrund einer Parese oder nach operativen Eingriffen bei pharyngealen Teilresektionen. Patienten, die konstante Residuen aufweisen, das

heißt, mit dem nachfolgenden Schluck die Reste des vorhergehenden Schluckes sukzessive in den Ösophagus transportieren, profitieren von dieser Haltung. Beim Trinken im Liegen muß selbstverständlich ein Strohhalm und in bestimmten Fällen sogar eine Trinkflasche verwendet werden. Damit die Patienten nicht unnötig lange in dieser für unseren Kulturkreis äußerst ungewohnten Eßhaltung verbleiben müssen, empfehlen sich regelmäßige Follow-up-Kontrollen in kurzen Zeitabständen (Videoendoskopie), wobei die Schluckeffektivität in normaler Sitzposition überprüft wird.

Kommt es durch die nachfolgenden Schlucke zu einem massiven Aufstau, kann auch die Liegehaltung das Eindringen der Nahrung in die Luftwege nicht mehr verhindern. Eine absolute *Kontraindikation* für die Liegeposition besteht bei gastroösophagealem Reflux. In Rücken- oder Seitenlage wird die pathologische Symptomatik verstärkt, dadurch erhöht sich die Gefahr einer Aspiration von saurem Mageninhalt (Tab. 10.1).

Tab. 10.1: Haltungsänderungen.

Haltung	Ziel	Indikation
Anteflexion des Kopfes (Welch et al. 1993, Shanahan et al., 1993)	– Ausnutzen der Schwerkraft – Erweiterung der Valleculae, Verengung des Larynxeingangs – Annäherung der Zungenbasis an die Rachenhinterwand	– Gestörte orale Boluskontrolle – Verzögerte Reflexauslösung – Eingeschränkte Zungenbasisretraktion
Kopfextension (Logemann et al., 1989; Castell et al., 1993)	– Ausnutzen der Schwerkraft	– Gestörte linguale Boluspropulsion, Zungenteilresektion
Kopfrotation zur kranken Seite (Kirchner, 1967; Logemann et al., 1989) Kombination mit Anteflexion	– Ausnutzen der Schwerkraft, Bolustransport über die gesunde Seite – Verbesserung des Stimmbandschlusses – Einengung des Larynxeingangs	– Pharyngeale Hemiparese – unilaterale Stimmbandparese, laryngeale Teilresektionen
Kopfrotation nach rechts oder links (Logemann et al., 1989)	– Vergrößerung der Distanz zwischen Ringknorpel und Rachenhinterwand, Reduzierung des Ruhetonus im OÖS	– Öffnungsstörungen des OÖS
Lateralflexion des Kopfes zur gesunden Seite (Logemann, 1983)	– Ausnutzen der Schwerkraft, Nahrungstransport über die gesunde Seite	– Kombinierte unilaterale linguale und pharyngeale Parese, unilaterale Teilresektionen der Zunge und/oder des Pharynx
Liegeposition (Logemann et al., 1994; Drake et al., 1997)	– Ausnutzen der Schwerkraft, Überlauf in die Luftwege verhindern	– Bilateral eingeschränkte pharyngeale Kontraktion, pharyngeale Teilresektionen

10

FDT

10.2.2   Schlucktechniken

Spezielle Schlucktechniken stellen höhere Anforderungen an die Kooperationsfähigkeit des Patienten. Sie müssen in der Regel länger trainiert werden, bis die Bewegungsabfolgen soweit automatisiert sind, daß sie zuverlässig während der Nahrungsaufnahme bei jedem Schluck angewendet werden können.

10.2.2.1   Kräftiges Schlucken

Kräftiges Schlucken verbessert die Zungenbasisretraktion und damit den pharyngealen Bolustransport (Pouderoux et al., 1995). Bei eingeschränkter Zungenbasisrückwärtsbewegung verbleiben Nahrungsreste in den Valleculae. Zugleich muß auch eine geringere Schubkraft der Zunge erwartet werden, was sich möglicherweise auch auf die Öffnung des oberen Speiseröhrensphinkters auswirken kann. Kräftiges Schlucken ist deshalb indiziert bei eingeschränkter Zungenbasisretraktion.

▶ **Durchführung der Technik**
Der Patient wird aufgefordert, möglichst kräftig zu schlucken: „Versuchen Sie, mit der ganzen Kraft ihrer Mund- und Halsmuskulatur möglichst hart zu schlucken!"
Häufig empfiehlt es sich, das „kräftige Schlucken" mit *Anteflexion* des Kopfes zu kombinieren, da diese Haltung die Annäherung der Zungenbasis an die Rachenhinterwand begünstigt (Logemann, 1993).

10.2.2.2   Supraglottisches Schlucken

Die Technik des supraglottischen Schluckens ist erstmals von Larsen (1973) veröffentlicht worden. Ziel dieser Übung ist der willkürliche Glottisschluß beim Schlucken. Das supraglottische Schlucken setzt sich zusammen aus 1. dem willkürlichen Atemanhalten während des Schluckens, um dadurch den vollständigen Glottisschluß zu erreichen, und 2. dem Abhusten sofort nach dem Reflex, um Nahrungsreste aus dem Larynx zu stoßen.
Das supraglottische Schlucken wird deshalb in folgenden Fällen angewendet:
• Zum Schutz vor prädeglutitiver Aspiration bei verzögerter Reflexauslösung aufgrund von neurogenen oder strukturell bedingten sensorischen oder motorischen Defiziten.

• Zum Schutz vor intradeglutitiver Aspiration bei unvollständigem laryngealem Verschluß aufgrund einer Stimmbandparese oder laryngealer Teilresektion (Martin et al., 1993).
Häufig sind mehrwöchige oder sogar über Monate dauernde Vorübungen zur Glottisadduktion notwendig (s. Abschnitt 10.1.4.8), bevor das supraglottische Schlucken angewendet werden kann. Manche Patienten erreichen den Atemstopp über die Kontraktion der kostalen Muskulatur. Hier sind spezielle Übungen notwendig, um das Atemanhalten durch Stimmbandschluß anzubahnen. Der Patient wird z. B. aufgefordert: „Atmen Sie ein, sprechen Sie ein langes „Ah", unterbrechen Sie, indem Sie den Atem anhalten!" Alternativ könnte folgende Übung durchgeführt werden: „Atmen Sie ein und langsam aus, jetzt den Atem anhalten und dabei schlucken!". Sobald der vollständige Stimmbandschluß beim Atemstopp erreicht ist – die Kontrolle erfolgt durch Laryngoskopie oder Videoendoskopie –, wird die Technik des supraglottischen Schluckens schrittweise angebahnt.

▶ **Durchführung der Technik**
• „Atmen Sie ein und halten Sie den Atem fest an!" Bei tracheotomierten Patienten wird dabei das Tracheostoma mit dem Finger verschlossen (Der Therapeut achtet auf die korrekte Atemführung, das leicht gepreßte Atemanhalten führt häufig zu Kostal- oder Klavikularatmung, bei Fehlsteuerung müssen korrigierende Atemübungen durchgeführt werden).
• „Jetzt schlucken Sie bitte und halten den Atem weiter fest an!" (Nahrung, die in den Aditus laryngis gefallen ist, bleibt auf der geschlossenen Glottis liegen).
• „Husten Sie bitte **ohne** Zwischenatmung sofort nach dem Schlucken!" (Durch den Hustenstoß werden die Bolusteile nach oben, aus dem supraglottischen Raum gestoßen. Bei geringen Nahrungsresten kann eine forcierte Ausatmung genügen).
• „Leer nachschlucken!"
Manche Patienten tendieren dazu, vor dem Schlucken oder Husten erneut einzuatmen. Zwischen der Sequenz Einatmen, Atem anhalten, Schlucken und Husten darf keine weitere Atembewegung erfolgen. Die einzelnen Teilschritte werden zuerst isoliert geübt und dann die ganze Folge kombiniert.
Bis der Patient die Technik beherrscht, wird zunächst nur Speichel geschluckt. Dann beginnt man mit kleinen Nahrungsmengen (1/3 Teelöf-

fel). Die gewählte Nahrungskonsistenz richtet sich nach dem individuellem Störungssyndrom. Liegt z. B. eine isolierte Störung der laryngealen Adduktion vor, ist festes, zähflüssiges Material günstiger als dünnflüssiges mit schneller Fließfähigkeit. Die Nahrungsmenge wird langsam gesteigert, zuerst einige Löffel, dann eine ganze Mahlzeit usw., bis der volle Tagesbedarf „supraglottisch" geschluckt wird. Es kann Wochen dauern, bis der Patient die Technik so beherrscht, daß er selbst Flüssigkeiten gefahrlos schlucken kann. Falls dieses Ziel nicht erreicht wird, muß die Konsistenz mit Bindemitteln (s. Bezugsquellen) verdickt werden.

Viele Patienten empfinden die Technik anfangs als sehr mühevoll. Mit wachsender Habitualisierung wird jedoch die erlernte Bewegungssequenz allmählich automatisiert. Wichtig ist die motivierende Unterstützung durch den Therapeuten, der auf den Prozeß des motorischen Lernens hinweist und für die anfänglichen Schwierigkeiten Verständnis zeigt. Die Methode kann je nach Störungssyndrom mit anderen Kompensationsstrategien kombiniert werden.

10.2.2.3 Supersupraglottisches Schlucken

Hier wird das supraglottische Schlucken erweitert mit dem Ziel, die Luftwege bereits in Höhe des Kehlkopfeinganges zu verschließen. Normalerweise bewirkt die Kehlkopfhebung eine ausreichende Annäherung des Kehldeckels an die Aryknorpel. Kräftiges, gepreßtes Atemanhalten führt zu einem verstärkten Kippen der Aryknorpel, die dabei den laryngealen Anteil der Epiglottis berühren. Dadurch wird vor und während des Schluckens ein intensiver supraglottischer Verschluß ermöglicht (Martin et al., 1993). Gleichzeitige Kopfneigung nach anterior unterstützt zusätzlich das Vorwärtskippen der Aryknorpel. Bei supraglottischer Laryngektomie berühren die Aryknorpel statt der Epiglottis die Zungenbasis. Die Technik des supersupraglottischen Schluckens wird in folgenden Fällen angewendet:

- Als Sicherheitsmaßnahme bei prädeglutitiver Aspiration.
- Zur Verhinderung einer intradeglutitiven Penetration oder Aspiration, bei insuffizientem Verschluß des Kehlkopfeinganges, insbesondere nach supraglottischer Laryngektomie.

Durchführung der Technik

- „Atmen Sie ein und halten Sie den Atem sehr fest an, dabei beugen Sie den Kopf nach vorne!"
- „Jetzt schlucken!"
- „Leer nachschlucken!"

Gepreßtes Atemanhalten und Anteflexion des Kopfes werden während des Schluckens beibehalten.

10.2.2.4 Supraglottische Kipptechnik

Logemann (1993) beschreibt ein erweitertes supraglottisches Schlucken bei schweren Beeinträchtigungen des oralen Bolustransportes. Um die Wirkung der Schwerkraft auszunutzen, nehmen die Patienten ein ausreichendes Bolusvolumen (5 bis 10 ml Flüssigkeit) in den Mund und kippen durch Heben des Kinns die Flüssigkeit in den Rachen, der dann durch mehrere nachfolgende Schlucke entleert wird. Während dieser Sequenzen wird der Atem zum Schutz vor Aspiration kontinuierlich angehalten. Um die Effizienz dieser Technik zu testen, beginnt man während der radiologischen Aufnahme aus Sicherheitsgründen selbstverständlich mit kleinen Bolusvolumen (1 bis 3 ml). Kann der Patient die Glottis willkürlich vollständig schließen und geschieht die pharyngeale Reflextriggerung regelrecht, wird das Bolusvolumen erhöht. Dieses Füllen des Pharynx mit Flüssigkeit wird auch häufig bei Gesunden während des Trinkens großer Bolusvolumen aus der Tasse oder einem Glas beobachtet. Auch Gesunde stoppen während der wiederholten Schluckfolgen die Atmung.

Die supraglottische Kipptechnik wird angewendet bei aufgehobenem oder schwer beeinträchtigtem oralen Bolustransport aufgrund beeinträchtigter Zungenmotilität oder Teilresektionen der Zunge. Voraussetzung für die Indikation sind 1. eine regelrechte Reflextriggerung und 2. ein vollständiger und ausreichend langer Stimmbandschluß.

Durchführung der Technik

- „Halten Sie Ihren Atem fest an!"
- „Nehmen Sie die Flüssigkeit (5–10 ml) in den Mund!"
- „Heben Sie den Kopf schnell hoch – während Sie den Atem weiter anhalten, fließt die Flüssigkeit in den Rachen!"
- „Schlucken Sie zwei- bis dreimal hintereinander, so lange, bis der Rachen frei ist, während sie den Atem weiterhin anhalten!"

10

FDT

- „Jetzt husten Sie!"
- „Leer nachschlucken!"

10.2.2.5 Mendelsohn-Technik

Die Übung ist benannt nach Dr. Mendelsohn, der die Wirkung des Verfahrens während seiner manofluorographischen Analysen untersucht hat (McConnel, Cerenko und Mendelsohn, 1989). Die Manofluorographie ist ein kombiniertes Verfahren, bestehend aus Manometrie und Fluorographie. Beim Mendelsohn-Manöver werden Störungen der Zungenschubkraft und der Larynxelevation durch willkürliche Steuerung kompensiert.

Die Mendelsohn-Technik bewirkt 1. durch die kräftige Hebung des Zungengrundes gegen die hintere Schlundwand eine Erhöhung der Zungenschubkraft, 2. eine willkürliche Steuerung und Verlängerung der Hyoid- und Larynxelevation sowie 3. eine willkürliche Steuerung und Verlängerung der cricopharyngealen Öffnung durch die Zugwirkung in Zusammenhang mit der Larynxelevation (Bartolome et al., 1993). Das Verfahren ist deshalb in folgenden Fällen indiziert:

- Verminderte Schubkraft der Zunge.
- Fehlende, eingeschränkte oder zeitlich verkürzte Larynxelevation.
- Fehlende, eingeschränkte oder zeitlich verkürzte Öffnung des Speiseröhreneingangs.

Durchführung der Technik

- „Berühren Sie mit dem Finger Ihren Schildknorpel, schlucken Sie mehrmals und fühlen Sie dabei, wie sich Ihr Kehlkopf hebt!"
- „Beim nächsten Schluck versuchen Sie, mit der Kraft ihrer Muskeln den Kehlkopf einige Sekunden lang oben zu halten!"
- Alternativ könnte die Bewegungsaufforderung lauten: „Lassen Sie nach der Schluckreflexauslösung Ihren Zungenrücken noch einige Sekunden länger am Gaumen. Fühlen Sie mit dem Finger die verlängerte Kehlkopfhebung!"

Weitere Hilfen: Gelingt die Umschaltung vom reflexiven Ablauf zur Willkürbewegung nicht sofort, wird mit Bewegungserfahrungen aus der Lautbildung unterstützt. „Sprechen Sie den Laut „k", stellen Sie sich dabei vor, sie würden das Wort „kein" sprechen. Jetzt noch einmal zum „k" ansetzen, der Zungenrücken bleibt einige Sekunden am Gaumen. Lassen Sie nach dem nächsten Schluck den Zungenrücken etwa 3 Sekun-

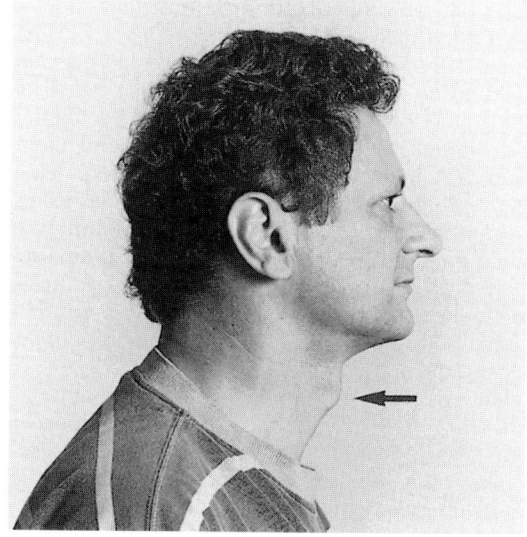

Abb. 10.84: Kehlkopf in Ruhestellung.

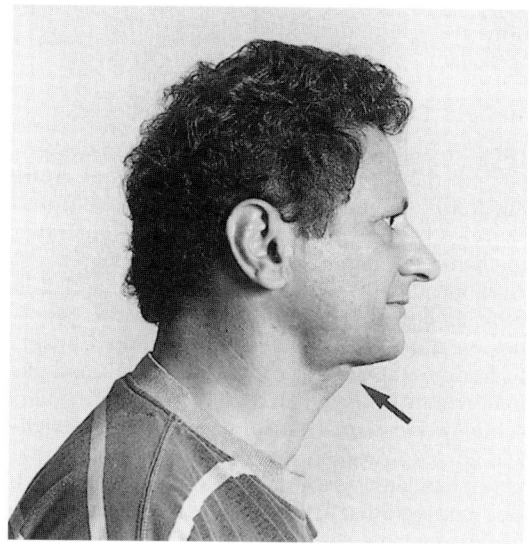

Abb. 10.85: Kehlkopfhebung während des Mendelsohn-Manövers.

den am Gaumen, während Sie sich das Wort „kein" vorstellen!" (Abb. 10.84 und 10.85).

Die Technik des Mendelsohn-Manövers wird in der Regel schnell erlernt und von den meisten Patienten nach kurzer Zeit durch motorisches Lernen automatisiert. Zur Förderung der Larynxelevation sind häufig Vorübungen zur Kehlkopfhebung notwendig (s. 10.1.4.9). Seit mehreren Jah-

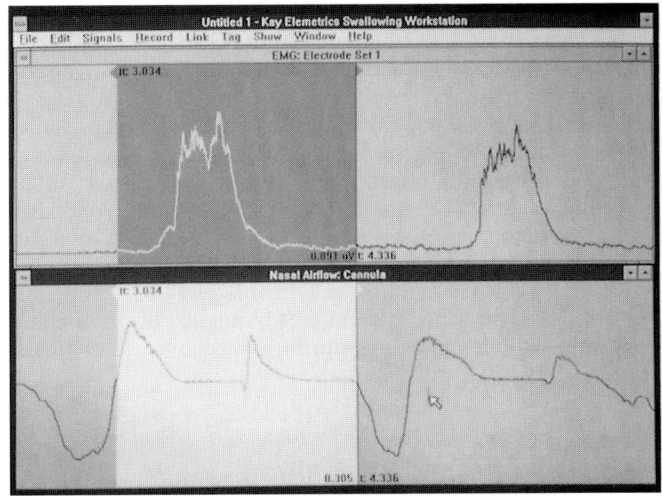

Abb. 10.86: EMG-Biofeedbackverfahren zum Erlernen der Mendelsohn-Technik, hier mit paralleler Aufzeichnung des Atmungssignals.

ren werden erfolgreich EMG-Biofeedback-Verfahren zum Erlernen der Mendelsohn-Technik eingesetzt. Zweikanalige EMG-Oberflächenelektroden, die an der Mundbodenmuskulatur (hinter dem Kinn) befestigt werden, übertragen Dauer und Ausmaß der suprahyoidalen Muskelaktivität (verantwortlich für die Kehlkopfhebung) direkt auf einen Monitor. Auf diese Weise kann während der Durchführung der Mendelsohn-Technik visuelles Biofeedback erfolgen (s. auch Bezugsquellen). Die Abbildung 10.86 zeigt ein multimodales Biofeedbackgerät. Mit dem so-

Tab. 10.2: Schlucktechniken.

Schlucktechnik	Ziel	Indikation	Durchführung
Kräftiges Schlucken (Pouderoux und Kahrilas, 1995)	Erhöhung der Zungenbasisretraktionskraft, Verbesserung des pharyngealen Bolustransportes	Eingeschränkte Zungenbasisretraktion	Möglichst hart schlucken
Supraglottisches Schlucken (Larsen, 1973; Martin et al., 1993)	Schutz der Luftwege durch Stimmbandverschluß	Verzögerte Reflexauslösung Unvollständiger laryngealer Verschluß	Atem anhalten, schlucken, abhusten
Supersupraglottisches Schlucken (Martin et al., 1993)	Schutz der Luftwege durch Verschluß des Kehlkopfeingangs (Epiglottisneigung, Taschenfaltenschluß)	Verzögerte Reflexauslösung Eingeschränkter Verschluß des Kehlkopfeingangs	Forciert Atem anhalten, schlucken, abhusten
Supraglottische Kipptechnik (Logemann, 1993)	Füllen des Pharynx mit Flüssigkeit, dabei Ausschalten der oralen Phase	Schwere Störung des oralen Bolustransportes	Atem anhalten, Kopf heben. Großes Bolusvolumen Flüssigkeit in den Rachen kippen, mehrmals schlucken, abhusten
Mendelsohn-Technik (Mc Connel et al., 1989)	Verlängerung der Öffnungsdauer des OÖS sowie der Dauer der Kehlkopfhebung	Verminderte Schubkraft der Zunge Gestörte Kehlkopfhebung Eingeschränkte OÖS-Öffnung	Schlucken, dabei bleibt die Zunge mindestens 2 Sekunden gegen den Gaumen gepreßt, loslassen

10

FDT

genannten „Swallowing Signals Lab" können bei Bedarf neben dem EMG-Signal weitere Schluckparameter angezeigt werden. Das Bild dokumentiert die simultane Aufzeichnung des EMG- und Atmungssignals. Dies erlaubt zusätzlich Rückschlüsse auf die Atem-Schluckkoordination während der Durchführung der Mendelsohn-Technik. Lassen sich durch die Mendelsohn-Technik die pharyngealen Residuen nicht vollständig entfernen, wird so lange leer nachgeschluckt, bis der Rachen frei ist. Die notwendige Anzahl der *Leerschlucke* kann in Abhängigkeit vom Bolusvolumen und der Nahrungskonsistenz variieren (Tab. 10.2).

10.3   Adaptierende Verfahren

Adaptation bedeutet hier die Anpassung der Umwelt an die Behinderung. Mittels externer Hilfen versucht man, den beeinträchtigten Schluckfähigkeiten durch Verringerung der Anforderungen an den Schluck selbst oder dessen Vorbereitung gerecht zu werden. Adaptierende Verfahren erfordern keine Lernleistungen und nur in reduziertem Maße die Fähigkeit, spezielle Anweisungen zu befolgen. Voraussetzung für adaptierende Verfahren sind ein ausreichender Wachheitsgrad und die Motivation, zu essen oder zu trinken. Folgende Hilfsmittel oder Hilfestellungen zählen zu den adaptierenden Verfahren:
1. Diätetische Maßnahmen.
2. Plazierung der Nahrung.
3. Trink- und Esshilfen.
4. Essensbegleitung.

10.3.1   Diätetische Maßnahmen

Diätetische Maßnahmen richten sich bei Dysphagien in erster Linie nach der Fließ- und Formbarkeit sowie nach dem Zusammenhalt der jeweiligen Nahrungssubstanzen, also nach den rheologischen und kohäsiven Eigenschaften. Man unterscheidet grob die drei Konsistenzkategorien flüssig, breiig und fest. Die Wahl der geeigneten Nahrungskonsistenz richtet sich nach dem individuellen Störungsbild. So zeigen sich bei manchen Patienten Schwierigkeiten mit breiiger oder fester Nahrung, während andere hauptsächlich bei Flüssigkeiten aspirationsgefährdet sind. Auch innerhalb einer Konsistenz

können sich je nach Qualität der Nahrung erhebliche Unterschiede bezüglich des Schluckerfolges ergeben. So kann es vorkommen, daß z.B. Apfelmus symptomfrei geschluckt wird, jedoch bei Pudding pharyngeale Reste verbleiben. Die Effektivität der Diät wird in jedem Falle durch die interdisziplinäre Diagnostik überprüft.
Achtung: Bei Verdacht auf eine Schluckstörung findet der erste Eßversuch erst nach sorgfältiger klinischer Vordiagnostik statt. Bei Aspirationshinweisen werden die ersten Probeschlucke lediglich als Leerschlucke, das heißt Speichelschlucke, durchgeführt.

10.3.1.1   Wahl der Nahrungskonsistenz

▶ **Diät beim ersten Schluckversuch**
Bei massiven Aspirationshinweisen und/oder pulmonalen Problemen werden die ersten Probeschlucke während der klinischen Eingangsuntersuchung lediglich als Leerschlucke durchgeführt. Erlaubt das Gesamtbild einen Schluckversuch mit Nahrung, sollte diese sorgfältig gewählt werden.
Primär entscheidet man sich für Substanzen, die leicht abgehustet werden können und die pulmonalen Alveolargänge nicht schädigen (z.B. durch zu hohen Säuregehalt). Wegen des hohen Wasseranteils in den Lungen sind kleine Mengen von wässrigen Flüssigkeiten, wie z.B. reines, abgekochtes Wasser oder Tee, am ungefährlichsten (Morris, 1989). Für die Überprüfung breiiger Konsistenzen eignen sich gelatinehaltige Speisen wie z.B. Götterspeise, die sich unter Wärmeeinwirkung verflüssigen. Kommt es zur Aspiration, kann diese Substanz leichter abgehustet werden. Bislang gibt es keine allgemeingültigen Daten über die tolerierbare Aspirationsmenge. Die pulmonale Verträglichkeit aspirierten Materials kann interindividuell stark variieren.
Für erste Eßversuche eignen sich insbesondere Wasser und Götterspeise. Man beginnt mit kleinen Bolusmengen, etwa 1/3 Teelöffel.
Fetthaltige Nahrung und fette Flüssigkeiten, wie z.B. Milchprodukte, Fleischbrühe usw. sollten vermieden werden, bis der Patient als aspirationsfrei gilt (Morris, 1989). Olson (1970) konnte interessanterweise nachweisen, daß bei Einspritzen von Öl in die Valleculae kein Schluckreflex initiiert wurde. Auch die klinische Beobachtung bestätigt, daß bei Aspiration von öligen Flüssigkeiten kaum Schutzreflexe ausgelöst werden (Hannig, 1995).

▶ **Gestörte Kaubewegungen**
Bei Kauproblemen empfiehlt sich breiige und flüssige Nahrung. Erste Kauversuche beginnen mit halbfester Nahrung, die nicht krümelig sein sollte, z. B. eingemachtes Obst (in kleine Stücke geschnitten), weich gekochtes Gemüse, Makkaroni usw.

▶ **Störungen der Boluskontrolle durch die Zunge**
Bei Störungen der Zungenschüsselbildung und Zungenrückenelevation erweist sich breiige, d. h. Nahrung mit guten kohäsive Eigenschaften am günstigsten. Flüssigkeiten sind wegen ihrer schnelleren Fließfähigkeit schwieriger zu kontrollieren.

▶ **Eingeschränkter oraler Rücktransport**
Dünne oder nektarartige Flüssigkeiten werden bei oralen Transportproblemen meist in Kombination mit Kopfextension gewählt, um damit die Wirkung der Schwerkraft auszunützen. Hier muß jedoch eine regelrechte Reflextriggerung erfolgen.

▶ **Verspätete Schluckreflextriggerung**
Extrem temperierte Speisen, d. h. besonders warm oder eisgekühlt, erhöhen den sensorischen Input und beschleunigen dadurch die Reflextriggerung. Auch starke Geschmacksreize wie bei Zitronensaft fazilitieren die Reflexauslösung.

▶ **Verminderte Speichelproduktion**
Hier sollten salzige, säurehaltige Speisen bevorzugt werden, da sie den serösen (dünnflüssigen) Speichel aktivieren. Trockener, muköser Schleim kann den Bolustransport behindern, deshalb werden schleimbildende Nahrung wie Milchprodukte, Getreide und süße Speisen nur wohldosiert gegeben.

▶ **Reduzierte pharyngeale Kontraktion**
Es wird Nahrung mit guter Fließfähigkeit bevorzugt. Dazu gehören Flüssigkeiten, aber auch gleitfähige breiige Nahrung wie z. B. gelatineartige Speisen, Apfelmus usw.
Häufig kann auch ein Konsistenzwechsel zwischen fest und flüssig den Bolustransport deutlich verbessern. Nach einem Schluck fester Nahrung wird einmal oder mehrmals mit Flüssigkeit (manchmal genügt auch Speichel) nachgeschluckt, um die im Pharynx verbliebenen Reste wegzuspülen.

▶ **Störungen der Öffnung des oberen Speiseröhrensphinkters**
Dünnflüssige Speisen können in manchen Fällen auch noch durch einen unvollständig geöffneten Sphinkter fließen.

▶ **Unvollständiger laryngealer Verschluß**
Hier wird Nahrung mit hoher Viskosität, die langsam fließt, bevorzugt. Dünnflüssige Konsistenzen entgleiten oft, bevor die Patienten willkürlich, etwa durch supraglottisches Schlucken, die oberen Luftwege schließen.

Bei multiplen Störungen wird die Wahl der geeigneten Nahrungskonsistenz besonders schwierig und erfordert eine sorgfältige Beobachtung und Dokumentation durch die Videoendoskopie und/oder radiologische Diagnostik.

10.3.1.2 Einteilung der Nahrung in Diätphasen
Wegen der unterschiedlichen Pathomechanismen läßt sich keine spezielle Diät für Schluckstörungen zusammenstellen. Eine Strukturierung bezüglich der Nahrungskonsistenz erlaubt jedoch, wie oben beschrieben, bestimmte Zuordnungen zu einzelnen Störungsbildern. Zugleich erleichtert eine Kategorisierung die Zusammenstellung des täglichen Speiseplanes. Vor allem im klinischen Bereich sind spezielle Vorgaben für die Diätküche wichtig. Die folgende fünfstufige Phaseneinteilung sowie die Menüvorschläge wurden in Zusammenarbeit mit J. Braun (Diätküchenleiterin des Städtischen Krankenhauses München-Bogenhausen) erstellt. Die Klassifikation ist als allgemeine Richtlinie zu verstehen. Im Individualfall können sich sowohl innerhalb als auch zwischen den einzelnen Phasen Ausnahmen ergeben. Zeigt der Patient bei einzelnen phasenspezifischen Speisen Schwierigkeiten, wird dies auf der Essenskarte gesondert vermerkt (z. B. Phase III/C; Ausnahme: kein Toastbrot, keine kohlensäurehaltigen Getränke).

▶ **Phase I: feinpürierte Kost**
Geeignet: Speisen, die sich zu **feinem, homogenem** Brei verarbeiten lassen.
Nicht geeignet: körnige, faserige oder klebrige Konsistenzen, z. B. Teigwaren, Reis, Spargel, Kohlgemüse, Brechbohnen, Erdbeeren, Ananas, Zitrusfrüchte, Rhabarber, Weintrauben, rohes Gemüse oder rohe Früchte, Beeren mit Kernen, gemahlene Nüsse oder Hülsenfrüchte mit Schalensplittern, Küchenkräuter.

10

FDT

Indikation: Erste Eßversuche bei schwersten bis schweren Störungen des Kauens, der oralen Boluskontrolle, bei verzögerter Reflextriggerung, eingeschränktem laryngealen Verschluß, eingeschränkten pharyngealen Kontraktionen sowie bei eingeschränkter OÖS-Öffnung. Den relativ geringen sensorischen Input dieser Konsistenz versucht man insbesondere bei Störungen der Reflexauslösung durch intensive Geschmacksreize zu kompensieren.

Ernährungsphysiologie: Feinpürierte Kost erfüllt nicht die ernährungsphysiologischen Anforderungen. Die Nahrung muß bedarfsdeckend z.B. durch Sondenkost oder im Handel erhältliche Zusatzkost (s. Bezugsquellen) ergänzt werden.

Beispiele
- Getreideprodukte, Nährmittel:
  feiner, nicht klebriger Grießbrei
- Kartoffeln, Kartoffelprodukte:
  Kartoffelpüree, gut aufgeschlagen
- Gemüse:
  gekocht und feinpüriert
  z.B. Möhren, Sellerie, Schwarzwurzel, Blumenkohl, Kohlrabi, Zucchini
- Obst und Obsterzeugnisse:
  gekocht, ohne Schale und Kerne feinpüriert
  z.B. Apfel, Birne, Aprikose, Pfirsich
  Bananen püriert und gesiebt
  Götterspeise ohne Fruchtstücke
- Fleisch:
  püriertes *und* gesiebtes Kalb-, Hühner- und Schweinefleisch, evtl. mit dicker Sauce vermischt
- Milchprodukte:
  Naturjoghurt, aromatisierter Joghurt, aufgeschlagener Quark, Pudding, Mousse
  (Eis bedingt, wird relativ flüssig)

▶ Phase II: pürierte Kost
Geeignet: Speisen, die sich zu Brei verarbeiten bzw. im Mixer pürieren lassen, dabei sind je nach Nahrung bereits typische Eigenstrukturen erkennbar. Geeignet sind auch die Beispiele aus Phase I.
Nicht geeignet: körnige, faserige oder klebrige Konsistenzen, z.B. Nudeln, Reis, Spargel, Porree, Weißkohl, Rotkohl, Rosenkohl, Grünkohl, Zitrusfrüchte, Pflaumen, Ananas, Rhabarber, Weintrauben, Beeren mit Kernen oder Hülsenfrüchte mit Schalensplittern, Küchenkräuter.
Indikation: Nach erfolgreichen Versuchen in Phase I wird möglichst schnell auf die normal pürierte Kost übergegangen.

Ernährungsphysiologie: Bei sorgfältiger Auswahl und ausreichender Menge kann pürierte Kost den ernährungsphysiologischen Erfordernissen entsprechen.

Beispiele
- Getreideprodukte, Nährmittel:
  nicht klebriger Grießbrei, Schmelzflocken, gut ausgequollener Reis- oder Sagobrei, weiche Polenta
- Kartoffeln, Kartoffelprodukte:
  Kartoffelpüree
- Gemüse:
  gekocht und püriert
  alle Beispiele aus Phase I, zusätzlich Fenchel, Schnittbohnen, Spinat, Wirsing
- Obst und Obsterzeugnisse:
  gekocht oder roh, ohne Schale und Kerne püriert oder gerieben
  alle Beispiele aus Phase I, zusätzlich Erdbeeren, Kiwi
- Fleisch:
  püriertes Kalb-, Hühner-, Schweinefleisch, evtl. mit sämiger Bratensauce vermischt
- Milchprodukte:
  Beispiele aus Phase I, zusätzlich Fruchtjoghurt und Fruchtquark verrührt ohne Stückchen

▶ Phase III: weiche Kost
Geeignet: weiche Nahrung, die sich mit der Zunge zerdrücken läßt, Nahrung aus Phase I und II.
Nicht geeignet: grobkörnige, krümelige, faserige oder klebrige Konsistenzen, z.B. Brot mit krustiger Rinde, Faden- oder Sternchennudeln, Spargel, Porree, Rosenkohl, Weißkohl, Rotkohl, alle Blattgemüse und -salate, Rhabarber, Ananas, Zitrusfrüchte, Beeren mit Körnern, trockenes Fleisch (Wild), zähes Fleisch (Rind), Fleisch/Fisch paniert oder scharf gebraten, grob vermahlene Leber- oder Teewurst, Produkte mit unvermahlenen Körnern oder hohem Schalenanteil.
Indikation: Weiche Kost eignet sich für Patienten mit mittleren Störungen der oralen Vorbereitungs- und oralen Phase sowie, je nach Individualfall, für mittelgradige Beeinträchtigungen der pharyngealen Phase.
Ernährungsphysiologie: Bei ausgewogener Auswahl und Menge erfüllt weiche Kost die ernährungsphysiologischen Erfordernisse.

Beispiele
- Getreideprodukte, Nährmittel:
  Beispiele aus Phase I und II, zusätzlich

Weißbrot, Toastbrot leicht angetoastet, Graubrot ohne Rinde und Körner, gut ausgequollene Nudeln,

falls keine Probleme mit Flüssigkeiten in Milch: eingeweichte Weißbrotstücke oder Cornflakes

- Kartoffeln, Kartoffelprodukte:
  Kartoffelpüree, weichgekochte Kartoffeln
- Gemüse:
  weichgekochtes Gemüse, z.B. Möhren, Sellerie, Schwarzwurzeln, Blumenkohl, Brokkoli, Zucchini, Gurken, Tomaten ohne Haut und Kerne
- Obst und Obsterzeugnisse:
  Beispiele aus Phase I und II, zusätzlich sehr weiches Frischobst, z.B. Banane, Erdbeeren, reife Pfirsiche, reife Melone
  Fruchtgelee, Pflaumenmus, Marmelade ohne Kerne
  eingemachte Früchte ohne Kerne, Grütze mit Früchten
- Fleisch/Wurst:
  Haschee, Kalbsbrät, Hackbraten ohne Kruste, Pasteten, Leberwurst, Teewurst
- Fisch:
  Kochfische mit weichem Fleisch, ohne Gräten
- Milchprodukte:
  Beispiele aus Phase I und II, zusätzlich Schmelzkäse, Frischkäse, Butter
  Quarkauflauf ohne Kruste, Käsesahnetorte
- Eierspeisen:
  feuchtes Rührei, weichgekochtes Ei

▶ Phase IV: Übergangskost
Geeignet: halbweiche und feste Nahrung, die sich leicht kauen läßt, Nahrung aus den Phasen I bis III.
Nicht geeignet: grobkörnige, krustige, klebrige oder zähe Konsistenzen, z.B. Brot mit harter Kruste, Kuchen mit Nußstückchen, rohe Karotten, Sellerie usw., Beeren mit Körnern, sehr trockenes Fleisch (Wild), zähes Fleisch (Rind), Fleisch/Fisch paniert oder krustig gebraten, Produkte mit unvermahlenen Körnern oder hohem Schalenanteil.
Indikation: Leichte Störungen der oralen und/oder pharyngealen Phase.
Ernährungsphysiologie: Bei ausgewogener Auswahl und Menge erfüllt Übergangskost die ernährungsphysiologischen Kriterien.

Beispiele
- Getreideprodukte, Nährmittel:
  Beispiele aus Phase I bis III, zusätzlich Bröt-

chen und Schwarzbrot ohne Körner oder Schrot, Nudeln, Semmelknödel, weichgekochter Reis, Spätzle, Aufläufe ohne Kruste
weiche Kuchen ohne Nüsse, Rosinen, Orangeat oder Zitronat
- Kartoffeln und Kartoffelprodukte:
  gekochte Kartoffeln, schwach geröstete Kartoffeln, Kartoffelklöße, Kartoffelgratin ohne Kruste
- Gemüse:
  Beispiele aus Phase I bis III, zusätzlich gekochte rote Beete, Spargel, Pilze
  evtl. Blattgemüse, -salate
- Obst und Obsterzeugnisse:
  Beispiele aus Phase I bis III, zusätzlich alle eingemachten Früchte
  evtl. reife Ananas, Zitrusfrüchte
  Marmelade
- Fleisch/Wurst:
  Beispiele aus Phase I bis III, zusätzlich gedünstetes oder ohne harte Kruste gebratenes weiches Kalb-, Geflügel- und Schweinefleisch, Wurstaufschnitt ohne Stückchen
- Fisch:
  Bratfische mit weichem Fleisch, ohne Gräten
- Milchprodukte:
  Beispiele aus Phase I bis III, zusätzlich Camembert, Brie, evtl. Schnittkäse
- Eierspeisen:
  Beispiele aus Phase I bis III, zusätzlich Spiegeleier ohne Kruste

▶ Phase V: Normalkost
Die letzte Phase entspricht bezüglich der Konsistenzen einer völlig normalen Kost.

▶ Flüssigkeitsstufen
In Abhängigkeit vom individuellen Störungsbild muß die Fließfähigkeit der Suppen und Getränke berücksichtigt werden. Die folgende Einteilung unterscheidet die Konsistenzen cremig, nektarartig und dünnflüssig.
- **O: keine Flüssigkeit** (einschließlich Suppen, Kompottsaft, dünne Saucen).
- **A: cremig** (eingedickte, durchgesiebte Cremesuppen, Trinkjoghurt ohne Fruchtstücke).
- **B: nektarartig** (Fruchtnektar, Cremesuppen, mit Verdickungsmittel angedickte Getränke).
- **C: dünnflüssig** (alle Flüssigkeiten, einschließlich Tee, Kaffee usw.).

Kann der Patient z.B. homogen breiige Nahrung essen, muß aber noch vollständig auf die orale Gabe von Flüssigkeiten verzichten, würde die Diät als Phase I/0 klassifiziert. Können weiche

10

FDT

Kost und nektarartig angedickte Flüssigkeiten aspirationsfrei geschluckt werden, wird die Phase als III/B gekennzeichnet. Insbesondere im klinischen Alltag hat sich diese Stufeneinteilung in Zusammenarbeit mit der Diätküche als sehr hilfreich erwiesen.

Diätetische Einschränkungen bedeuten für den Patienten immer eine Beeinträchtigung des Genusses am Essen und Trinken. Wie Groher und McKaig (1995) in einer Studie an schluckgestörten Patienten in Pflegeheimen festgestellt haben, bestanden bei 91 % der Patienten unnötige Einschränkungen bezüglich der Ernährungsweise.

Deshalb ist es wichtig, 1. die Indikation nur nach sorgfältiger Diagnostik zu stellen und 2. in regelmäßigen Zeitabständen Follow-up-Kontrollen durchzuführen, um zum gegebenen Zeitpunkt das Nahrungsangebot zu erweitern bzw. in die nächsthöhere Diätphase zu wechseln.

10.3.1.3 Tagesbeispiele für die verschiedenen Diätphasen

▶ **Tagesplan für Phase I/0 = fein passiert und ohne Flüssigkeit**
- Frühstück:
  1 Portion Vanillepudding
  1 Becher Naturjoghurt
  1 Portion Kirschkonfitüre (Konfitüre ohne Kerne verwenden)
- Mittagessen:
  Feines Kalbshaschee in Rahmsoße mit Kartoffelpüree und Brokkolimousse
  Apfelschnee (Apfelmus mit geschlagener Sahne und Zimt)
- Abendessen:
  Polentabrei mit Aprikosenmus

▶ **Tagesplan für Phase II/A = pürierte Kost und cremig angedickte Flüssigkeiten**
- Frühstück:
  Porridge (gut ausgequollener Haferbrei) mit Birnenmus
- Mittagessen:
  Tomatencremesuppe
  Putenhaschee in Basilikumsauce mit Polenta und Zucchinigemüse
  Himbergelee mit Vanillesoße
- Abendessen:
  Reisbrei mit Zimt und Zucker und Pfirsichmus

▶ **Tagesplan für Phase III/B = weiche Kost und nektarartig angedickte Flüssigkeiten**
- Frühstück:
  Toastbrot
  Butter, Aprikosenmarmelade, Frischkäse
- Mittagessen:
  Spargelcremesuppe
  Hechtklößchen in Safransauce mit Salzkartoffeln und Vichykarotten
  Karamelflan
- Abendessen:
  Roggenmischbrot
  Kalbsleberwurst, Streichkäse, Butter
  Fruchtjoghurt

▶ **Tagesplan für Phase IV/C = Übergangskost und dünnflüssig**
- Frühstück:
  Roggenmischbrot
  Butter, Honig, Schnittwurst
  Orangensaft
- Mittagessen:
  Grießklößchensuppe
  Kalbsgeschnetzeltes mit frischen Champignons, Bandnudeln und Blattsalat mit Kräuterdressing
  Maracujacreme
- Zwischenmahlzeit:
  Kaffee oder Tee und ein Stück Käsekuchen
- Abendessen:
  Roggenmischbrot
  Briekäse, Edamer, Teewurst, Senfgurken
  Butter
  Banane

▶ **Wichtige Informationen**
Andickungsmittel
Andickungsmittel, die ausschließlich aus Guarkern-/Johannisbrotkernmehl bestehen, sind kalorien- und kohlehydratfrei („Nestargel", „Biobin"; s. Bezugsquellen). Allerdings dicken diese nach, so daß es schwierig ist, wenn die Patienten langsam essen oder trinken, die optimale Konsistenz über einen längeren Zeitraum beizubehalten.

Inzwischen werden im Handel speziell für Dysphagiepatienten konzipierte Andickungsmittel angeboten („Thicken up", „Quick & Dick"; s. Bezugsquellen), jedoch ist hierbei auf den Kalorien- und Kohlehydratgehalt zu achten. Bei Diabetikern sind deshalb häufigere Blutzuckerkontrollen für eine gute Blutzuckereinstellung unerläßlich.

Bedarfsdeckende Zusatz- und Ergänzungsnahrung
Insbesondere bei Patienten, die nur homogen breiige Nahrung essen können (Phase I), aber auch bei Patienten, die wegen reduzierter Eßgeschwindigkeit keine vollständige Mahlzeit bewältigen, ist für eine gezielte und optimale Nährstoffversorgung die Gabe von speziell angereicherter Trink- und/oder Zusatznahrung notwendig (s. Bezugsquellen).

10.3.2 Plazierung der Nahrung

Bei motorischen und/oder sensorischen Störungen der Zunge sowie nach Resektionen lingualer Strukturen kann man durch die richtige Plazierung der Nahrung vorhandene Defizite umgehen. Die Positionierung der Nahrung kann in Abhängigkeit vom individuellen Krankheitsbild durch die Patienten selbst erfolgen oder bedarf der Hilfe einer Begleitperson.

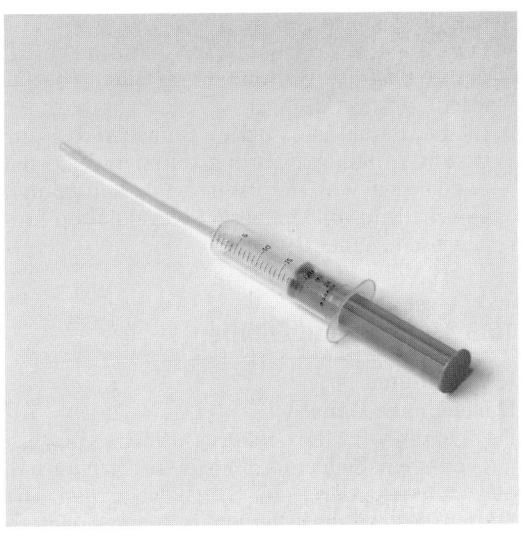

Abb. 10.87: Verlängerte Spritze.

Eingeschränkte Lateralbewegungen und Teilresektionen der Zunge
- Die Nahrung (breiig) wird mit einem flachen Löffel auf der Zungenmitte plaziert, in der Zungenschüssel gehalten und dann geschluckt. Bei halbfester Konsistenz wird der Bolus durch kräftige Zungenelevation am Gaumen zerdrückt und dann sofort geschluckt.
- Bei Halbseitensymptomatik oder Zungenteilresektionen wird der Bolus auf die gesunde Zungenhälfte gelegt (Buckley et al., 1976).

Eingeschränkte Fähigkeit, den Bolus in der Zungenschüssel zu halten
Die Nahrung (breiig) wird auf die Zungenmitte geschoben, der Patient soll die Speise nicht im Mund bewegen, sondern gegen den vorderen bis mittleren Gaumen halten und möglichst schnell willkürlich schlucken.

Reduzierte Zungenelevation, eingeschränkte Zungenretraktion, Teilresektionen der Zunge
- Der Patient legt breiige Nahrung auf die Hinterzunge und schluckt sofort. Die Positionierung auf der Hinterzunge kann mit einem Spatel erfolgen, manche Patienten helfen mit dem Finger nach, bei massiven Teilresektionen wird häufig ein Schiebelöffel verwendet. Schiebelöffel können im Spezialhandel erworben werden (Abb. 10.106) oder aus einer 20-ml-Plastikspritze selbst hergestellt werden (Abb. 10.107; Fleming, 1997). Die Anleitung hierzu ist in Abschnitt 10.3.3 beschrieben.
- Flüssigkeiten oder breiige Nahrung kann man vorsichtig direkt in den oralen Pharynx spritzen. Voraussetzung ist eine regelrechte Reflextriggerung. Eventuell wird die Spritze mit einem kurzen Schlauchstück verlängert (Abb. 10.87).
- Kann der Patient saugen, wird der Strohhalm weiter nach hinten bis fast in Höhe der vorderen Gaumenbögen gelegt.

Zungenstoß
- Der Löffel wird von vorne in den Mund eingeführt. Um die Elevationsbewegung der Zunge anzuregen, wird mit der Löffelunterseite auf der Zungenmitte ein kurzer Druck nach kaudal gesetzt. Beim Herausziehen des Löffels soll die Nahrung mit der Oberlippe abgenommen werden.
- In manchen Fällen verhindert direktes Plazieren der Nahrung auf der Hinterzunge (s.o.) das Herausstoßen aus dem Mund.

Pumpbewegungen der Zunge
Die Nahrung wird auf der Zungenmitte plaziert und der Patient aufgefordert, den Bolus bewußt gegen den Gaumen zu drücken und durch eine einzige kräftige Rückwärtsbewegung den Schluckreflex willkürlich zu initiieren.

Sensibilitätsstörungen
- Der Patient legt die Speise auf den Zungenteil, dessen taktile Wahrnehmung nicht beeinträchtigt ist.
- Bleibt durch die orale Bolusverarbeitung trotzdem häufig Nahrung auf der gestörten Seite liegen, wird der Patient verbal und durch visuelle Kontrolle mit dem Spiegel darauf hingewiesen (Asher, 1984).

10.3.3   Trink- und Eßhilfen

▶ **Trinkhilfen**
Flasche nach Ramsey
Der „Ramsey-feeder" (Ramsey, 1986; s. Bezugsquellen) eignet sich zum Plazieren der Nahrung oder zum Aktivieren der Saugbewegungen. Die Flasche besteht aus weichem, formbaren Material, in der Öffnung ist ein dünner Schlauch befestigt (Abb 10.88).
Durch dosiertes Zusammendrücken der Flasche wird die Nahrung durch den Schlauch geschoben und kann beliebig auf der Zunge plaziert werden.
Zur Aktivierung der Lippenbewegungen kann am Schlauch ein Mundstück befestigt werden (z. B. aus Schienenmaterial geformt). Das Mundstück übt anhaltenden Druck auf den Musculus orbicularis oris aus, erleichtert dadurch den Lippenschluß und gibt Widerstand gegen die Protrusionsbewegung beim Saugen. Während die Flüssigkeit anfangs durch leichtes Zusammendrücken der Plastikflasche in den Mund gepumpt wird, versucht der Patient später durch kräftiges Saugen, ohne unterstützendes Pumpen, die Flüssigkeit aufzunehmen (Abb. 10.88).
Bei schweren Störungen wird an der Flaschenöffnung ein Sauger befestigt. Sind anfangs die Saugbewegungen zu schwach, wird die Nahrung aus der Flasche gedrückt, die Hilfestellung immer weiter reduziert, bis sich kräftige Saugbewegungen entwickelt haben. Ramsey empfiehlt das Saugen nicht nur zur anfänglichen Nahrungszuführung, sondern als wichtige therapeutische Intervention zur Aktivierung der oropharyngealen Schluckmechanismen. Rhythmische Saugbewegungen aktivieren durch die Kontraktionen des Musculus buccinator die oberen Pharynxmuskeln, die in die Ösophagusperistaltik überleiten (Ramsey, 1986; Abb. 10.89).
Die Ramsey-Flasche *eignet sich* für folgende Maßnahmen:

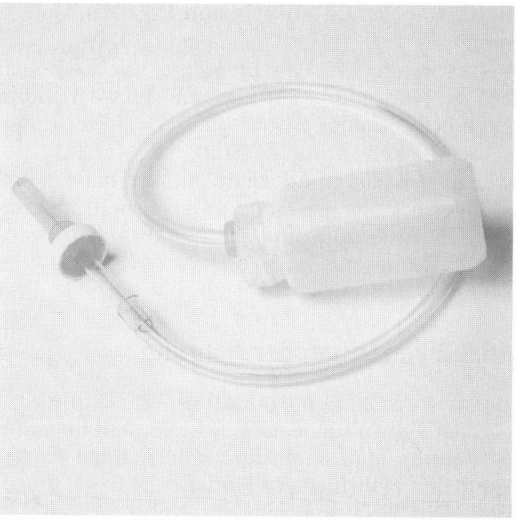

Abb. 10.88: Flasche nach Ramsey, mit Schlauch und Mundstück.

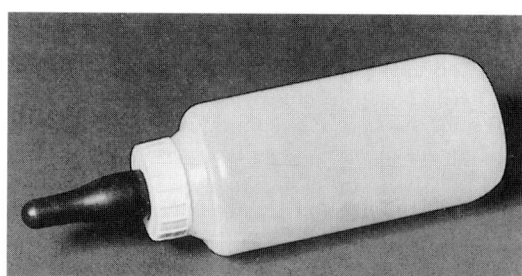

Abb. 10.89: Flasche nach Ramsey, mit einem Sauger für Erwachsene.

1. Plazierung der Nahrung.
2. Förderung des Lippenschlusses und der Lippenprotrusion.
3. Aktivierung der Saugbewegungen und dadurch der pharyngealen Mechanismen.

Trinkgefäße
Schmale Trinkgefäße lassen sich wegen der Behinderung durch die Nase nicht genügend kippen, die Flüssigkeit läßt sich deshalb nur in Kopfextension aufnehmen. Um die *Anteflexion des Kopfes* zu erleichtern, wird ein Gefäßdurchmesser gewählt, der etwa dem Abstand zwischen Mund und Nasenwurzel entspricht (Abb. 10.90 und 10.91).
Alternativ kann aus einem Plastikbecher eine **Nasenkerbe** ausgeschnitten werden, um das

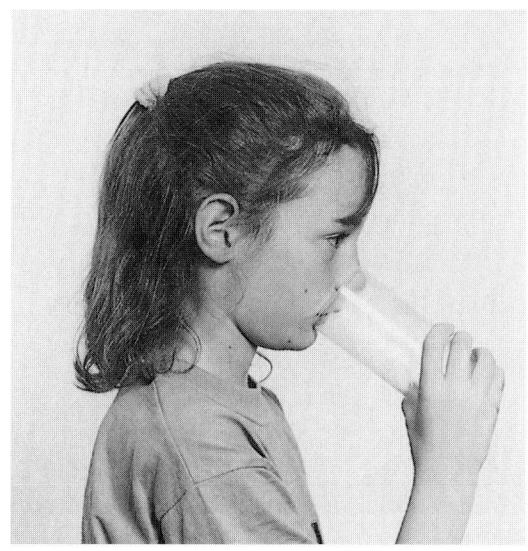

Abb. 10.90: Trinkbecher mit kleinem Durchmesser führt zu Kopfextension.

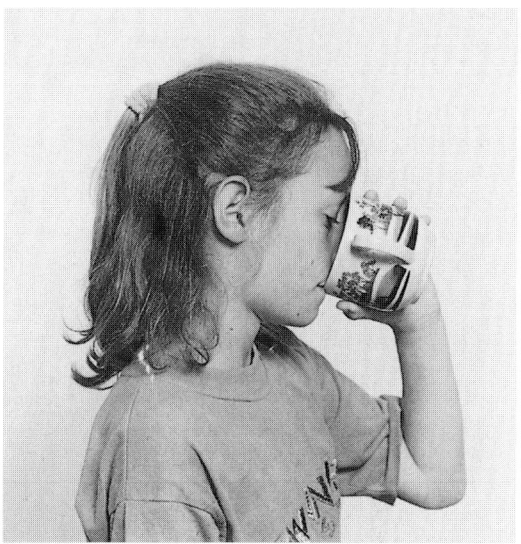

Abb. 10.91: Weites Trinkgefäß ermöglicht Anteflexion des Kopfes.

Kippen des Gefäßes auch bei stark vorgebeugtem Kopf zu ermöglichen.

Herstellungshinweis: Es empfiehlt sich, den Becher vor dem Ausschneiden mit einem Haarfön zu erwärmen (Abb. 10.92).

Der abgebildete **Dosierbecher** (Abb. 10.93; s. Bezugsquellen) ermöglicht eine Kontrolle des Bolusvolumens. Die Formgebung gewährt einen guten Lippenkontakt, so daß sicherer getrunken werden kann.

Die etwas ungewöhnlichen Griffe des **Schaukelbechers** (Abb. 10.94; s. Bezugsquellen) lassen sich gut mit beiden Händen fassen. Durch die Schnabelform wird der obere Gefäßdurchmesser erweitert, gleichzeitig erleichtert der Schnabel das Aufnehmen der Flüssigkeit. Im Vergleich zu

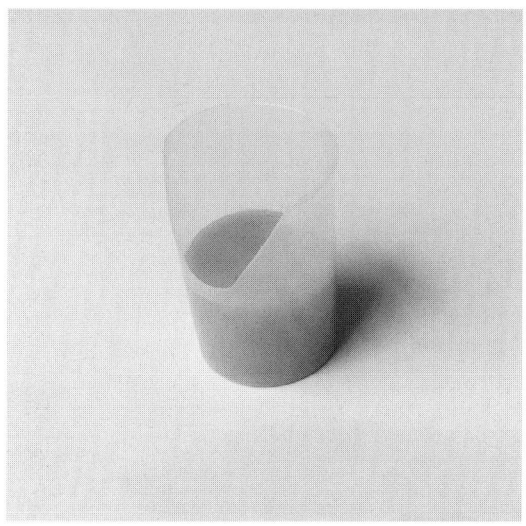

Abb. 10.92: Plastikbecher mit Kerbe.

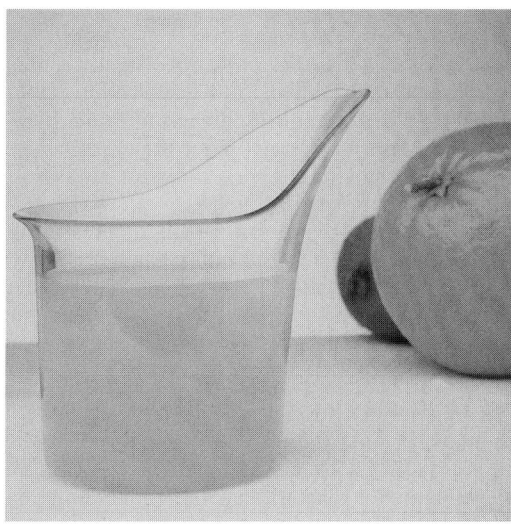

Abb. 10.93: Dosierbecher.

10

FDT

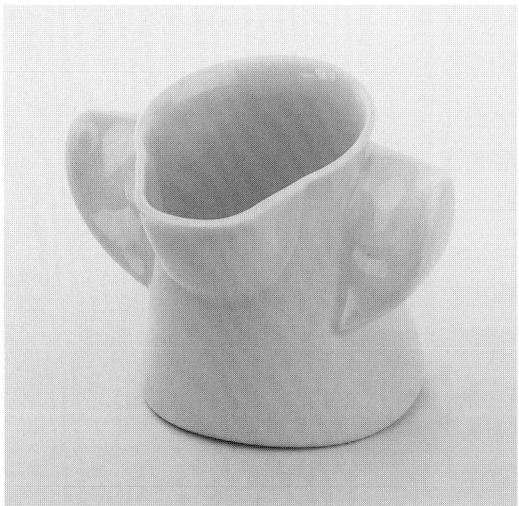

Abb. 10.94: Schaukelbecher mit Schnabel.

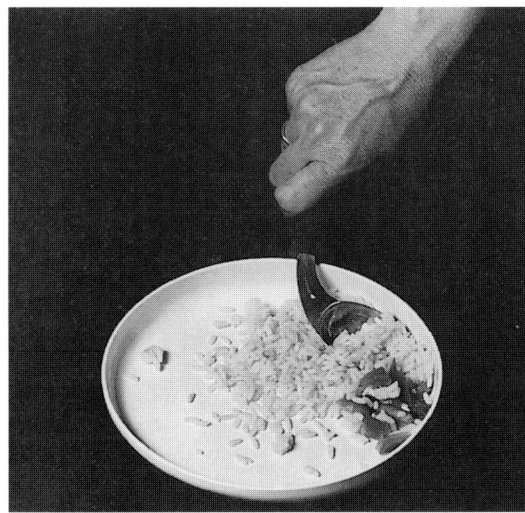

Abb. 10.95: Teller mit erhöhtem Rand.

Plastik oder Glas besitzt dieser Keramikbecher mehr Eigengewicht und reduziert dadurch z. B. hyperkinetische Armbewegungen.

▶ **Eßhilfen**
Die folgenden Eßhilfen beziehen sich primär auf Störungen der Arm- und Handfunktion. Sie werden als begleitende Unterstützung bei schluckgestörten Patienten mit Beeinträchtigungen der oberen Extremitäten angewendet.

Teller
Der Teller mit **erhöhtem Rand** erleichtert das Aufnehmen der Nahrung auf Löffel oder Gabel und ersetzt dadurch das Schieben mit dem Messer (Abb. 10.95). Er ist **geeignet für** einseitig gestörte oder fehlende Arm- und Handfunktion und Koordinationsstörungen der oberen Extremität. Dieselbe Funktion erfüllen **elastische Tellerränder**, die sich mit einer Klemmvorrichtung an jedem beliebigen Teller befestigen lassen (Abb. 10.96).

Unterlage
Das Eßgeschirr wird auf eine **rutschfeste Unterlage** gestellt und kann dadurch nicht mehr verschoben werden (Abb. 10.97). Diese Maßnahme ist **geeignet für** einseitig gestörte oder fehlende Arm- und Handfunktion und Koordinationsstörungen der oberen Extremität.

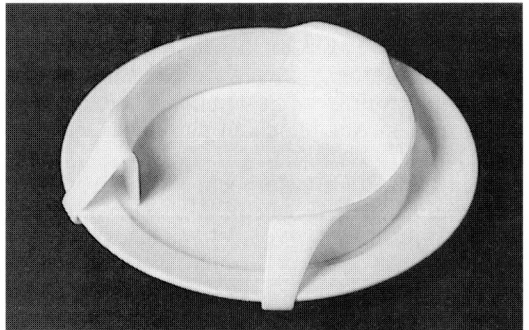

Abb. 10.96: Elastischer Tellerrand.

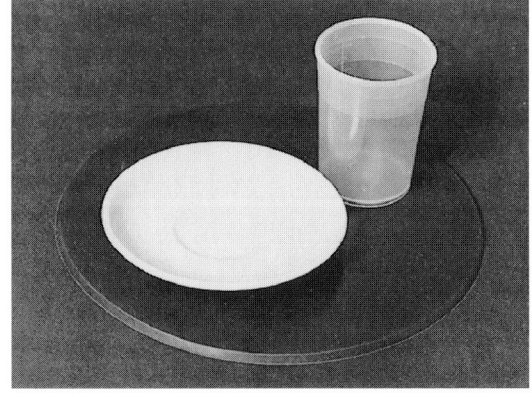

Abb. 10.97: Rutschfeste Unterlage.

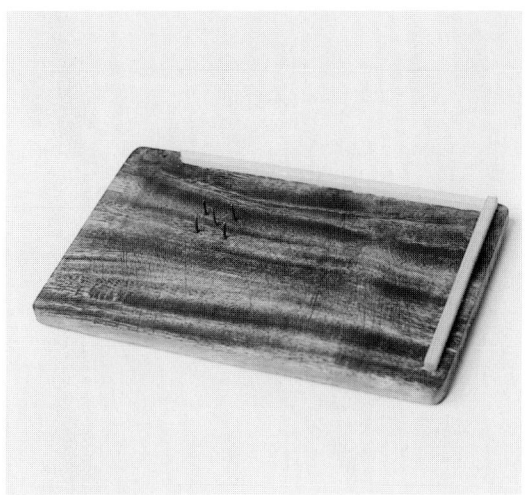

Abb. **10.98:** Nagelbrett.

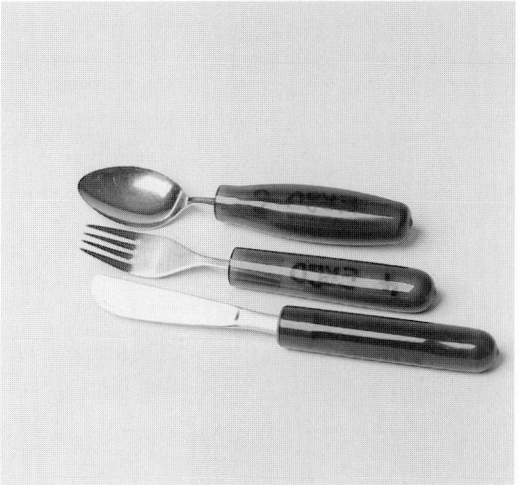

Abb. **10.100:** Besteck mit verstärktem Kunststoffgriff.

Nagelbrett
Das Holzbrett wird mit einer Schraubzwinge oder mit Gummisaugern auf dem Tisch befestigt. Vorstehende Stahlstifte an der Brettoberseite dienen zum Festhalten von Nahrungsmitteln, z. B. beim Schneiden oder Bestreichen (Abb. 10.98).

Fixierbrett
Das Fixierbrett bietet erweiterte Möglichkeiten, mit dem Schieber können beliebige Gegenstände fixiert werden, z. B. Schüsseln beim Umrühren, Dosen etc. (Abb. 10.99; s. Bezugsquellen). Es ist **geeignet für** einseitig gestörte oder fehlende Arm- und Handfunktion und Koordinationsstörungen der oberen Extremität.

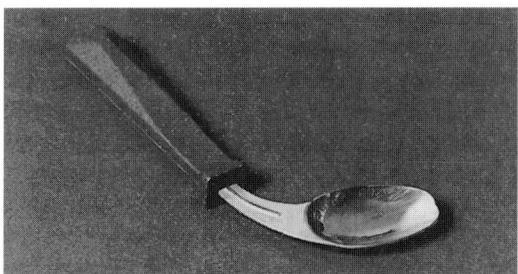

Abb. **10.101:** Angewinkeltes Besteck.

Bestecke
Hilfreiche Veränderungen bei Bestecken sind z. B. **verstärkte Kunststoffgriffe** oder **angewinkeltes Besteck** (Abb. 10.100 und 10.101; s. Bezugsquellen). Sie sind **geeignet für** schwache oder eingeschränkte Greiffunktion (verstärkte Griffe) sowie Störungen der Armfunktion.

Besteckhalter
Bei schweren Störungen der Greiffunktion wird das Besteck mit der Hand verbunden. Es gibt verschiedene Möglichkeiten. Die abgebildete **Lederschlaufe** ist für jede Hand beliebig einstellbar. Der **Halter** eignet sich für Bestecke mit flachen Griffen (Abb. 10.102; s. Bezugsquellen). Sie sind **geeignet für** erhebliche Störungen der Greiffunktion.

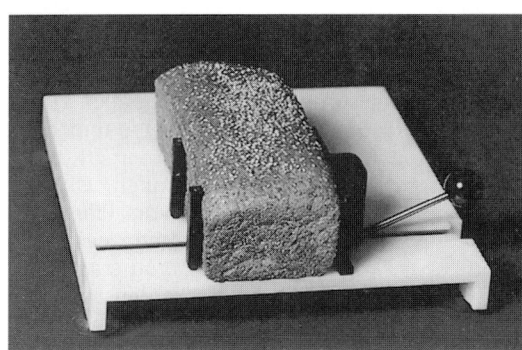

Abb. **10.99:** Fixierbrett.

10

FDT

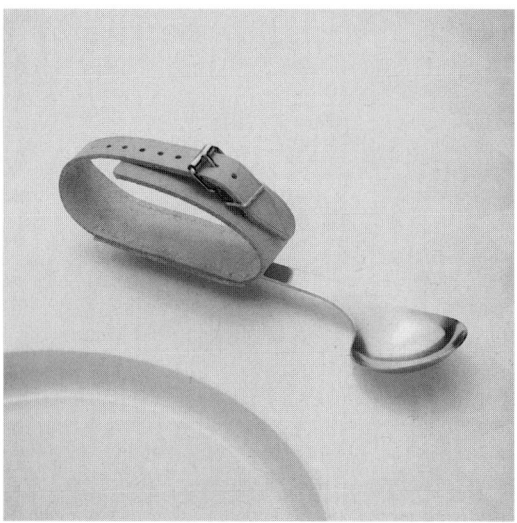

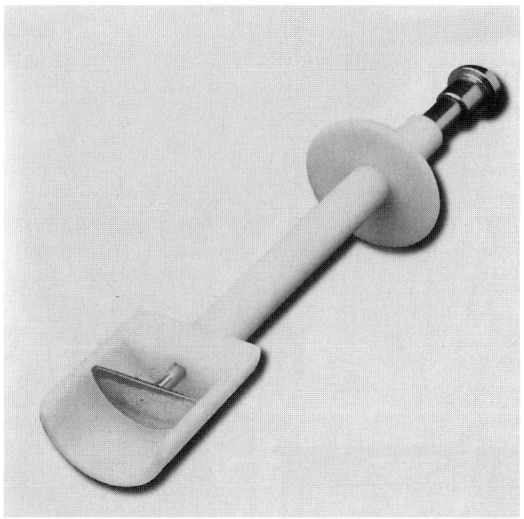

Abb. 10.102: Besteckhalter.

Abb. 10.103: Schiebelöffel.

Schiebelöffel
Patienten mit Hypoglossusparesen oder Teilresektionen der Zunge leiden häufig unter erheblichen Schwierigkeiten, die Nahrung im Mundraum nach hinten zu befördern. Seit einiger Zeit sind im Handel spezielle Schiebelöffel erhältlich (Abb. 10.103; s. Bezugsquellen). Alternativ kann dieses Hilfsmittel aus einer 20-ml-Plastikspritze selbst hergestellt werden (Fleming et al., 1983):

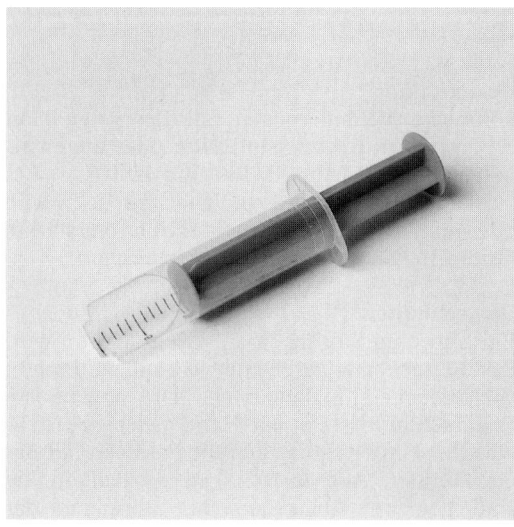

Abb. 10.104: Schiebelöffel aus einer 20 ml Plastikspritze hergestellt.

1. Mit einer feinen Metallsäge schneidet man das untere vordere Ende der Spritze einige Millimeter ein.
2. Im rechten Winkel wird dann von oben ein Schnitt geführt und so die vordere Kappe der Spritze bis auf ein kleines Reststück abgetrennt.
3. Um eine Löffelform zu erreichen, wird 3 cm hinter dem Schnitt im 45°-Winkel bis zur Hälfte des Tubendurchmessers gesägt.
4. Nun beginnt man an der vorderen Öffnung und sägt von der Mitte ausgehend waagerecht nach hinten bis zum Schnittpunkt mit der vorhergehenden Linienführung. Jetzt läßt sich das ausgeschnittene Stück entfernen.
5. Zum Schluß werden die Kanten mit Sandpapier geglättet (Abb. 10.104).

10.3.4 Essensbegleitung

Viele schluckgestörte Patienten benötigen Hilfestellungen für die Nahrungsaufnahme und/oder eine externe Kontrolle bezüglich der erlernten kompensatorischen Schlucktechniken. Die Essensbegleitung wird in der Regel vom Pflegepersonal durchgeführt oder im Rahmen des Selbständigkeitstrainings von den Ergotherapeuten. Falls die Möglichkeit besteht, werden auch die Angehörigen in die Essensbegleitung miteinbezogen. Der Logopäde/Sprachtherapeut erarbeitet für den jeweiligen Individualfall geeignete

Eßregeln. Diese Instruktionen erhält der Patient schriftlich. Sinnvollerweise wird das Merkblatt für alle Beteiligten sichtbar im Patientenzimmer deponiert und die Essensbegleitung im Bedarfsfall angeleitet. Beinhaltet das Therapieziel gleichzeitig die Selbständigkeit und Unabhängigkeit während der Nahrungsaufnahme, erfolgt die Wahl der geeigneten Trink- und Eßhilfen in Zusammenarbeit mit der Ergotherapie.

10.3.4.1 Vorbereitende Maßnahmen

Es werden Vorkehrungen getroffen, um eine optimale Ausgangssituation zu erreichen:

- Um Ablenkungen durch auditive Reize zu reduzieren, wird die Zimmertür geschlossen und Fernseh- oder Radiogerät ausgeschaltet. Läßt sich der Patient leicht durch visuelle Stimuli ablenken, könnte man ihn beim Essen mit Blickrichtung zu einer leeren Wand positionieren oder gegebenenfalls die Vorhänge zuziehen.
- Gesichts-, Geschmacks- und Geruchssinn beeinflussen Speichel- und Magensaftsekretion. Eine gutaussehende, wohlriechende und -schmeckende Nahrung regt den Appetit an und fördert die Motivation zu essen. Die Mahlzeit wird so vor dem Patienten plaziert, daß er sie sehen und riechen kann. Bei Patienten mit Gesichtsfeldeinschränkungen liegt das Gedeck innerhalb des limitierten visuellen Radius.
- Für den Individualfall notwendige Hilfsmittel (s. 10.3.3) zur Nahrungsaufnahme liegen bereit.
- Des weiteren ist auf eine optimale Körperhaltung zu achten. So können z. B. durch ungünstige Positionierung hervorgerufene Tonusveränderungen, eventuell mit zusätzlichen Schmerzen, die Nahrungsaufnahme erheblich beeinträchtigen. Der Patient wird deshalb in eine relaxierte Ausgangslage gebracht, die in den meisten Fällen einer aufrechten Sitzposition entspricht (s. 10.1.4.1).
- Übermäßige Sekretansammlungen können den Bolustransport erheblich behindern. Vor der Nahrungsaufnahme wird deshalb auf eventuelle Atemgeräusche geachtet. Im Bedarfsfall werden die Patienten zum Husten oder Rachenreinigen aufgefordert, tracheotomierte Patienten abgesaugt. Besitzen die Patienten zu wenig Speichelfluß (Hyposalvation), könnte zur Stimulierung der Sekretion vor dem Essen die Mundhöhle mit einem Schwamm oder einer Zahnbürste gereinigt bzw. stimuliert werden.
- Um Patienten mit schwersten Hirnschäden an taktile intraorale Reize zu gewöhnen und/oder bestehende Hypo- oder Hypersensibilität abzubauen, ist es hilfreich, vor dem Essen taktile Reize zu setzen. Man führt z. B. die Finger des Patienten an seinen Mund, zuerst an die Lippen, später in den Mundraum. Alternativ könnte die sogenannte Mundbehandlung (s. Abschnitt 10.1.4.2) vor jedem Essen durchgeführt werden.
- Bei bestimmten Erkrankungen (z. B. Parkinson-Krankheit) muß die zeitgerechte Gabe der Medikation beachtet werden, damit die optimale Wirkung während der Mahlzeiten gewährleistet ist.

10.3.4.2 Eß- und Trinktraining

Die Essensbegleitung achtet auf die Beibehaltung der relaxierten Ausgangslage, auf die konstante und adäquate Durchführung notwendiger kompensatorischer Maßnahmen und überprüft die Mahlzeit bezüglich der vorgegebenen Diätphase. Maßnahmen zur Verbesserung der Reflextriggerung, wie z. B. die Thermosondenstimulation (s. Abschnitt 10.1.4.11) werden ebenfalls von der Essensbegleitung durchgeführt.

- Allgemein gilt, dem Patienten genügend Zeit zum Essen zu geben. Zu große Schlucke sind zu vemeiden. Die Kauphase sollte so lange dauern, bis eine breiige Konsistenz erreicht wird. Schlecht zerkaute, zu große Nahrungspartikel könnten bei Aspiration die Luftwege verschließen und zu lebensbedrohlichen Situationen führen.
- Während des Essens sollten bei schluckgestörten Patienten Unterhaltungen vermieden werden. Dringend notwendige Fragen oder Aufforderungen werden nur gestellt, wenn der Mund leer und der Bolus geschluckt ist.
- Grundsätzlich gilt, daß die nächste Portion erst eingenommen wird, wenn alle Nahrungsreste entfernt sind. Die Mundhöhle kann visuell mit Hilfe einer Taschenlampe und eines Spatels inspiziert werden. Retentionen im Kehlkopfeingang sind dagegen an der gurgelnden Stimmqualität zu erkennen. Der Patient wird aufgefordert, direkt nach dem Schlucken „Ah" zu sprechen. Klingt die Stimme gurgelnd, muß gehustet und nochmals leer nachgeschluckt werden. Um eventuelle Retentionen im Rachen zu überprüfen, wird der Pa-

tient angehalten, hochzuräuspern (throat-clearing[4]) und gegebenenfalls die Reste in ein leeres, weißes Gefäß zu spucken. Alternativ könnte der Patient nach dem Hochräuspern aufgefordert werden, „Ah" zu phonieren. Klingt die Stimme jetzt gurgelnd, sind durch das Hochräuspern gelöste Nahrungspartikel postdeglutitiv in den Kehlkopfeingang gelangt. Gilardeau et al. (1995) empfehlen insbesondere für die ersten Eßversuche zur Aspirationskontrolle während der Mahlzeiten, mit Hilfe des *Pulsoximeters* die Sauerstoffsättigung des Blutes zu überprüfen. Diese Methode erlaubt gleichzeitig eine Einschätzung der Effizienz des Hustenstoßes nach einer massiven Aspiration.

- Patienten mit *schweren motorischen und/oder kognitiven Störungen* benötigen eine besondere Hilfestellung. Eine instabile Körper- und/oder Kopfhaltung muß zwischendurch korrigiert oder passiv unterstützt werden (s. Abschnitt 10.1.4.1). Falls der Patient nicht in der Lage ist, selbständig die Nahrung aufzunehmen, versucht der Therapeut möglichst durch passives Führen, den Löffel von vorne in den Mund zu schieben. Diese antizipatorischen Spürinformationen erhöhen häufig den sensorischen Input, um die Sekretproduktion und/oder die Reflextriggerung anzuregen. Damit die Nahrung leichter mit den Lippen abgenommen werden kann, wird ein möglichst flacher, stabiler Löffel verwendet oder alternativ eine Gabel benutzt. Während des Schluckens achtet man auf den vollständigen Mund- und Kieferschluß. Im Bedarfsfall wird der sogenannte Kieferkontrollgriff A, B oder C angewendet (s. Abschnitt 10.1.4.1). Läßt der Patient dennoch die Nahrung im Mundraum liegen und reagiert weder mit Kaunoch mit Schluckbewegungen, versucht man mit kurzem Druck der Löffelunterseite auf die Zungenmitte, die propriozeptiven Reize zu erhöhen. Im Bedarfsfall wird der sensorische Input durch besondere Geschmacks- oder Temperaturreize verstärkt. Häufig ist es hilfreich, die Zungenbewegungen durch Streichen des Zeige- oder Mittelfingers am Mundboden Richtung kranial/dorsal anzuregen. Verbleiben nach dem Schlucken Nahrungsre-

ste außerhalb des Mundes, tupft man vorzugsweise mit einem weichen Papiertuch ab. Wiederholte reibende, wischende Bewegungen führen zu Hautirritationen.

- Ermüden die Patienten oder verschlechtert sich die Vigilanz, besteht erhöhte Aspirationsgefahr. Es wird eine Pause eingelegt oder die Mahlzeit abgebrochen.
- Um Refluxprobleme zu verhindern, sollten die Patienten nach dem Essen eine Stunde aufrecht sitzen bleiben und 1 bis 2 Stunden vor dem Zubettgehen keine Nahrung mehr zu sich nehmen (Bass, 1990).

10.3.4.3 Maßnahmen im Notfall

Unter Beachtung der geeigneten therapeutischen Strategien kommt es in der Regel nicht zu schweren Aspirationen. Dennoch muß der Behandelnde oder die Essensbegleitung auf einen eventuellen Notfall vorbereitet sein, um sofort die geeigneten Maßnahmen durchzuführen. Ohne Sauerstoffzufuhr kann das Gehirn nur etwa drei bis fünf Minuten überleben. Deshalb ist bei einer schweren Aspiration mit Zeichen von Atemnot rasche Hilfe lebensnotwendig. *Atemnot* kann sich folgendermaßen äußern:

- Unregelmäßige Atmung.
- Starkes Ziehen oder Schnappen nach Luft mit entsprechendem Atemgeräusch (Stridor).
- Fahle Blässe.
- Blaufärbung (Zyanose).
- Unruhe, Angst.
- Bewußtseinseintrübung.

Wichtig: Zeigt der Patient Symptome von Atemnot, muß sofort Hilfe gerufen werden!

Sofortmaßnahmen des Behandelnden, der Essensbegleitung

- Ruhe bewahren und den Patienten zum Husten auffordern.
- Bei *Kanülenpatienten* kann aspiriertes Material in der Regel durch Absaugen entfernt werden, deshalb sollte bei diesen Patienten während der Eß- und Trinkversuche ein Absauggerät bereitstehen.
- Ist die Auslösung des Hustens erschwert oder der Hustenstoß nicht kräftig genug, beugt man Kopf und Rumpf des sitzenden Patienten nach vorne Richtung Knie. Dann beklopft man mit beiden Händen den Rücken, rechts und links seitlich der Wirbelsäule. Um gegebenenfalls den Hustenreiz zu verstärken, gibt die Therapeutin bei der nächsten Ausatmung ei-

---

[4]　Der Ausdruck „throatclearing" bezeichnet im angloamerikanischen Sprachraum speziell die Reinigung des Rachens. Im Deutschen gibt es keinen äquivalenten Terminus für diese Bewegung.

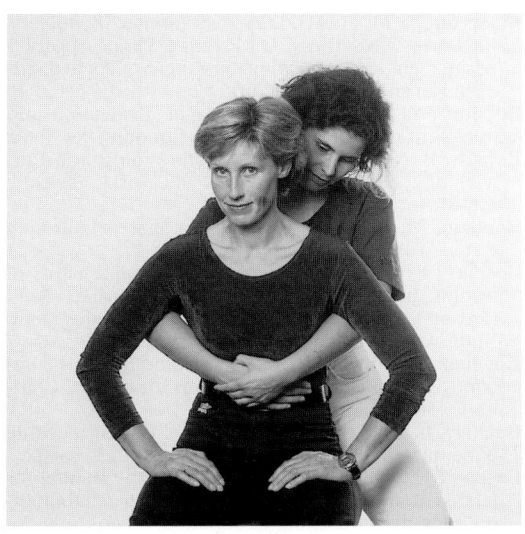

Abb. 10.105: Kompression des unteren Brustkorbs zur Unterstützung des Hustenstoßes.

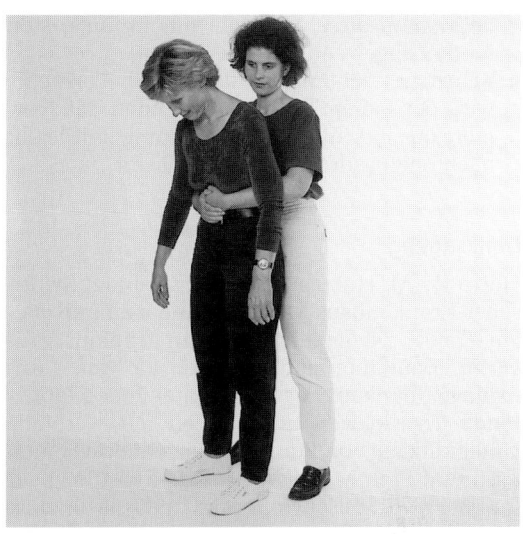

Abb. 10.106: Heimlich-Manöver in sitzender oder stehender Patientenposition.

nen kurzen und festen Klaps zwischen die Schulterblätter.

- Alternativ könnte der Hustenstoß durch Kompression des Brustkorbs unterstützt werden. Der Therapeut steht hinter dem Patienten, legt seine Arme um dessen unteren Brustkorb und drückt, während der Patient zu husten versucht, die Rippen zusammen und nach unten (Abb. 10.105).

- Im Extremfall wird manchmal das sogenannte Heimlich-Manöver (Heimlich, 1975) angewendet. Man umfaßt den Oberkörper des sitzenden oder stehenden Patienten von hinten und drückt in Höhe des Epigastriums (zwischen Schwertfortsatz des Brustbeins und Nabel) mit der Faust kurz und kräftig nach innen oben (Abb. 10.106). Dadurch wird das Zwerchfell plötzlich Richtung kranial verschoben, auf diese Weise die Lungen komprimiert und der Luftdruck des Tracheobronchialbaumes erhöht. Falls der Patient liegt, wird er auf den Rücken gedreht. Der Helfer kniet mit gegrätschten Beinen über dem Patienten (Knie in Hüfthöhe des Patienten), legt die Hände aufeinander und drückt die Handballen nach innen oben in das Epigastrium (Abb. 10.107). Heimlich benützt den Vergleich mit einer luftgefüllten Plastikflasche, deren Korken aus dem Flaschenhals springt, wenn der Flaschenkörper plötzlich zusammengedrückt wird. Der größte Druck läßt sich

im Falle einer inspiratorischen Aspiration erzeugen, da die unteren Luftwege nach der Einatmung mit Luft vollgefüllt sind. Aber selbst nach vollständiger Ausatmung verbleibt noch ein Restvolumen von etwa 500 ml Luft in der Lunge.

Nachteile dieses Manövers sind 1. ein eventuelles Regurgitieren von Mageninhalt oder 2. mögliche Verletzungen innerer Organe. Des-

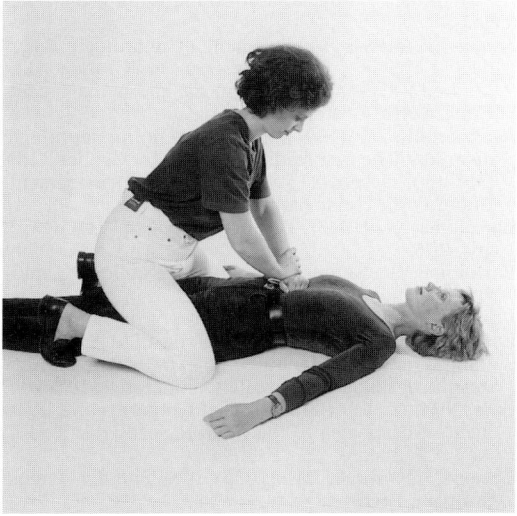

Abb. 10.107: Heimlich-Manöver in Rückenlage.

halb sollte diese Methode nur im äußersten Notfall angewendet werden.

- Scheitern schlimmstenfalls alle Versuche, wird der Patient bis zum Eintreffen des Notfallteams in seitlicher Liegehaltung, mit leicht nach oben gedrehtem Kopf gelagert.

Danksagung

Herrn Dr. M. Hufnagl, leitender Oberarzt Städtisches Krankenhaus München und meiner Kollegin Frau S. Neumann, The John Hopkins University, Baltimore möchte ich für die vielen Anregungen danken. Für das Kapitel über adaptierende Therapieverfahren erhielt ich wertvolle Unterstützung von Frau J. Braun, Diätküchenleiterin und Frau M. Seidl, leitende Ergotherapeutin, beide Städtisches Krankenhaus München Bogenhausen. Dank gebührt auch den Kolleginnen Frau K. Haulitschek, Frau B. Höfer und Frau Dr. Radau, die bereit waren für die fotografischen Abbildungen Behandlungstechniken zu demonstrieren, sowie den Fotographen Frau S. Pfaff und Herrn M. Hangen für ihre ausgezeichnete berufliche Leistung.

Literatur

Alexander, R. (1987), Oral motor treatment for infant and young children with cerebral palsy. Seminars in Speech and Language, 8: 87–100.

Arvedson, J.C. (1993), Management of swallowing problems. In: Arvedson, J.C., Brodsky, L.. (eds), Pediatric swallowing and feeding – assessment and management. Singular Publishing Group, San Diego.

Asher, I.E. (1984), Management of neurologic disorders – The first feeding session. In: Groher, M.E. (2nd ed.), Dysphagia – Diagnosis and management. Butterworth, Boston.

Avery-Smith, W. (1997), Management of neurologic disorders: The first feeding session. In: Groher, M.E. (3rd ed.), Dysphagia – Diagnosis and management. Butterworth-Heinemann, Boston.

Bartolome, G. (1995), Schluckstörungen. LOGOS 3: 164–176.

Bartolome, G., Neumann, S. (1993), Swallowing therapy in patients with neurological disorders causing cricopharyngeal dysfunction. Dysphagia 8: 146–149.

Bartolome, G., Prosiegel, M., Yassouridis, A.. (1997), Long-term functional outcome in patients with neurogenic dysphagia. NeuroRehabilitation 9: 195–204.

Bass, N.H. (1990), Clinical signs, symptoms and treatment of dysphagia in the neurologically disabled. J. Neuro. Rehab. 4: 227–235.

Beckers, D., Buck, M. (1988), PNF in der Praxis. Springer, Berlin.

Biermann, W. (1955), Therapeutic use of cold. JAMA 157: 1189–1192.

Blaugrund, S.M. (1991), Laryngeal framework surgery. In: Ford, C.N., Bless, D.M. (eds), Phonosurgery – Assessment and surgical management of voice disorders. Raven Press, New York.

Bobath, B. (1990), Adult hemiplegia. Evaluation and treatment (2rd ed.). Heinemann, London.

Bobath, B., Bobath, K.. (1994), Die motorische Entwicklung bei Zerebralparesen (4. Aufl.). Thieme, Stuttgart.

Bondzio, M., Vater, W. (1983), Vom ersten Laut zum ersten Wort. Reha-Verlag, Bonn.

Bosma, J.F. (1997), Development and impairments of feeding infancy and childhood. In: Groher, M.E. (3rd ed.). Dysphagia – Diagnosis and management. Butterworth-Heinemann, Boston.

Bowman, J. (1971), The muscle spindle and neural control of the tongue: Implications for speech. Charles C. Thomas, Springfield.

Buckley, J., Addicks, C., Maniglia, S. (1976), Feeding patients with dysphagia. Nursing forum 15: 16–22.

Casper, J.K., Colton, R.H. (1992), Clinical manual for laryngectomy and head and neck cancer rehabilitation. Singular Publishing Group, San Diego.

Castell, J.A.., Castell, D.O., Schultz, A.R., Georgeson, S. (1993), Effect of head position on the dynamics of upper esophageal sphincter and pharynx. Dysphagia 8: 1–6.

Castillo Morales, R. (1991), Orofaziale Regulationstherapie. Pflaum, München.

Chastain, P.B. (1978), The effect of deep heat on isometric strength. Phys. Ther. 58: 543–546.

Crickmay, M.C., (1978), Sprachtherapie bei Kindern mit cerebralen Bewegungsstörungen auf der Grundlage der Behandlung nach Bobath. Carl Marhold, Berlin.

Davies, P.M. (1986), Hemiplegie. Rehabilitation und Prävention 18. Springer, Berlin.

Davies, P.M. (1995), Wieder Aufstehen – Frühbehandlung und Rehabilitation für Patienten mit schweren Hirnschädigungen. Rehabilitation und Prävention 30. Springer, Berlin.

Dobkin, B.H. (1996), Neurologic rehabilitation. F.A.. Davies Company, Philadelphia.

Dodds, W.J., Hogan, W.J., Lynden, S.B. et al. (1975), Quantitation of pharyngeal motor function in normal human subjects. J. Appl. Physiol. 39: 692–696.

Donoghue, J.P., Sanes, J.N. (1996), Plasticity of cortical representations and its implication for neurorehabilitation. In: Shanani, B.T. (ed), Principles and practice of rehabilitation medicine. Williams & Wilkins, Baltimore.

Drake, W., O'Donoghue, S., Bartram, C. et al. (1997), Case study: Eating in side lying facilitates rehabilitation in neurogenic dysphagia. Brain Injury 11: 137–142.

Dworkin, J.P. (1991), Motor speech disorders – A treatment guide. Mosby Year Book, St. Louis.

Eldred, E., Hagbarth, K.E. (1954), Facilitation and inhibition of gamma efferents by stimulation of certain skin areas. J. Neurophysiol. 17: 59–65.

Feldkamp, M., Danielcik, I. (1982), Krankengymnastische Behandlung der zerebralen Bewegungsstörung – im Kindesalter. Pflaum, München.

Finnie, N.R. (1976), Hilfe für das cerebral gelähmte Kind. Ravensburger-Verlag, Ravensburg.

Fleming, S.M. (1997), Treatment of mechanical swallowing disorders. In: Groher, M.E. (3rd ed.), Dysphagia – Diagnosis and management. Butterworth-Heinemann, Boston.

Fleming, S.M., Weaver, A.W. (1983), Glossectomy feeding device readily adapted from a plastic syringe. Arch. Phys. Med. Rehabil. 64: 183–186.

Fromm, B. (1986), Frühe logopädische Arbeit mit Kindern mit zerebralen Bewegungsstörungen. Sonderschule 31: 106–115.

Fujiu, M., Toleikis, J.R., Logemann, J.A., Larson, C.R. (1994), Glossopharyngeal evoked potentials in normal subjects following mechanical stimulation of the anterior faucial pillar. Electroencephalography and Clinical Neurophysiology 92: 183–195.

Gaffney, T.W., Peterson Campbell, R. (1974), Feeding techniques for dysphagic patients. Am. J. Nurs. 74: 2194–2195.

Garliner, D. (1989), Myofunktionelle Therapie in der Praxis (2. Aufl.). Hüthig, Heidelberg.

Gilardeau, C., Kazandjian, M.S., Bach, J.R. et al. (1995), Evaluation and management of dysphagia. Seminars in Neurology 15: 46–51.

Glick, S.D. (1974), Changes in drug sensitivity and mechanisms of functional recovery following brain damage. In: Stein, D.G., Rosen, J.J., Butters, V. (eds), Plasticity and recovery of function in the central nervous system. Academic, New York.

Groher, M.E., McKaig, T.N. (1995), Dysphagia and dietary levels in skilled nursing facilities. JAGS 43: 528–532.

Hagbarth, K.E. (1973), The effect of muscle vibration in normal man and in patients with motor disorders. New Developments in Electromyography and Clinical Neurophysiology 3: 428–443.

Hannig, C. (1995), Radiologische Funktionsdiagnostik des Pharynx und des Ösophagus. Springer, Berlin.

Hedin-Andén, S. (1994), PNF – Grundverfahren und funktionelles Training. Bank- und Mattentraining, Gangschulung. Gustav Fischer, Stuttgart.

Heimlich, H.J. (1975), A life-saving maneuver to prevent food choking. JAMA 234: 398–401.

Hulme , J.B., Shaver, J., Acher, S. (1987), Effects of adaptive seating devices on the eating and drinking of children with multiple handicaps. Am. J. Occup. Ther. 41: 81–85.

Hummelsheim, H., Münch, B., Bütefisch, C. et al. (1992), Transcranial magnetic stimulation in rehabilitation and physiotherapy in hemiparetic stroke patients. In: Lissens, M.A. (ed), Clinical Applications of magnetic transcranial stimulation. Peeters Press, Leuven.

Jacobs, K.M., Donoghue, J.P. (1991), Reshaping the cortical motor map by unmasking latent intracortical connections. Science 251: 944–947.

Jenkins, W.M., Merzenich, M.M., Ochs, M.T. et al. (1990), Functional reorganization of primary somatosensory cortex in adult owl monkey after behaviorally controlled tactle stimulation. J. Neurophysiol. 63: 82–104.

Jenkins, W.M., Merzenich, M.M. (1992), Cortical representational plasticity: Some implications for the bases of recovery from brain damage. In: von Steinbüchel, N., von Cramon, D.Y., Pöppel, E. (eds), Neuropsychological rehabilitation. Springer, Berlin.

Kadanoff, D. (1956), Die sensiblen Nervenendigungen in der mimischen Muskulatur des Menschen. Zs. Mikrosk. Anat. Forsch. 62: 1–5.

Kahrilas, P.J., Lin, S., Logemann, J.A. et al. (1993), Deglutitive tongue action: Volume accomodation and bolus propulsion. Gastroenterology 104: 152–162.

Kelley, M. (1969), Effectiveness of a cryotherapy technique on spasticity. Phys. Ther. 49: 349–353.

Kennedy, J.G., Kent, R.D. (1988), Physiological substrates of normal deglutition. Dysphagia 3: 24–38.

Kennedy, J.G., Kuehn, D.P. (1989), Neuroanatomy of speech. In: Kuehn, D.P., Lemme, M.L., Baumgartner, J.M. (eds), Neural bases of speech, hearing and language. College-Hill Press, Boston.

Kirchner, J.A. (1967), Pharyngeal and esophageal dysfunction: The diagnosis. Minnesota Medicine 50: 921–924.

Knott, M., Voss, D.E. (1968), Proprioceptive neuromuscular facilitation (2nd ed.). Harper & Row, New York.

Knutsson, E. (1969), Effects of local cooling on monosynaptic reflexes in man. Scand. J. Rehab. Med. 1: 126–132.

Knutsson, E. (1970), Topical cryotherapy in spasticity. Scand. J. Rehab. Med. 2: 159–163.

Kuehn, D., Frederick, P., Maynard, J. (1981), Muscle spindles in the velopharyngeal musculature of humans. Presented at the annual meeting of the American Speech-Language-Hearing Association, Los Angeles.

Langley, J. (1996), Working with swallowing disorders. Winslow Press, Bicester.

Larnert, G., Ekberg, O. (1995), Positioning improves the oral and pharyngeal swallowing function in children with cerebral palsy. Acta Paediatr. 84: 689–692.

Larsen, G. (1974), Rehabilitation for dysphagia paralytica. J. Speech Hear. Dis. 37: 187–193.

Larson, C.R. (1989), Basic Neurophysiology. In: Kuehn, D.P., Lemme, M.L., Baumgartner, J.M. (eds), Neural bases of speech, hearing and language. College-Hill Press, Boston.

Lazzara, G., Lazarus, C., Logemann, J.A. (1986), Impact of thermal stimulation on the triggering of the swallowing reflex. Dysphagia 1: 73–77.

Leder, S.B. (1996), Gag reflex and dysphagia. Head & Neck 18: 138–141.

Lehmann, J.F., Warren, C.G., Scham, S.M. (1974), Therapeutic heat and cold. Clinical Orthopaedics and Related Research 99: 207–247.

Lewis, J.A., Couhan, R. (1965), Tongue thrust in infancy. J. Speech Hear. Dis. 30: 280–282.

Liebenstund, I. (1989), Die Fazialislähmung und ihre krankengymnastische Behandlung. Krankengymnastik 41: 226–236.

Logemann, J.A. (1983), Evaluation and treatment of swallowing disorders. College-Hill Press, San Diego.

Logemann, J.A. (1993). Manual for the videofluoroscopic study of swallowing (2nd ed.). Pro – ed, Austin.

Logemann, J.A. (1996), Preswallowing sensory input: its potential importance to dysphagic patients and normal individuals. Dysphagia 11: 9–10.

Logemann, J.A. (1997), Therapy for oropharyngeal swallowing disorders. In: Perlman, A.L., Schulze-Delrieu, K. (eds), Deglutition and its disorders. Singular Publishing Group, San Diego.

Logemann, J.A. (1997a): Swallowing disorders: Diag-

10

FDT

nosis and treatment strategies. Handout, Workshop: Städtisches Krankenhaus München-Bogenhausen.

Logemann, J.A., Kahrilas, J.P., Kobara, M., Vakil, N. (1989), The benefit of head rotation on pharyngoesophageal dysphagia. Arch. Phys. Med. Rehabil. 70: 767–771.

Logemann, J.A., Rademaker, A.W., Pauloski, B.R., Kahrilas, P.J. (1994), Effects of postural change on aspiration in head and neck surgical patients. Otolaryngol. Head Neck Surg. 110: 222–227.

Logemann, J.A., Pauloski, B.R., Colangelo, L. et al. (1995), Effects of a sour bolus on oropharyngeal swallowing measures in patients with neurogenic dysphagia. J. Speech Hear. Res. 38: 556–563.

Lotter, M., Sundermann, B., Zuncke, B. (1991), Problemorientiertes Handbuch für die therapeutische Arbeit mit Kehlkopflosen. Institut für die Rehabilitation Laryngektomierter GmbH, Köln.

McConnel, F.M., Cerenko, D., Mendelsohn, M.S. (1989), Analyse des Schluckaktes mit Hilfe der Manofluorographie. Extracta Otolaryngologica 11: 613–623.

Martin, B.J.W., Logemann, J.A., Shaker, R., Dodds, W.J. (1993), Normal laryngeal valving patterns during three breath holding maneuvers: A pilot investigation. Dysphagia 8: 11–20.

Mauritz, K.H. (1994), Plastizität als Grundlage der Funktionswiederherstellung. In: Baumgartner, G., Brandt, T., Cohen, R. et al. (Hrsg.), Psychiatrie, Neurologie, Klinische Psychologie. Kohlhammer, Stuttgart.

Miglietta, O.E. (1973), Action of cold on spasticity. Am. J. Phys. Med. 52: 198–205.

Miller, R.M. (1997), Clinical examination for dysphagia. In: Groher, M.E. (3rd ed.), Dysphagia – Diagnosis and management. Butterworth-Heinemann, Boston.

Morris, S.E. (1985), Developmental implications for the management of feeding problems in neurologically impaired infants. Seminars in Speech and Language 6: 293–315.

Morris, S.E. (1989), Development of oralmotor skills in the neurologically impaired child receiving non-oral feedings. Dysphagia 3: 135–154.

Morris, S.E., Klein, M.D. (1995), Mund- und Esstherapie bei Kindern – Entwicklung, Störungen und Behandlung orofazialer Fähigkeiten. Gustav Fischer, Stuttgart.

Mueller, H. (1972), Facilitating feeding and prespeech. In: Pearson, P.H., William, C.E. (eds), Physical therapy services in the developmental disabilities. Charles C. Thomas, Springfield.

Neumann, S., Bartolome, G., Buchholz, D., Prosiegel, M. (1995), Swallowing therapy of neurologic patients: Correlation of outcome with pretreatment variables and therapeutic methods. Dysphagia 10: 1–5.

Olson, A.M. (1970), The spectrum of aspiration pneumonitis. Ann. Oto Rhinol. Laryngol. 79: 875–888.

Olson, J.E., Stravino, V.D. (1972), A review of cryotherapy. Phys. Ther. 523: 840–853.

O'Sullivan, N. (1990), Dysphagia care: Team approach with acute and long term patients. Cottage Square, Los Angeles.

Öetter, P., Richter, R.W., Frick, S.M. (1995), Integrating the mouth with sensory and postural functions (2nd ed.). PDP Press, Hugo MN.

Pederson, D.R. (1975), The soothing effect of rocking as determined by the direction and frequency of movement. Can. J. Behav. Sci. 7: 237–243.

Perlman, A.L., Luschei, E.S., DuMond, C.E. (1989), Electrical activity from the superior pharyngeal constrictor during reflexive and nonreflexive tasks. J. Speech Hear. Res. 32: 749–754.

Pörnbacher, T. (1980), Pathologische Mundmotorik und ihre Behandlung. In: Böhme, G. (2. Aufl.). Therapie der Sprach-, Sprech- und Stimmstörungen. Gustav Fischer, Stuttgart.

Pörnbacher, T. (1987), Therapieansatz bei zerebralen sensomotorischen Entwicklungsstörungen. Geistige Behinderung 2: Sonderdruck.

Pouderoux, P., Kahrilas, P.J. (1995), Deglutitive tongue force modulation by volition, volume and viscosity in humans. Gastroenterology 108: 1418–1426.

Ramsey, W.O. (1986), Suckle facilitation of feeding in selected adult patients. Dysphagia 1: 7–12.

Rasley, A., Logemann, J.A., Kahrilas, P.J. et al. (1993), Prevention of barium aspiration during videofluoroscopic swallowing studies: Value of change in posture. Am. J. Roentgenol. 160: 1005–1009.

Robbins, J.A. (1985), Swallowing and speech production in the neurologically impaired adult. Seminars in Speech and Lanuguage 6: 337–349.

Rood, M.S. (1954), Neurohpysiological reactions as a basis for physical therapy. The Physical Therapy Review 34: 444–449.

Rood, M.S. (1956), Neurophysiological mechanisms utilized in the treatment of neuromuscular dysfunction. Am. J. Occup. Ther. 10: 220–225.

Rood, M.S. (1962), The use of sensory receptors to activate, facilitate and inhibit motor response, automatic and somatic, in developmental sequence. Study Course VI, Third International Congress World Confederation of Occupational Therapists. WM.C. Brown Book Company, Dubuque, Iowa.

Rosenbeck, J.C., Roecker, E.B., Wood, L., Robbins, J. (1996), Thermal application reduces the duration of stage transition in dysphagia after stroke. Dysphagia 11: 225–233.

Rosenwinkel Marshalla, P. (1985), The role of reflexes in oralmotor learning: techniques for improved articulation. Seminars in Speech and Language 6: 317–335.

Sahrmann, S.A., Norton, B.J. (1977), The relationship of voluntary movements to spasticity in the upper motor neuron syndrome. Ann. Neurol. 2: 460–465.

Schalch, F. (1994), Schluckstörungen und Gesichtslähmung (4. Aufl.). Gustav Fischer, Stuttgart.

Scholz, J.P., Campbell, S.K. (1980), Muscle spindles and the regulation of movement. Phys. Ther. 60: 1416–1424.

Schultz, A.R., Niemtzow, P., Jakobs, S.R., Naso, F. (1979), Dysphagia associated with cricopharyngeal dysfunction. Arch. Phys. Med. Rehabil. 60: 381–386.

Shahani, B. (1970), The human blink reflex. J. Neurol. Neurosurg. Psychiat. 33: 792–800.

Shaker, R. (1995), Effect of exercise on deglutitive UES-opening in the elderly. Presented at the third annual Dysphagia Research Society, McLean, Virginia.

Shanahan, T.K., Logemann, J.A., Rademaker, A.W. et al. (1993), Chin down posture effects on aspiration in dysphagic patients. Arch. Phys. Med. Rehabil. 74: 736–739.

Sherrington, C.S. (1906), The integrative action of the nervous system. Cambridge University Press, Cambridge.

Silverman, E.H., Elfant, I.L. (1979), Dysphagia: An evaluation and treatment program for the adult. Am. J. Occup. Ther. 33: 382–392.

Spicer, S.D., Matyas, T.A. (1980), Facilitation of the TVR by cutaneous stimulation. Am. J. Phys. Med. 59: 223–231.

Stewart, O.J., Peat, M., Yaworski, G.R. (1981), Influence of resistance, speed of movement, and forearm position on recruitment of the elbow flexors. Am. J. Phys. Med. 60: 165–179.

Stockmeyer, A.S. (1967), An interpretation of Rood to the treatment of neuromuscular dysfunction. Am. J. Phys. Med. 46: 900–961.

Strand, F.L. (1976), Peptide enhancement of neuromuscular function: Animal and clinical studies. The Neuropeptides, Pharmacology, Biochemistry and Behavior 5, Suppl. 1: 179–87.

Sturm, W. (1997), Theoretische Konzepte der Funktionswiederherstellung. In: Hartje, W., Poeck, K. (3. Aufl.), Klinische Neuropsychologie. Thieme, Stuttgart.

Sullivan, P.E., Markos, P.D., Minor, A.D. (1985), PNF-Ein Weg zum therapeutischen Üben. Propriozeptive neuromuskuläre Fazilitation: Therapie und klinische Anwendung. Gustav Fischer, Stuttgart.

Sullivan, P.E., Markos, P.D. (1995), Clinical decision making in therapeutic exercise. Appleton & Lange, Norwalk.

Ter Vrugt, D., Pederson, D.R. (1973), The effects of vertical rocking frequencies on the arousal level of two month-old infants. Child Dev 44: 205–209.

Tracy, J., Logemann, J.A., Kahrilas, P.J. et al. (1989), Preliminary observations on the effect of age on oropharyngeal deglutition. Dysphagia 4: 90–94.

Voss, D.E., Jonta, M.K., Myers, B.J. (1985), Proprioceptive neuromuscular facilitation, patterns and techniques (3rd ed.). Harper & Row, Philadelphia.

Voss, D.E., Jonta, M.K., Myers, B.J. (1988), Proprioceptive neuromuskuläre Fazilitation, Bewegungsmuster und Techniken. Gustav Fischer, Stuttgart.

Welch, M.V., Logemann, J.A., Rademaker, A.W., Kahrilas, P.J. (1993), Changes in pharyngeal dimensions effected by chin tuck. Arch. Phys. Med. Rehabil. 74: 178–181.

Werner, G., Klimczyk, K., Rude, J. (1997), Checkliste: Physikalische und Rehabilitative Medizin. Thieme, Stuttgart.

Wirth, G. (1995), Stimmstörungen. Deutscher Ärzte-Verlag, Köln-Löwenich.

Bezugsquellen

Dickungsmittel für Flüssigkeiten	Biobin, Nestargel: kohlenhydratfrei	Reformhäuser, Apotheken
	Quick & Dick: nicht kohlenhydratfrei	Pfrimmer Nutricia GmbH&Co.KG Am Weichselgarten 23 D-91052 Erlangen Tel. 0821/561596
Energiereiche Trinknahrung, Zusatznahrung	Biosorb Energie, Liquisorb kal etc.	Pfrimmer Nutricia GmbH&Co.KG Am Weichselgarten 23 D-91052 Erlangen Tel. 0821/561596
	Tonexis, Orastel etc.	Clintec Salvia GmbH Hertzstr. 10, D-69469 Weinheim, Tel. 06201/993920
	Ensure Plus, Ensure Pudding etc.	Abbott GmbH Max-Planck-Ring 2 D-65205 Wiesbaden Tel. 06122/580
Fertigkost in pürierter Form	Alevita Menue (tiefgefroren) Orastel Mix (im Glas)	Clintec Salvia GmbH Hertzstr. 10, D-69469 Weinheim Tel. 06201/993920
Therapielöffel	Thera Spoons	Kapitex Healthcare 1 Sanbeck Way Wetherby, LS22 7GH Tel. (0044) 937 580211

10

FDT

Schiebelöffel	Glossectomy Spoon	Bestellkatalog: „Dysphagia Management Products" AliMed 297 High Street Dedham MA 02026 USA Tel. (001) 781 329 2900
Thermosonde	Larynxspiegel (Zahnspiegel), Größe 00	Sanitätshäuser, Fachhandel für HNO-ärztlichen oder zahnmedizinischen Bedarf
Kochbuch für ALS-Patienten	Borasio, G.D., Husemeyer, I.M., (1993), Aus Lust am Speisen	Dt. Gesellschaft für Muskelkranke Rennerstr. 4 D-79106 Freiburg Tel. 0761/277932
Biofeedbackgeräte auditive und visuelle Rückkoppelung verschiedener Stimm- und Sprechparameter	Visi-Pitch	Kay Elemetrics Corp. 2 Bridgewater Lane Lincoln Park NJ 07035–1488 USA Vertrieb BRD: Nucletron Electronic Vertriebs-GmbH Gärtnerstr. 60 D-80992 München
	IBM PS SprechSpiegel	CSEG EDV-Komplettlösungen Postfach 11 89349 Burtenbach
EMG-Biofeedback	Myo Dac 2, Mayo Comb	Thought Technology Ltd. West Chazy NY 12992 USA Vertrieb BRD: STAEB MEDICAL Waldallee 55 D-65871 Eppstein
EMG-Biofeedback, Palatographie, Respirationssignal, akustisches Signal etc.	Swallowing Signals Lab (Therapiemodul der Swallowing Workstation)	Kay Elemetrics Corp. 2 Bridgewater Lane Lincoln Park NJ 07035–1488 USA Vertrieb BRD: Nucletron Electronic Vertriebs-GmbH Gärtnerstr. 60 D-80992 München

Eß- und Trinkhilfen	Übersicht über spezielle Flaschen, Trinkgefäße etc.	Bestellkatalog: „Dysphagia Management Products" AliMed 297 High Street Dedham MA 02026 USA Tel. (001) 781 329 2900
	Dosierbecher, KayCoombes	Ulrich Werkstätten für Medizinmechanik Postfach 4060 Münsterpl. 10 D-89073 Ulm Tel. 0731/96540
	Schaukelbecher Dosierbecher	MEYRA-Rehabilitationsmittel Postfach 1703 D-32591 Vlotho Tel. 05733/9220
	Diverse Eß- und Trinkhilfen	Thomashilfen Postfach 1457 27424 Bremervörde Tel. 04761/8860

Funktionelle Dysphagietherapie (FDT) bei speziellen neurologischen Erkrankungen

Gudrun Bartolome

Einleitung

Bei bestimmten neurologischen Krankheitsbildern mit progredienten Verläufen oder schweren Hirnverletzungen mit multiplen Beeinträchtigungen ergeben sich als Folge der Grunderkrankung Besonderheiten für die Therapieplanung.

Die Behandlung orientiert sich gleichermaßen am Grundkonzept der funktionellen Dysphagietherapie, bestimmte Methoden werden jedoch unter Berücksichtigung der speziellen Symptomatik unterschiedlich gewichtet.

11.1 Funktionelle Dysphagietherapie bei progredienten neurologischen Erkrankungen

Die Behandlung progredienter neurologischer Erkrankungen erfolgt in Ermangelung kausaler Therapiemöglichkeiten symptomatisch-medikamentös. Funktionelle Therapiemethoden werden ergänzend angewendet mit dem Ziel, den Staus quo möglichst lange zu erhalten. Funktionsverbesserungen der Muskulatur selbst lassen sich in diesen Fällen durch ein sensomotorisches Training im allgemeinen nicht erzielen. Eine besondere Bedeutung gewinnen deshalb die kompensatorischen Methoden, deren Zielsetzung nicht in der Wiederherstellung gestörter Funktionen liegt, sondern in aspirationsfreiem Schlucken. Mit der Option, die orale Ernährung so lange wie möglich fortzusetzen, versucht man, durch kompensatorische Maßnahmen die Lebensqualität der Patienten zu verbessern.

11.1.1 Amyotrophe Lateralsklerose (ALS)

Die Amyotrophe Lateralsklerose (s. auch Kap. 4) ist eine rasch fortschreitende, degenerative Erkrankung mit bislang unbekannter Ursache, die sowohl die oberen Motoneurone des Großhirns, als auch die unteren Motoneurone des Hirnstammes und/oder des Rückenmarkes betrifft. Das charakteristische Symptom ist die Muskelschwäche. Die Prävalenz der ALS beträgt etwa 5 auf 100 000 Einwohner (Übersicht bei Büttner et al., 1993). Für die Verteilung der ersten Krankheitszeichen lassen sich keine festen Regeln aufstellen. Bei etwa 20 % der erkrankten Patienten sind zuerst die bulbären Kerne, also die Motoneurone des Hirnstammes betroffen, was sich als Dysarthrie und/oder Dysphagie äußert. Bei einer weiteren Gruppe tritt die Symptomatik zuerst in den oberen Extremitäten und in anderen Fällen zuerst in den Beinen auf. Dementsprechend wird in die Gruppen 1 mit initialer **bulbärer** Symptomatik bei Störungen der Sprech- und Schluckmuskulatur und 2 mit initialer **spinaler** Symptomatik bei Betroffenheit der Extremitätenmuskulatur unterteilt.

Die ersten Anzeichen bei Patienten mit bulbärer Symptomatik äußern sich meist in Faszikulationen des Zungenkörpers (Hillel et al., 1989) Im weiteren Verlauf wird die Zunge schwach bzw. paretisch. Es zeigen sich deutliche Beeinträchtigungen des oralen Bolustransportes. Auch weisen die Lippen- und die Kaumuskulatur häufig einen erniedrigten Muskeltonus auf, was zu unvollständigem Mundschluß, eventuell mit Speichelaustritt, und zu einer schnellen Ermüdung beim Kauen führt. Der Würgreflex kann von hypo- bis zu hyperaktiv variieren. Häufig stellt sich eine Schwäche der Velumhebung und der pharyngealen Kontraktionen ein. Der Verlust des velaren Abschlusses bewirkt beim Schlucken eine nasale Penetration, als Zeichen der Insuffizienz pharyngealer Bewegungen können Nahrungsreste an den Rachenwänden verbleiben. Als Resultat verschiedener Pathomechanismen finden sich in vielen Fällen Öffnungsstörungen des oberen Speiseröhrensphinkters mit Nahrungsaufstau im unteren Rachen. Neben einer reduzierten Kehlkopfhebung kann im laryngealen Bereich auch die Stimmbandaddukion beeinträchtigt sein.

Störungen der Atmungsmuskulatur treten in der spinalen und in der bulbären Symptomgruppe auf. Sie verursachen vielseitige Komplikationen, neben unzureichender Sauerstoffversorgung wird durch den insuffizienten Hustenstoß die Reinigunsfunktion und gleichzeig der Schutz vor Aspiration beeinträchtigt (Tidwell, 1993). Nach Miller und Groher (1997) wurden mit Ausnahme des Endstadiums Aspirationspneumonien bei ALS-Patienten selten beobachtet. Je-

11

doch gilt die fortschreitende Parese der respiratorischen Muskeln als die häufigste Todesursache bei dieser Erkrankung. Da ALS in erster Linie motorische Neurone betrifft, sind kognitive Funktionen im allgemeinen nicht gestört. In Einzelfällen wurden jedoch neuropsychologische Defizite bis hin zur Demenz beobachtet (Kew et al., 1993; Ludolph et al., 1992; Iwasaki et al., 1990; Gallassi et al., 1989).

Der Verlauf dieser progredienten, kausal nicht behandelbaren neuromuskulären Erkrankung variiert sehr stark. Die Überlebensrate beträgt in 50 % der Fälle nur drei Jahre, wobei eine initial bulbäre Symptomatik besonders ungünstig ist. In anderen Fällen wird auch von Krankheitsverläufen, die bis zu 15 Jahre und länger dauern, berichtet. In jüngster Zeit konnten mit der neu entwickelten Substanz Riluzol eine deutliche Verlangsamung der Progredienz der Symptome nachgewiesen werden.

Ziel der Dysphagietherapie ist es vor allem, sekundäre Komplikationen wie Mangelernährung, Dehydration und Aspiration zu verhindern und durch die Interventionen die Lebensqualität dieser Patienten zu verbessern (Strand et al., 1996).

▶ Diagnostik

Nach einer Untersuchung an 200 ALS-Patienten (Yorkston et al., 1995) fand sich eine hohe Korrelation zwischen Dysarthrie und Dysphagie. Deshalb sollte bei ALS-Erkrankten mit Dysarthrie routinemäßig ein Dysphagiescreening (klinische Eingangsuntersuchung, Kap. 8) durchgeführt werden, das im Bedarfsfalle durch instrumentelle Methoden ergänzt wird. Da die Patienten im Anfangsstadium häufig Respirationsprobleme nicht bemerken, empfiehlt es sich, bereits frühzeitig die Lungenfunktion zu testen. Eine wichtige Rolle spielt dabei die Messung der Vitalkapazität mit dem Spirometer. Ebenfalls unerläßlich ist die Prüfung des Ernährungsstatus, z. B. durch Gewichtskontrolle, sowie die Aufzeichnung der Flüssigkeitszufuhr. Um rechtzeitig die notwendigen therapeutischen Schritte einzuleiten, werden die genannten Maßnahmen in regelmäßigen Abständen durchgeführt.

▶ Restituierende Therapieverfahren

Die Rolle der übenden Verfahren wird für Patienten mit dieser Grunderkrankung in der Literatur kontrovers diskutiert. Im allgemeinen gelten Übungen, die zu Muskelermüdung führen, als ungeeignet (Sanjak et al., 1987). Kräftigungsübungen werden nur empfohlen, wenn die ALS

langsam voranschreitet, sollten jedoch nicht häufiger als einmal täglich durchgeführt werden. Im Anfangsstadium scheinen Übungen zur Erhaltung und Förderung des Bewegungsausmaßes sinnvoll. Die Patienten neigen dazu, betroffene Muskelgruppen weniger zu bewegen. Ziel dieser Übungen ist deshalb, durch Bewegungsmangel verursachte Muskelschwäche zu verhindern sowie gleichzeitig nicht betroffene Muskelgruppen zu stärken. Im fortgeschrittenen Stadium konzentriert sich die Therapie ausschließlich auf kompensatorische Methoden und/oder Hilfsmittel zur Erleichterung der Nahrungsaufnahme.

Zu beachten ist bei der ALS: Überanstrengung durch zu häufiges Üben und/oder zu hohen Kraftaufwand vermeiden, weil sich dadurch die Lähmung verstärken kann.

▶ Kompensatorische und adaptierende Maßnahmen

Im Anfangsstadium wird der Patient an die relaxierte Sitzhaltung gewöhnt (Kap.10.1.4.1). Zugleich achtet der Therapeut während des Schluckens auf die Kieferkontrolle. Der Patient wird angehalten, langsam zu essen und bei beginnender Muskelschwäche ausreichende Pausen einzulegen. Klagt der Patient während des Essens sehr über Müdigkeit, empfiehlt es sich, mehrere kleinere Mahlzeiten in kürzeren Zeitabständen anzubieten.

Bei Problemen der Schluckreflexauslösung versucht man den sensorischen Input zu erhöhen, z. B. durch thermal-taktile Stimulation oder Geschmacksreize (Kap. 10.1.4.11). Kauprobleme lassen sich häufig mit diätetischen Veränderungen kompensieren. Harte, krümelige, also schwer zu zerkleinernde Konsistenzen werden anfangs vermieden. Mit zunehmender Muskelschwäche kann zu weicher und schließlich zu breiiger Kost übergegangen werden.

Kommt es bei dünnen Flüssigkeiten zu oralen Transportproblemen oder zu laryngealer Penetration, werden die Getränke mit handelsüblichen Verdickungsmitteln (s. Bezugsquellen) angedickt. Die Flüssigkeitszufuhr sollte zwei Liter täglich nicht unterschreiten, wobei koffein- oder teeinhaltige Getränke wegen ihrer diuretischen Wirkung nicht in die Bilanzierung miteinberechnet werden.

Essen die Patienten wegen der Muskelschwäche zuwenig, muß ein Teil der Nahrung durch ein Konzentrat an essentiellen Nährstoffen ersetzt werden. Hier bietet sich z. B. im Handel erhältliche bedarfsdeckende Ergänzungskost an (s. Bezugsquellen). Wird Obstipation zum Problem, deren Ursache sowohl in einer über den Vaguskern vermittelten intestinalen Motilitätsstörung als auch in einer Schwäche der Abdominalmuskulatur liegen kann, empfiehlt sich ballaststoffreiche Nahrung.

Ausführliche Vorschläge zur diätetischen Planung finden sich in einem speziell für ALS-Patienten konzipierten Kochbuch, das bei der Deutschen Gesellschaft für Muskelkranke bezogen werden kann (Borasio et al., 1993; s. Bezugsquellen).

In manchen Fällen müssen ergänzend zu den diätetischen Maßnahmen kompensatorische Schlucktechniken durchgeführt werden. Gut eignen sich, falls es für die jeweilige Pathophysiologie indiziert sein sollte, Änderungen der Kopfhaltung, da hier nur eine geringe Muskelarbeit erforderlich ist. In manchen Fällen werden auch Nachschlucken, das supraglottische Schlucken oder die Mendelsohn-Technik durchgeführt (s. 10.2.2). Ermüden die Muskeln zu rasch, sind die letztgenannten Strategien jedoch kontraindiziert.

▶ **Ernährung mittels Sonde**
Wenn Gewichtskontrollen anzeigen, daß eine ausreichende orale Nahrungaufnahme nicht mehr gewährleistet ist, müssen die Nährstoffe per Sonde zugeführt werden. Unter den verschiedenen Sondensystemen (Kap. 9) wird in der Regel die Anlage einer PEG (Perkutan-Endoskopische Gastrostomie) empfohlen, die unter Lokalanästhesie durchgeführt werden kann. In vielen Fällen dient die Sonde lediglich der ergänzenden Nahrungs- oder Flüssigkeitszufuhr. Selbstverständlich versucht man, zumindest eine partielle orale Ernährung möglichst lange aufrechtzuerhalten.

▶ **Zusammenfassung wichtiger Therapiekriterien bei ALS-Patienten**
1. Regelmäßige Follow-up-Kontrollen überprüfen den Schluckvorgang, den Ernährungsstatus (Gewichtskontrolle) und den Flüssigkeitshaushalt.
2. Restituierende Übungen sind nur im Anfangsstadium oder bei sehr langsamen Krankheitsverläufen indiziert. Überanstrengung verschlechtert die Motilität.
3. Im fortgeschrittenen Stadium werden ausschließlich kompensatorische Methoden angewendet.

4. Die Anlage einer PEG ist im Individualfall zur Ergänzung der oralen Ernährung, seltener für die vollständige Nahrungszufuhr notwendig.

11.1.2 Myasthenia gravis

Die Myasthenia gravis ist eine autoimmunologische Erkrankung mit einem Verlust der postsynaptischen Azetylcholin-Rezeptoren. Die Übertragungsfunktion an den Muskelendplatten wird dadurch beeinträchtigt. Es resultiert eine Muskelschwäche, die bei repetitiven oder anhaltenden Bewegungen zunehmend deutlicher in Erscheinung tritt. Zu den betroffenen Muskeln gehören neben der Augenmuskulatur die proximalen Extremitäten und häufig auch die Zunge, das Velum und der Pharynx (Buchholz, 1997). Die Krankheit tritt mit einer Prävalenz von 5–10 pro 100 000 Einwohner auf (Übersicht bei Schumm et al., 1993). Die Dysphagie wird im Anfangsstadium mit 17 % und im weiteren Verlauf mit 53 % angegeben (s. Kap. 4).

Eine Zusammenfassung der charakteristischen Dysphagiepathologie findet sich bei Miller und Groher (1997). Als häufigste Symptome der oralen Phase werden Ermüdung beim Kauen, verlangsamte Zungenbewegungen, Probleme der oralen Boluskontrolle und der Reflexinitiierung beschrieben. Bezüglich der pharyngealen Phase zeigen sich als Ausdruck pharyngealer Kontraktionsschwäche Nahrungsretentionen an den Rachenwänden. Dagegen sind Öffnungsstörungen des oberen Speiseröhrensphinkters nur in Ausnahmefällen beobachtet worden. Beeinträchtigungen der Velumhebung haben glegentlich zu nasaler Penetration geführt. Bei allen Patienten zeigt sich bei wiederholten Schlucken eine Verschlechterung der Pathologie, so daß sich die Schluckstörung erst im Verlauf oder am Ende einer Mahlzeit bemerkbar macht. Gleichfalls finden sich tageszeitliche Schwankungen. Häufig ist die Muskelermüdung abends besonders stark ausgeprägt.

Die Behandlung der Myasthenia gravis erfolgt in erster Linie medikamentös. Funktionelle Therapiemethoden, vor allem kompensatorische und adaptierende Maßnahmen, können bei Schluckstörungen Verbesserungen bewirken.

▶ **Diagnostik**
Routinemäßig wird die klinische Eingangsuntersuchung (s. Kapitel 8) durchgeführt. Eine sorgfältige Beobachtung des Eß- und Trinkverhaltens

11

FDT bei speziellen Erkrankungen

sollte wegen der wechselnd ausgeprägten Muskelermüdbarkeit möglichst mehrmals zu verschiedenen Tageszeiten und/oder nach besonderen Belastungen (z. B. Physiotherapie) erfolgen. Es empfehlen sich die regelmäßige Kontrolle des Ernährungsstatus (z. B. durch Gewichtsprüfung) sowie die Flüssigkeitsbilanzierung. Bei konstanten Aspirationshinweisen und/oder Mangelernährung sind weiterführende differentialdiagnostische Untersuchungen notwendig. Wegen der belastungsabhängigen Schwankungen der Muskelfunktionen werden die Tests unter erschwerten Bedingungen durchgeführt. Der Untersucher unterhält sich zuerst mit dem Patienten, anschließend folgen mehrere Probeschlucke.

▶ Restituierende Maßnahmen

Die Muskelschwäche nimmt mit der Belastung zu, deshalb sind übende Verfahren im allgemeinen nicht indiziert. Im Bedarfsfall sollten die Patienten vor dem Essen physische Anstrengungen oder langes Sprechen meiden.

▶ Kompensatorische und adaptierende Maßnahmen

Eine zeitgerechte Einnahme der Medikation, die ihre optimale Wirkung während der Mahlzeiten erwarten läßt, kann die Nahrungsaufnahme wesentlich erleichtern oder Dysphagiesymptome sogar verhindern.

Bei Kauschwäche empfiehlt sich weiche, leicht zu kauende Nahrung. Kohäsive Konsistenzen lassen sich besser zu einem zusammenhängenden Bolus formen. Bei pharyngealer Kontraktionsschwäche kompensiert Nachtrinken häufig die beeinträchtigte Reinigungsfunktion.

In vielen Fällen sind häufige, über den Tag verteilte, kleinere Mahlzeiten leichter zu bewältigen. Falls die Patienten während der Nahrungsaufnahme sehr ermüden, Kauprobleme oder Schwierigkeiten zeigen, den Schluckreflex auszulösen, wird das Essen unterbrochen und nach einer Erholungspause fortgesetzt. Um die Anzahl der Schluckvorgänge zu reduzieren, erweist sich in solchen Fällen eine Anreicherung mit hochkalorischer Nahrung als nützlich.

▶ Ernährung mittels Sonde

Wenn die genannten Maßnahmen im fortgeschrittenen Krankheitsstadium die ausreichende Ernährung nicht mehr gewährleisten und/oder keinen sicheren Aspirationsschutz bieten, ist in manchen Fällen die Anlage einer Sonde indiziert.

▶ Zusammenfassung therapeutischer Maßnahmen bei Myasthenia Gravis

1. Die klinische Diagnostik sollte mehrmals, zu verschiedenen Tageszeiten durchgeführt werden. Es empfiehlt sich die regelmäßige Kontrolle des Ernährungsstatus und des Flüssigkeitshaushaltes.
2. Die Medikationseinnahme erfolgt in optimalem zeitlichen Abstand vor den Mahlzeiten.
3. Restituierende Maßnahmen sind nicht indiziert.
4. In Abhängigkeit von der individuellen Pathophysiologie werden kompensatorische Strategien angewendet, die vor allem die muskuläre Belastung der Schluckorgane reduzieren.
5. Im fortgeschrittenen Krankheitsstadium muß in manchen Fällen eine Ernährungssonde angelegt werden.

11.1.3 Parkinson-Syndrom

Dem Parkinson-Syndrom liegt ein Dopaminmangel zugrunde. Klinisch macht sich die Symptomatik bei voller Ausprägung durch die Symptomtrias: Rigor, Tremor und Akinese bemerkbar. Des weiteren können vegetative Störungen (z. B. Salbengesicht), kognitive Beeinträchtigungen bis zur Demenz sowie psychische Probleme, vornehmlich mit depressiver Symptomatik, hinzukommen. Das Parkinson-Syndrom ist eine relativ häufige Erkrankung. Ihre Prävalenz wird mit 100–200 auf 100 000 Einwohner angegeben (Übersicht bei Scholz et al., 1993). Ab dem 50. Lebensjahr zeigt sich eine ständig ansteigende altersspezifische Häufigkeit. 40–50 % der Parkinson-Patienten leiden unter Schluckstörungen (Kuhlemeier, 1994; Hartelius et al., 1994). Allerdings wurden diese Daten mittels Fragebogen erhoben. Nach Studien mit videofluoroskopischer Analyse wird die Häufigkeit von Schluckstörungen bei Parkinson-Patienten im fortgeschrittenen Krankheitsstadium sogar mit 90 % beziffert (Blonsky et al., 1975; Stroudly et al., 1991). Als weitere motorische Probleme sind häufig Sprechstörungen zu beobachten.

Die Therapie der Symptomatik umfaßt zunächst die verschiedenen medikamentösen Möglichkeiten einer dopaminergen Stimulation und/oder Dopamin-Substitution sowie übende Verfahren. Bei Schluckstörungen werden Methoden der funktionellen Dysphagietherapie angewendet, um den Status quo möglichst lange zu erhalten, um die Nahrungsaufnahme zu erleichtern und/oder vor Aspiration zu schützen.

In der Literatur variieren die Beschreibungen der charakteristischen Schluckpathologie bei Parkinson-Krankheit. Blonsky et al. (1975) haben bei 85 von 100 Parkinson Patienten verlangsamte orale Transitzeit und gestörte Zungenmotilität beobachtet. Bushmann et al. (1989) und Robbins et al. (1986) fanden als charakteristische Störungen ebenfalls beeinträchtigte Zungenmotilität sowie typische repetitive Pumpbewegungen der Zunge, Leaking, verzögerte Reflexauslösung und Dekantieren der Nahrung. Leopold und Kagel (1996) haben in einer Untersuchung an 72 Parkinson-Erkrankten überwiegend Kaustörungen und Beeinträchtigungen der Zungenbewegungen festgestellt. Andere radiologische und manometrische Studien berichten über offensichtlich isolierte Öffnungsstörungen des oberen Speiseröhrensphinkters (Hurwitz et al., 1975, 1978; Palmer, 1974). In einer neueren Untersuchung fanden Ali et al. (1996) im Vergleich zur gesunden Kontrollgruppe nur geringe Veränderungen der oralen Phase, jedoch signifikant auffällige Störungen des pharyngealen Bolustransportes. Auch über eine hohes Vorkommen an ösophagealen Motilitätsstörungen wird berichtet (Logemann et al., 1977; Bassotti et al., 1998). Diese teilweise differierenden Ergebnisse spiegeln die Variationsbreite der klinischen Dysphagiesymptome dieser Patientengruppe wider. Es können orale, pharyngeale, aber auch ösophageale Störungen entstehen. Die Beeinträchtigungen des Schluckens korrelieren nicht mit dem Schweregrad des Parkinson-Syndroms. Schluckstörungen können sowohl zu Beginn als auch erst im Endstadium der Erkrankung auftreten.

▶ **Diagnostik**

Da Schluckprobleme von vielen Patienten nicht bemerkt werden, wie die Diskrepanz der oben genannten Häufigkeitsangaben vermuten läßt, sollte standardmäßig ein klinisches Dysphagiescreening (s. Anhang) erfolgen. In den meisten Fällen sind weiterführende differentialdiagnostische Maßnahmen wie die Videoendoskopie und/oder die dynamische Röntgenuntersuchung unerläßlich. Um Mangelernährung oder Flüssigkeitsverluist vorzubeugen, werden regelmäßig das Gewicht und die Flüssigkeitsaufnahme kontrolliert.

▶ **Restituierende Maßnahmen**

Die Bedeutung der übenden Verfahren und deren Langzeitwirkung wird insgesamt kontrovers diskutiert, wobei Untersuchungen die explizit die Schluckfunktionen betreffen, bislang vernachlässigt wurden. Bezüglich der Gliedmaßen- und Rumpfmotilität konnten Comella et al. (1994) in einer randomisierten Cross-over-Studie nach intensiver Krankengymnastik eine signifikante Verbesserung vor allem im Hinblick auf die Bradykinese und Rigidität nachweisen. Bei der Kontrolluntersuchung nach 6monatiger Therapiepause wurden die behandlungsbedingten Verbesserungen allerdings nicht mehr beobachtet. Einige Studien wiesen durch Sprechtherapie Verbesserungen der dysarthrischen Symptomatik nach. Scott (1983) stellte nach zwei- bis dreiwöchigen täglich durchgeführten Intonations-, Betonungs- und Rhythmusübungen signifikante Fortschritte in den prosodischen Merkmalen fest. Ramig (1992) und Ramig et al. (1991) haben nach laryngealen Kräftigungs- und Tonhöhenübungen im Vergleich zur unbehandelten Kontrollgruppe eine intensivere Lautstärke, eine Verbesserung der Verständlichkeit und Abnahme der Monotonie festgestellt. Dieses Ergebnis blieb sogar drei und sechs Monate danach noch stabil. Robertson und Thomson (1984) berichten über ähnlich positive Resultate. Möglicherweise können demnach Kräftigungs- und Bewegungsübungen der Schluckmuskulatur zu Funktionsverbesserungen führen.

Erschwerend kommt bei Parkinson-Patienten hinzu, daß als Folge der Grunderkrankung motorisches Lernen, also die Automatisierung von Bewegungsmustern, beeinträchtigt ist. Alternativ versucht man, über bewußte willkürliche Kontrolle Bewegungen zu steuern. Der Patient wird über die physiologischen Mechanismen aufgeklärt und versucht z.B., den Kauvorgang willkürlich durchzuführen. Um die für Parkinson-Patienten charakteristischen repetitiven Pumpbewegungen der Zunge zu verhindern, werden die Betroffenen angehalten, die Speise bewußt gegen den Gaumen zu drücken und mit einer kräftigen Rückwärtsbewegung der Zunge in den Pharynx zu transportieren. Bei assoziierten kognitiven Problemen kann diese willkürliche Kontrolle nicht durchgeführt werden.

▶ **Kompensatorische und adaptierende Maßnahmen**

Bestimmte Verhaltensänderungen und adaptierende Maßnahmen können nachweislich im Individualfall eine effiziente Verbesserung des Schluckens bewirken.

Wird die symptomreduzierende Medikation so verabreicht, daß deren maximale Wirkung mit den Essenszeiten übereinstimmt, wird auch die Schluckmotorik positiv beeinflußt (Bushmann et al., 1989; Fonda et al., 1995).

Da das Kauen meist überdurchschnittlich lange dauert, verlieren viele Patienten bei großen Mahlzeiten den Genuß am Essen und brechen vorzeitig ab. Vorteilhafter ist es dagegen, mehrmals täglich kleinere Portionen anzubieten.

Nach Miller und Groher (1997) können die meisten Parkinson-Patienten relativ lange Zeit Normalkost essen. Im fortgeschrittenen Krankheitsstadium sind häufig diätetische Maßnahmen notwendig. Weiche Kost efordert z. B. weniger Kraft während des Kauens. Kommt es bei dünnen Flüssigkeiten zu Problemen der oralen Boluskontrolle, wird das Getränk angedickt.

Das Plazieren der Nahrung auf der Hinterzunge kann häufig den oralen Bolustransport erleichtern. Anteflexion des Kopfes verhindert das vorzeitige Abgleiten von Nahrung in den Rachenraum. Dieses sogenannte Leaking wird häufig während des „Zungenpumpens" beobachtet.

Bei Retentionen in den Valleculae wird der Patient zum kräftigen Schlucken aufgefordert. Störungen der Reflexauslösung versucht man durch Erhöhung des sensorischen Inputs zu kompensieren. Klagen die Patienten über pharyngeale Retentionen, wird der Rachen über repetitive Leerschlucke gereinigt.

Die genannten kompensatorischen Maßnahmen eignen sich in der Regel auch für Patienten mit kognitiven Beeinträchtigungen. Im Einzelfall können auch kompliziertere Schlucktechniken wie das supraglottische Schlucken oder die Mendelsohn-Technik durchgeführt werden.

Grundsätzlich muß bei Parkinson-Patienten ständig auf eine ausreichende Flüssigkeitszufuhr geachtet werden. Schon bei geringem Wassermangel kann es insbesondere bei fortgeschrittenen Fällen zu Verwirrtheit bis zum Vollbild eines Delirs kommen. Bei Patienten mit ausgeprägten Schwankungen der Medikamentenwirkung kann eine eiweißarme Diät Verbesserungen bewirken, da eine eiweißreiche Ernährung die L-Dopa-Plasmaspiegel reduziert (Carter et al., 1989).

▶ **Ernährung mittels Sonde**
Dauert die orale Nahrungsaufnahme zu lange, kann ergänzende Sondennahrung die Lebens-

qualität sogar verbessern. Häufig kann in diesen Fällen zumindest eine partielle orale Ernährung beibehalten werden.

▶ **Zusammenfassung therapeutischer Schwerpunkte bei Parkinson-Syndromen**
1. Da die Dysphagie häufig subjektiv nicht wahrgenommen wird, sollte routinemäßig ein klinisches Dysphagiescreening (s. Anhang) durchgeführt werden.
2. Die Medikationseinnahme muß in optimalem zeitlichen Abstand vor den Mahlzeiten erfolgen.
3. In Anlehnung an Untersuchungsergebnisse zur Sprechmotorik können möglicherweise Bewegungs- und Kräftigungsübungen zumindest temporär zu Funktionsverbesserungen der Schluckmotorik führen. Da die Automatisierung motorischer Muster beeinträchtigt ist, wird versucht, Bewegungen willkürlich zu steuern.
4. Kompensatorische Maßnahmen werden in Abhängigkeit von der individuellen Pathophysiologie und vom kongnitiven Status des Patienten angewendet.
5. Im späten Krankheitsstadium sind häufig diätetische Veränderungen bezüglich der Nahrungskonsistenz notwendig. Bei ausgeprägten Schwankungen der Medikamentenwirkung ist eine eiweißarme Diät zu empfehlen. Unerläßlich ist stets und in jedem Fall die ausreichende Flüssigkeitszufuhr. Bei manchen Parkinson-Patienten muß eine PEG angelegt werden.

11.1.4 Chorea Huntington

Die Chorea Huntington (s. auch Kap. 4) ist ein dominant erbliches, nicht geschlechtsgebundenes Leiden. Pathologisch zeigt sich eine progrediente Degeneration kleiner und mittelgroßer Interneurone vor allem im Neostriatum. Die Erkrankung tritt mit einer Prävalenz von 1,8–6,7 pro 100 000 Einwohner auf (Übersicht bei Scholz, 1993). Das choreatische Syndrom ist gekennzeichnet durch organische Wesensänderung, Demenz und choreatische Bewegungsstörungen, in seltenen Fällen auch akinetisch-rigide Motilitätsstörungen. Choreatische Bewegungen äußern sich durch übermäßige Bewegungen z. B. in Form von kurzen, raschen, unwillkürlichen Zuckungen, die unregelmäßig in einzelnen Muskeln auftreten, während die akinetisch-rigide Form durch Bewegungsarmut gekennzeichnet ist. Bereits zu Beginn der Erkrankung, manchmal schon vor der Bewegungsstörung, treten Persönlichkeitsveränderungen, psychische und kognitive Beeinträchtigungen auf. Mit fortschreitender Krankheitsdauer entwickeln sich Demenz sowie Sprach-, Sprech- und Schluckstörungen. Etwa 10 bis 25 Jahre nach Krankheitsausbruch sterben die Patienten. Kagel und Leopold (1992) haben in einer Langzeitstudie an 35 Chorea-Huntington-Patienten bezüglich der Schluckmotorik ebenfalls charakteristische hyperkinetische und rigid-hypokinetische Bewegungsstörungen nachgewiesen. Demzufolge werden bei der ersten Gruppe übermäßige Zungenbewegungen, unkontrollierte Reflexinitiierung, unwillkürliche Bewegungen der Atmungsmuskulatur und insgesamt zu schnelle, unkontrollierte Schluckbewegungen beobachtet. Zugleich wächst durch die übersteigerte Motilität der Kalorienbedarf. Manche Patienten entwickeln eine regelrechte Freßsucht. Die zweite Gruppe weist Ähnlichkeiten mit typischen Dysphagiesymptomen bei Parkinson-Patienten auf, wie Rigidität der Kiefermuskulatur, Kauprobleme und verlangsamte orale Transitzeit. Die Aspirationshäufigkeit liegt bei der hyperkinetischen Gruppe unter 10 %, bei der rigid-hypokinetischen Gruppe jedoch deutlich höher. Die Erkrankung ist nicht kausal medikamentös behandelbar, die Pharmakotherapie bewirkt jedoch eine Minderung der Symptome. Da kognitive Störungen bereits im frühen Stadium auftreten, gestaltet sich die funktionelle Therapie schwierig. Spezielle Maßnahmen können zumindest für einen bestimmten Zeitraum deutliche Verbesserungen der Schluckfunktion bewirken (Leopold et al., 1985; Kagel et al., 1992) bzw. die Aspiration verhindern und die Lebensqualität erhöhen (Miller et al., 1997).

▶ **Diagnostik**
Schluckstörungen treten in der Regel nicht im frühesten Krankheitsstadium auf. Ein genauer Zeitpunkt, an dem die dysphagische Beschwerden beginnen, läßt sich jedoch nicht festlegen. Da die Dysphagie eine häufige Begleitsymptomatik darstellt, sollte eine sorgfältige Essensbeobachtung durch die Angehörigen sowie in regelmäßigen Zeitabständen ein klinisches Dysphagiescreening (s. Anhang) erfolgen. Bei Aspirationshinweisen wird zur differentialdiagnostischen Abklärung die dynamische Röntgenuntersuchung durchgeführt. Wegen der Hyperkinesen

ist die videoendoskopische Untersuchung meist nicht möglich.

▶ **Restituierende Maßnahmen**
Im frühen Stadium können Bewegungs- und Kräftigungsübungen durchgeführt werden, um das Motilitätsausmaß möglichst lange zu erhalten. Die Hyperkinesen nehmen bei Erregung zu und sistieren im Schlaf. Tonussenkende Stimuli reduzieren oftmals die choreatischen Bewegungen der Oralmotorik (Jain et al., 1993).
Der Schwerpunkt der Therapie liegt jedoch bei den kompensatorischen und adaptierenden Maßnahmen.

▶ **Kompensatorische und adaptierende Maßnahmen**
Im Anfangsstadium benötigen die Patienten vielseitige Hilfsmittel, um über einen möglichst langen Zeitraum selbständig essen zu können. Dazu gehören rutschfeste Unterlagen, Teller mit gewölbtem Rand, spezielle Bestecke, Tassen mit beidseitigen Griffen und/oder Trinkgefäße, die sich mit Gewichten beschweren lassen. Gewichte an den Handgelenken können die Koordination fördern sowie ein zu schnelles Eßtempo reduzieren (Yorkston et al., 1995).
Im fortgeschrittenen Stadium ist in der Regel eine Essensbegleitung notwendig. Die Steuerung der erforderlichen Kompensationen erfolgt dann durch verbale Aufforderung der Begleitperson. Chorea-Patienten neigen während des Essens häufig zu Kopfextension. Die Begleitperson achtet auf die leichte Kopfflexion und die richtige Positionierung des Rumpfes.
Das Essen mit dem Löffel gelingt nach Miller und Groher (1997) am effektivsten, wenn der Patient aktiv mitarbeitet. Die Essensbegleitung schiebt den Löffel nicht in den Mund des Patienten, sondern hält ihn vor dessen Lippen und wartet, bis dieser selbständig die Nahrung vom Löffel abnimmt. Auf diese Weise lassen sich meist der Zungenstoß und der orale Nahrungsaustritt reduzieren.
Eine weitere Möglichkeit, den oralen Bolustransport zu verbessern, bietet zumindest in der Anfangsphase das Saugschlucken (bei geschlossenem Mund die Zunge an den Gaumen saugen und schlucken). Bei Kauproblemen kann vermehrter sensorischer Input, z. B. durch besonders strukturreiche Nahrung, das Kauen stimulieren, was nach Kagel und Leopold (1992) insbesondere für die hyperkinetische Gruppe zutrifft. Zeigen sich jedoch gravierende Kauproble-

me oder Störungen der oralen Boluskontrolle, muß auf weiche Kost umgestellt werden.
Um den erhöhten Kalorienbedarf dieser Patienten abzudecken, ist es manchmal erforderlich, bedarfsdeckende Ergänzungsnahrung (s. Bezugsquellen) hinzuzufügen. Häufig treten bei Flüssigkeiten eher Probleme auf als bei fester Nahrung. Im Bedarfsfalle werden die Getränke angedickt. Oft entsteht Aspirationsgefahr durch zu schnelles Eßtempo und/oder zu große Bolusvolumen. Ein angemessenes Eßverhalten läßt sich meist gut verbal steuern.
In Abhängigkeit von den Ergebnissen der radiologischen Diagnostik können kompensatorische Maßnahmen indiziert sein. Einfache Techniken, wie z. B. Änderungen der Kopfhaltung, leer nachschlucken oder kräftig schlucken sind mit verbaler Unterstützung der Essensbegleitung in vielen Fällen durchführbar.

▶ **Ernährung mittels Sonde**
Kann der erhöhte Kalorienbedarf nicht mehr durch die orale Nahrungsaufnahme abgedeckt werden oder kommt es im späten Stadium trotz der genannten therapeutischen Maßnahmen zu aspirationsbedingten Komplikationen, muß eine Sonde angelegt werden.

▶ **Zusammenfassung der Therapieschwerpunkte bei Chorea Huntington**
1. Vom Diagnosezeitpunkt an sollte in regelmäßigen Abständen ein klinisches Dysphagiescreening (s. Anhang) durchgeführt werden.
2. Im frühen Krankheitsstadium versucht man durch tonusreduzierende Stimuli sowie Bewegungs- und Kräftigungsübungen motorische Funktionen länger zu erhalten.
3. Um die Selbständigkeit beim Essen möglichst lange zu gewährleisten, werden geeignete Eß- und Trinkhilfen verwendet.
4. Im fortgeschrittenen Stadium ist in der Regel Essensbegleitung notwendig, dabei können im Bedarfsfall einfache kompensatorische Techniken angewendet werden.
5. Der erhöhte Kalorienbedarf erfordert eine sorgfältige diätetische Planung. Veränderungen der Nahrungskonsistenz können im Individualfall die Schluckeffizienz verbessern.
6. Im späten Krankheitsstadium muß gelegentlich, um die ausreichende Nahrungszufuhr zu gewährleisten und/oder vor Aspiration zu schützen, eine Sonde angelegt werden.

11.1.5 Multiple Sklerose (MS)

Die Multiple Sklerose (MS) oder Enzephalomyelitis disseminata (ED) ist eine autoimmunologisch vermittelte, entzündliche Erkrankung der weißen Substanz des Zentralnervensystems, die mit einer Entmarkung von markhaltigen Nervenfasern einhergeht. Die Prävalenz der MS wird für die Bundesrepublik Deutschland mit 50–60 auf 100 000 Einwohner angegeben (Übersicht bei Angstwurm et al., 1993). Sie tritt selten vor der Pubertät und am häufigsten zwischen dem 20. und 40. Lebensjahr auf. Man kann mehrere Verlaufsformen unterscheiden: schubförmig mit vollständiger oder partieller Remission, häufige Schübe mit rasch progredienter Symptomatik, seltene Schübe, sekundäre Progredienz im Alter nach schubförmigem Verlauf in der Jugend und gelegentlich auch primäre Progredienz.
Entsprechend der Zufälligkeit der Verteilung der Entzündungsherde – spinal und/oder supraspinal, im Marklager von Großhirn, Kleinhirn, Hirnstamm oder auch den Hirnnerven – variiert die neurologische Symptomatik beträchtlich. Es können motorische, sensible, sensorische, vegetative, kognitive, affektive und sonstige hirnorganische Symptome einzeln oder in beliebiger Kombination auftreten. Die Häufigkeit dysarthrischer Symptome wird mit 77 % angegeben (Darley et al., 1975), gelegentlich wurden auch leichte Sprachstörungen beobachtet (Lethlean et al., 1993). Über die Inzidenz von Schluckstörungen gibt es unterschiedliche Angaben, die von 10 % (Garfinkle et al., 1982) bis 33 % (Hartelius et al., 1994) variieren, wobei mit Fortschreiten der Erkrankung die Dysphagiehäufigkeit steigt (Hartelius et al., 1994).
Zu Beginn zeigen sich in der Regel diskrete Schluckstörungen in gelegentlichem Verschlucken mit Nahrung oder Flüssigkeiten. Meist sind die Probleme auf Ermüdung oder Unaufmerksamkeit während des Essens, z. B. Sprechen mit vollem Mund, zurückzuführen. Im weiteren Verlauf wurden gelegentlich Kauprobleme, Störungen des oralen Bolustransportes sowie Beeinträchtigungen der pharyngealen Kontraktionen und eine verzögerte Schluckreflexauslösung beobachtet.
Insgesamt stellen bei der Mehrzahl der MS-Patienten Schluckstörungen als Folge gestörter Sensomotorik der Schluckmuskulatur nicht das gravierende Problem dar. Wesentlich häufiger sind Beeinträchtigungen der Nahrungsaufnahme

durch den Tremor der Hände (Yorkston et al., 1995).

Pharmakologisch ist eine kausale Therapie der MS nicht möglich. Unter symptomatischer medikamentöser Behandlung lassen sich jedoch mehr oder weniger ausgeprägte Verbesserungen erzielen. Ziel der funktionellen Dysphagietherapie ist, vorhandene Funktionen zu erhalten und vor Aspiration zu schützen.

▶ **Diagnostik**

Insbesondere im fortgeschrittenen Krankheitsstadium sollten am Schluckvorgang beteiligte Organe überprüft werden und eine sorgfältige Beobachtung während der Mahlzeiten erfolgen. Auffällige Symptome müssen in der Regel durch instrumentelle Untersuchungsverfahren differentialdiagnostisch abgeklärt werden.

▶ **Restituierende Maßnahmen**

Stimulationen, Motilitäts- und Kräftigungsübungen (z. B. Zungenübungen) erfolgen in Abhängigkeit vom muskulären Pathomechanismus, der interindividuell stark variieren kann.

▶ **Kompensatorische und adaptierende Maßnahmen**

In Absprache mit der Ergotherapie werden verschiedene Hilfsmittel eingesetzt, um vor allem den Tremor der Hand zu kompensieren und dadurch die Selbständigkeit während der Nahrungsaufnahme zu erhalten. Es werden z. B. die Arme mit den Ellenbogen auf die Tischplatte aufgelegt sowie spezielle Bestecke und Trinkgefäße mit Gewichten verwendet. Während der Mahlzeiten sind Ablenkungen zu vermeiden. Wegen der Hitzeempfindlichkeit der Patienten ist auch auf die adäquate Raumtemperatur zu achten.

Häufig zeigen sich bei dünnen Flüssigkeiten erste Aspirationshinweise, Andicken der Konsistenz bewirkt oftmals eine effiziente Verbesserung. Weiche, leicht zu kauende Nahrung beugt einer raschen Ermüdung in der oralen Vorbereitungsphase vor. Bei verzögerter Reflexauslösung versucht man durch erhöhten sensorischen Input die Triggerung zu beschleunigen, z. B. durch Geschmacks- und Temperaturreize (Kap. 10.1.4.11).

Falls notwendig, werden im Individualfall Schlucktechniken erlernt. Im fortgeschrittenen Krankheitsstadium ist häufig Essensbegleitung notwendig.

▶ **Ernährung mittels Sonde**

Falls manche Patienten im späteren Krankheitsverlauf nicht mehr ausreichend essen und trinken, muß der Kalorien- und Flüssigkeitsbedarf durch Sondennahrung ergänzt werden. Eine Schwäche der Atmungsmuskulatur beeinträchtigt häufig die Effizienz des Hustens, so daß geringe Aspirationsmengen bereits zu pulmonalen Komplikationen führen können. In seltenen Fällen ist die Anlage einer Sonde indiziert.

▶ **Zusammenfassung der Therapieschwerpunkte bei Multipler Sklerose**

1. Insbesondere im fortgeschrittenen Krankheitsstadium sollte routinemäßig ein klinisches Dysphagiescreening (s. Anhang) erfolgen.
2. Das Hauptproblem stellt die Beeinträchtigung der Nahrungsaufnahme dar. Hier werden geeignete Eß- und Trinkhilfen eingesetzt.
3. Im späten Krankheitsstadium ist häufig Essensbegleitung notwendig.
4. Gelegentlich sind Veränderungen der Nahrungskonsistenz oder kompensatorische Maßnahmen indiziert.
5. Die Anlage einer PEG erfolgt relativ selten.

11.2 Funktionelle Dysphagietherapie bei schwerst hirngeschädigten Patienten in der Frührehabilitationsphase

Durch den Ausbau des Notarztwesens und die Fortschritte der Intensivmedizin stieg in den letzten Jahren die Überlebensrate schwerst hirngeschädigter Patienten. Innerhalb der neurologischen Rehabilitation hat sich die Frührehabilitation als neues Spezialgebiet herausgebildet. Die Frührehabilitation wird nach dem Rehabilitationsstufenmodell der Phase B zugeordnet. Sie folgt der intensivmedizinischen Akutbehandlung, die als Phase A bezeichnet wird. Patienten der Frührehabilitationsphase sind in der Regel bewußtlos bzw. schwer bewußtseinsgestört (near comatouse state). Gleichzeitig bestehen in unterschiedlicher Ausprägung Beeinträchtigungen anderer funktioneller Systeme, z. B. der Sinneswahrnehmung und Bewegung sowie geistiger und psychischer Funktionen. Die Ursachen schwerster zerebraler Schäden, darunter fallen

11

FDT bei speziellen Erkrankungen

auch Patienten mit dem sogenannten „apallischen Syndrom"[1], können sehr unterschiedlich sein. Nach Erhebungen einer Rehabilitationsklinik für schwerst hirnverletzte Patienten entfiel der größte Anteil mit 58 % auf Unfallopfer mit Schädelhirntrauma, an zweiter Stelle standen mit 19 % Hirnblutungen und an dritter Stelle mit 11 % Hypoxien. Die restlichen 12 % betrafen sonstige Ätiologien (Lipp, 1996).

Nach schwersten Hirnschädigungen kommt es zu Beeinträchtigungen aller Leistungen des Zentralnervensystems. Diese umfassen körperliche und geistig-psychische Funktionen, also die gesamte Person.

Störungen der körperlichen Funktionen können die lebenswichtigen vegetativen Systeme sowie die Sinneswahrnehmung und Bewegung betreffen. Die Steuerung des Bewußtseins, der Wachheit und des Schlaf-Wachrhythmus sind gestört. Es besteht eine Neigung zu vegetativen Entgleisungen wie Herzrhythmusstörungen, Auffälligkeiten der Atmung, zu pathologischen Blutdruckwerten, Blutzucker- und Elektrolytschwankungen als endokrinen Problemen sowie Störungen der Temperaturregelung. Viele Patienten weisen einen erhöhten Stoffwechselumsatz auf und magern trotz hochkalorischer Ernährung ab. Die Sinneswahrnehmung, also Hören, Sehen, Riechen, Schmecken, Berührungsempfindung, Schmerz- und Temperaturwahrnehmung sind mehr oder weniger beeinträchtigt. Es finden sich erhebliche motorische Ausfälle wie Paresen, Störungen der Gleichgewichtsreaktionen und/oder der Ausführung einfacher und komplexer Bewegungen. Die Patienten können sich z. B. nicht im Bett drehen, können nicht aufstehen, sitzen, stehen oder gehen, auch die Arm- und Handfunktionen sind eingeschränkt. Die Fähigkeit zu sprechen ist in der Regel aufge-

hoben. Fast immer liegen Schluckstörungen vor, die einzelne, aber auch mehrere Schluckphasen betreffen können. Die meisten Patienten der Frührehabilitationsphase werden deshalb über Sonde ernährt, viele müssen zum Schutz vor Speichelaspirationen zusätzlich eine geblockte Trachealkanüle tragen.

Die folgende Beschreibung der **Dysphagieproblematik in der Frührehabilitationsphase** stützt sich auf die klinische Diagnostik. Bislang fehlen differentialdiagnostische Daten, die an einem ausreichend großen Patientengut erhoben wurden.

Das Problem beginnt bereits in der **präoralen Phase** (Nusser-Müller-Busch, 1997). Sieht, riecht oder schmeckt man Nahrung, dann wird über einen neuronalen Schaltkreis die Sekretion von Speichel und Magensaft stimuliert, das Nahrungsaufnahme- und Verdauungssystem sozusagen in Bereitschaft versetzt. Häufig können die Patienten wegen ungünstiger Lagerung oder aufgrund visueller Probleme die Speisen nicht sehen. Zusätzlich kann die Nahrung nicht selbständig zum Mund geführt werden, so daß die Stimuli durch die Hand-Mund-Koordination fehlen. Kommen weitere sensorische Ausfälle hinzu, wie z. B. Störungen des Geruchssinnes, wird der präorale Input erheblich reduziert.

In der **oralen Phase** können Beeinträchtigungen des Geschmackssinnes, der peripheren Tastaufnahme, der Tiefensensibilität und motorische Störungen den weiteren Transport behindern. Häufig ist gleichzeitig die zentrale Identifikation gestört. Die Patienten erkennen den Bolus nicht als Speise, die geschluckt werden soll, und lassen deshalb die Nahrung im Mundraum liegen. In vielen Fällen behindern orale Primitivschablonen wie Saugen, Schmatzen, Lippenlecken, Zähneknirschen, Zungenstoß und Beißreflexe die höher integrierten Funktionen des Kauens und des oralen Nahrungstransportes. Speichelfluß aus dem Mund kann durch übermäßige Produktion verursacht sein, entsteht jedoch meist als Folge eines unzureichenden Zungentransportes oder einer erniedrigten Schluckfrequenz. In der Regel ist dieses Symptom mit unvollständigem Lippen- und Kieferschluß kombiniert. In anderen Fällen kann hingegen ein Hypertonus der Kieferschließer (Kieferklemme) die Mundöffnung behindern, was die orale Nahrungsaufnahme, das Kauen und auch die Mundhygiene erschwert. Probleme der Kopf- und Rumpfkontrolle beeinträchtigen zusätzlich das muskuläre Gleichgewicht der Schluck- und Atemmuskula-

---

[1] Als „apallisches Syndrom" (apallisch = ohne Hirnmantel) wird ein Krankeitsbild bezeichnet, bei dem eine funktionelle Trennung von Hirnmantel (Neocortex) und Hirnstamm eingetreten ist. Die Funktionen des Kortex sind deshalb vom Hirnstamm abgekoppelt. Die Ursache liegt entweder in einer Zerstörung des Hirnmantels oder in ausgedehnten Läsionen des Hirnstammes mit Schädigung der retikulären Bahnsysteme. Der Begriff wurde in den letzten Jahren fälschlicherweise zunehmend ausgeweitet. Wegen der engen medizinischen Definition des apallischen Syndroms sollte dieser Terminus nicht als Synonym für schwerst Hirngeschädigte verwendet werden. Dies trifft gleichermaßen für den Begriff „Wachkoma" (Coma vigile) zu, der häufig im Sinn von „apallisches Syndrom" verwendet wird.

tur. Die häufig beobachtete Kopfextension überdehnt z. B. die suprahyoidalen Muskeln und erschwert dadurch die Kehlkopfhebung.

Störungen der Vor- und Aufwärtsbewegung des Kehlkopfes können sich wiederum auf die **pharyngeale Schluckphase** auswirken und z. B. die Öffnung des oberen Speiseröhrenmuskels einschränken. Ebenso können intraorale Störungen, z. B. eine verminderte Schubkraft der Zunge, den pharyngealen Bolustransport erheblich beeinträchtigen.

Auch auf eventuelle **ösophageale Probleme**, vor allem auf Reflux, sollte geachtet werden (Russel et al., 1992). Insgesamt zeigen sich in Abhängigkeit von Lokalisation und Ausmaß der Hirnverletzung pathophysiologisch unterschiedliche Symptome.

Die geistigen und psychischen Funktionen charakterisieren wesentlich die Persönlichkeit eines Menschen. Auf der untersten Ebene sind zu Beginn der Frührehabilitationsphase Bewußtheit und Wachheit beeinträchtigt. Im weiteren Verlauf zeigen sich Störungen kognitiver Komponenten, also von Aufmerksamkeit und Konzentration, Lernen und Gedächtnis sowie der Planungsfähigkeit und des problemlösenden Denkens. Häufig finden sich psychische Auffälligkeiten, z. B. eine emotionale Instabilität in Form einer erhöhten Reizbarkeit und Reagibilität, in anderen Fällen eine Indifferenz oder plazides Verhalten. Die Orientierungslosigkeit und Hilflosigkeit der Patienten kann Angstzustände hervorrufen. Die Kommunikationsmöglichkeit durch die Sprache steht überhaupt nicht mehr oder nur unzureichend zur Verfügung. Zusätzlich kann eine verminderte Fähigkeit für soziale Wahrnehmung oder die Unfähigkeit, aus sozialen Erfahrungen zu lernen, die Interaktion mit der Umgebung erschweren.

Diese Kombination verschiedener Dysfunktionen auf körperlicher und geistig-psychischer Ebene erfordert neben spezieller medizinischer Behandlung eine enge Zusammenarbeit unterschiedlicher therapeutischer Disziplinen. Zusätzlich kommt der Integration der Angehörigen in das Frührehabilitationskonzept eine besondere Bedeutung zu. Nahestehende Menschen können z. B. in einer Rooming-in-Situation den Patienten in der frühen Phase ständig begleiten. Ihre Anwesenheit lindert die seelische Not dieser Patienten und fördert die Reorientierung (Gadomski, 1996).

Die therapeutischen Interventionen der Frührehabilitation zielen darauf ab, den Bewußtseins-zustand zu bessern, die Kommunikations- und Kooperationsfähigkeit herzustellen, die Mobilität anzubahnen sowie eventuelle Sekundärkomplikationen zu verhindern. Ein weiteres, wesentliches Ziel ist die Abklärung des Rehabilitationspotentials und die Planung der weiteren Versorgung (Schönle, 1996). Den Schwerpunkt der therapeutischen Interventionen bilden sensorische Reize. Da eine aktive Mitarbeit der Patienten überhaupt nicht oder nur begrenzt möglich ist, versucht man über verschiedene sensorische Zugänge einen Kontakt mit dem Patienten anzubahnen, Verarbeitungs- und Lernprozesse anzuregen (Freeman, 1990; Mitchel et al., 1990; Zasler et al., 1991). Dabei bildet die Aktivierung der Eß- und Trinkfunktionen einen Teilbereich eines weit mehr umfassenden Gesamtkonzeptes (vgl. Davies, 1995; Schwörer, 1992; Freivogel, 1997). Zusammenfassend lassen sich die Prinzipien der Frührehabilitation als **multitherapeutisch und multisensorisch** charakterisieren.

► **Diagnostik**

Wichtige Daten zur Gesamtperson, z. B. über die Erweckbarkeit und Aufmerksamkeit sowie über das motorische Potential und Reaktionen auf verschiedene Reize liefern Koma-Remissions-Skalen[2].

Die **klinische Eingangsuntersuchung** kann bei Patienten der Frührehabilitationsphase wegen der eingeschränkten oder aufgehobenen Kooperationsfähigkeit nur in reduziertem Umfang durchgeführt werden (Kap. 9). Sie beschränkt sich auf die Ruhebeobachtung sowie auf die Beschreibung stimulusinduzierter Reaktionen und das Verhalten beim passiven Durchbewegen. Die direkten Schluckversuche erfolgen bei bewußtlosen und massiv bewußtseinseingeschränkten Patienten aus Sicherheitsgründen **ohne Nahrung**. Zur Stimulation der Schluckreflexauslösung tropft man z. B. mit einer Pipette einige Tropfen eisgekühlter oder intensiv schmeckender Flüssigkeit auf die Zunge. Alternativ könnte man eine angefeuchtete, um einen Strohhalm gewickelte Mullkompresse auf die Zungenmitte legen und den Patienten zum Schlucken auffordern bzw. Reaktionen abwarten. Eine unterstützende Kieferkontrolle (Kap. 10.1.4.1) und taktile Stimulation am Mundboden können häufig

---

[2] In der Bundesrepublik Deutschland wird für die neurologisch-neurochirurgische Frührehabilitation häufig die Koma-Remissions-Skala (KRS) der Bundesarbeitsgemeinschaft medizinisch-beruflicher Rehabilitationszentren 1993 verwendet.

die Reflexeinleitung erleichtern. Die Beobachtungskriterien für die Schluckversuche sind in Kapitel 8 dargestellt.

Mit einer tragbaren Untersuchungseinheit ist die **transnasale Videoendoskopie** auch bei komatösen Patienten mit gutem Allgemeinzustand durchführbar. Die Methodik wird inzwischen bei schwerst Hirnverletzten immer häufiger angewendet, vor allem, um Speichelaspirationen zu kontrollieren und dadurch Informationen über den geeigneten Zeitpunkt der Dekanülierung zu erhalten. Zugleich können bei verbessertem Bewußtseinszustand unter videoendoskopischer Beobachtung erste Eßversuche durchgeführt werden. Dadurch erhält der Therapeut wichtige Auskünfte vor allem bezüglich der laryngealen und pharyngealen Bereiche, die durch die klinische Beobachtung nicht ausreichend beurteilt werden können. Die **Videofluoroskopie/Röntgenkinematographie** ist bislang nur in speziell eingerichteten Kliniken möglich. Die Untersuchung scheitert deshalb in der Regel an der Transportunfähigkeit der Patienten. Zudem gewinnt dieses Verfahren erst an therapierelevanter Aussagekraft, sobald die Patienten in der Lage sind, aktiv an der Therapie mitzuwirken und einfache Kompensationsstrategien anzuwenden.

▶ **Therapie**

Solange die Patienten schwer bewußtseinsgestört und noch nicht kooperationsfähig sind, konzentriert sich die Therapie gezwungenermaßen auf die Stimulationsbehandlung (Bartolome, 1996). Man bemüht sich durch die Reizapplikationen, mit dem Patienten in Kontakt zu treten, die Vigilanz zu verbessern, durch die Immobilität bedingte fehlende Reize zu ersetzen und dadurch Reaktionen zu aktivieren. Im Gegensatz zu den differentialdiagnostisch klar definierten Therapiezielen in der Behandlung kooperationsfähiger Patienten, handelt es sich hier um eine globale Zielsetzung. In diesem Sinne läßt sich die Therapie als **basale Stimulationsbehandlung** charakterisieren. Coombes (1996) empfiehlt, um Sekundärkomplikationen wie etwa einer sensorischen Deprivation im orofazialen Bereich entgegenzuwirken, die Therapie möglichst frühzeitig zu beginnen. Dabei ist es wegen des labilen Allgemeinzustandes insbesondere in der frühen Phase wichtig, während der Therapie auf eventuelle **vegetative Störungen** zu achten. Diese äußern sich meist in folgenden Symptomen:

- Tachykardien.
- Diffuses Schwitzen.
- Auffälligkeiten der Atmung.
- Akute Zunahme des Streck- oder Beugetonus.

Minimale therapeutische Interventionen können die vegetativen Symptome manchmal krisenhaft ansteigen lassen! Folglich muß die Therapiedauer der Belastbarkeit des einzelnen Patienten angepaßt werden. Kurzzeitige, jedoch häufige Beschäftigung mit dem Patienten ist langen Therapiesitzungen vorzuziehen.

▶ **Restituierende Maßnahmen**

Bei allen Maßnahmen werden die Patienten verbal über das therapeutische Vorgehen informiert, auch wenn sie den Eindruck erwecken, nichts wahrzunehmen.

Kontaktaufnahme

Zu Beginn der Therapiesitzung versucht man, Kontakt mit dem Patienten herzustellen. Dies geschieht über mehrere Sinnesmodalitäten. So könnte das tägliche Begrüßungsritual z.B. über auditive, visuelle und taktile Kanäle erfolgen. Der Therapeut grüßt verbal, nennt dabei auch den Namen des Patienten, umfaßt dessen Hand oder Schulter und versucht Blickkontakt aufzunehmen. Öffnet der Patient noch nicht die Augen, schiebt man behutsam die Augenlider hoch und bewegt bunte, glitzernde Gegenstände vor dem Gesichtsfeld oder setzt mit einer Taschenlampe einen kurzen Lichtreiz.

Relaxierte Ausgangslage

Falls es der vegetative Status der Patienten erlaubt, werden sie in Sitzhaltung positioniert. Das Aufrichten des Oberkörpers verbessert meist die Vigilanz und vermittelt zugleich neue propriozeptive Erfahrungen. Rumpf und Kopf befinden sich jetzt in der gewohnten aufrechten Haltung, die Lage am Schlucken beteiligter Organe ändert sich. So kommt z.B. die Zunge aus der retrahierten Stellung in eine protrahierte Ausgangsposition. Um eine physiologische Positionierung zu erreichen, sind häufig Lagerungshilfen zur Aufrichtung des Rumpfes und zur Kopfkontrolle notwendig (Kap. 10.1.4.1). In schweren Fällen stützt eine zweite Person während der Therapie den Oberkörper. Das Vorgehen wird mit der Krankengymnastin besprochen.

Kieferkontrolle

Viele Patienten mit schweren Hirnverletzungen zeigen Probleme mit dem Kiefer- und Mundschluß. Die Kieferschließer tragen zur Stabilisation des Zungengrundes während des Schluckens bei. Zugleich hemmt ein ständig geöffneter Mund intraorale sensorische Erfahrungen, da die Zunge keinen Kontakt mit dem Gaumen findet. Während der Therapie, z. B. bei der Behandlung des Gesichtes und Mundraumes, aber auch beim Essen und Trinken wird deshalb der Kiefer passiv geschlossen. Die geeigneten **Kieferkontrollgriffe** sind ausführlich in Kapitel 10.1.4.1 beschrieben.

Allgemein gilt, die passiven Maßnahmen zur Stabilisierung der Rumpf-, Kopf- und Kieferhaltung nicht unnötig lange anzuwenden und diese mit zunehmender Mobilisierung so schnell wie möglich abzubauen.

Stimulationsbehandlung

Unter Berücksichtigung der Tonuslage und Beobachtung der Reaktionen des Patienten werden im orofazialen Bereich geeignete Stimuli appliziert. Der Behandlungsverlauf läßt sich in folgende Stufen unterteilen:

1. **Geführte Stimulation.** Der Therapeut führt vorsichtig die Hand des Patienten und berührt orofaziale Regionen.
2. **Fremdstimulation.** Der Therapeut setzt je nach Tonuslage und Reaktion des Patienten angepaßte Stimuli, z. B. manuelles Streichen oder Tappen.
3. **Passive Bewegung.** Der Therapeut bewegt verschiedene Muskeln passiv durch, gegebenenfalls kann der Patient durch geführte Bewegung beteiligt werden. Während der Mobilisation fordert man den Patienten immer wieder verbal zur aktiven Mitarbeit auf.

Die drei genannten Stufen sind als Versuch zu verstehen, die Sensomotorik bei komatösen Patienten auf verschiedenen Ebenen zu stimulieren bzw. die begrenzt vorhandenen Möglichkeiten auszuschöpfen. Obwohl manche Therapierichtungen der geführten Stimulation und Bewegung eine besondere Bedeutung beimessen (z. B. Affolter, 1987), wird hier keine Gewichtung vorgenommen. Zumal bislang die Überlegenheit der Führung im Vergleich zur Fremdstimulation nicht wissenschaftlich nachgewiesen ist.

Stimulation der Halsmuskulatur

Vor der Arbeit an speziellen Muskeln der Schluckmotorik wird der Hals mobilisiert. Man beginnt z. B. mit Berührungsstimuli, indem man mit der Daumen-Zeigefingergabel vom Schulteransatz bis zum Hinterkopf nach oben streicht.

Dann versucht man den Kopf in alle Richtungen zu bewegen. Dazu eignen sich die Kopf- und Halsmuster nach PNF, die bei inaktiven Patienten in der passiven Bewegung geführt werden (Kap. 10.1.4.3).

Häufig sind speziell die Lateralflexion und Anteflexion der Halswirbelsäule deutlich eingeschränkt. Davies (1995) empfiehlt zur Mobilisation folgende Übung:

A. Lateralflexion. Der Patient befindet sich in Sitzhaltung, der Therapeut steht seitlich und zieht mit der einen Hand den Kopf des Patienten

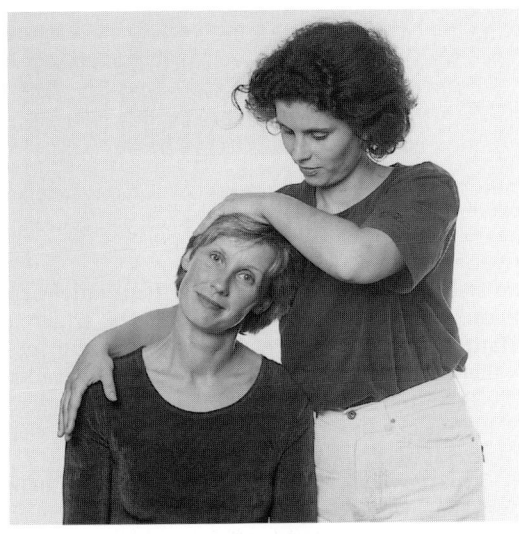

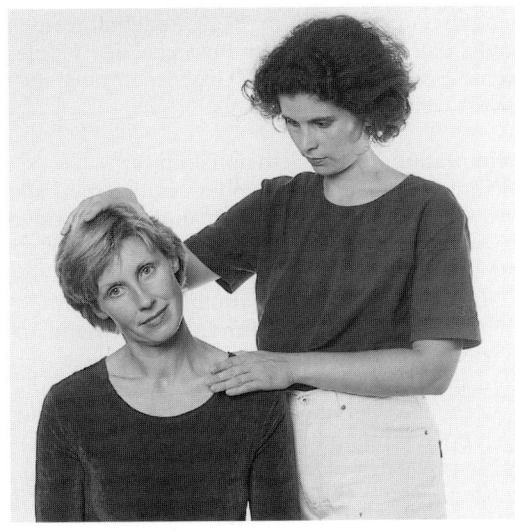

Abb. 11.1 a und 11.1 b: Stimulation der Halsmuskulatur – Lateralflexion.

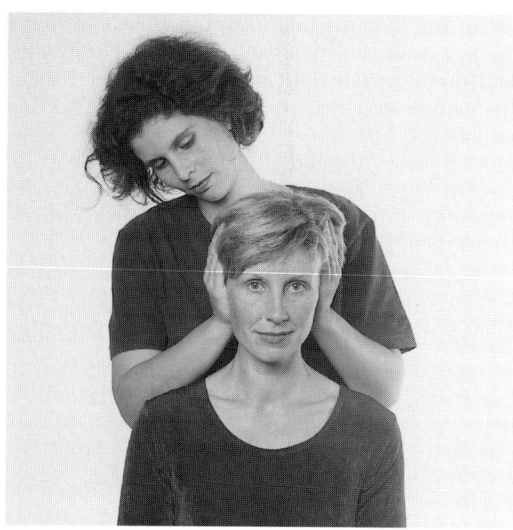

Abb. 11.2: Stimulation der Halsmuskulatur – Anteflexion.

zu sich heran, so daß sich der Patient anlehnen kann. Währenddessen wird mit der anderen Hand der Schultergürtel in seiner Position gehalten. Dann wechselt der Therapeut entweder die Seite oder er legt die Hand auf die andere Schläfenseite und drückt den Kopf von sich weg (Abb. 11.1).

B. Anteflexion. Der Therapeut steht hinter dem Patienten, legt seine Hände mit den Fingern nach oben auf beide Kopfseiten und zieht nach kranial und ventral (Abb. 11.2). Beachtet werden muß, daß beim passiven Bewegen des Kopfes keine Schmerzreize oder Gegenspannung ausgelöst werden.

Stimulation der Gesichtsmuskulatur
Während der Patient sitzt oder liegt, werden taktile Reize im Gesicht gesetzt und die Muskeln passiv durchbewegt. Damit sich der Patient an die Berührungsstimuli gewöhnt, führt man seine Hände langsam zum Gesicht und berührt mit ihnen Stirn, Wangen und Mund. Anschließend appliziert der Therapeut je nach Tonuslage verschiedene Reize, z. B. streichende, massierende Bewegungen bei angespannter Muskulatur, Pinseln oder Tapping bei schlaffen Muskeln. Weitere Beispiele finden sich in Kapitel 10.2.1. Stärkere Reize wie z. B. Eisapplikationen fördern die Wachheit, sollten aber nicht unangenehm wirken. Der Behandelnde beobachtet deshalb sorgfältig die Reaktionen des Patienten. Nach der

vorbereitenden Stimulation legt der Therapeut die Hände auf das Gesicht des Patienten und führt alle möglichen Bewegungen passiv aus. Beispiele bieten die Bewegungsmuster aus dem Fazialistraining (Kap. 10.1.4.4). Während der Mobilisation wird der Patient immer wieder verbal zum aktiven Mitmachen aufgefordert.

Abbau pathologischer oraler Reflexaktivitäten
Diese Thematik wird ausführlich in Kapitel 10.1.4.2 beschrieben.

Intraorale Stimulation – Zahnfleisch und Wangen
Nach Berührung der Gesichtsmuskulatur und des Mundes nähert man sich dem inneren Mundraum. Die intraorale Stimulation dient der Verstärkung des sensorischen Inputs von Regionen, die durch die Immobilität der Gesichts- und Zungenmuskulatur kaum mehr angeregt werden. Sie fördert die Durchblutung intraoraler Schleimhäute, einschließlich des Zahnfleisches, und regt die Speichelsekretion an. Häufig beobachtet man während der Reizanwendung motorische Reaktionen, z. B. Bewegungen der Zunge Richtung Stimulus. Zur intraoralen Reizung eignet sich die Mundbehandlung nach H. Mueller (1972):
Mit Mittel- oder kleinem Finger streicht man von der Oberkiefermitte ausgehend an den Zähnen nach hinten, dann am Zahnfleisch nach vorne, jetzt am Zahnfleisch nach hinten und wieder zur Oberkiefermitte, letzteres wird nochmals wiederholt. Dann dreht man den Finger und massiert in kreisenden Bewegungen die Wangeninnenseite. Bei hypertoner Wangenmuskulatur werden langsame, gleichmäßige Bewegungen durchgeführt, beim Hypotonus erfolgt die Massage schneller und kräftiger. Dann wird der Mund geschlossen und eine Reaktion des Patienten abgewartet. Häufig beobachtet man spontane Schluckversuche. Um dies zu unterstützen, kann man am Mundboden nach hinten streichen und vor dem Hyoid in kreisförmigen Bewegungen massieren (Nusser-Müller-Busch, 1997a). Dieselbe Sequenz wird am Unterkiefer durchgeführt und anschließend auf der gegenüberliegenden Seite wiederholt. Sobald es der Patient toleriert, wird in gleicher Weise das innere Zahnfleisch stimuliert. Hier entfällt natürlich die Wangenmassage. Zur Intensivierung der sensorischen Stimulation kann man den Finger z. B. in geschmacksintensive Getränke tauchen. Hat der Patient während der Stimulation Probleme

mit der Kopf- und Kieferkontrolle wird der passende Griff angewendet (Kap. 10.1.4.1).

Intraorale Stimulation – Zunge
Zur Stimulation der intrinsischen Zungenmuskulatur, also des Zungenkörpers, muß der Kiefer geöffnet werden. Bei einer Kieferklemme empfiehlt es sich, einen Spatelkeil oder einen mit feuchter Mullkompresse umwickelten Löffelstiel zwischen die Zähne zu schieben.
Man beginnt zunächst mit leichten Berührungsstimuli. Mit der Fingerspitze werden verschiedene Zungenareale berührt. Sind noch Beißreflexe zu befürchten, wird als Stimulus eine feuchte Mullkompresse verwendet. Um mehr Stabilität und damit eine bessere Führung zu erreichen, wickelt man diese um einen Strohhalm.
Als nächster Schritt erfolgt passives Durchbewegen der Zunge. Der Therapeut legt seinen Zeigefinger oder einen Spatel auf die Zunge, bewegt diese sachte von einer Seite zur anderen und schiebt sie leicht nach hinten und nach vorne. Durch Vibrationsbewegungen kann man die Stimulation intensivieren. Um die Zunge außerhalb des Mundraumes zu bewegen, wird die Zungenspitze mit einer Mullkompresse vorsichtig festgehalten und in verschiedene Richtungen bewegt. Sobald sich erste Reaktionen zeigen, fordert man den Patienten zur aktiven Mitarbeit auf. Auch für die Zunge gilt, daß passives Bewegen nur dann induziert ist, wenn keine längerandauernde erhöhte Gegenspannung ausgelöst wird.

Intraorale Stimulation – Kauen
Kaugummi, in Würfel geschnittene Apfelstücke, Essiggurke usw. werden in eine feuchte Mullkompresse eingewickelt und in die Wangentasche gelegt. Das freie Ende hält der Therapeut fest. Häufig kommt es zu spontanen Kaubewegungen. Tritt keine Reaktion auf, legt man das Kausäckchen auf die Molaren, hilft dem Patienten die Lippen zu schließen und führt mit Hilfe des geeigneten Kieferkontrollgriffes Auf- und Abbewegungen des Unterkiefers aus. Dadurch wird die Nahrung zusammengedrückt. Nun entfernt man das Kompressensäckchen und läßt dem Patienten Zeit zum Schlucken. Zusätzlich kann man durch Stimulation des Mundbodens (siehe oben) die orale Initiierungsphase fazilitieren (Abb. 11.3).

Intraorale Stimulation – Mundhygiene
Der Mundhygiene kommt eine besondere Bedeutung zu. Zum einen sind die Patienten nicht

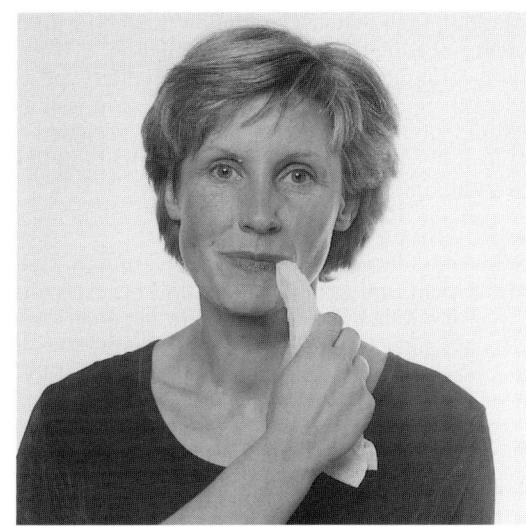

Abb. 11.3: Kausäckchen.

mehr in der Lage, selbst die Zahnpflege durchzuführen, zum anderen fehlen durch die Immobilität der oralen Strukturen die Kräfte, die die Zähne reinigen und das Zahnfleisch massieren. Es bilden sich Zahnbeläge und bald Karies sowie Entzündungen der Mundschleimhaut durch krankes Zahnfleisch. Die Mundpflege sollte mindestens dreimal täglich durchgeführt werden. Sie beinhaltet neben der Reinigung der Zähne auch die Massage des Zahnfleisches (Davies, 1995).
Eine Mullkompresse wird mit einer desinfizierenden Lösung oder bei Entzündungen bevorzugt mit Kamillentee befeuchtet. Die Kompresse wird um den Finger gewickelt und damit Zahnfleisch und Zähne in sanften, reibenden Bewegungen massiert. Wenn sich der Patient an die taktilen Stimuli gewöhnt hat, wird eine weiche Zahnbürste mit kleinem Kopf verwendet. Zur Reinigung der Zähne taucht man diese in Mundwasser. Erst mit zunehmenden oralen Funktionen, d.h., wenn der Patient in der Lage ist, den Mund mit Wasser auszuspülen und auszuspucken, verwendet man Zahncreme.

▶ **Kompensatorische und adaptierende Maßnahmen**
Eß- und Trinkversuche erfolgen erst bei ausreichendem Wachheitsgrad. Einfache Strategien, wie z.B. Änderungen der Kopfhaltung, die notfalls der Behandelnde unterstützt, können auch bei kooperationsgestörten Patienten angewendet

11

FDT bei speziellen Erkrankungen

werden. Auch diätetische Maßnahmen erfordern nicht unbedingt eine aktive Beteiligung. Schwer hirngeschädigte Patienten benötigen meist spezielle Eß- und Trinkhilfen, um die Nahrungsaufnahme zu erleichtern. Die Wahl der geeigneten Hilfsmittel geschieht in Zusammenarbeit mit der Ergotherapie.

▶ **Ernährung mittels Sonde**

Schwerst hirnverletzte Patienten können sich meist nicht oral ernähren und sind bei Aufnahme in die Rehabilitationsklinik in der Regel bereits mit einer Ernährungssonde versorgt. Wegen der langen Rehabilitationsdauer wird die PEG bevorzugt.

▶ **Zusammenfassung der Therapieschwerpunkte bei schwerst hirngeschädigten Patienten**

Die Therapie in der Frührehabilitationsphase beinhaltet Maßnahmen zur allgemeinen Aktivierung und zur Verhinderung von Sekundärkomplikationen. Da die genannten orofazialen Basisstimulationen unterschiedliche Therapiebereiche berühren, kann die Behandlung von verschiedenen, speziell ausgebildeten Kollegen des Pflegepersonals, der Ergotherapie, Krankengymnastik oder Logopädie durchgeführt werden. Die Teamarbeit hat sich, auch um die erforderlichen Wiederholungen zu ermöglichen, als zweckmäßig erwiesen. Sobald die Patienten genügend wach und kooperationsfähig sind, weicht die allgemeine orofaziale Stimulationsbehandlung einer **gezielten Dysphagietherapie**, die der Logopäde/Sprachtherapeut durchführt. Als entscheidende Veränderung können nun durch die aktive Beteiligung des Patienten beeinträchtigte Funktionen speziell trainiert und erforderliche kompensatorische Techniken erlernt werden.

Danksagung

Für die kritische Durchsicht des Manuskriptes und die wertvollen Hinweise möchte ich mich bei Herrn Dr. M. Hufnagl, leitender Oberarzt, Städtisches Krankenhaus München Bogenhausen herzlich bedanken

Literatur

Affolter, F. (1987), Wahrnehmung, Wirklichkeit und Sprache. Neckar-Verlag, Villingen-Schwenningen

Affolter, F., Bischofberger, W. (1993), Wenn die Organisation des zentralen Nevensystems zerfällt und es an gespürter Information mangelt. Neckar-Verlag, Villingen-Schwenningen.

Ali, G.N., Wallace, K.L., Schwartz, R. et al. (1996), Mechanisms of oral-pharyngeal dysphagia in patients with Parkinson's disease. Gastroenterol. 110: 383–392.

Angstwurm, H., Hohlfeld, R. (1993), Multiple Sklerose. In: Brandt, T., Dichgans, J., Diener, H.C. (2. Aufl.), Therapie und Verlauf neurologischer Erkrankungen. Kohlhammer, Stuttgart.

Bartolome, G. (1996), Therapie von mundmotorischen Störungen und Dysphagie nach schweren Hirnschädigungen. In: Voß, K.D., Blumenthal, W., Mehrhoff, F., Schmollinger, M. (Hrsg.), Aktuelle Entwicklungen in der Rehabilitation am Beispiel neurologischer Behinderungen. Univ.-Verl., Ulm.

Bassotti, G., Germani, U., Pagliaricci, S. et al. (1998), Esophageal manometric abnormalities in Parkinson's disease. Dysphagia 13: 28–31.

Blonsky, E.R., Logemann, J.A., Boshes, B. et al. (1975), Comparison of speech and swallowing function in patients with tremor disorders and in normal geriatric patients: a cinefluorographic study. J. Gereontol. 30: 299–303.

Borasio, G.D., Husemeyer, I.M. (1993), Aus Lust am Speisen. Deutsche Gesellschaft für Muskelkranke, Freiburg.

Buchholz, D.W. (1997), Neurologic disorders of swallowing. In: Groher, M.E. (3rd ed.), Dysphagia – diagnosis and management. Butterworth-Heinemann, Boston.

Büttner, U., Borasio, G.D. (1993), Degenerative Motoneuronerkrankungen. In: Brandt, T., Dichgans, J., Diener H.C. (2. Aufl.), Therapie und Verlauf neurologischer Erkrankungen. Kohlhammer, Stuttgart.

Bushmann M.M., Dobmeyer, S.M., Leeker, L. et al. (1989), Swallowing abnormalities and their response to treatment in Parkinson's disease. Neurology 39: 1309–1314.

Carter, J.H., Nutt, J.G., Woodward, W.R., Hatcher, L.F., Trotman, T.L. (1989), Amount and distribution of dietary protein affects clinical response to levodopa in Parkinson's disease. Neurology 39: 552–556.

Comella, C., Stebbins, G., Brown-Toms, N. et al. (1994), Physical therapy and Parkinson's disease: A controlled clinical trial. Neurology 44: 376–378.

Coombes, K. (1996), Von der Ernährung zum Essen am Tisch – Aspekte der Problematik, Richtlinien für die Behandlung. In: Lipp, B., Schlaegel, W., (Hrsg.), Wege von Anfang an – Frührehabilitation schwerst hirngeschädigter Patienten. Neckar-Verlag, Villingen-Schwenningen.

Darley, F.L., Aronson, A.E., Brown, J.R. (1975), Motor speech disorders. W.B. Saunders, Philadelphia.

Davies, P. (1995), Wieder Aufstehen – Frühbehandlung und Rehabilitation für Patienten mit schweren Hirnschädigungen. Rehabilitation und Prävention 30. Springer, Berlin.

Fonda, D., Schwarz, J. (1995), Parkinsonian medication one hour before meals improves symptomatic swallowing: a case study. Dysphagia 10: 165–166.

Freeman, E. (1990), Coma arousal therapy. Clinical Rehabilitation 5: 241–249.

Freivogel S. (1997), Motorische Rehabilitation nach Schädelhirntrauma. Pflaum, München.

Gadomski, M. (1996), Die Bedeutung der Angehörigen für die Rehabilitation hirngeschädigter Patienten. In: Voß, K.D., Blumenthal, W., Mehrhoff, F., Schmollinger, M. (Hrsg.), Aktuelle Entwicklungen in der Rehabilitation am Beispiel neurologischer Behinderungen. Universitätsverlag, Ulm.

Gallassi, R., Montagna, P., Morreale, A. et al. (1989), Neuropsychological, electroencephalogram and brain computed tomography findings in motor neuron disease. European Neurology 29: 115–120.

Garfinkle, T.J., Kimmelmann, C.P. (1982), Neurologic disorders: Amyotrophic lateral sclerosis, myasthenia gravis, multiple sclerosis, and poliomyelitis. Am. J. Otolaryngol. 3: 204–212.

Hartelius, L., Svensson, P. (1994), Speech and swallowing symptoms associated with Parkinson's disease and multiple sclerosis: A survey. Folia Phoniatr. Logop. 46: 9–17.

Hillel, A.D., Miller, R.M. (1989), Bulbar amyotrophic lateral sclerosis: patterns of progression and clinical management. Head Neck 11: 51–55.

Hurwitz, A.L., Nelson, J.A., Haddad, J.K. (1975), Oropharyngeal dysphagia: manometric and cine-esophagographic findings. Am. J. Dig. Dis. 20: 313–324.

Hurwitz, A.L., Duranceau, A. (1978), Upper esophageal sphincter dysfunction, pathogenesis and treatment. Am. J. Dig. Dis. 275–281.

Iwasaki, Y., Kinoshita, M., Ikeda, K. et al. (1990), Neuropsychological dysfunctions in amyotrophic lateral sclerosis: Relation to motor disabilities. Int. J. Neuroscience 54: 191–195.

Jain, S.S., Kirshblum, S.C. (1993), Movement disorders, including tremors. In: DeLisa, J.A., Gans, B.M. (eds), Rehabilitation medicine: principles and practices. Lippincott, Philadelphia.

Kagel, M.C., Leopold, N.A. (1992), Dysphagia in Huntington's disease: a 16-year retrospective. Dysphagia 7: 106–114.

Kew, J.J. , Goldstein, P.N., Leigh, P.N. et al. (1993), The relationship between abnormalities of cognitive function and cerebral activation in amyotrophic lateral sclerosis: A neuropsychological and positron emission tomography study. Brain 116: 1399–1423.

Kuhlemeier, K.V. (1994), Epidemiology and dysphagia. Dysphagia 9: 209–217.

Leopold, N.A., Kagel, M.C. (1985), Dysphagia in Huntington's disease. Archives of Neurology 42: 157–160.

Leopold, N.A., Kagel, M.C. (1996), Prepharyngeal dysphagia in Parkinson's disease. Dysphagia 11: 14–22.

Lethlean, J.B., Murdoch, B.E. (1993), Language problems in multiple sclerosis. J. med. speech-language pathol. 1: 47–59.

Lipp, B. (1996), Frührehabilitation aus medizinischer Sicht: Hauptstörungen, Komplikationen und therapeutische Möglichkeiten. In: Lipp, B., Schlaegel, W. (Hrsg.), Wege von Anfang an – Frührehabilitation schwerst hirngeschädigter Patienten. Neckar-Verlag, Villingen-Schwenningen.

Logemann, J.A., Boshes, B., Blonsky, R.E. et al. (1977), Speech and swallowing evaluation in the differential diagnosis of neurologic disease. Neurologica-Neurocirurgia-Psiquiatria 18: 71–78.

Ludolph, A.C., Langen, K.J., Regard, M. et al. (1992), Frontal lobe function in amyotrophic lateral sclerosis: A neuropsychologic and positron emission tomography study. Acta Neurologica Scandinavica 85: 81–89.

Miller, R.M., Groher, M.E. (1997), General treatment of neurological swallowing disorders. In: Groher, M.E. (3rd ed.), Dysphagia – diagnosis and management. Butterworth-Heinemann, Boston.

Mitchel, S., Bradley, V., Welch, J. et al. (1990), Coma arousal procedure: A therapeutic intervention in the treatment of head injury. Brain Injury 4: 273–279.

Mueller, H. (1972), Facilitating feeding and prespeech. In: Pearson, P.H., William, C.E. (eds), Physical therapy services in the developmental disabilities. Charles C. Thomas, Springfield.

Nusser-Müller-Busch, R. (1997), Therapieansätze bei Störungen der Nahrungsaufnahme – eine Standortbestimmung. Forum Logopädie 2: 5–7.

Nusser-Müller-Busch, R. (1997a), Therapie des Facio-oralen Traktes (FOTT) zur Behandlung facio-oraler Störungen und Störungen der Nahrungsaufnahme. Forum Logopädie 2: 12–15.

Palmer, E.D. (1974), Dysphagia in Parkinsonism. J. Am. Med. Ass. 229: 1349.

Ramig, L.O., Horii Y., Bonitati, C. (1991), The efficacy of voice therapy for patients with Parkinson's disease. NCVS Status Progress Report 1: 61–65.

Ramig, L.O. (1992), The role of phonation in speech intelligibility: a review and preliminary data from patients with Parkinson's disease. In: Kent, R.D. (ed), Intelligibility in speech disorders. John Benjamin, Amsterdam.

Robbins, J.A., Logemann, J.A., Kirschner, H.S. (1986), Swallowing and speech production in Parkinson's disease. Ann. Neurol. 19: 283–287.

Robertson, S.J., Thomson, F. (1984), Speech therapy in Parkinson's disease: a study of the efficacy and long-term effects of intensive treatment. Brit. J. Disorders of Communication 19: 213–224.

Russel, A., Hill, P. (1992), Management of swallowing and tube feeding in adults: A team approach. Butterworth-Heinemann, Boston.

Sanjak, M., Reddan, W., Brooks, B.R. (1987), Role of muscular exercise in amyotrophic lateral sclerosis. Neurologic Clinics 5: 251–268.

Schönle, P.W. (1996), Möglichkeiten und Bedingungen der Rehabilitation bei und nach apallischem Syndrom – von der Akutphase bis zur Wiederherstellung in der Familie. In: Voß, K.D., Blumenthal, W., Mehrhoff, F., Schmollinger, M. (Hrsg.), Aktuelle Entwicklungen in der Rehabilitation am Beispiel neurologischer Behinderungen. Universitätsverlag, Ulm.

Scholz, E. (1993), Chorea Huntington und Chorea Sydenham. In: Brandt, T., Dichgans, J., Diener, H.C. (2. Aufl.), Therapie und Verlauf neurologischer Erkrankungen. Kohlhammer, Stuttgart.

Scholz, E., Oertel, W.H. (1993), Parkinson-Syndrome. In: Brandt, T., Dichgans, J., Diener, H.C. (2. Aufl.), Therapie und Verlauf neurologischer Erkrankungen. Kohlhammer, Stuttgart.

Schumm, F., Hohlfeld, R. (1993), Myasthenia gravis und Myasthenie-Syndrom. In: Brandt, T., Dichgans, J., Diener, H.C. (2. Aufl.), Therapie und Verlauf neurologischer Erkrankungen. Kohlhammer, Stuttgart.

Schwörer, C. (1992), Der apallische Patient. Aktivierende Pflege und therapeutische Hilfe im Langzeitbereich (2. Aufl.). Gustav Fischer, Stuttgart.

Scott, S. (1983), Speech therapy for Parkinson's disease. J. Neurol. Neurosurg. Psychiatry 46: 140–144.

Strand, E.A., Miller, R.M., Yorkston, K.M. et al. (1996),

11

FDT bei speziellen Erkrankungen

Management of oral-pharyngeal dysphagia symptoms in amyotrophic lateral sclerosis. Dysphagia 11: 129–139.

Stroudly, J., Walsh, M. (1991), Radiological assessment of dysphagia in Parkinson's disease. Br. J. Radiol. 64: 890–893.

Tidwell, J. (1993), Pulmonary management of the ALS patients. J. Neuroscience Nursing 25: 337–342.

Yorkston, K.M., Miller, R.M., Strand, E.A. (1995), Management of speech and swallowing in degenerative diseases. Communication Skill Builders, Tucson.

Zasler, N., Kreutzer, J., Taylor, D. (1991), Coma stimulation and coma recovery. NeuroRehabilitation 1: 33–40.

12 Funktionelle Dysphagietherapie (FDT) bei onkologischen Kopf-Halserkrankungen

Gudrun Bartolome

Einleitung

Die verschiedenen Ursachen strukturell bedingter Schluckstörungen sind in Kapitel 5 ausführlich dargestellt. Der weitaus größte Anteil entfällt auf die Patientengruppe mit onkologischen Kopf-Halserkrankungen. Die Schluckstörung entsteht durch die veränderten Strukturen nach der Tumorresektion, also durch die Entfernung von Muskeln, Knochen oder Knorpeln. Zusätzlich müssen als mögliche Sekundärfolge des chirurgischen Eingriffes eventuelle Hirnnervenläsionen in Betracht gezogen werden. Auch nach primärer oder postoperativer Bestrahlung sind Schluckstörungen beobachtet worden, die sich akut ein-

stellen können, in vielen Fällen aber erst nach Monaten oder Jahren manifestieren (Pauloski et al., 1994; Hannig, 1995; Lazarus et al., 1996). In der Literatur werden Einzelfälle erwähnt, die sogar eine Latenzzeit von mehr als 20 Jahren aufweisen (Eisele et al., 1991). Voraussetzung für eine genaue Therapieplanung sind Kenntnisse über folgende Fakten:
1. Art und Ausmaß der Resektionen.
2. Art und Ausmaß der Rekonstruktionen bei größeren Defekten.
3. Mögliche Bestrahlungsfolgen.

12.1 Diagnostik

Die Dysphagiediagnostik wird in der Regel 7 bis 14 Tage nach der Operation durchgeführt. Die klinische Eingangsuntersuchung beinhaltet neben einer Inspektion der anatomischen Strukturen auch die Beurteilung des Hirnnervenstatus, um mögliche sekundäre Hirnnervenläsionen zu evaluieren (s. Befundbogen, Kap. 8). Der Videoendoskopie kommt bei Dysphagien nach Strukturschädigungen eine besondere Bedeutung zu, da sich mit dieser Methodik die morphologischen Veränderungen des Oropharynx und Larynx direkt beobachten lassen. Zur Lokalisierung und Quantifizierung einer eventuellen Aspiration ist die dynamische Röntgenuntersuchung unerläßlich. Wichtig ist bei Tumorpatienten im Rahmen der Verlaufskontrollen während der Schlucktherapie nicht nur, die Schluckfunktion zu beurteilen, sondern auch auf evtl. Rezidivtumoren und mögliche Langzeitfolgen der Bestrahlung zu achten.

Im folgenden werden spezielle Therapieschwerpunkte bei Schluckstörungen nach Radiotherapie, Resektionen der Mundhöhle, Teilresektionen des Kehlkopfs, Laryngektomie und Rekonstruktionen des Pharynx und zervikalen Ösophagus dargestellt. Die strukturellen Verhältnisse können mit den unterschiedlichen Operationstechniken und/oder Bestrahlungsfeldern stark variieren, wobei bestimmte chirurgische Techniken nicht unbedingt einheitliche Ergebnisse bezüglich der Schluckfunktion nach sich

ziehen. Deshalb sind die Behandlungsvorschläge als Beispiele zu verstehen und nicht als Richtlinien. Entscheidend ist immer die individuelle Pathophysiologie des einzelnen Patienten. Die Therapie beginnt möglichst frühzeitig, nach Rücksprache mit dem Chirurgen etwa 10 bis 14 Tage nach der Operation. Nach einer Untersuchung von Denk et al. (1997) sind neben dem Lokalbefund die Faktoren Therapiebeginn und Aspirationsschweregrad von entscheidender Bedeutung für das Rehabilitationsergebnis.

Als Präventivmaßnahme zur Vermeidung postoperativer Schäden wird für jeden an einem Kopf-Hals-Tumor operierten Patienten ein vierwöchiges Motilitätstraining empfohlen, das vor allem Kiefer- und Zungenübungen umfaßt. Bei vollständig oder zumindest partiell erhaltenem Kehlkopf sind zusätzlich Übungen zur Larynxelevation und laryngealen Adduktion notwendig. Trainiert wird in kurzen Sequenzen, 2 bis 3 Minuten lang, 5- bis 10mal täglich. Erfolgte eine Radiatio, werden die Übungen nach Beendigung der Strahlenbehandlung noch mindestens 6 Wochen lang und im Bedarfsfall länger fortgesetzt (Casper et al., 1993).

Treten Schluckstörungen auf, wird entsprechend den in Kapitel 10 dargestellten Grundprinzipien der FDT ein individuell angepaßtes Therapieprogramm erstellt. Dieses findet eine wichtige Ergänzung durch die physikalische Therapie, insbesondere Massagen, Narbenbehandlung und Lymphdrainage, sowie durch Maßnahmen der Krankengymnastik zur Mobilisation der Schulter- und Halsmuskulatur.

12.2 Funktionelle Dysphagietherapie bei Bestrahlungsschäden

Die Strahlentherapie wird entweder als primäre Radiotherapie bei Patienten, die sich nicht einer operativen Behandlung unterziehen müssen, angewendet oder als sekundäre Maßnahme nach chirurgischen Tumorentfernungen. Die Strahlentherapie kann zu Mukositis, Xerostomie (Mundtrockenheit), Schleimhautverdickung, Ödembildung und Fibrosierung führen (s. Kap. 5).

Dysphagien können sich während oder direkt nach der Behandlung entwickeln, in den meisten Fällen innerhalb der ersten 12 Monate. In manchen Fällen manifestieren sich die Schluckbeschwerden jedoch einige Jahre später. Bestrahlungsschäden können sich sowohl auf die orale als auch auf die pharyngeale Schluckphase auswirken. Sie betreffen je nach Bestrahlungsfeld unterschiedliche am Schlucken beteiligte Strukturen. Morphologische Veränderungen der Zunge, z. B. durch Ödeme, beeinträchtigen die Feinmotorik und damit den oralen Bolustransport (David et al., 1989). Mundtrockenheit, zäh haftende Schleimhautbeläge und/oder Sensibilitätsstörungen erschweren die Schluckreflexauslösung. Ödeme der Weichteile des Kehlkopfes können dessen Funktion negativ beeinflussen. Häufig ist die Kraft des Hustenstoßes reduziert, bei starken Schwellungen muß schlimmstenfalls wegen der unzureichenden Sauerstoffzufuhr eine Tracheotomie erfolgen. Ausgedehnte Bestrahlungsfelder ziehen Schleimhautschäden im Rachen nach sich, die sich auf die pharyngealen Kontraktionen auswirken, die Sensibilität reduzieren und dadurch den Bolustransport im Pharynx behindern. Als Spätfolge der Radiotherapie kommt es oft zu fibrinösen Veränderungen der Halsmuskeln und Schleimhäute, mit zum Teil erheblichen Schrumpfungen und Verhärtungen, die zum Erscheinungsbild des sogenannten „Holzhalses" führen. Häufig ist dadurch die Kehlkopfhebung massiv gestört und je nach Ausdehnung sind auch die Kieferbewegungen beeinträchtigt.

Des weiteren werden in der Literatur postradiogene Paresen erwähnt. So hat man in einigen Fällen 2 bis 7 Jahre nach Abschluß der Behandlung z. B. einseitige Hypoglussusparesen beobachtet. Als Ursache wird eine Komprimierung der Nervenfasern durch Fibrose vermutet. Gelegentlich manifestieren sich als Langzeitfolge bestrahlungsbedingte Verengungen (Stenosen) des Pharynx und Ösophagus.

Wie die genannten Beispiele veranschaulichen, zeigt die Störungssymptomatik eine große Variabilität. Verläßliche Angaben über die Häufigkeit und Verteilung der pathophysiologischen Symptome liegen nicht vor. In einer Untersuchung an primär strahlenbehandelten Patienten haben Lazarus et al. (1996) im Vergleich zur Kontrollgruppe gesunder Personen eine deutliche Überzahl folgender Pathomechanismen beobachtet:

- Eine eingeschränkte Zungenbasisretraktion.
- Eine unzureichende Kehlkopfhebung.
- Eine gestörte zeitliche Schluckkoordination.

Als Resultat fanden sich vor allem Kontrastmittelretentionen im gesamten Pharynx. Allerdings beziehen sich die Ergebnisse auf eine relativ kleine Studienpopulation (9 Patienten, 9 gesunde Personen).

▶ Restituierende Maßnahmen

Motilitätsübungen der Zunge, der Kehlkopfhebung, des Kiefers und gegebenenfalls auch der Rachenmuskeln sollten frühzeitig, das heißt bereits während der Strahlentherapie beginnen. Um Langzeitfolgen vorzubeugen, werden die Bewegungsübungen auch nach der radiologischen Behandlung über einen längeren Zeitraum, nach Casper und Colton (1993) mindestens 6 Wochen lang, fortgesetzt.

Die Stimulation der Reflextriggerung geschieht unter Berücksichtigung der Schleimhautirritationen. Viele Patienten empfinden z. B. saure Geschmacksreize oder stark gewürzte Speisen als sehr unangenehm. Bei massiven Strahlenreaktionen, z. B. schmerzhaften Schwellungen, wird oftmals eine Therapiepause erforderlich.

▶ Kompensatorische und adaptierende Maßnahmen

Die akuten Hautveränderungen als Folge der Strahlenbelastung erschweren häufig das Tragen der Prothese, so daß temporär weiche bis breiige Kost gegessen werden muß. Kommt es nach der Behandlung durch fibrinöse Verwachsungen zu reduzierten Kieferbewegungen, ist ebenfalls eine diätetische Anpassung notwendig. Bei Problemen der pharyngealen Kontraktion oder Verengungen des Rachens werden Bolusvolumen und Viskosität der Nahrung verändert und im Bedarfsfall mit kräftigem Schlucken kombiniert. Zur Beseitigung der pharyngealen Residuen wird leer nachgeschluckt. Um bei verzögerter Reflexeinleitung vor Aspiration zu schützen, empfiehlt sich Anteflexion des Kopfes, eventuell kombiniert mit supraglottischem oder supersupraglottischem Schlucken. Störungen der Kehlkopfhebung versucht man mit der Mendelsohn-Technik zu kompensieren.

12.3 Funktionelle Dysphagietherapie nach chirurgischer Tumorentfernung im Bereich der Mundhöhle

Die Teilresektionen betreffen je nach Lokalisation des Tumors die Zunge, den Mundboden, den Unterkiefer, im Gaumenbereich überwiegend den weichen Gaumen und/oder den Oropharynx. Der Schweregrad der Schluckstörung ist nicht nur vom Ausmaß der Tumorresektion und deren Lokalisation, sondern auch von der chirurgischen Technik und der Art der Rekonstruktion abhängig.

12.3.1 Resektionen im Bereich der vorderen Mundhöhle

Werden weniger als 50 % des mobilen Zungenkörpers entfernt, entstehen im allgemeinen keine ernsthaften Schluckstörungen (Hirano et al., 1992). Als temporäre postoperative Folge zeigen sich meist aufgrund der Ödeme Störungen der oralen Bolusverarbeitung und des oralen Bolustransportes sowie eine verzögerte Schluckreflexeinleitung. Patienten mit Resektionen des vorderen Mundbodens und Teilen der Mandibula zeigen bei erhaltener Zungenmotilität kaum Auffälligkeiten. Wurde der Defekt allerdings durch Annähen der Zunge überdeckt, entstehen verständlicherweise erhebliche Probleme beim Kauen und in der oralen Phase. Die besten Ergebnisse bezüglich der Zungenmotilität wurden bei primär verschlossenen Defekten, an zweiter Stelle bei Hautlappenrekonstruktionen beobachtet (McConnel et al., 1987a; Hirano et al., 1992). Resektionen des vorderen Mundraumes führen in der Regel nicht zu Beeinträchtigungen des pharyngealen Bolustransportes (Pauloski et al., 1993).

Schwerpunktmäßig können folgende pathophysiologische Symptome auftreten:
- Probleme der oralen Vorbereitungsphase.
- Störungen der oralen Boluskontrolle und des oralen Bolustransportes.
- Gelegentlich auch verzögerte Schluckreflexeinleitung.

12.3.2 Resektionen im Bereich der hinteren Mundhöhle

Umfaßt der chirurgische Eingriff mehr als 50 % der Zunge, kommt es zu deutlichen Problemen der oralen Boluskontrolle und des oralen Bolustransportes, da der lingual-palatale Kontakt nicht mehr möglich ist. Sind Teile der Zungenbasis entfernt, erhöht sich die Aspirationsgefahr (Hirano et al., 1992). Es entstehen Nahrungsansammlungen in den Valleculae. Gleichzeitig kann der lingual-pharyngeale Abschluß nicht mehr gebildet werden, die Schubkraft der Zunge ist reduziert, dadurch kommt es zu Störungen des pharyngealen Bolustransportes. Vollständige Glossektomien können sowohl die orale als auch die pharyngeale Phase beeinträchtigen und führen in 10 bis 37 % der Fälle zu Aspirationen (Weber et al., 1991). Das Verfahren beinhaltet in der Regel auch die Entfernung wichtiger suprahyoidaler Muskeln, die an der Kehlkopfhebung beteiligt sind. Umfaßt die Resektion auch das Gaumensegel, werden häufig nasale Penetrationen beobachtet. In vielen Fällen müssen gleichzeitig Teile des Oropharynx entfernt werden, so daß die pharyngealen Kontraktionen gestört sind. Der Verlust von Triggerarealen führt zu verzögerter Reflexauslösung. Zusammenfassend können sich je nach Lokalisation und Ausdehnung der Resektionen der hinteren Mundhöhle folgende Symptome zeigen:
- Probleme der oralen Vorbereitungsphase.
- Störungen der oralen Boluskontrolle und des oralen Bolustransportes.
- Eingeschränkte Zungenbasisretraktion.
- Verzögerte Reflextriggerung.
- Reduzierte Kehlkopfhebung.
- Eingeschränkte pharyngeale Kontraktionen.
- Störungen der OÖS-Öffnung.

▶ **Restituierende Maßnahmen**
Um die Mobilität der Restzunge und des Kiefers zu verbessern, beginnt man möglichst frühzeitig, etwa ab dem zehnten postoperativen Tag mit Be-

wegungs- und Kräftigungsübungen. Den Schwerpunkt bilden Aufgaben zum Zungen-Gaumen-Kontakt, zur oralen Bolusverarbeitung und -kontrolle sowie zur Öffnung, Lateralisation und Rotation des Unterkiefers. In Abhängigkeit von der individuellen Pathophysiologie werden Übungen zur Reflexstimulation, zur indirekten Aktivierung pharyngealer Kontraktionen und zur Verbesserung der Kehlkopfhebung hinzugefügt. Bei einseitigen Defekten wendet man zur Aktivierung der Schluckreflexauslösung die Thermosondenstimulation auf der nicht operierten Seite an. Häufig sind unterstützende Übungen zur erfolgreichen Durchführung bestimmter kompensatorischer Techniken notwendig, z. B. Zungenkräftigung und Kehlkopfhebung für das Erlernen der Mendelsohn-Technik oder Übungen zum Stimmlippenschluß für ein effektives supraglottisches Schlucken.

▶ **Kompensatorische und adaptierende Maßnahmen**

Bei Resektionen der Vorderzunge empfiehlt sich, um den oralen Bolustransport mit Hilfe der Schwerkraft zu kompensieren, meist die Kopfextension. In vielen Fällen muß die Kopfstreckung zur Vermeidung einer prädeglutitiven Aspiration häufig mit supraglottischem Schlucken kombiniert werden (s. Supraglottische Kipptechnik, Kap. 10.2.2.4) Im Falle einer Hemiglossektomie wird zur Erleichterung der oralen Passage die Lateralflexion des Kopfes zur gesunden Seite angewendet. Liegt das Hauptproblem der oralen Phase im mangelnden Kontakt zwischen Restzunge und Gaumendach, kann die fehlende Distanz durch eine **Gaumenprothese** ausgeglichen werden. Auch für Patienten, deren Zunge bei Mundbodenteilresektionen über dem Defekt fixiert wurde, könnte die Gaumenprothese deutliche Verbesserungen des Bolustransportes bewirken. Kauen ist allerdings bei letzterer Patientengruppe nicht mehr möglich.

Orale Bolusverarbeitungs- und Transportprobleme lassen sich häufig mit der günstigen Plazierung der Nahrung, z. B. auf der Hinterzunge, und/oder mit einer geeigneten diätetischen Anpassung umgehen. Für die Nahrungsaufnahme eignen sich speziell für Glossektomie-Patienten konstruierte Schiebelöffel (Abb. 10.103). Alternativ kann diese Positionierungshilfe durch Umfunktionieren einer Spritze selbst hergestellt werden (Abb. 10.104). Die Anleitung hierzu ist in Kapitel 10.3.3 beschrieben. Bei massiv gestörter Zungenfunktion, aber gleichzeitig prompter Reflexauslösung und weitgehend intakter pharyngealer Phase wird die Nahrung mit einer normalen Spritze vorsichtig in die hintere Mundhöhle gespritzt. Bei oralen Transportproblemen eignet sich am besten flüssige, nektarartige, breiige, gut gleitfähige Nahrung. Vor allem bei Flüssigkeiten muß jedoch die Gefahr einer prädeglutitiven Aspiration in Betracht gezogen werden, so daß häufig die Kombination mit supraglottischem oder supersupraglottischem Schlucken erforderlich ist. Zusätzliche Beeinträchtigungen der Pharynxkontraktionen erschweren die Boluspassage im Rachen. Kompensiert wird durch kräftiges Schlucken. Im Individualfall sind je nach Pathophysiologie weitere Techniken indiziert.

12.4 Funktionelle Dysphagietherapie nach chirurgischer Tumorentfernung im Bereich des Kehlkopfs

12.4.1 Horizontale Teilresektion

Die horizontale Teilresektion oder supraglottische Laryngektomie umfaßt die Entfernung der Epiglottis und des präepiglottischen Raumes. So fehlen auch die Valleculae, die als Auffangbecken dienen, falls Nahrung vor der Reflextriggerung über die Zungenbasis gleitet. Entscheidend für den Schweregrad einer Schluckstörung ist die Entfernung weiterer Strukturen, wie z. B. von Teilen der Zungenbasis, des Zungenbeins, der Taschenfalten, der Aryknorpel, und/oder eine Durchtrennung des Nervus laryngeus superior. Ist der Kehlkopf von der suprahyoidalen Muskulatur und der Zungenbasis getrennt, nimmt er eine tiefere Position ein. Zugleich kann er während des Schluckens nicht ausreichend gehoben werden. Läsionen des N. laryngeus superior führen sensorisch zu ipsilateralen Sensibilitätsstörungen im Hypopharynx und Larynx und motorisch zu Störungen der Glottisadduktion. Insgesamt wird die Aspirationshäufigkeit bei supraglottischer Laryngektomie mit 50 bis 67 % angegeben, persistierende Störungen fanden sich nach Therapie nur in 8 bis 20 % der Fälle (McConnel et al., 1987; Hirano et al., 1987; Flores et al., 1982). Drechsler (1994) gibt eine Behandlungsdauer zwischen 5 Tagen und 4 Wochen an.

In Abhängigkeit vom Ausmaß der Resektionen können folgende Symptome auftreten:

12

FDT in der Onkologie

- Eingeschränkte Zungenbasisretraktion.
- Unzureichender Verschluß des Kehlkopfeinganges.
- Unvollständiger Stimmlippenverschluß.
- Eingeschränkte Kehlkopfhebung.
- Reduzierte Öffnung des oberen Ösophagussphinkters.
- Beeinträchtigte Schutzfunktionen aufgrund der Sensibilitätsstörungen.

▶ Restituierende Maßnahmen

Schwerpunkt bilden Übungen zum Stimmlippenschluß, zur Kehlkopfhebung und im Bedarfsfall auch zum Verschluß des Kehlkopfeinganges. Häufig sind Kräftigungsübungen der Zunge zur Kompensation pharyngealer Transportprobleme notwendig.

▶ Kompensatorische und adaptierende Maßnahmen

Bei supraglottischer Laryngektomie bleiben die Aryknorpel und Stimmlippen in der Regel erhalten. Durch supersupraglottisches Schlucken kommt es zu einer Annäherung der Aryknorpel an die Zungenbasis und damit zum Verschluß des Kehlkopfeinganges (Logemann et al., 1993). Eine weitere, jedoch seltener angewandte Methode zum Verschluß der Luftwege ist das **reduzierte supraglottische Schlucken**. Durch willkürliches Atemanhalten werden während des Schluckens die Stimmlippen geschlossen. Fällt Nahrung auf die Glottis, wird diese, sobald der Kehlkopf mit der Zungenbasis abschließt, nach hinten in den Rachen geschoben. Ist gleichzeitig die Kehlkopfhebung reduziert, bleiben die Partikel auf den Stimmlippen liegen, und es muß wie beim supraglottischen Schlucken abgehustet werden (Logemann et al., 1993). Bei zusätzlichen OÖS-Öffnungsstörungen ist häufig eine Kombination mit der Mendelsohn-Technik notwendig. Um die Fließgeschwindigkeit von Flüssigkeiten zu reduzieren und eine eventuelle prädeglutitive Aspiration zu verhindern, werden die Flüssigkeiten angedickt. Meist empfiehlt es sich in der Anfangsphase aus Sicherheitsgründen, feste Konsistenzen zu meiden. Generell beginnt die orale Nahrungsaufnahme erst, wenn der Patient kräftig abhusten kann.

12.4.2 Vertikale Teilresektion

Die vertikale Teilresektion oder **Hemilaryngektomie** beinhaltet die Entfernung einer Larynx-hälfte mit Resektion einer Schildknorpelplatte, einer Taschenfalte, eines Ventriculus laryngis (Raum zwischen Taschenfalte und Stimmlippe) sowie einer Stimmlippe. Zungenbein und Epiglottis bleiben meist erhalten. Um einen Glottisschluß zu erreichen, wird das fehlende Stimmband durch eine Rekonstruktion ersetzt, beispielsweise, indem ein Schildknorpelteil nach median in die Glottisregion verlagert wird. Hemilaryngektomie führt zu asymmetrischer Kehlkopfhebung und insuffizientem Glottisschluß. Nach Casper und Colton (1993) führen Hemilaryngektomien, wenn nicht weitere umgebende Strukturen entfernt werden, selten zu ernsthaften Schluckstörungen. Temporäre Probleme lassen sich in Abhängigkeit von der individuellen Pathophysiologie häufig mit einfachen Techniken beheben.

Bei der **erweiterten Hemilaryngektomie** werden zusätzlich die Epiglottis, eine aryepiglottische Falte und ein Aryhöcker entfernt. Die Aspirationsgefahr ist hier verständlicherweise höher. Die Auswirkungen auf den Schluckvorgang können erheblich variieren (Rademaker et al., 1993), deshalb wird hier keine charakteristische Symptomatik angegeben. Häufig finden sich Parallelen mit den oben genannten Symptomen bei horizontaler Teilresektion.

12.4.3 Laryngektomie

Bei der vollständigen Laryngektomie werden alle laryngealen Strukturen einschließlich des Zungenbeins und der präepiglottischen Fettkörper entfernt. Je nach Ausdehnung des Tumors müssen Teile der Zungenbasis und/oder des Hypopharynx mitreseziert werden. Die Luftröhre endet in einem Stoma am unteren Hals, dadurch sind Luft- und Speisewege vollständig getrennt. Es besteht zwar kein Aspirationsrisiko, aber häufig kommt es zu erheblichen funktionellen Beeinträchtigungen während des Schluckens. Die Hyoidresektion nimmt der Zunge Stabilität, was sich auf die Kraft und Feinmotorik auswirken kann. Die Resektion der vorderen Hypopharynxwand führt durch das Vernähen zu einer Lumenverkleinerung der Rachenkammer. Zusätzlich ist durch die fehlende Kehlkopfhebung eine Raumerweiterung des Rachens nicht mehr möglich. Der für die pharyngeale Boluspassage notwendige Unterdruck kann dadurch nicht erzeugt werden.

Nach Entfernung größerer Hypopharynxkarzinome versucht man aus den Resten der Pharynx und Ösophaguswand wieder einen Speiseweg herzustellen. Beeinträchtigungen der pharyngealen Kontraktionen und der Peristaltik des oberen Ösophagus können den Nahrungstransport erschweren. Eventuelle Narbenbildungen am Zungengrund (z. B. Pseudoepiglottis), im Hypopharynx und Ösophagus bilden zusätzliche Passagehindernisse. In einigen Studien wurde nachgewiesen, daß laryngektomierte Patienten mit gut erhaltener Zungenfunktion das pharyngeale Transportproblem meist mit erhöhter Zungenschubkraft kompensieren (McConnel et al., 1986, 1988; Walther, 1995). Neben den genannten motorischen Pathomechanismen beeinträchtigt vor allem die fehlende Geruchswahrnehmung den Genuß am Essen und Trinken. Da die Atemluft nicht mehr durch die Nase strömt, kann das Riechorgan die feinen Geschmacksnuancen nicht mehr aufnehmen. Bei sorgfältiger Operationstechnik und guter Wundverheilung sind die Luftwege in der Regel dicht verschlossen, so daß Aspirationen ausgeschlossen sind. Zusammenfassend können bei laryngektomierten Patienten folgende Beeinträchtigungen den Nahrungstransport stören:

- Probleme der Zungenfeinmotorik und Zungenkraft.
- Eingeschränkte oder fehlende pharyngeale Kontraktion.
- Eingeschränkte oder fehlende Peristaltik des zervikalen Ösophagus.
- Passagehindernisse durch Narbenbildungen am Zungengrund und im Pharyngoösophagus.

▶ **Restituierende Maßnahmen**

Bei vollständig oder partiell erhaltener Zungenfunktion werden Motilitäts- und Kräftigungsübungen der Zunge druchgeführt. Im Individualfall sind zusätzlich Übungen zur indirekten Aktivierung der pharyngealen Kontraktionen notwendig.

▶ **Kompensatorische und adaptierende Maßnahmen**

Häufig sind wiederholte Pumpbewegungen der Zunge notwendig, um die Nahrung durch den Rachen und oberen Ösophagus zu pumpen. Kräftiges Schlucken oder Saug-Schlucken verbessert in vielen Fällen das pharyngeale und ösophageale Transportproblem.

12.4.4 Pharyngolaryngoösophagektomie mit Rekonstruktion

Die Pharyngolaryngoösophagektomie umfaßt die Entfernung des Larynx, Pharynx und der Speiseröhre. Zur Rekonstruktion dieses massiven Defektes wird häufig das sogenannte „gastric-pull up" (Hochziehen des Magens) angewendet. Dabei wird der Magen hochgezogen und mit der Pharynxöffnung vernäht. Gelegentlich werden auch Kolontranspositionen (Verpflanzung von Darmsegmenten) durchgeführt, die jedoch mit einer höheren Operationsmortalität belastet sind. Zum Problem wird der Nahrungstransport, da die ursprünglichen kontraktilen Elemente fehlen. Nach McConnel et al. (1988a) erwies sich eine ausreichend erhaltene Zungenfunktion als entscheidender prognostischer Faktor für einen effektiven Bolustransport, wohingegen sich die erhaltene Peristaltik der Transplantate negativ auf die Boluspassage auswirkte. Nach Separierung der Luft- und Speisewege kann es zwar nicht mehr zur Aspiration kommen, der Bolustransport wird jedoch möglicherweise durch folgende funktionelle Beeinträchtigungen und/oder strukturellen Veränderungen erschwert:

- Reduzierte Zungenmotilität und Zungenkraft.
- Atypische oder fehlende pharyngeale Kontraktion bei Transplantat.
- Atypische oder fehlende ösophageale Peristaltik bei Transplantat.
- Passagehindernisse durch Narbenbildungen am Zungengrund und im Pharyngoösophagus.

▶ **Restituierende Maßnahmen**

Um die Zungenschubkraft zu verbessern, werden Motilitäts- und Kräftigungsübungen der Zunge durchgeführt.

▶ **Kompensatorische und adaptierende Maßnahmen**

Da bei diesen schweren Eingriffen die kontraktilen und peristaltischen Wellenbewegungen, die den Bolus in den Magen transportieren, fehlen oder atypisch sind, muß die Boluspassage vor allem mit Hilfe der Schwerkraft erfolgen. Eine wichtige Komponente stellt dabei die aufrechte Rumpfhaltung dar. Des weiteren erhöht kräftiges Schlucken die Schubkraft der Zunge und fördert dadurch den Bolustransport. Nachfolgende Schlucke mit Nahrung oder Flüssigkeiten befördern durch die Gravitationswirkung den Bolus immer weiter in den Magen. Können die Patienten bei erhaltener Kaufunktion feste Nahrung zu sich nehmen, muß häufig durch Trinken dünner Flüssigkeiten nachgespült werden. Die Wahl gut gleitfähiger Konsistenzen erleichtert den Bolustransport. Im Bedarfsfall kann flüssige Sondennahrung getrunken werden. Um zusätzlichen Reflux zu vermeiden, sollten die Patienten so lange sitzen bleiben, bis der Magen entleert ist. Man rechnet durchschnittlich mit einer Stunde.

12.5 Zusammenfassung der Therapieprinzipien bei onkologischen Kopf-Hals-Erkrankungen

- Die Patienten werden möglichst vor der Operation über eventuell auftretende Schluckprobleme aufgeklärt. Gleichzeitig zeigt der Therapeut potentielle therapeutische Möglichkeiten auf. Auch die Notwendigkeit einer aktiven Mitarbeit des Patienten wird angesprochen.
- Die Therapie beginnt möglichst frühzeitig, nach Rücksprache mit dem Chirurgen etwa 10 bis 14 Tage nach der Operation.
- Als Präventivmaßnahme zur Vermeidung postoperativer Schäden wird generell ein vierwöchiges Motilitätstraining empfohlen, das vor allem Kiefer- und Zungenübungen umfaßt. Bei vollständig oder zumindest partiell erhaltenem Kehlkopf sind zusätzlich Übungen zur Larynxelevation und laryngealen Adduktion notwendig. Trainiert wird in kurzen Sequenzen, 2 bis 3 Minuten lang, 5- bis 10mal täglich. Erfolgte eine Radiatio, werden die Übungen nach Beendigung der Strahlenbehandlung noch mindestens 6 Wochen lang fortgesetzt (Casper et al., 1993).
- Auch bei primärer Radiatio sollten während und nach der Strahlenbehandlung vor allem Zungen- und Kieferübungen durchgeführt werden.
- Im Bedarfsfall müssen Strikturen dilatiert oder eine Pseudoepiglottis chirurgisch entfernt werden (Böhme, 1997).
- Für die Erstellung eines Therapieplanes sind ergänzend zu den differentialdiagnostischen Daten über die Schluckstörung genaue Kenntnisse über Lokalisation und Ausmaß der chirurgischen Eingriffe sowie die Art der Rekonstruktion erforderlich.

- Bei ausgeprägten Schluckstörungen richtet sich die Häufigkeit und Dauer der Therapie nach dem jeweiligen Individualfall. Nicht selten muß mit einer langen Rehabilitationsdauer gerechnet werden.

Literatur

Böhme, G. (1997), Sprach-, Sprech-, Stimm- und Schluckstörungen, Band 1. Gustav Fischer, Stuttgart.
Casper, J.K., Colton, R.H. (1993), Clinical manual for laryngectomy and head and neck cancer rehabilitation. Singular Publishing Group, San Diego.
David, J., Paty, E., Bachaud, J. et al. (1989), Tongue necrosis after radiotherapy. Arterial disease after radiotherapy. Rev. Stomatol. Chir. Maxillofac. 90: 334–336.
Drechsler, U. (1994), Dysphagien nach horizontalen Teilresektionen im Larynx-, Pharynx- und Zungengrundbereich. Forum Logopädie 3: 13–15.
Eisele, D.W., Koch, D.G., Tarazi, A.E., Jones, B. (1991), Aspiration from delayed fibrosis of the neck. Dysphagia 6: 120–122.
Flores, T.C., Wood, B.G., Levine, H.L. et al. (1982), Factors in successful deglutition following supraglottic laryngeal surgery. Ann. Otol. Rhinol. Laryngol. 91: 579–583.
Denk, D.M., Swoboda, H., Schima, W., Eibenberger, K. (1997), Prognostic factors for swallowing rehabilitation following head and neck cancer surgery. Acta Otolaryngol. (Stockh.) 117: 769–774.
Hannig, C. (1995), Radiologische Funktionsdiagnostik des Pharynx und des Ösophagus. Springer, Heidelberg.
Hirano, M., Kurita, S., Tateishi, M. et al. (1987), Deglutition following supraglottic horizontal laryngectomy. Ann. Otol. Rhinol. Laryngol. 96: 7–11.
Hirano, M., Kuroiwa, Y., Tanaka, S. et al. (1992), Dysphagia following various degrees of surgical resection for oral cancer. Ann. Otol. Rhinol. Laryngol. 101: 138–42.
Lazarus, C.L., Logemann, J.A., Pauloski, B.R. et al. (1996), Swallowing disorders in head and neck cancer patients treated with radiotherapy and adjuvant chemotherapy. Laryngoscope 106: 1157–1166.
Logemann, J.A., Pauloski, B.R., Rademaker A.W. et al. (1993), Speech and swallow function after tonsil/-base of tongue resection with primary closure. J. Speech and Hearing Res. 36: 918–926.
McConnel, F.M.S., Mendelsohn, M.S., Logemann, J.A. (1986), Examination of swallowing after total laryngectomy using manofluorography. Head Neck Surg. 9: 3–12.
McConnel, F.M.S., Mendelsohn, M.S., Logemann, J.A. (1987), Manofluorography of deglutition after supraglottic laryngectomy. Head Neck Surg. 9: 142–150.
McConnel, F.M.S., Teichgraeber, J.F., Adler, R.K. (1987a), A comparison of three methods of oral reconstruction. Arch. Otolaryngol. Head Neck Surg. 113: 496–500.
McConnel, F.M.S., Cerenko, D. (1988), Dysphagia after total laryngectomy. Acta Otolaryngol. 21: 721–726.

McConnel, F.M.S., Hester, T.R., Mendelsohn, M.S., Logemann, J.A. (1988a), Manofluorography of deglutition after total laryngopharyngectomy. Plast. Rekonstr. Surg. 81: 346–351.

Pauloski, R.B., Logemann, J.A., Rademaker, A.W. et al. (1993), Speech and swallowing function after anterior tongue and floor of mouth resection with distal flap reconstruction. J. Speech and Hearing Res. 36: 267–276.

Pauloski, R.B., Logemann, J.A., Rademaker, A.W. et al. (1994), Speech and swallowing function after oral and oropharyngeal resections: one-year follow-up. Head & Neck 16: 313–322.

Rademaker, A.W., Logemann, J.A., Pauloski, R.B. et al. (1993), Recovery of postoperative swallowing in patients undergoing partial laryngectomy. Head and Neck 15: 325–334.

Walther, E.K. (1995), Dysphagia after pharyngeal cancer surgery. Part I: Pathophysiology of postsurgical deglutition. Dysphagia 10: 275–278.

Weber, R.S., Ohlms, L., Bowman, J. et al. (1991), Functional results after total or near total glossectomy with laryngeal preservation. Arch. Otolaryngol. Head Neck Surg. 117: 512–516.

13 Überblick chirurgischer Interventionen bei Schluckstörungen

Heidrun Schröter-Morasch

Einleitung

Die Therapie von Patienten mit Schluckstörungen umfaßt die folgenden drei Bereiche:

1. **Die medikamentöse Behandlung.** Sie bezieht sich im wesentlichen auf die **Behandlung der Grunderkrankung** (s. Kap. 4 und 5), z. B. bei Patienten mit Parkinson-Krankheit (vgl. Bushmann et al., 1989). In einer Fallstudie wurde nachgewiesen, daß ein Patient eine verbesserte Schluckfähigkeit aufweist, wenn die Antparkinsonmedikation eine Stunde vor der Mahlzeit verabreicht wird (Fonda et al., 1995). Die optimale Einstellung der Medikation ist Grundlage der Behandlung von Dysphagien als Begleitsymptom jeglicher Allgemeinerkrankung.

Eine pharmakologische spezifische Beeinflussung des gestörten Schluckvorganges ist bis heute nur für **Motilitätsstörungen des Ösophagus** klinisch relevant (vgl. Bielefeldt et al., 1989 und Kap. 14), auf die lebenswichtige medikamentöse **Refluxbehandlung** bei aspirationsgefährdeten Patienten soll nochmals eindringlich hingewiesen werden (s. Kap. 9). Neue Ansätze beschreibt eine Doppelblindstudie über die Verbesserung der pharyngealen Funktion durch die Verabreichung eines Kalziumantagonisten (Nifedipin, Adalat®) bei Schlaganfallpatienten (Perez et al., 1998), allerdings in einer noch zu kleinen Fallzahl (n = 17). In einigen Studien wurde eine Behandlung der insuffizienten Öffnung des oberen Ösophagussphinkters mit **Botulinumtoxin** beschrieben (Schneider et al., 1994; Kostas et al., 1995; Blitzer et al., 1997), ebenso wie bei der Achalasie des unteren Sphinkters (Pasricha et al., 1993). Die nicht immer befriedigenden Ergebnisse, welche zudem zeitlich begrenzt sind (2 bis 4 Monate), könnten wie bei der Myotomie auf der Tatsache beruhen, daß die Öffnungsstörungen des oberen Ösophagussphinkters nur selten die alleinige Ursache der Dysphagie darstellen, sondern vielmehr eine Kombination von Störungen vorliegt (meist Einschränkung der Kehlkopfelevation, Reduktion der Zungenschubkraft,

Verminderung der Pharynxkontraktion). Das Verfahren kann jedoch auch als diagnostische Methode angesehen werden: Eine signifikante Verbesserung nach Injektion von Botulinumtoxin in den Musculus cricopharyngeus kann als sichere Indikation für die Durchführung einer Myotomie gewertet werden (Blitzer et al., 1997).

2. **Die funktionelle Therapie** (s. Kap. 10, 11, 12). Sie ist als Mittel der Wahl anzusehen, ist sowohl bei Patienten mit strukturellen Erkrankungen als auch bei neurologischen Patienten indiziert und kann auch lange nach Abschluß der Akutphase noch erfolgreich sein (Klor et al., 1995; Bartolome et al., 1997; Logemann, 1998).

3. **Chirurgische Interventionen.** Ziele der chirurgischen Maßnahmen sind (Baredes et al., 1992):
   - Die Erleichterung der Boluspassage.
   - Die Verhinderung von Aspirationen.
   - Das Ermöglichen nichtoraler Ernährung.

Sie werden zum einen den Maßnahmen der medizinischen Basisversorgung zugerechnet (akute Sicherstellung von Atmung und Ernährung, s. Kap. 9) – eine Tracheotomie und der Einsatz einer geblockten Kanüle können für den Schutz der tiefen Atemwege erforderlich sein, Gastrostomie oder Jejunostomie für eine enterale Ernährung. Zum anderen müssen für die Langzeitversorgung häufig chirurgische Maßnahmen ergriffen werden, wenn die funktionelle Therapie keine befriedigenden Ergebnisse zeigt. Da die chirurgischen Eingriffe teilweise eine Beeinträchtigung der körperlichen Integrität des Patienten darstellen („Loch im Hals", „Loch im Bauch") und schwerwiegende Beeinträchtigungen des Wahrnehmungsvermögens (Riechen, Schmecken) und der Kommunikationsfähigkeit nach sich ziehen können (gestörte Lautproduktion, d. h. Sprechen, Singen, Lachen), muß jede Entscheidung hierfür nach exakter Erfassung und Definition der anatomischen und physiologischen Störungsursachen in interdisziplinärer Zusammenarbeit getroffen werden und Patienten sowie Angehörige einbeziehen (vgl. Larsen, 1972; Ravich et al., 1985; Bach et al., 1989).

13.1 Indikationen chirurgischer Interventionen

Neben den erforderlichen Maßnahmen zur akuten Sicherung von Atmung und Ernährung kann die Indikation zur chirurgischen Intervention in folgenden Fällen gegeben sein:

- Bei Vorliegen einer chirurgisch behandelbaren Läsion (Tumor, Striktur, Divertikel, Narben).
- Bei Vorliegen eines umschriebenen funktionellen Defizits (Stimmbandparese, Sphinkterspasmus, Pharynxparese, ausgeprägte Refluxsymptomatik).
- Bei bleibender Störung trotz ausreichender, adäquater funktioneller Therapie.
- Bei Komplikationen einer Aspiration trotz nichtoraler Ernährung.
- Wenn der Patient eine nichtorale Ernährung auf Dauer nicht akzeptieren kann.

13.2 Chirurgische Maßnahmen zur Sicherung von Atmung und Ernährung

Zur Verhinderung einer **drohenden Aspiration** erfolgt zunächst eine Tracheotomie und das Einsetzen einer geblockten Kanüle (s. Kap. 9). Gleichzeitig wird damit die Entfernung von Sekret/Schleim aus dem Bronchialbaum erleichtert (Bronchialtoilette).

> Wird der Manschettendruck regelmäßig überprüft oder eine Kanüle mit Druckausgleichsmanschette (Lanzventil) verwendet, sind Schädigungen der Trachealwand bei Langzeitgebrauch äußerst selten geworden, so daß auch bei mehrjährigem Tragen solcher Kanülen der Patient in der Regel nicht gefährdet ist.

Dieser Hinweis erscheint uns besonders wichtig, um übereilte Entscheidungen im Hinblick auf plastisch-chirurgische Verfahren wie Stimmlippenmedialisation, Verschluß des Kehlkopfs oder Myotomie zu vermeiden.
Zur **Nahrungsaufnahme unter Umgehung der oberen Luft- und Speisewege** kann die Anlage einer Fistel zur Langzeitsondenernährung im Bereich des Pharynx, Ösophagus oder Magens erfolgen. Da es sich bei Patienten mit Dysphagie

häufig um Störungen der pharyngealen Phase des Schluckaktes handelt, ist bei ihnen die Anlage einer perkutan-endoskopischen Gastrostomie (PEG) am sinnvollsten. Bei aspirationsgefährdeten Patienten, bei denen zusätzlich Zeichen einer Refluxsymptomatik des unteren Ösophagussphinkters (vgl. Kap. 9) bestehen, empfiehlt sich dabei das Vorschieben der Sonde bis in das Jejunum, um die Gefahr des Übertritts von Mageninhalt in den Ösophagus und in den Pharynx zu vermindern. Auf die besondere Aggressivität des Magensaftes gegenüber den Kehlkopfstrukturen und dem bronchialen und pulmonalen Epithel wurde bereits in Kapitel 9 hingewiesen. Die chirurgische Versorgung des unteren Ösophagussphinkters (Fundoplikatio) ist besonders bei Kindern häufig erforderlich (s. Kap. 14).

13.3 Plastisch-chirurgische Verfahren zur Verbesserung des gestörten Schluckaktes

Falls sich durch konservative funktionelle und medikamentöse Maßnahmen keine Wiederherstellung der Schluckfunktion unter ausreichendem Schutz der Atemwege erreichen läßt, sind weitere chirurgische Maßnahmen indiziert. Sie erzielen größte Effektivität bei mechanischen bzw. strukturellen Hindernissen sowie gut lokalisierbaren, umschriebenen neuromuskulären Störungen (s. o.), keine guten Resultate werden im Zusammenhang mit Störungen bei Sensibilitätsminderungen, diffusen neuromuskulären Beeinträchtigungen und Koordinationsstörungen beobachtet (Baredes, 1988). Die chirurgischen Eingriffe erfolgen unter zwei Aspekten, die in den folgenden beiden Abschnitten vorgestellt werden.

13.3.1 Verbesserung des Bolustransports

Die Beseitigung von Passagehindernissen wie Strikturen und Narben kann durch Bougierung und Dilatation (z. B. bei strahleninduzierter Stenose des oberen Ösophagussphinkters, nach Verbrennungen oder Verätzungen) erfolgen, aber auch durch chirurgische Durchtrennung. Die Einlage eines Stents (Montgomery Salivary Bypass Tube, vgl. Lörken et al., 1997) kann sowohl bei neurologisch bedingten Öffnungsstörungen des oberen Ösophagussphinkters versucht werden als auch bei tumor- oder narbenbedingter Passagestörung des Ösophagus.

Die Myotomie des Musculus cricopharyngeus ist die häufigste chirurgische Maßnahme bei Dysphagie. Bei einer Dysfunktion des oberen Ösophagussphinkters soll durch eine Durchtrennung der Muskelfasern ein besserer Übertritt des Bolus aus dem Pharynx in den Ösophagus ermöglicht werden (vgl. Kaplan, 1951; van Overbeek et al., 1979; Lucke et al., 1984; Bonavina et al., 1985; Schmid et al., 1987; McKenna et al., 1992). In der Literatur werden bei verschiedenen Krankheitsbildern Verbesserungen des Schluckvermögens nach Myotomie des oberen Ösophagussphinkters beschrieben, z. B. nach Schlaganfall, bei ALS, Multipler Sklerose, Parkinson-Krankheit, Myasthenia gravis, Arnold Chiari Malformation, Muskeldystrophie und anderen (s. auch Montgomery et al., 1971; Lebo et al., 1976; Duranceau et al., 1978; Hartmann et al., 1996). Nach Buchholz (1995) erfolgt in vielen Fällen jedoch nur eine unzureichende Patientenauswahl, Diagnostik und effiziente Erfolgskontrolle, so daß die Verbesserungen teilweise auf Spontanremissionen, Behandlung der Grunderkrankung, einen Placeboeffekt oder mögliche postoperative Sensibilitätsstörungen mit Verdeckung der Beschwerdesymptomatik zurückzuführen sein mögen.

Voraussetzung für den Erfolg einer Myotomie sind eine ausreichende Larynxelevation, Zungenschubkraft und Pharynxkontraktion, weshalb vor einem solchen Eingriff eine (möglichst simultane) Manometrie und Videofluoroskopie durchgeführt werden sollten (van Overbeek et al., 1979; McConnel et al., 1989; Buchholz 1995).

Bei einer Refluxsymptomatik ist vor einer Myotomie des oberen Sphinkters eine konsequente Antirefluxtherapie durchzuführen! Häufig „reagiert" der obere Sphinkter mit einer verminderten Öffnung auf das saure Refluat im Ösophagus und die „Störungen des oberen Sphinkters" mit den entsprechenden dysphagischen Symptomen klingen nach Behandlung des unteren Sphinkters ab (s. Kap. 14). Ohne vorherige Sanierung des unteren Sphinkters darf wegen der Gefahr der Magensaftaspiration niemals eine Myotomie des oberen Sphinkters durchgeführt werden!

Als Komplikationen einer Myotomie können Sensibilitätsstörungen, Vernarbungen, evtl. Rekurrensparesen auftreten und unter Umständen eine Dysphagiesymptomatik verstärken.

13.3.2 Maßnahmen zur Verhinderung der Aspiration

Die Schutzfunktion des Kehlkopfs für die tiefen Atemwege kann durch folgende Faktoren gestört sein („Inkompetenz des Kehlkopfs"):

- Sensibilitätsstörungen (nicht zeitgerechter bzw. unzureichender Verschluß durch verspätete/aufgehobene Auslösung des Schluckreflexes, reduzierter/aufgehobener Hustenreflex).
- Reduzierte mediale Kompression der Glottis durch periphere und zentrale Paresen und/oder Hyperkinesen (unwillkürliche Bewegungen) mit unvollständigem Glottisschluß.
- Mechanische Behinderung des Glottisschlusses durch Tumore, Ödeme, Narben, Substanzdefekte (z. B. nach Tumorbehandlung).

Bei Stimmlippenparesen mit unvollständigem Glottisschluß während des Schluckvorganges kann die Medialisation einer Stimmlippe, für welche zahlreiche Techniken existieren, mit einem dadurch erleichterten vollständigen Glottisschluß – neben der Stimmverbesserung – die Gefahr der Aspiration vermindern. Es muß aber hervorgehoben werden, daß die Stimmlippenparese selbst nur selten isoliert für eine Dysphagie verantwortlich ist. Wilson et al. (1995) wiesen nach, daß der Grad der Dysphagieausprägung entscheidend von der Höhe der Vagusläsion abhängt. Eine isolierte Rekurrensläsion nach Strumektomie beispielsweise verursacht in der Regel keine bleibende Schluckstörung, entscheidender sind die verbleibende Pharynxkontraktion, Cricopharyngeusfunktion und Ösophagusmotilität nach Läsion des Nervus vagus. Die chirurgischen Maßnahmen zur Stimmlippenmedialisierung verbessern zwar den Stimmklang, jedoch nicht ausreichend die Schluckfunktion.

Bei unzureichendem Verschluß durch Substanzdefekte und Narben kann versucht werden, die Defekte durch Knorpelimplantation zu vermindern. Bei unzureichender Hebung und Vorwärtsbewegung des Kehlkopfs wird eine „laryngeale Suspension" des Kehlkopfs nach vorneoben empfohlen, fixiert an Zungenbein und Mandibula, um durch den dann „überhängenden" Zungengrund einen Schutz des Kehlkopfs während des Schluckens zu erreichen (Calcaterra, 1971; Goode, 1976; Hillel et al., 1983).

In den meisten Fällen liegen Störungen der Boluspassage **und** eine Aspirationssymptomatik vor. Es sind daher Methoden entwickelt worden,

13

Chirurgische Interventionen

die sensomotorischen Fehlfunktionen oder strukturellen Defizite durch eine operative Korrektur der pathologisch-anatomischen Verhältnisse auszugleichen, ohne den Kehlkopf vollständig verschließen oder entfernen zu müssen. Bei einseitiger Parese von Pharynxmuskulatur, Kehlkopf und Gaumensegel sowie unzureichender Öffnung des oberen Ösophagussphinkters erfolgt die **plastische Versorgung** in folgenden Schritten (Denecke, 1961a und b, 1977; Ey, 1986; Ey et al., 1984, 1990):

1. Cricopharyngeale Myotomie.
2. Korrektur des Glottisschlusses (s. o.).
3. Resektion der gelähmten Pharynxwand.
4. Fixierung des Gaumensegels nach Schleimhautresektion aus dem hinteren Gaumenbogen an die Rachenhinterwand und damit Abdichtung des Nasopharynx.

Woodson (1997) berichtet über 13 Patienten mit unilateraler Pharynx- und Larynxparese unterschiedlicher Genese. Durch eine **Myotomie des oberen Ösophagussphinkters, verbunden mit einer Aryknorpeladduktion** zur Verbesserung des Glottisschlusses, ließ sich bei 10 Patienten die Aspiration eliminieren und bei 7 von 8 nonoral ernährten Patienten konnte die Sonde entfernt werden.

Über eine erfolgreiche einseitige Restitution einer bilateralen sensiblen Störung des Kehlkopfs berichten Aviv et al. (1997). Sie führten bei zwei Patienten nach Hirnstamminsult mit Reduzierung der Kehlkopfhebung, einseitiger Stimmlippenparese und Spasmus des oberen Ösophagussphinkters eine **neurale Anastomose zwischen Nervus auricularis und Nervus laryngeus superior** gleichzeitig mit der Myotomie des oberen Ösophagussphinkters und einer laryngealen Suspension durch. Aspirationsfreie orale Nahrungsaufnahme war bei beiden Patienten anschließend möglich.

Läßt sich mittels dieser Verfahren aspirationsfreies Schlucken nicht erreichen, so läßt sich ein **Verschluß des Kehlkopfs** (nach Tracheotomie) nicht umgehen. Auch dafür werden mehrere Verfahren angegeben:

- **Verschluß der supraglottischen Strukturen.** Vernähung von Epiglottis und aryepiglottischen Falten, evtl. mit kleinem verbleibendem Restlumen (vgl. Habal et al., 1972; Brookes et al., 1983; Laurian et al., 1986).
- **Vollständiger Verschluß des Larynx durch einfache oder mehrschichtige Vernähung der Glottis** (Montgomery, 1975; Sasaki et al., 1980). Hensel et al. (1997) berichten über einen 18jährigen Patienten nach Operation eines Tumors der hinteren Schädelgrube. Wegen unilateraler Parese der Hirnnerven VII, IX, X und XII lag über einen Zeitraum von 9 Wochen eine schwerste Dysphagie mit nicht beherrschbarer Aspiration (trotz Tracheotomie und geblockter Kanüle), schwersten bakteriellen Lungeninfektionen und gastrointestinalen Komplikationen einschließlich Duodenalulzera vor. Nach Verschluß der Glottis mittels medialer Laryngofissur, Entepithelisierung der Glottis und Vernähung konnte der Patient wieder oral ernährt werden. 6 Monate nach dem Eingriff hatten sich die neurologischen Defizite weitgehend zurückgebildet und der Allgemeinzustand stabilisiert, so daß einen Monat später die Wiedereröffnung der Glottis erfolgen konnte, ohne weitere Komplikationen nach sich zu ziehen.
- **Separation des Larynx von der Trachea**, Verschluß des unteren Larynxlumens oder Einnähung in den Ösophagus (vgl. Lindemann, 1975; Dobie, 1978; Baron et al., 1980; Butcher, 1982; Gilbert et al., 1987; Eisele et al., 1988). Der obere Trachealstumpf wird mit dem Tracheostoma verbunden. Bei beiden Verfahren können in den Larynx eingedrungene Substanzen nicht mehr in die Trachea gelangen.
- Als Ultima ratio ist die **Laryngektomie** anzusehen (vgl. Cannon et al., 1982), bis vor wenigen Jahren bei schweren Dysphagien relativ häufig durchgeführt, heute nur noch selten. Sie läßt sich jedoch noch immer, insbesondere bei Patienten nach Teilresektionen des Kehlkopfs, nicht umgehen, wenn diese aufgrund von Substanzdefekten, Narben und evtl. Strahlenschäden nicht beherrschbare Aspirationen aufweisen.

Bei allen diesen Verfahren – mit Ausnahme der Laryngektomie – wird angegeben, daß sich die ursprünglichen Verhältnisse wieder herstellen lassen, sobald davon ausgegangen werden kann, daß sich die Ursachen der Aspiration zurückgebildet haben.

Die Tatsache, daß beim Verschluß bzw. der Entfernung des Kehlkopfs der Patient über ein Tracheostoma atmen muß, bedeutet den Verlust der natürlichen Stimmbildung, welche sich bei schwierigen anatomischen Verhältnissen und weiterhin bestehenden Schwierigkeiten der Nahrungsaufnahme nicht immer durch Stimmprothesen ersetzen läßt.

Eine chirurgische Intervention sollte daher stets

erst nach Ausschöpfung aller anderen therapeutischen Maßnahmen in Erwägung gezogen werden (s. auch Robbins et al., 1993; Mendelsohn, 1993; Miller et al., 1994; Buchholz, 1995; Schröter-Morasch et al., 1998; Logemann, 1998), wie sie hier noch einmal zusammengefaßt sind:

- Zeitraum der Spontanremission abwarten, nach unseren Erfahrungen **mindestens ein Jahr** nach einem akuten neurologischen Krankheitsereignis!
- Optimale medikamentöse Behandlung der Grunderkrankung.
- Medikationen mit möglichen Nebenwirkungen auf das Schluckvermögen ausschließen.
- Gleichzeitige strukturelle oder gastroenterologische Erkrankungen ausschließen bzw. behandeln.
- **Intensive, symptomorientierte, ausreichend lange funktionelle Dysphagietherapie nach entsprechender spezifischer Diagnostik einschließlich physikalischer Maßnahmen.**

Es muß bedacht werden, daß der Schluckakt ein fein abgestimmtes Zusammenspiel sensomotorischer Funktionen erfordert. Ihre Störung erfährt durch jeden chirurgischen Eingriff in die Mechanik der Strukturen eine zusätzliche Beeinträchtigung. So werden bereits durch den relativ kleinen Eingriff der Myotomie des Musculus cricopharyngeus die Druckverhältnisse im Pharynx während des Schluckaktes beeinflußt. Es darf auch nicht unerwähnt bleiben, daß jeder operative Eingriff zu einer zusätzlichen Schädigung sensibler Rezeptoren und Bahnen führen kann und die sich entwickelnde Narbenbildung und Narbenschrumpfung eventuell zu weiterer Schädigung führen. Selbst bei Störungen, welche eindeutig auf eine Läsion des peripheren motorischen Neurons zurückgehen, sollte versucht werden, zunächst durch konservative Maßnahmen eine Besserung herbeizuführen, da erwiesen ist, daß durch die hohe Flexibilität des schluckmotorischen Systems auch solche Störungen funktionell kompensiert werden können (vgl. Curtis et al., 1988).

Literatur

Aviv, J.E., Mohr, J.P., Blitzer, A., Thomson, J.E., Close, L.G. (1997), Restoration of Laryngopharyngeal Sensation by Neural Anastomosis. Arch. Otolaryngol. Head Neck Surg. 123: 154–160.

Bach, B., Pouget, S., Belle, K., Kilfoil, M., Alfieri, M., McEvoy, J., Jackson, G. (1989), An integrated team approach to the management of patients with oropharyngeal dysphagia. J. Allied Health 18: 495–468.

Baredes, S. (1988), Surgical management of swallowing disorders. Otolar. Clin. North Am. 21: 711–720.

Baredes, S., Blitzer, A., Krespi, Y.P., Logemann, J.A. (1992), Swallowing Disorders and Aspiration. In: Blitzer, A., Brin, M.F., Sasaki, C.T., Fahn, S., Harris, K.S. (eds), Neurologic Disorders of the Larynx. Thieme Medical Publishers, New York: 201–213.

Baron, B.C., Dedo, H.H. (1980), Separation of the larynx and trachea for intractable aspiration. Laryngoscope 90: 1927–1932.

Bartolome, G., Prosiegel, M., Yassouridis, A. (1997), Long-term functional outcome in patients with neurogenic dysphagia. NeuroRehabil. 9: 195–204.

Bielefeldt, K., Berges, W. (1989), a: Diagnostik der funktionellen Dysphagie. DMW 114: 1450–1455. b: Therapie der funktionellen Dysphagie. DMW 114: 1492–1495.

Blitzer, A., Brin, M.F. (1997), Use of Botulinum Toxin for Diagnosis and Management of Cricopharyngeal Achalasia. Otolaryngol. Head Neck Surg. 116: 328–330.

Bonavina, L., Khan, N.A., DeMeester, T.R. (1985), Pharyngoesophageal Dysfunctions. Arch. Surg. 120: 541–549.

Brookes, G.B., McKelvie, P. (1983), Epiglottopexie: a new surgical technique to prevent intractable aspiration. Ann. Royal College of Surgeans of Engl. 65: 293–296.

Buchholz, D.W. (1995), Cricopharyngeal myotomy may be effective treatment for selected patients with neurogenic oropharyngeal dysphagia. Dysphagia 10: 255–258.

Bushmann, M., Dobmeyer, S.M., Leeker, L., Perlmutter, J.S. (1989), Swallowing abnormalities and their response to treatment in Parkinson's disease. Neurology 39: 1309–1314.

Butcher, R.B. (1982), Treatment of chronic aspiration as a complication of cerebrovascular accident. Laryngoscope 92: 681–685.

Calcaterra, T. (1971), Laryngeal suspension after supraglottic laryngectomy. Arch. Otolaryngol. 74: 306.

Cannon, C.R., McLean, W.C. (1982), Laryngectomy for chronic aspiration. Am. J. Otolaryngol. 3: 145–149.

Curtis, D.J., Braham, S.L., Karr, S., Holborow, G.S., Worman, D. (1988), Identification of unopposed intact muscle pair actions affecting swallowing: Potential for rehabilitation. Dysphagia 3: 57–64.

Denecke, H.J. (1961a), Korrektur des Schluckaktes bei einseitiger Pharynx- und Larynxlähmung. HNO 9: 351–353.

Denecke, H.J. (1961b), Zur Korrektur der Schluck- und Stimmstörung bei partieller Lähmung der Pharynx- und Larynxmuskulatur. Arch. Ohr-, Nas.- u. Kehlk.- Heilk. 178: 537–539.

Denecke, H.J. (1977), Plastische Korrektur des Schluckaktes und der Stimme bei Vaguslähmung. HNO (Beil.) 25: 140-143.

Dobie, R.A. (1978), Rehabilitation of swallowing disorders. AFP 17: 84–95.

Duranceau, C.A., Letendre, J., Clermont, R.J., Levesque, H.P., Barbeau, A. (1978), Oropharyngeal dysphagia in patients with oculopharyngeal muscular dystrophy. Can. J. Surg. 21: 326–329.

Eisele, D.W., Yarington, C.T., Lindemann, R.C., Larrabee, W.F. (1989), The tracheoesophageal diversion and laryngotracheal separation procedures for treat-

13

ment of intractable aspiration. Am. J. Surg. 157: 23o-236.

Ey, W. (1986), Zur operativen Therapie der Schlucklähmung. Laryng. Rhinol. Otol. 65: 223–225.

Ey, W., Denecke, H.J. (1984), Rehabilitation of swallowing following paresis of caudal cranial nervs. In: Tumors of the skull base. De Gruyter, Berlin: 245–247.

Ey, W., Denecke-Singer, U., Guastella, C., Önder, N. (1990), Chirurgische Behandlung der Dysphagien im Bereich des pharyngoösophagealen Überganges. In: Verhandlungsbericht der Deutschen Gesellschaft für HNO-Heilkunde, Kopf- und Halschirurgie, Referate I: Klinik und Therapie der Dysphagien. 61.Jahresversammlung, Würzburg 1990. Springer, Berlin.

Fonda, D., Schwarz, J., Clinnick, S. (1995), Parkinsonian Medication One Hour Before Meals Improves Symptomatic Swallowing: A Case Study. Dysphagia 10: 165–166.

Gilbert, R.W., McIlwain, J.C., Bryce, D.P., Ross, I.R. (1987), Management of patients with long- term tracheotomies and aspiration. Ann. Otol. Rhinol. Laryngol. 96: 561–564.

Goode, R.L. (1976), Laryngeal suspension in head and neck surgery. Laryngoscope 86: 349.

Habal, M.F., Murray, J.E. (1972), Surgical treatment of lifeendangering chronic aspiration pneumonia. J. Plast. Reconstr. Surg. 49: 305–311.

Hartmann, D.E., Overholt, E.M., Vishwanat, B. (1996), Cricopharyngeal Myotomy for Dysphagia Associated with Arnold-Chiari Malformation. Gunderson Medical Journal 1: 141–145.

Hensel, M., Haake, K., Vogel, S., Flügel, W., Krausch, D., Kox, W.J. (1997), Management of Swallowing Disorders and Chronic Aspiration by Glottic Closure Procedure. J. Neurosurg. Anesthesiol. 9: 273–276.

Hillel, A.D., Goode, R.L. (1983), Lateral laryngeal suspension: a new procedure to minimize swallowing disorders following tongue base resection. Laryngoscope 93: 26–31.

Kaplan, S. (1951), Paralysis of deglutition, a post-poliomyelitis complication treated by section of the cricopharyngeus muscle. Ann. Surg. 133: 572.

Klor, B.M., Milianti, F.J. (1995), Rehabilitation of Patients with G-tubes. Dysphagia 12: 117.

Kostas, S.P., Karam, F., Langhans, J.J., Vasquez, A.B. (1995), Treatment of Dysphagia Resulting from Cricopharyngeal Dysfunction with BOTOX: Preliminary Thoughts and Observation. FlASHA Journal 15: 22–26.

Larsen, G.L. (1972), Rehabilitation for dysphagia paralytica. J. Speech Hear Disord. 37: 187–193.

Laurian, N., Shvili, Y., Zohar, Y. (1986), Epiglottoaryepiglottopexy: a surgical procedure for severe aspiration. Laryngoscope 96: 78–81.

Lebo, C.P., Sang, Ü.K., Norris, F.H. (1976), Cricopharyngeal myotomy in amyotrophic lateral sclerosis. Laryngoscope 86: 862–868.

Lindemann, R.C. (1975), Diverting the paralysed larynx – a reversible procedure for intractable aspiration. Laryngoscope 85: 157–180.

Lörken, A., Krampert, J., Kau, R.J., Arnold, W. (1997), Experiences with the Montgomery Salivary Bypass Tube (MSBT). Dysphagia 12: 79–83.

Logemann, J.A. (1998), Evaluation and Treatment of Swallowing Disorders (2nd ed.). pro – ed, Austin.

Lucke, C., Meffert, O., Weiß, D. (1984), Cricopharyngeale Achalasie beim Schlaganfallpatienten. DMW 109: 792–795.

McConnel, F.M., Cerenko, D., Mendelsohn, M.S. (1989), Manofluorographic analysis of swallowing. Otolaryngol. Clin. North Am. 21: 625–635.

McKenna, J.A., Dedo, H.H. (1992), Cricopharyngeal myotomy: indications and technique. Ann. Otol. Rhinol. Laryngol. 101: 216–221.

Mendelsohn, M.S. (1993), New Concepts in Dysphagia Management. J. Otolaryngol. Suppl. 1: 5–24.

Miller, F.R., Eliachar, I. (1994), Managing the Aspirating Patient. Am. J. Otolaryngol. 15: 1–17.

Montgomery, W.W. (1975), Surgery to prevent aspiration. Arch. Otolaryngol. 101: 679–682.

Montgomery, W.W., Lynch, J.P. (1971), Oculopharyngeal muscular dystrophy treated by inferior constrictor myotomy. Trans Am. Acad. Ophthalmol. Otolaryngol. 75: 986–993.

Overbeek, J.J.M.van, Betlem, H.C. (1979), Cricopharyngeal myotomy in pharyngeal paralysis. Ann. Otol. Rhinol. Laryngol. 88: 596–602.

Pasricha, P.J., Ravich, W.J., Kalloo, A.N. (1993), Effects of intrasphincteric botulinum toxin on the lower esophageal sphincter in piglets. Gastroenterol. 105: 1045–1049.

Perez, I., Smithard, D.G., Davies, H., Kalra, L. (1998), Pharmacological Treatment of dysphagia in Stroke. Dysphagia 13: 12–16.

Ravich, W.J., Donner, M.W., Kashima, H., Buchholz, D.W., Marsh, B.R., Hendrix, T.R., Kramer, S.S., Jones, B., Bosma, J.F., Siebens, A.A., Linden, P. (1985), The swallowing center: Concepts and procederes. Gastrointest. Radiol. 10: 255–261.

Robbins, J.A., Levine, R. (1993), Swallowing after lateral medullary syndrome plus. Clin. Common Disord. 3: 45–55.

Sasaki, C.T., Milmoe, G., Yanagisawa, E., Berry, K., Kirchner, J.A. (1980), Surgical closure of the larynx for intractable aspiration. Arch. Otolaryngol. 106: 422–423.

Schmid, H., Wolfensberger, M., Augustiny, N., Brühlmann, W. (1987), Cricopharyngeus-Myotomie bei Dysfunktion des pharyngo-ösophagealen Überganges. HNO 35: 425–429.

Schneider, I., Pototschnig, C., Thumfart, W.F., Eckel, H.E. (1994), Treatment of dysfunction of the cricopharyngeal muscle with botulinum toxin: introduction of a new, noninvasive method. Ann. Otol. Rhinol. Laryngol. 103: 31–35.

Schröter-Morasch, H., Bartolome, G. (1998), Swallowing disorders: Pathophysiology and Rehabilitation of Neurogenic Dysphagia. NeuroRehabilitation 10: 169–189.

Wilson, J.A., Pryde, A., White, A., Maher, L., Maran, A.G.D. (1995), Swallowing performance in patients with vocal fold motion impairment. Dysphagia 10: 149–154.

Woodson, G. (1997), Cricopharyngeal myotomy and arytenoid adduction in the management of combined laryngeal and pharyngeal paralysis. Otolaryngol. Head Neck Surg. 116: 339–343.

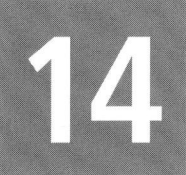

14 Pathologie, Funktionsdiagnostik und Therapie ösophagealer Schluckstörungen

Hubertus Feussner

14.1 Physiologie, Pathophysiologie

Die Speiseröhre gewährleistet als muskulärer Schlauch von etwa 24 bis 27 cm Länge den gerichteten Transport des Speisebolus und des auch in den Nüchternphasen produzierten Speichels vom Hypopharynx in den Magen. Der Ösophagus wird nach oral und aboral durch tonisch kontrahierte Sphinkteren verschlossen, die ihn jeweils gegen Abschnitte mit unterschiedlichem Ruhedruck abgrenzen. Die Transportfunktion wird durch streng sequentiell erfolgende Kontraktionen der einzelnen Ösophagussegmente gewährleistet, die den Bolus mit einer Geschwindigkeit von etwa 2 bis 6 cm/s in den Magen „schieben".

Die exakt koordinierte Relaxation des Oberen Ösophagussphinkters (OÖS) ist eine Voraussetzung für den störungsfreien Übertritt des im Hypopharynx beschleunigten Bolus; ebenso muß der Untere Ösophagussphinkter (UÖS) kurz vor Eintritt des Bolus in den Magen erschlaffen. Darüber hinaus ist gerade im Bereich des UÖS eine rasche Wiederherstellung des normalen Verschlußtonus erforderlich, um den Rückfluß von peptischen Noxen (Säure, Gallensäuren, Enzyme usw.) in die Speiseröhre zu verhindern.

Das pathophysiologische Korrelat für ösophageale Schluckstörungen besteht entweder in einer gestörten Motilität der tubulären Speiseröhre oder einer Diskoordination zwischen der Peristaltik der tubulären Speiseröhre und der Relaxation des UÖS. Auch isolierte Sphinkterfunktionsstörungen können Dysphagien auslösen. Motilitätsstörungen können sich ausschließlich auf den Ösophagus beschränken (primäre Motilitätsstörungen), oder sie treten im Rahmen einer anderen Grunderkrankung (neurologisch, systemisch, muskulär, postoperativ usw.) auf (sekundäre Motilitätsstörung).

Die Diagnostik dieser z.T. außerordentlich komplexen Motilitätsstörungen, die klinisch häufig auch in Form von Mischbildern auftreten, erfordert ein relativ breites Methodenspektrum.

14.2 Diagnostik

Für die effiziente und ökonomische Abklärung ösophagealer Schluckstörungen ist die richtige Reihenfolge im Einsatz der verschiedenen diagnostischen Methoden wichtig. Neben der Röntgenkontrastdarstellung und der Endoskopie folgen als komplimentäre Untersuchungen die Standardmanometrie, ggf. die Langzeitmanometrie, aber auch die pH-Metrie und gelegentlich einmal die Transitszintigraphie.

14.2.1 Endoskopie

Schluckstörungen unklarer Genese, die stets auch an ein Malignom denken lassen müssen, erfordern praktisch immer die Durchführung einer Ösophagogastroduodenoskopie. Die Ösophagoskopie erlaubt im wesentlichen den Nachweis von morphologischen Läsionen der Schleimhaut (entzündlich, neoplastisch). Auf das Vorliegen von Funktionsstörungen kann nur bei ausgedehnten Prozessen aufgrund charakteristischer Veränderungen geschlossen werden (z.B. Achalasie, Divertikel).

Als Komplementäruntersuchung gibt die endoluminale Sonographie im Rahmen der Endoskopie auch Aufschluß über die sogenannte dritte Dimension, d.h. in erster Linie über die Tiefenausdehnung infiltrativer Prozesse und die Beziehung zu Nachbarorganen, was für die weitere Abklärung struktureller Läsionen (intramurale Prozesse, Eindringtiefe von Tumoren usw.) bedeutsam sein kann.

14.2.2 Radiologische Diagnostik der Schluckfunktion

Bei jedem Verdacht auf funktionelle Störungen des Schluckaktes ist die radiologische Diagnostik unerläßlich. Je nach Fragestellung kann diese von der einfachen Bariumdoppelkontrastdarstellung bis hin zur Hochfrequenzkinematographie reichen (s. Kapitel 6).

14.2.3 Standardmanometrie

Da Funktion und Fehlfunktion der Speiseröhre zu entsprechenden intraluminalen Druckänderungen führen, ist die Manometrie der Speiseröhre die klassische Untersuchungsmethode zur Diagnose und Klassifikation ösophagealer Funktionsstörungen. Die Standardmanometrie ist immer dann indiziert, wenn aufgrund der Symptomatik eine Motilitätsstörung der Speiseröhre vermutet wird, und sowohl Endoskopie als auch Röntgenkontrastdarstellung keine eindeutigen Ursachen der Beschwerden zeigen (Abb.14.1).

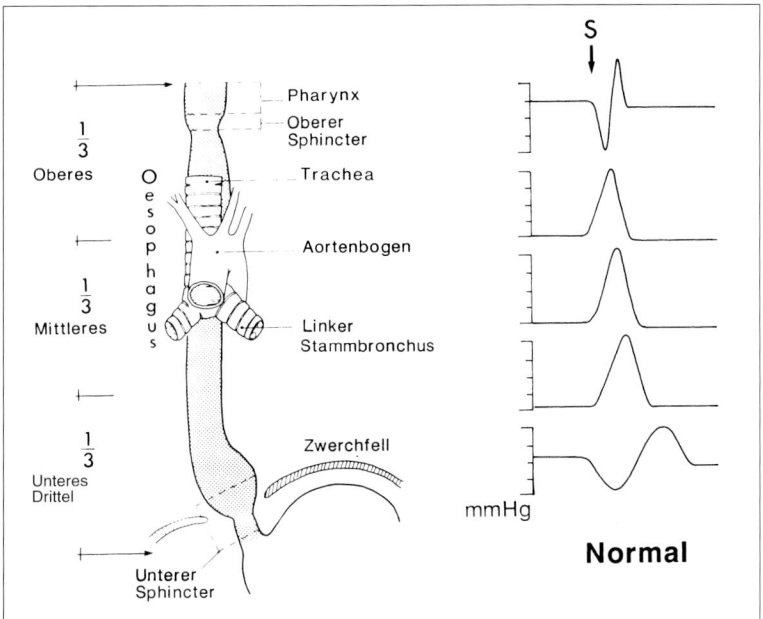

Abb. 14.1: Schematische Darstellung des intraösophagealen Druckablaufs (Mehrpunktmanometrie). Die im Rahmen eines Schluckaktes auftretende charakteristische Druckverwelle ist jedem Segment zugeordnet. Die oberste Druckwelle repräsentiert den Drucklauf im Oberen Ösophagussphinkter (S: Beginn des Schluckaktes). Die untere Druckwelle zeigt den Druckverlauf im unteren Ösophagus.

▶ **Methodik**

Für die Erfassung des intraösophagealen Drucks werden derzeit flüssigkeitsperfundierte Systeme oder Mikrosensoren verwendet. Perfusionssysteme eignen sich mehr für die Routinediagnostik, während elektromechanische Druckaufnehmersysteme für Langzeitmessungen angewendet werden. Die Standardmanometrie (Kurzzeitmessung) wird in der Regel als Perfusionsmanometrie ausgeführt. Die Flüssigkeitsperfusion wird durch eine pneumohydraulische Pumpe mit sehr hoher Kompliance erzeugt, so daß aufgrund des nur sehr niedrigen Perfusionsvolumens (0,2 bis 0,5 ml/min) technisch bedingte Artefakte praktisch eliminiert werden können.

Die vollständige Untersuchung umfaßt zwei Schritte: Neben der Mehrpunktmanometrie sollte stets auch die Durchzugsmanometrie, insbesondere im Bereich des unteren Ösophagussphinkters durchgeführt werden. Bei der Drei- oder Mehrpunktmanometrie wird der Katheter in definierter Höhe eingelegt und die Motilitätsantwort während des Schluckaktes registriert (Station pull-through). Bei der Durchzugsmanometrie (Rapid pull-through) wird die Meßsonde durch einen Zugmotor durch das betreffende Segment gezogen (meist die Sphinkterbereiche), so daß tonische Druckverhältnisse gut erfaßt

werden können. Die sogenannte Durchzugsmanometrie erfaßt das Ruhedruckprofil der Speiseröhre, während mit der Mehrpunktmanometrie die Motilitätsabläufe (z. B. Kontraktionen und Relaxationen im Rahmen des Schluckaktes) registriert werden können.

▶ **Auswertungskriterien**

Entsprechend ihren funktionellen Besonderheiten müssen die speziellen Auswertungskriterien für den OÖS, die tubuläre Speiseröhre und den UÖS getrennt behandelt werden.

Unterer Ösophagussphinkter (UÖS)

Die schluckinduzierte Relaxation erfolgt etwa 2 bis 5 Sekunden vor dem Druckanstieg in der 5 cm kranial gelegenen Druckabnahmestelle. In der Phase der Relaxation muß der UÖS-Druck bis auf das Magenfundusdruckniveau abfallen. Eine Druckdifferenz zwischen maximaler Relaxation und Magenfundusdruckniveau wird als Residualdruck bezeichnet und ist immer ein Hinweis auf eine pathologische Veränderung des Sphinkterverhaltens (z. B. Achalasie, Tumorinfiltration). Der Ruhedruck des UÖS liegt bei etwa 15 bis 25 mmHg, wobei im Einzelfall durchaus höhere oder niedrigere Drucke vorkommen können, ohne pathologisch zu sein.

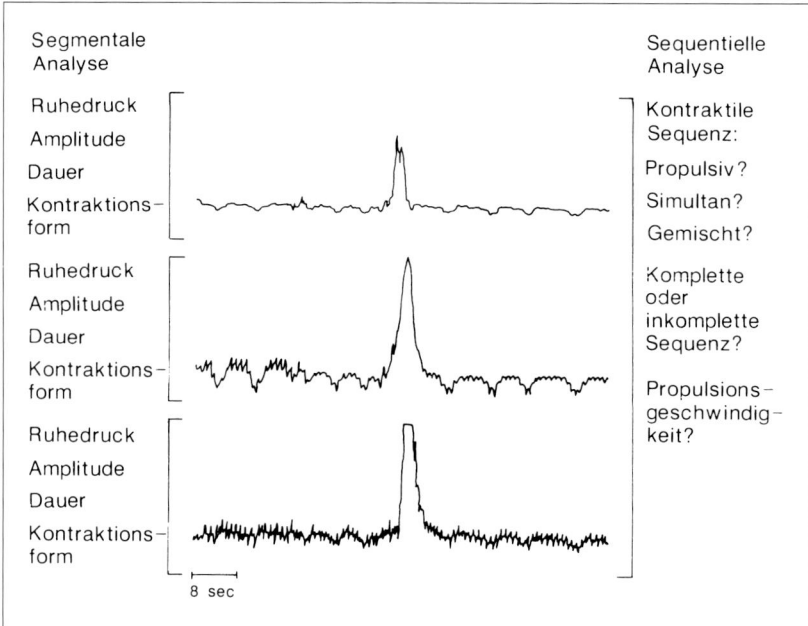

Segmentale
Analyse

Ruhedruck
Amplitude
Dauer
Kontraktions-
form

Ruhedruck
Amplitude
Dauer
Kontraktions-
form

Ruhedruck
Amplitude
Dauer
Kontraktions-
form

8 sec

Sequentielle
Analyse

Kontraktile
Sequenz:
Propulsiv?
Simultan?
Gemischt?

Komplette
oder
inkomplette
Sequenz?

Propulsions-
geschwindig-
keit?

Abb. 14.2: Auswertungskriterien der Motilität in der tubulären Speiseröhre.

Tubuläre Speiseröhre

In der tubulären Speiseröhre unterscheidet man zwischen der sogenannten segmentalen und der sequentiellen Analyse des Schluckaktes.

Die segmentale Analyse umfaßt die Bestimmung der Grundlinie im Beginn der Kontraktion, die Kontraktionsamplitude und das Ende der Kontraktion sowie die davon abgeleiteten Größen, wie die Dauer der Welle, die Fläche unter der Kurve und die Anstiegs- bzw. Abstiegsgeschwindigkeit der Kontraktion. Als Beginn der Kontraktion wird der Schnittpunkt der Steigungstangente mit der Grundlinie definiert. Die Druckdifferenz zwischen der Grundlinie und der Spitze entspricht der maximalen Amplitude der Kontraktion. Als Endpunkt wird der Schnittpunkt der absteigenden Tangente mit der Grundlinie gewertet. Außerdem wird die Form der Kurve (ein-, zwei- oder mehrgipfelig) beschrieben.

Die sequentielle Analyse betrifft den dynamischen Ablauf der Kontraktion auf den verschiedenen Höhen der Speiseröhre. Errechnet werden die Propulsionsgeschwindigkeit anhand der zeitlichen Differenz der Anfangspunkte, das Propagationsverhalten, d.h. die Wanderung der Druckwelle von kranial nach kaudal (sequentiell, propulsiv) und eventuelle Repetitionen, d.h. die Ein- oder Mehrgipfeligkeit der Wellen (Abb.14.2).

Oberer Ösophagussphinkter (OÖS)

Der Ruhedruck des OÖS liegt etwa bei 80 bis 120 mmHg. Im Vergleich zum UÖS ist die Relaxationszeit mit 0,9 bis 1,5 Sekunden sehr kurz. Es folgt ein postrelaxativer Druckanstieg von 20 bis 40 mmHg, der etwa 2 bis 4 Sekunden andauert.

Da es sich um quergestreifte Muskulatur handelt, sind die Bewegungsabläufe sehr viel rascher, wobei nach wie vor eine methodisch exakte, qualitative Auswertung des Sphinkterdrucks auch heute noch schwierig ist. Die Druckverteilung im OÖS ist asymmetrisch, bedingt durch die Lage zwischen Wirbelsäule (dorsal) und dem Kehlkopf (ventral), was in der klinischen Praxis durchaus meßtechnische Probleme bereitet. Aus diesem Grund ist die Röntgenkinematographie des hypopharyngo-ösophagealen Überganges bzw. die Kombination der Manometrie mit der Röntgenuntersuchung der alleinigen Druckmessung meist vorzuziehen.

14.2.4 Langzeit-pH-Metrie

Die 24-Stunden-pH-Metrie erfolgt zur quantitativen Erfassung der pH-Änderungen in der distalen Speiseröhre zum Nachweis sauren Refluxes aus dem Magen in die Speiseröhre. Entgegen früheren Erwartungen ist dagegen der Nachweis von sogenanntem alkalischen Reflux langzeit-pH-metrisch schwer zu erbringen. Die Langzeit-pH-Metrie ist typischerweise dann indiziert, wenn charakteristische klinische Beschwerden im Sinne einer Refluxkrankheit (Sodbrennen, das Gefühl des Hochlaufens von Säure, retrosternaler Schmerz und Druck) bei endoskopisch negativem Befund angegeben werden, ebenso bei vermeintlichem Therapieversagen unter probatorischer medikamentöser Antirefluxtherapie. Zunehmende Bedeutung gewinnt die Langzeit-pH-Metrie auch bei Verdacht auf gastroösophagealen Reflux bei atypischen Refluxbeschwerden wie Thoraxschmerzen, Odysphagie, Globus, Heiserkeit, nächtlichen Hustenanfällen und Asthma. Die Langzeit-pH-Metrie ist ferner eine conditio sine qua non für die Dokumentation des Refluxes vor geplanter chirurgischer Antirefluxtherapie.

▶ **Methodik**
Für die Durchführung der Langzeit-pH-Metrie der Speiseröhre wird ein Meßsystem benötigt, das die intraösophageal zu plazierende Elektrode, das tragbare Aufzeichnungsgerät sowie die Auswertungseinheit umfaßt. Die pH-Elektrode ist eine dünne, flexible Sonde, an deren distalem Ende ein pH-Sensor (Fiberglaselektrode, Antimonelektrode oder ISFET = ionensensitive Feldeffekttransistor) angebracht ist. Die Meßwerte werden kontinuierlich in einem mit Batterie betriebenen Datenspeicher, der kaum größer als eine Zigarrettenschachtel ist, übermittelt. Am Ende der Meßperiode (üblicherweise 24 Stunden) werden die Daten dann mittels PC ausgewertet.

Um bei der pH-Metrie ein realistisches Refluxprofil zu erhalten, sollten vor der Untersuchung alle säureblockierenden oder säurebindenden Medikamente in ausreichendem zeitlichen Abstand abgesetzt werden, insbesondere Protonenpumpenblocker, auf deren Einnahme mindestens eine Woche vor der geplanten Untersuchung verzichtet werden sollte.

Im Untersuchungslabor wird die geeichte pH-Elektrode transnasal bis in die distale Speiseröhre eingeführt, so daß der pH-Sensor 5 cm oberhalb des unteren Ösophagussphinkters zu liegen kommt. Nach exakter Positionierung der Sonde und nach Anschließen des Speichelgerätes wird die Untersuchung unter ambulanten Bedingungen vorgenommen, wobei der Patient möglichst seinen normalen Lebensrhythmus einhalten sollte. Empfohlen werden möglichst drei Hauptmahlzeiten (Mittagessen gegen 12.00 Uhr, Abendessen gegen 20.00 Uhr, Ruhezeit von 22.00 – 7.00 Uhr sowie Frühstück gegen 8.00 Uhr) Sinnvollerweise sollte der Patient instruiert werden, keine Nahrungsmittel mit besonders niedrigem pH-Wert (Cola, Fruchtsäfte, Bier usw.) zu sich zu nehmen. Zur Erleichterung der Auswertung wird der Patient um Dokumenta-

Tab. 14.1: Kernkriterien zur Beurteilung des sauren gastroösophagealen Reflux. Ergebnisse aus der Untersuchung von 50 gesunden Probanden (Mittelwert, Standardabweichung (sd) des Mittelwertes, Medianwert und 95. Perzentile) sowie der sich daraus ergebende Wert für den DeMeester-Score. Die 95. Percentile ist allgemein als Grenzwert zwischen physiologischen und pathologischen sauren gastroösophagealen Reflux anerkannt (nach Stein et al., 1993).

	Mittelwert	**sd**	**Median**	**95%**	**Scorewert**
Prozentualer Zeitanteil pH <4 der Gesamtzeit	1,5	1,4	1,2	4,5	1,6
Prozentualer Zeitanteil pH <4 der Zeit in aufrechter Position	2,2	2,3	1,6	8,4	1,5
Prozentualer Zeitanteil pH <4 der Zeit in liegender Position	0,6	1,0	0,1	3,5	1,2
Anzahl der Refluxepisoden/24 h	19,0	12,8	16,0	46,9	1,4
Längste Refluxepisode	6,7	7,9	4,0	19,8	0,5
Anzahl der Refluxepisoden >5 min	0,8	1,2	0	3,5	0,3
Score	6,0	4,4	5,0	14,7	

14

Ösophagus

tion des Tagesablaufs einschließlich der eventuell auftretenden Beschwerden gebeten.

▶ **Auswertungskriterien**

Die relevanten Auswertungskriterien für die Langzeit-pH-Metrie sind mittlerweile recht gut definiert und standardisiert und umfassen die kumulative Refluxzeit, die Anzahl und die Dauer der Refluxepisoden sowie das zeitliche Zusammentreffen von Refluxepisoden und klinischen Beschwerden des Patienten (Symptomindex). Die Normwerte sind in Tabelle 14.1 aufgeführt.

▶ **Klinische Relevanz**

Die alleinige Auswertung der Gesamtrefluxdauer mit einem pH-Wert unter 4 ermöglicht in der Regel noch keine ausreichende Beurteilung, ob eine Refluxkrankheit vorliegt oder nicht, da für die einzelnen Meßintervalle in zahlreichen Studien Graubereiche gefunden wurden, die die Grenzen einer derartig isolierten Betrachtungsweise deutlich werden lassen.
Daher wird die Gesamtrefluxdauer (pH-Wert unter 4) in Abhängigkeit von den einzelnen Meßphasen (nüchtern, postprandial und Schlaf) interpretiert, wobei insbesondere die Refluxzeit in der Nüchtern- und in der Schlafphase die wichtigsten Auswertungskriterien für den Nachweis oder den Ausschluß einer gastroösophagealen Refluxkrankheit darstellen (Abb. 14.3).

14.2.5 Optronische Refluxdiagnostik

Aufgrund der besseren Kenntnis vom pH-Profil der Speiseröhre durch die Langzeit-pH-Metrie wurde deutlich, daß die Erfassung des pH-Werts allein kein vollständiges Bild des Refluxgeschehens wiedergibt, da auch sogenannter nichtsaurer Reflux zu erheblichen Läsionen der Speiseröhre führen kann. Neben der direkten Refluxaspiration mittels 24-h-Langzeit-Refluxaspirationsuntersuchung hat sich die Bestimmung des Bilirubins, das meßtechnisch relativ leicht bestimmt werden kann, als Tracersubstanz für nichtsauren intestino-ösophagealen Reflux bewährt. Da Bilirubin nur aus dem Duodenum stammen kann, ist der Nachweis in der Speiseröhre immer pathologisch und richtungsweisend für Reflux aus dem Duodenum bzw. den tieferen Abschnitten des Gastrointestinaltrakts. Das Prinzip der Untersuchung besteht in der photoelektrischen Messung des Bilirubininhaltes in der Speiseröhre. Die optronische Refluxdiagnostik wird komplementär zu der pH-Metrie der Speiseröhre in Sonderfällen eingesetzt (Abb. 14.4).

14.2.6 Ösophagusszintigraphie

Nuklearmedizinische Untersuchungen des Ösophagustransits und des intestino-gastroösophagealen Refluxes werden seit vielen Jahren einge-

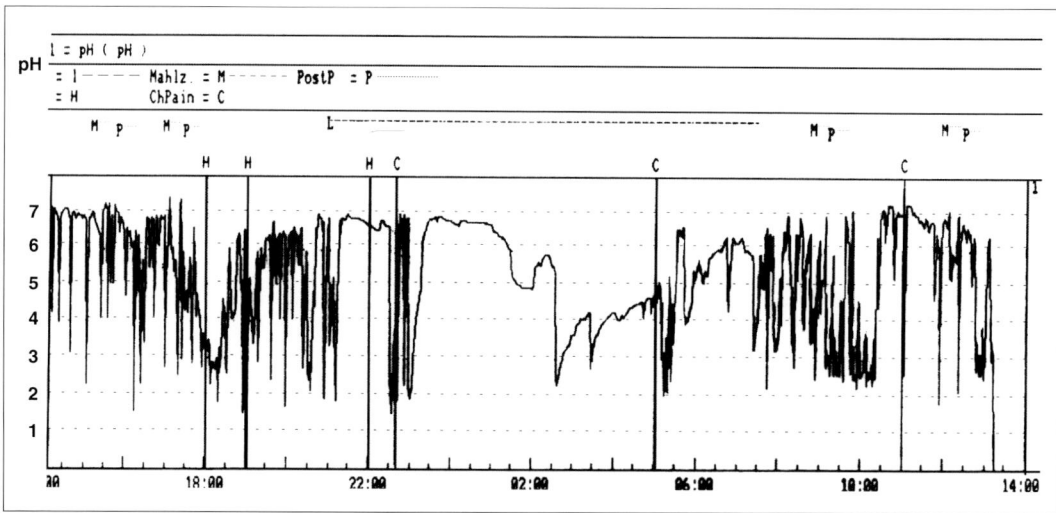

Abb. 14.3: Langzeit-pH-Metrie-Kurve mit Nachweis eines schweren, insbesondere nächtlichen Refluxes (Abszisse: Zeit, Ordinate: pH-Wert). Ein Abfall des pH-Wertes unter 4 wird als Refluxepisode gewertet. Eine Gesamtrefluxzeit von mehr als 4 % und Refluxepisoden, die länger als 5 min andauern, gelten als pathologisch.

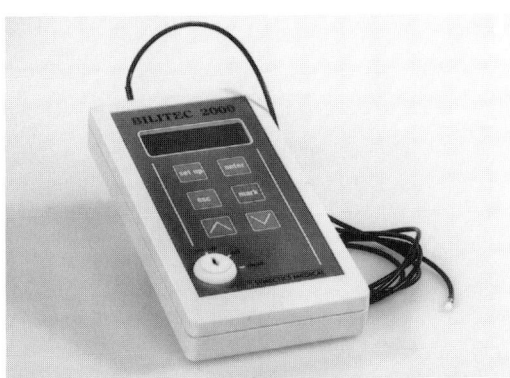

Abb. 14.4: Meßgerät für die kombinierte Langzeit-pH- und Bilirubinmessung der Speiseröhre. In der rechten unteren Ecke: Der Sensor.

setzt. Dennoch sind szintigraphische Messungen der ösophagogastralen Motilität und des ösophagealen Refluxes bisher noch verhältnismäßig wenig standardisiert und höchstens als Komplementäruntersuchungen zur konventionellen endoskopischen und radiologischen Diagnostik erwägenswert, wenn die modernen Formen der Manometrie und der endoluminalen Refluxdiagnostik nicht zur Verfügung stehen.

14.3 Therapie ösophagealer Schluckstörungen

Nur der geringere Anteil ösophagealer Schluckstörungen läßt sich medikamentös bzw. semiinvasiv behandeln. Häufiger ist ein chirurgischer Eingriff erforderlich.

14.3.1 Motilitätsstörungen des oberen Ösophagussphinkters

Motilitätsstörungen des oberen Ösophagussphinkters treten entweder durch völlig fehlende Relaxation oder durch eine insuffiziente bzw. nicht zeitgerechte Relaxation klinisch in Erscheinung. Die Insuffizienz (Hypotonie) des OÖS ist im Gegensatz zum unteren Ösophagussphinkter im allgemeinen klinisch nicht relevant.

▶ **Zenker-Divertikel**
Am häufigsten werden Motilitätsstörungen des oberen Ösophagussphinkters in Form des soge-

nannten Zenker-Divertikels klinisch manifest. Es handelt sich um eine Schleimhautausstülpung, die sich stets links-lateral oberhalb der Pars horizontalis des Musculus cricopharyngeus im sogenannten Killian-Dreieck entwickelt. Für die Entstehung spielt wohl eine unzureichende oder zeitlich inkoordinierte Relaxation der Pars horizontalis die wichtigste Rolle. Dabei kommt es bei jedem Schluckakt während Sekundenbruchteilen zu einer Hochdruckzone oberhalb des Sphinkters, so daß die Wand im Sinne eines punctum minoris resistentiae nachgibt und es zur Ausbildung dieser Aussackung kommt. Manometrisch kann diese Relaxationsstörung im Sinne einer unzeitgerechten oder unzureichenden Relaxation fast immer nachgewiesen werden.

Die Behandlung besteht dementsprechend in einer Durchtrennung der motilitätsgestörten Muskulatur, d. h. der Myotomie der Pars horizontalis des Musculus cricopharyngeus. Zusätzlich erfolgt die Abtragung oder auch Hochnähung (Diverticulopexie) des Divertikels (Abb. 14.5). Alternativ kommt bei größeren Divertikeln (Brombard III. u. IV) auch die endoskopische Schwellenspaltung in Frage (Abb. 14.6).

Die Ergebnisse des operativen Vorgehens sind bezüglich der Verbesserung der Dysphagie ausgesprochen befriedigend! An Komplikationen sind lediglich Insuffizienzen des Ösophagus (Häufigkeit bei ca. 1–2 %) und Rekurrensläsionen (Häufigkeit bei ca. 1–2 %) erwähnenswert (Tab. 14.2).

▶ **Zervikale Achalasie**
Die isolierte Relaxationsstörung des oberen Ösophagussphinkters ohne Ausbildung eines Zenker-Divertikels wird als zervikale Achalasie bezeichnet. Eine operative Behandlung in Form der zervikalen Myotomie ist nur dann mit gutem Erfolg indiziert, wenn während des Schluckaktes noch ein ausreichender hypopharyngealer Anschluckdruck aufgebaut werden kann. In vielen Fällen, insbesondere bei neurogenen Erkrankungen, ist die fehlende Erschlaffung des OÖS jedoch nur **ein** Aspekt einer komplexen Anschluckstörung, die zusätzlich durch die fehlende Beschleunigung des Speisebolus in der Anschluckphase gekennzeichnet ist. In diesen Fällen ist die alleinige Myotomie meist wenig erfolgreich. Die Indikation zur Operation sollte dann äußerst zurückhaltend gestellt werden.

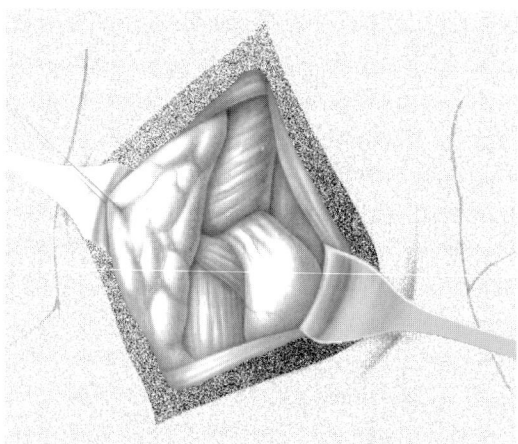

Abb.14.5a: Zenker-Divertikel. Das Zenker-Divertikel ist typischerweise nach linksdorsal entwickelt, und entspringt immer oberhalb der Pars horizontalis des Musculus cricopharyngeus im Killian'schen Dreieck.

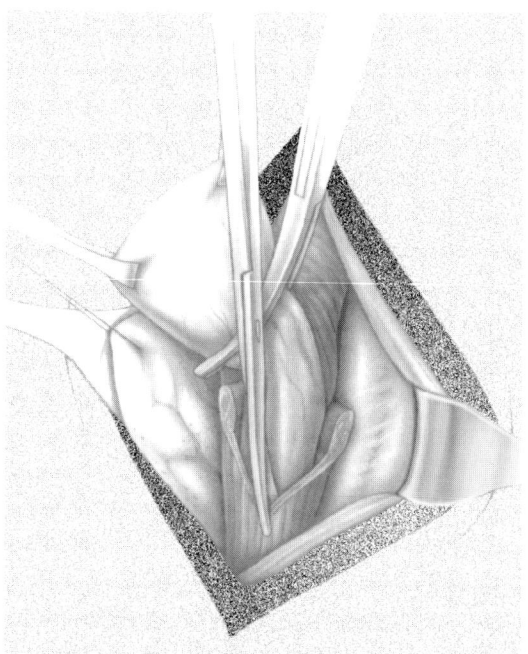

Abb. 14.5b: Zenker-Divertikel. Durchtrennen der Pars horizontalis (Myotomie)

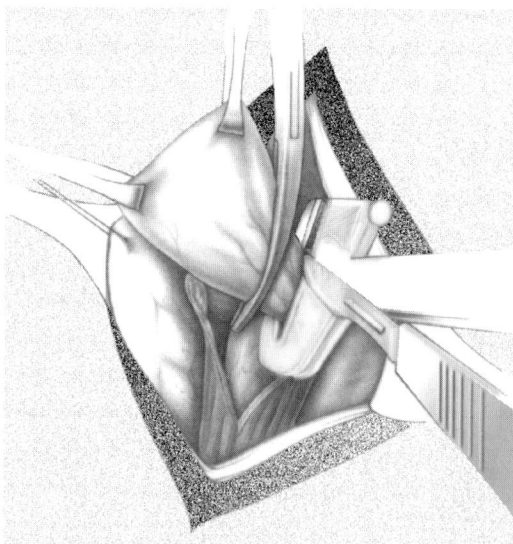

Abb.14.5c: Zenker-Divertikel. Die Myotomie ist bereits durchgeführt; der Hals des Divertikels wird mit dem Stapler verschlossen und das Divertikel mit dem Skalpell abgesetzt.

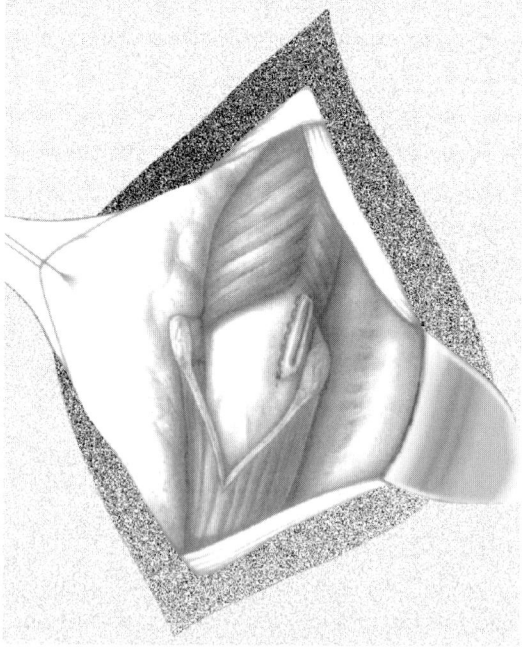

Abb. 14.5d: Abschlußsitus nach Entfernung des Zenker-Divertikel: Die ehemalige Divertikelöffnung ist mit einer Klammernahtreihe verschlossen

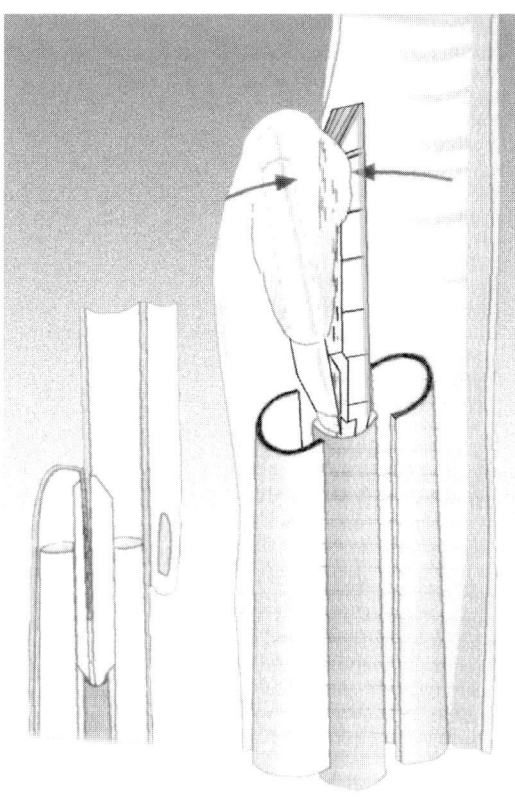 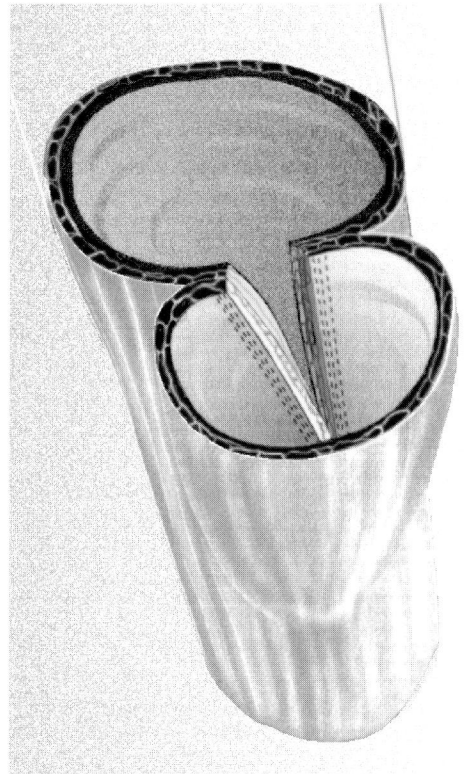

Abb. 14.6 a: Prinzip der laparoskopischen Schwellenspaltung: Vereinigung beider Lumina durch eine Klammernahtreihe.

Abb. 14.6 b: Ergebnis nach durchgeführter Schwellenspaltung

Tab. 14.2: Ergebnisse nach krikopharyngealer Myotomie und Staplerresektion bei Zenker-Divertikel.

Autor	Jahr	Patienten-zahl	Leckage	Temp Recurrensparese	Letalität
Orringer	1980	7	0	0	0
Payne and Reynolds	1982	35	0	0	0
Pagliero	1985	15	1	0	0
Barthlen	1990	26	1	3	0
Wolfensberger	1991	20	2	2	0
Moreno	1992	3	0	0	0
Bonavina	1993	89	2	1	1
			6 (3 %)	6 (3 %)	1 (0,1 %)

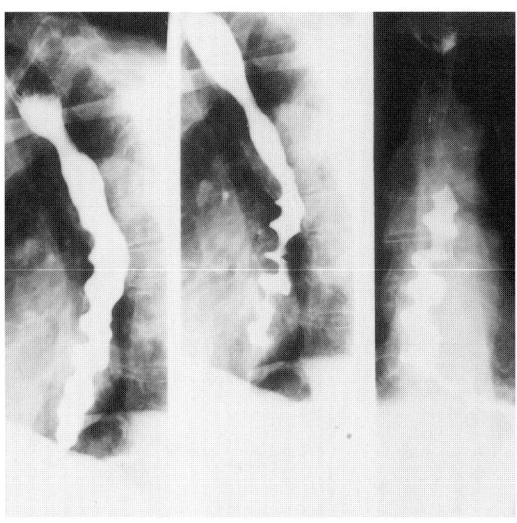

Abb. 14.7: Kontrastmitteldarstellung der Speiseröhre bei diffusem Ösophagusspasmus. In der mittleren und distalen Speiseröhre simultane, nicht propulsive Kontraktionen (sog. Korkenzieher-Ösophagus).

14.3.2 Motilitätsstörungen der tubulären Speiseröhre

Motilitätsstörungen der tubulären Speiseröhre sind außerordentlich häufig, doch kommt ihnen meist kein Krankheitswert zu. Eine Ausnahme machen lediglich der sog. diffuse Ösophagusspasmus sowie die sekundären Motilitätsstörungen im Rahmen von muskulären Erkrankungen, entzündlichen Systemerkrankungen, Kollagenosen oder neurologischen Erkrankungen. Die Therapie hat sich in diesen Fällen nach der Grunderkrankung zu richten.

Autochthone Motilitätsstörungen der tubulären Speiseröhre treten klinisch in der Regel als hyperkontraktile Motilitätsstörungen in Erscheinung (Abb. 14.7). Hier handelt es sich um eine Domäne der konservativen (medikamentösen und semi-invasiven) Therapie. In erster Linie kommen relaxierende Medikamente der glatten Muskulatur (Nifedipin, z.B. Adalat®, etc.) sowie Ballondilatationen in Frage. Neuerdings wird auch die gezielte Injektion von Botulinustoxin in die betroffenen Segmente empfohlen.

Die sogenannte lange Myotomie der tubulären Speiseröhrenmuskulatur ist ein theoretisch zwar überzeugendes, aber von den klinischen Ergebnissen her häufig fragwürdiges Therapiekonzept. Unter der Vorstellung, die spastischen Kontrak-

tionen der einzelnen Speiseröhrensegmente zu verhindern, wird dabei der ösophageale Muskelmantel in ganzer Länge gespalten. Obwohl damit objektiv häufig eine erhebliche Druckabnahme in den einzelnen Ösophagusetagen realisiert werden kann, persistieren nicht selten die subjektiven Beschwerden. Die Indikation zur langen Myotomie sollte daher äußerst zurückhaltend gestellt werden.

14.3.3 Funktionsstörungen des unteren Ösophagussphinkters

Klinisch außerordentlich häufig ist die **Insuffizienz des unteren Ösophagussphinkters**, die zum pathologischen Rückfluß von Magen- und Intestinalinhalt in die Speiseröhre führt. Aufgrund der daraus resultierenden chronischen Entzündungsvorgänge in der distalen Speiseröhre entwickeln sich neben der sogenannten Barrettmetaplasie nicht selten Stenosierungen, die zu erheblichen Dysphagien führen können.

Der therapeutische Ansatz ist hierbei in aller Regel konservativ, durch energische Blockade der gastralen Säuresekretion (in der Regel mit Protonenpumpenblockern vom Typ des Omeprazol oder Lansoprazol, z.B. Antra®). In schweren, chronisch persistierenden Fällen ist die Therapie in Form der chirurgischen Antirefluxchirurgie (Fundoplikatio nach Nissen-Rossetti) erforderlich. Der Eingriff wird heute in aller Regel minimal-invasiv (laparoskopisch) durchgeführt und führt zu einer prompten und dauerhaften Refluxverhinderung (Abb. 14.8).

Das pathophysiologische Pendant der Sphinkterinsuffizienz ist die **Hyperkontinenz des unteren Ösophagussphinkters** im Sinne der Achalasie. Die Dysphagie wird hier verursacht durch eine fehlende zeitgerechte Relaxation des pathologisch tonisierten unteren Ösophagussphinkters (Abb. 14.9).

Ziel der Therapie ist es in diesem Fall, den Widerstand des ösophagokardialen Segmentes zu senken. Primärer Ansatz ist hier die Pneumodilatation des unteren Ösophagussphinkters, die in 30 bis 60 % aller Fälle zu einer ausreichenden Besserung der Passagestörung führt. Alternativ kommt neuerdings die Injektion von Botulinustoxin in Frage. Nicht selten ist aber eine (definitive) chirurgische Therapie erforderlich. Diese besteht in der vollständigen Durchtrennung der spastisch kontrahierten Muskulatur des unteren Ösophagussphinkters (Myotomie). Zusätzlich

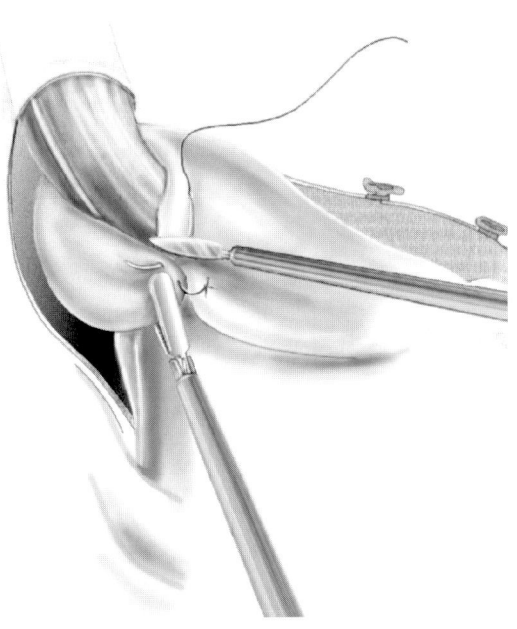

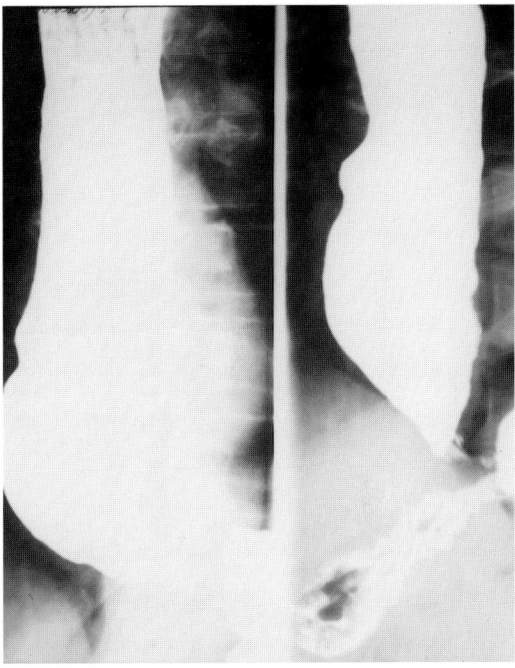

Abb. 14.8: Prinzip der laparoskopischen Fundoplicatio. Die Vorderwand des mobilisierten Magenfundus wird hinter dem ösophagocardialen Übergang durchgezogen und mit dem linksseitigen Fundusanteil vernäht. Die so geformte Manschette verhindert prompt und dauerhaft gastroösophagealen Reflux.

Abb. 14.9: Typischer Röntgenbefund bei Achalasie: Massive Dilatation der tubulären Speiseröhre, spastisches ösophagocardiales Übergangssegment.

sollte eine sogenannte Fundoplastik (Dor/Thal) angelegt werden (Abb. 14.10a–c). Dazu wird ein Funduszipfel auf das denudierte, d. h. nicht mehr von Muskulatur bedeckte, Schleimhautareal genäht, wodurch die folgenden Vorteile entstehen:
1. Die Protektion der denudierten Schleimhaut wird gesichert.
2. Der Myotomieschlitz wird dauerhaft offen gehalten.
3. Ein wirksamer Antirefluxeffekt wird sichergestellt.

Auch dieser Eingriff wird heute in der Regel laparoskopisch durchgeführt.

▶ **Hiatushernie**
Bei den sogenannten Hiatushernien (Zwerchfellbrüchen) unterscheidet man zwischen axialen (Gleit-)Hernien und paraösophagealen Hernien sowie Gemischthernien. Die axiale Hernie stellt per se keine Operationsindikation dar, es sei denn, daß sie mit einer schweren gastroösophagealen Refluxkrankheit vergesellschaftet ist.

Auch in diesem Fall stellt jedoch die Refluxkrankheit, und nicht der Nachweis einer axialen Hiatushernie, die Operationsindikation dar.
Anders verhält es sich bei Vorliegen einer paraösophagealen Hernie, bei der es zur Verlagerung eines mehr oder weniger großen Magenanteils in den Thorax kommt, bis hin zum sogenannten „Up-side-down Stomach", und bei der gemischten hiatalen Hernie. In diesen Fällen ist die operative Korrektur durch Reposition des Magens in den Bauchraum, die Fixation des Magens und der Verschluß des Zwerchfellbruchs erforderlich (Hiatoplastik mit Gastropexie).

14.4 Schlußbetrachtung

Dem Leitsymptom „ösophageale Dysphagie" können zahlreiche, pathophysiologisch unterschiedliche Krankheitsbilder zugrundeliegen, die mittels einer sorgfältigen und gründlichen

14

Ösophagus

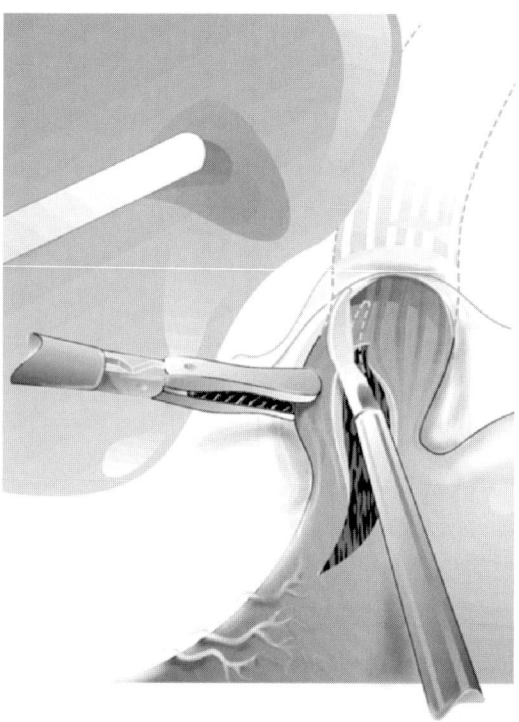

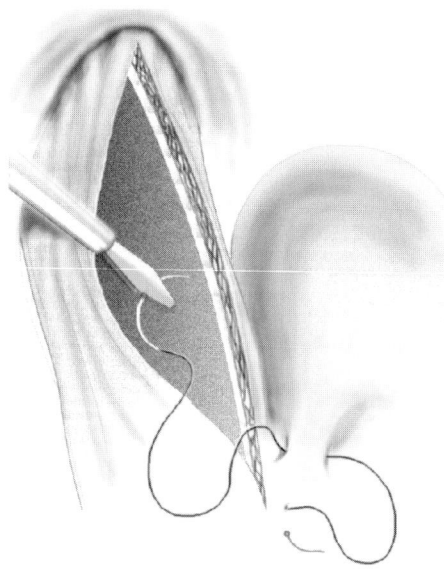

Abb. 14.10 b: Achalasie. Deckung des denudierten Schleimhautareals mit einem Funduskissen (Dor/Thal-Fundoplastik): Naht der linken Lefze.

Abb. 14.10 a: Achalasie. Spaltung der Muskulatur im Bereich des ösophagealen Übergangs über eine Länge von ca. 6 cm.

Diagnostik abgeklärt werden müssen. Relativ einfach ist die Diagnostik meist bei malignen Grunderkrankungen, während benigne Störungen häufig den Einsatz des gesamten Methodenspektrums erforderlich machen. Eine adäquate Diagnostik ist daher nicht selten nur in Zentren möglich, die über eine entsprechende Ausrüstung und die erforderliche Erfahrung im Umgang mit den eher seltenen Krankheitsbildern verfügen. Eine klare Abgrenzung auf ein medizinisches Fachgebiet ist eher die Ausnahme als die Regel, so daß eine enge Zusammenarbeit zwischen unterschiedlichen medizinischen Subdisziplinen eine conditio sine qua non für die erfolgreiche Behandlung der ösophagealen Dysphagie darstellt.

Literatur

Barthlen, W., Feussner, H., Hannig, C., Hoelscher, A., Siewert, J.R. (1990), Surgical therapy of Zenker's Diverticulum. Low risk and high efficiency. Dysphagia 5: 13–19.

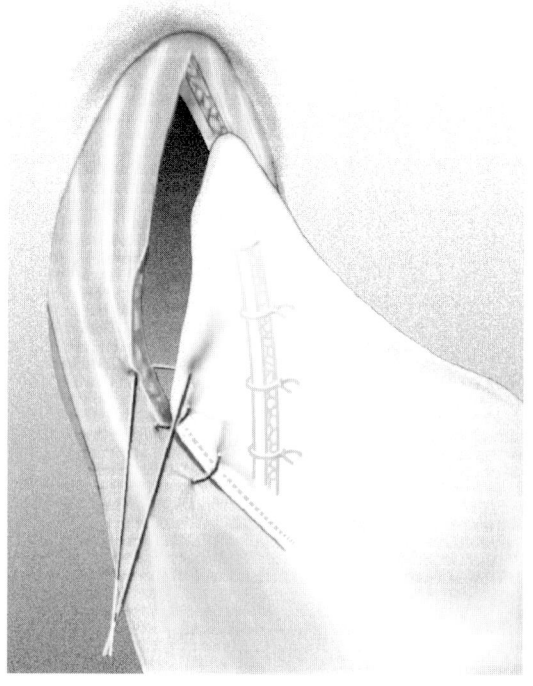

Abb. 14.10 c: Achalasie. Naht der rechten Lefze.

Bonavina, L., Bettineschi, F., Fontebasso, V., Ruol, A., Nosadini A., Peraccia, A. (1993), Cricopharyngeal myotomy and stapling: treatment of choice for Zenker's diverticulum. In: Nabia, K. et al. (eds.), Recent advantages in diseases of the esophagus. Springer, Tokio: 207–211.

Feussner, H. (1997), Chirurgische Therapie der Achalasie. In: Fuchs, K.H., Stein, H.J., Thiede, A. (Hrsg.), Gastrointestinale Funktionsstörungen. Springer, Berlin.

Feussner, H., Stein, H.J. (1994), Laparoscopic anti-reflux surgery and myotomy. Dis. Esophagus 7: 17–23.

Ismail, T., Bancewicz, J., Barlow, J. (1995), Yield pressure, anatomy of the cardia and gastro-esophageal reflux. Brit. J. Surg. 82: 943–947.

Moreno, E., Ricco, P., Palomo, J. (1992), Surgical treatment of Zenker's Diverticulum: review of our experience. Gullet 2: 19–23.

Orringer, M., (1980), Extended cervical esophageal myotomy for cricopharyngeal dysfunction. J. Thorac. Cardiovasc. Surg. 80: 669–678.

Pagliero, K. (1985), Use of autosuture staplins device during esophageal and pharyngeal diverticulectomy. Clinical Otolaryngol. 10: 263–264.

Payne, W., Reynolds, R. (1982), Surgical treatment of pharyngeal esophageal diverticulum (Zenker's diverticulum). Surgical Rounds 5: 814–824.

Seige, M., Ott, R., Allescher, H.-D. (1995), Ösophagusmanometrie, 24-Stunden-pH-Metrie und Provokationstests. Verd.-Krkh. 13, 6: 215–229.

Wolfensberger, M., Simmond, D. (1991), Staple-closure of the hypopharynx after diverticulectomy and total laryngectomy. Dysphagia 6: 26–29.

14

Ösophagus

Klinische Eingangsuntersuchung zur Erfassung von Schluckstörungen

Heidrun Schröter-Morasch, Gudrun Bartolome

1 Anamnese

Name des Patienten: _____ Geburtsdatum: _____

Untersucher: _____ Untersuchungsdatum: _____

Grunderkrankung: _____

_____ Erkrankungsbeginn: _____

Hauptsymptomatik: _____

_____

1.1 Derzeitiger Status

	nein	ja
Kooperationsfähigkeit derzeit eingeschränkt ☐ aufgehoben ☐ Ursache:		
Symptome einer Sprach-, Sprech-, Stimmstörung Dysphonie ☐ Dysarthrie ☐ Dysglossie ☐ Sprechapraxie ☐ Aphasie ☐		
Gestörte Rumpfkontrolle		
Gestörte Kopfkontrolle		
Trachealkanüle		
Dauernd geblockt		
Zeitweise entblockt		
Sprechkanüle		
Ernährungssonde		
Parenteral		
Nasogastral		
PEG bzw. Jejunostomie		
Oral und Sonde		
Ausschließlich Sonde		
Diätmodifikation, Art		

1.2 Patientenbefragung (ggf. Angehörige, Pflegepersonal)

	nein	ja
Subjektive Einschätzung		
Haben Sie Schluckbeschwerden? Seit wann?		
Verschlechterung? Seit wann?		
Allgemeine Symptome, die auf eine Schluckstörung hinweisen können		
Haben Sie seit der Erkrankung an Gewicht abgenommen? Wieviel?		
Leiden oder litten Sie an einer Lungenentzündung? Wie oft?		
Haben Sie häufiger Infekte?		
Haben Sie unklare Temperaturerhöhungen?		
Husten Sie mehr als früher?		
Müssen Sie oft räuspern?		
Bemerken Sie eine stärkere Verschleimung?		
Hat sich Ihre Stimme verändert (z. B. heiser, gurgelnd)?		
Haben Sie ein Kloß/Fremdkörpergefühl im Hals?		
Haben Sie Angst vor dem Schlucken?		
Haben Sie beim Schlucken Schmerzen?		
Brauchen Sie länger zum Essen als früher?		
Nehmen Sie jetzt beim Essen / Trinken eine andere Kopfhaltung ein?		
Symptome, die auf eine Störung der oralen Phase hinweisen		
Können Sie schlecht kauen?		
Haben Sie ein taubes Gefühl im Mundbereich?		
Ist Ihr Mundraum trocken?		
Empfinden Sie kalte Speisen weniger als früher?		
Empfinden Sie warme Speisen weniger als früher?		
Haben Sie Probleme die Nahrung nach hinten in den Rachen zu bringen?		
Müssen Sie husten, *bevor* Sie hinuntergeschluckt haben?		
Bleibt *nach* dem Schlucken Nahrung ☐ / Flüssigkeit ☐ im Mundraum zurück?		
Symptome, die auf eine Störung der pharyngealen Phase hinweisen		
Haben Sie das Gefühl, daß Ihr Rachen trocken ist?		
Kommt beim Schlucken etwas in die Nase?		
Haben Sie das Gefühl, daß nach dem Schlucken Nahrung ☐ /Flüssigkeit ☐ im Hals steckt?		
Müssen Sie *beim* Hinunterschlucken husten?		
Müssen Sie *nach* dem Hinunterschlucken husten?		
Müssen Sie die Speisen wieder hochräuspern und ausspucken?		
Klingt Ihre Stimme nach dem Schlucken anders?		

Symptome, die auf eine Störung der ösophagealen Phase hinweisen

Haben Sie das Gefühl, daß die Nahrung in der Speiseröhre stecken bleibt?

Treten während oder nach dem Schlucken krampfartige Schmerzen auf?

Verspüren Sie einen Druck hinter dem Brustbein?

Verspüren Sie ein Brennen hinter dem Brustbein ☐ im Hals ☐ (Sodbrennen)?

Kommt Ihnen Nahrung wieder hoch? Sauer ☐ nicht sauer ☐

Müssen Sie nach dem Essen husten?

Störungsschwerpunkt in Abhängigkeit von der Konsistenz

Haben Sie Schwierigkeiten beim Schlucken von

      Speichel?

      Flüssigkeiten?

      Breiigen Speisen?

      Festen Speisen?

Welche Speisen / Getränke bereiten Ihnen besondere Probleme?

2 Überprüfung am Schluckvorgang beteiligter Organe

2.1 Ruhebeobachtung

	nein	ja
Äußerer Hals		
Strukturveränderungen, Art:		
Intraorale Schleimhäute		
Beläge, Entzündungen, Trockenheit		
Lippen		
Strukturveränderungen, Art:		
Mundwinkel herabhängend re ☐ li ☐		
Mundwinkel retrahiert re ☐ li ☐		
Geöffnet		
Speichelaustritt aus dem Mund re ☐ li ☐		
Hypotonus (Palpation)		
Hypertonus (Palpation)		
Hyperkinesen, Art:		

Kiefer

Strukturveränderungen einschl. Kieferfehlstellungen, Zahnanomalien, Prothese
Art

Zusammengepreßt (Trismus)

Geöffnet

Verziehung des Unterkiefers nach   re ☐ li ☐

Hypotonus der Kieferschließer (Palpation)

Hypertonus der Kieferschließer (Palpation)

Hyperkinesen, Art:

Zunge

Strukturveränderungen, Art:

Atrophiezeichen   re ☐ li ☐

Rückverlagert

Vorverlagert

Verziehung nach   re ☐ li ☐

Hypotonus (Palpation)

Hypertonus (Palpation)

Hyperkinesen, Art:

Gaumensegel

Strukturveränderungen, Art:

Verziehung der Raphe nach   re ☐ li ☐

Hypotonus des weichen Gaumens (Flattern des Gaumensegels im Ausatmungsluftstrom)

Hypertonus der Gaumensegelsenker (Gaumenbogen scharfkantig)

Hyperkinesen, Art:

2.2   Reflektorische Bewegungen

nein   ja

Orale Reflexe

Palatalreflex aufgehoben (Berührung vorderer weicher Gaumen)

Würgreflex aufgehoben (Berührung Hinterzunge, Zungenbasis, Rachenhinterwand)

Velumhebung beim Würgreflex aufgehoben   re ☐ li ☐

Rachenkontraktion beim Würgreflex aufgehoben   re ☐ li ☐

Orale Primitivreaktionen

Mundöffnungsreflex

Suchreflex (Berühren der Wangen, Mundwinkel oder Lippen)		
Saug-, Schluckreflex (Stimulus, z. B. Finger zwischen den Lippen)		
Zungenstoßphänomen		
Beißreflex (Berühren der Lippen, Zähne, des Zahnfleisches oder der Zunge)		
Hyperaktiver Würgreflex (Berührung des vorderen Mundraumes)		

2.3 Willkürlich intendierte Bewegungen

1 = normal   **Ho** = Hypotonus
2 = leicht gestört   **Hr** = Hypertonus
3 = deutlich gestört   **Ap** = Apraxiezeichen
4 = aufgehoben   (Mitbewegungen, Ersatzbewegungen, Suchbewegungen, Perseverationen)
                                Hk = Hyperkinesen
                                         (z. B. Tremor, Myoklonien, Faszikulationen)
- Bei Bewegungen gegen Widerstand wird die Kraft beurteilt.
- Asymmetrische Einschränkungen des Bewegungsumfanges oder der Kraft werden unter der zutreffenden Skalierung mit **re** (rechts) oder **li** (links) angegeben

	1	2	3	4	Ho	Hr	Ap	Hk
Lippen- Wangenmuskulatur								
Lippen spitzen								
Lippen breitziehen								
Zähne zeigen bei geschlossenem Kiefer								
Lippen schließen								
Lippen schließen gegen Widerstand (Spatel jeweils unter eine Oberlippenseite)								
Wangen beidseitig einziehen gegen Widerstand (Finger an je eine Wangeninnenseite)								
Kiefer								
Kiefer weit öffnen Abweichung nach								
Kiefer schließen								
Auf Unterlippe beißen								
Auf Oberlippe beißen								
Unterkiefer zur rechten Seite bewegen								
Unterkiefer zur linken Seite bewegen								
Kreisen des Unterkiefers								
Öffnen gegen Widerstand								
Schließen gegen Widerstand								

Zunge

Zunge gerade herausstrecken
– Verziehung nach rechts ☐ links ☐

Zungenspitze heben (Mund geöffnet)

Zungenrücken heben (Mund geöffnet)

Zunge an Gaumen von vorn nach hinten führen
(Mund geöffnet)

Zunge großflächig an Gaumen saugen, schnalzen

Zungenschüssel („SCH" – sprechen)

Zungenspitze zum rechten Mundwinkel

Zungenspitze zum linken Mundwinkel

Im Mundvorhof kreisen – oben

                – unten

Zungenrücken heben gegen Widerstand

In rechte Wange drücken gegen Widerstand

In linke Wange drücken gegen Widerstand

Gaumensegel und Rachen	**1**	**2**	**3**	**4**
Velumhebung bei lang anhaltendem „AAA...."				
Rachenkontraktion bei lang anhaltendem „AAA...."				
Rachen Reinigen (Kraft)				

Kehlkopf

	1	2	3	4
Stimmqualität anhaltend „AAA...-": Behauchung (aphon = 4) ☐ Rauhigkeit ☐ Pressen ☐ Stimmzittern ☐ Gurgelnde Stimme ☐				
Lautstärkeumfang: „Hallo" leise sprechen (30 dB), rufen (70 dB)	70	50	30	
Tonhöhenumfang	2Ok	1Ok	Qui	
Tonhaltedauer nach Einatmung	>12 s	4–10 s	1–3 s	0
Atem anhalten nach Einatmung	>12 s	4–10 s	1–3 s	0
Willkürliches Husten (Kraft)				

Diadochokinese (Geschwindigkeit, Bewegungsfluß)	**1**	**2**	**3**	**4**
Lippen rasch spitzen und breitziehen				
Mund rasch öffnen und schließen				
Zunge rasch herausstrecken und zurückziehen				
Zunge rasch von einer Seite zur anderen bewegen				
„A: A: A:...." schnell wiederholen				
„pa..." schnell wiederholen „ta..." schnell wiederholen „ka..." schnell wiederholen „p – t – k" schnell wiederholen				

2.4   Berührungsempfindung

	1	2	3	4
Oberlippe rechts				
Oberlippe links				
Unterlippe rechts				
Unterlippe links				
Wangeninnenseite rechts				
Wangeninnenseite links				
Vorderzunge rechts				
Vorderzunge links				
Hinterzunge rechts				
Hinterzunge links				
Weicher Gaumen rechts				
Weicher Gaumen links				

3   Beobachtungen während der Schluckversuche

Speichelschluck	1	2	3	4	Anmerkungen
Lippenschluß orale Phase					
Speichelaustritt aus dem Mund					
Verzögerte orale Phase (Schluckkontrollgriff)	1s	2–3s	4–5s	>6s	
Kehlkopfhebung (Schluckkontrollgriff) 4 = fehlende Reflextriggerung					
Husten / Räuspern (Häufigkeit)					
Speichelaustritt aus Tracheostoma[1]					
Flüssigkeiten *(falls durchführbar)*					
Lippenschluß orale Phase					
Flüssigkeitsaustritt aus dem Mund					
Verzögerte orale Phase	1s	2–3s	4–5s	>6s	
Kehlkopfhebung					
Husten / Räuspern (Häufigkeit)					
Gurgelnde od. rauhe Stimmqualität nach Normalschluck (anhaltend „A"):					
Phonation bei Kinnhebung					
Phonation bei Kopfdrehung rechts					
Phonation bei Kopfdrehung links					
Phonation nach Hochräuspern					

Flüssigkeitsaustritt aus Tracheostoma[1]				
Reste angefärbter Flüssigkeit beim trachealen Absaugen[2]				

Breiige Nahrung *(falls durchführbar)*

Lippenschluß orale Phase				
Verzögerte orale Phase	1s	2–3s	4–5s	>6s
Kehlkopfhebung				
Oraler Transport (Nahrungsreste nach Schlucken (r/l): Wangentasche ☐ auf Zunge ☐ unter Zunge ☐ harter Gaumen ☐)				
Husten / Räuspern (Häufigkeit)				
Gurgelnde od. rauhe Stimmqualität nach Normalschluck (anhaltend „A"):				
Phonation bei Kinnhebung				
Phonation bei Kopfdrehung rechts				
Phonation bei Kopfdrehung links				
Phonation nach Hochräuspern				
Nahrungsaustritt aus Tracheostoma[1]				
Nahrungsreste beim trachealen Absaugen[2]				

Feste Nahrung *(falls durchführbar)*

Lippenschluß orale Phase				
Verzögerte orale Phase	1s	2–3s	4–5s	>6s
Kehlkopfhebung				
Kauen (Unterkiefer)				
Oraler Transport (Nahrungsreste nach Schlucken (r/l): Wangentasche ☐ auf Zunge ☐ unter Zunge ☐ harter Gaumen ☐)				
Husten / Räuspern (Häufigkeit)				
Gurgelnde od. rauhe Stimmqualität nach Normalschluck (anhaltend „A"):				
Phonation bei Kinnhebung				
Phonation bei Kopfdrehung rechts				
Phonation bei Kopfdrehung links				
Phonation nach Hochräuspern				
Nahrungsaustritt aus Tracheostoma[1]				
Nahrungsreste beim trachealen Absaugen[2]				

[1] Eingeschränkte Bewertbarkeit bei engem Tracheostoma (z.B. nach Dilatationstracheotomie).
[2] Nach Schluckversuchen bei entblockter Kanüle (falls durchführbar).

Verwendung des Untersuchungsbogens nur unter Angabe der Quelle: Schröter-Morasch, Bartolome, Schluckstörungen – Diagnostik und Rehabilitation, Gustav Fischer Verlag, Stuttgart 1999.

Dysphagie – klinischer Aufnahmebefund

Patient(in): _____ **geb.:** _____ **Station:** _____
Untersucher(in): _____ **Untersuchungsdatum:** _____
Grunderkrankung: _____

1. Anamnese
Derzeitiger Status
Kooperationsfähigkeit: _____
Symptome einer Sprach-, Sprech-, Stimmstörung: _____
Kopf-, Rumpfkontrolle: _____
Derzeitige Ernährungsweise: _____
Trachealkanüle: _____
Patientenbefragung
Subjektive Beschwerden ☐ ja ☐ nein
Beschreibung: _____
_____
_____
_____
_____

2. Beeinträchtigungen am Schluckvorgang beteiligter Organe
Äußerer Hals _____
Intraorale Schleimhäute _____
Lippen_____
_____
Kiefer _____
_____
Zunge _____
_____
Gaumensegel und Rachen _____
_____
Kehlkopf_____
_____
Diadochokinese _____
Berührungsempfindung _____
Orale Reflexe _____
Orale Primitivreaktionen nein ☐ ja ☐ _____

3. Pathologische Symptome während der Schluckversuche

durchgeführt: Speichelschlucke ☐ Flüssigkeiten ☐ breiige Nahrung ☐ feste Nahrung ☐

	nein	ja
Zusammenfassende Beurteilung		
Verdacht auf Störungen der oralen Phase		
Verdacht auf Störungen der pharyngealen Phase		
Verdacht auf Störungen der ösophagealen Phase		
Verdacht auf Aspiration		
Empfehlungen		
Weiterführende Diagnostik erforderlich Welche:		
Vorläufig Veränderungen der Ernährungsweise notwendig Keine orale Ernährung ☐ Diätmodifikationen ☐ Welche:		
Essensbegleitung erforderlich Hinweise:		
Therapie erforderlich		

Datum:
Unterschrift:

Verwendung des Untersuchungsbogens nur unter Angabe der Quelle: Bartolome, Schröter-Morasch, Schluckstörungen – Diagnostik und Rehabilitation, Gustav Fischer Verlag, Stuttgart 1999.

Glossar

Apraxie
Störungen von Bewegungen bei willkürlicher Initiierung, während sie zu einem anderen Zeitpunkt normal ausgeführt werden können. Die am häufigsten beobachteten fehlerhaften motorischen Aktionen sind Suchbewegungen, Ersatzreaktionen, fragmentarisch ausgeführte oder zusätzliche Bewegungen, Selbstkorrekturen und Perseverationen. Entsprechend äußert sich die Symptomatik in der oralen Schluckphase

Aspirat
Der in die Luftwege eingedrungene Fremdkörper

Aspiration
Eindringen von Flüssigkeiten oder Festkörpern in die Luftwege, unterhalb der Glottisebene

BaSO$_4$
Bariumsulfat, nicht wasserlösliche Kontrastmittelsuspension

Bolus
In der Mundhöhle zum Schlucken aufbereiteter Bissen

CP
Muskelschleuse, bestehend aus dem M. cricopharyngeus, den unteren Fasern des M. constrictor pharyngis inferior und den oberen Fasern des Ösophagus constricors

Deglutition
Schluckakt

Divertikel
Ausstülpung umschriebener Wandteile eines Hohlorgans oder nur deren Schleimhaut, z. B. an der Speiseröhre

Dysphagie
Störung des Schluckakts

Hyperkinesen
Unwillkürliche, regelmäßige oder unregelmäßige Bewegungen unterschiedlicher Frequenz, Amplitude und Beschleunigung

Impaktation
Feststecken

Jejunostomie
Die Jejunostomie wird chirurgisch durch die Bauchwand in die Darmwand gelegt, um eine Sondenernährung zu ermöglichen. Die Anlage geschieht unter Vollnarkose

laryngeale Penetration
Eindringen von Flüssigkeiten oder festen Stoffen in den Aditus laryngis, oberhalb der Glottisebene

Leaking
Abgleiten des Bolus in den pharyngealen Raum, vor der Reflexauslösung

Mendelsohn-Manöver
Schlucktechnik zur willkürlichen Vergrößerung des Zungendruckes und der Kehlkopfhebung, um die Öffnung des oberen Speiseröhrensphinkters zu erleichtern, benannt nach Mendelsohn, M. S.

OÖS
Oberer Ösophagussphinkter

Ösophagusreinigungsfunktion
Regelmäßige Entleerung des Ösophagus nach Passage eines Bolus

PEG (**P**erkutane **E**ndoskopische **G**astrostomie)
Die PEG wird unter endoskopischer Kontrolle direkt durch die Bauchdecke in den Magen, in manchen Fällen auch in tiefere Abschnitte des Verdauungstraktes (Duodenum, Jejunum) gelegt, um eine Sondenernährung zu ermöglichen. Die Anlage geschieht unter örtlicher Betäubung

Peristaltik
Wurmartig aufeinanderfolgende Kontraktionen der einzelnen Abschnitte muskulöser Hohlorgane, z. B. Peristaltik der Speiseröhre

Pharyngozelen
Vorübergehende, überdruckbedingte, massive Ausbuchtungen der Pharynxwand

Pharynxkonstriktoren
Schlundschnürer

pH-Metrie
Säuremessung über Sonde im Ösophagus

Pouch
Seitliche pharyngeale Wandschwäche

Propulsion
Vorwärtsbewegung

Reflux
Gastroösophagealer Reflux: retrograde Bewegung von Mageninhalt in die Speiseröhre

Refluxkrankheit
Entzündliche Reaktion der Ösophagusschleimhaut auf Magensäure/angedauten Mageninhalt

Regurgitation
Retrograde Bewegung der ösophagealen Muskulatur, die sogar ein Wiederauswürgen aus der Speiseröhre in den Rachen, Mund und/oder Kehlkopf bewirken kann

Retention
Verbleiben von Bolusresten in den Valleculae und/oder Sinus piriformes und/oder an der Pharynxwand, nachdem der Bolus den Pharynx passiert hat

Röntgenkinematographie
Auf 55 mm Film aufgezeichnete Röntgenbilder mit einer Bildfrequenz von 50 Aufnahmen pro Sekunde

Schluckreflex
Nicht willentlicher, am Ende der oralen Phase beginnender Teil des Schluckaktes

Silent Aspiration
Aspiration ohne unmittelbare äußere klinische Zeichen, wie z. B. Husten, Expektoration

Sinus piriformis
Seitliche Taschen im Hypopharynx, welche durch die Anheftung des unteren Schlundgeschürers am Ringknorpel geformt werden

supraglottisches Schlucken
Schlucktechnik; wilkürlicher Stimmbandschluß durch Atemanhalten mit anschließender forcierter Exspiration oder Abhusten der in den supraglottischen Raum eingedrungenen Bolusteile

Thermosondenstimulation
Stimulation der Schluckreflexauslösung mit einem eisgekühlten Stab

Triggerareale
Reflexauslösende Zonen

Triggerung
Reflexauslösung

UÖS
Unterer Ösophagussphinkter

Valleculae
Paarig, taschenförmig vertiefte Verbindungsräume zwischen Zungengrund und Epiglottis

Videoendoskopie
Endoskopische Beurteilung von Struktur und Funktion des Pharynx und Larynx mit Videoaufzeichnung, entweder transnasal mit flexibler Optik oder transoral mit starrem Lupenlaryngoskop

Videofluoroskopie
Videoaufgezeichnete Röntgendurchleuchtung, mit einer Bildfrequenz von 25 Aufnahmen pro Sekunde

Zentralnervensystem (ZNS)
Gehirn und Rückenmark

Sachregister

Halbfette Seitenzahlen verweisen auf die Hauptfundstelle des betreffenden Stichwortes, *kursive* Seitenzahlen verweisen auf Tabellen bzw. Abbildungen.

Sachregister

Lehrbücher der Kommunikationsstörungen

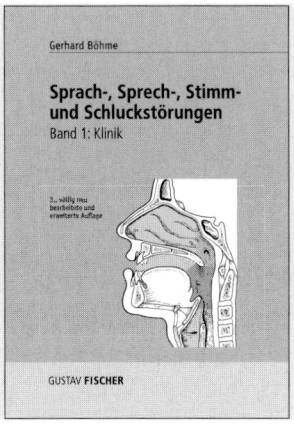

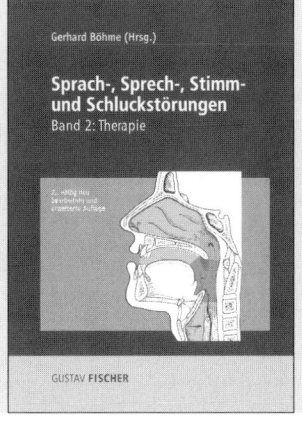

Band 1: Klinik
3., vollst. bearb. u. erg. Aufl. 1997,
297 S., zahlr. Abb., geb. DM 128,
ISBN 3-437-21018-1

Band 2: Therapie
2., völlig neu bearb. u. erw. Aufl. 1998.
368 S., 89 Abb., 27 Tab., geb. DM 128,–
ISBN 3-437-21186-2

Band 1 dieses umfassenden und praxisbezogenen Lehrbuches behandelt diagnostische Verfahren bei Kommunikations- und Schluckstörungen aus klinischer Sicht.
Ergänzend dazu befaßt sich Band 2 mit therapeutischen Verfahren bei Kommunikations- und Schluckstörungen. Die beiden Bände gehen von einem interdisziplinären Grundkonzept aus.
Band 1 richtet sich vorwiegend an Ärzte, die sich mit Sprach-, Sprech-, Stimm- und Schluckstörungen befassen, Band 2 an Logopäden, Sprachheil-, Hörgeschädigten- und Heilpädagogen, Sprecherzieher sowie Gesangspädagogen.
Die Neuauflagen beider Bände wurden auf der Basis des aktuellen Wissenstandes völlig neu verfaßt.

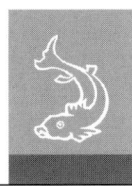

URBAN & FISCHER